精选300种常见中草药，实用指南全图解，附送300种家庭常用验方

图解中草药速查手册

李爱科 编著

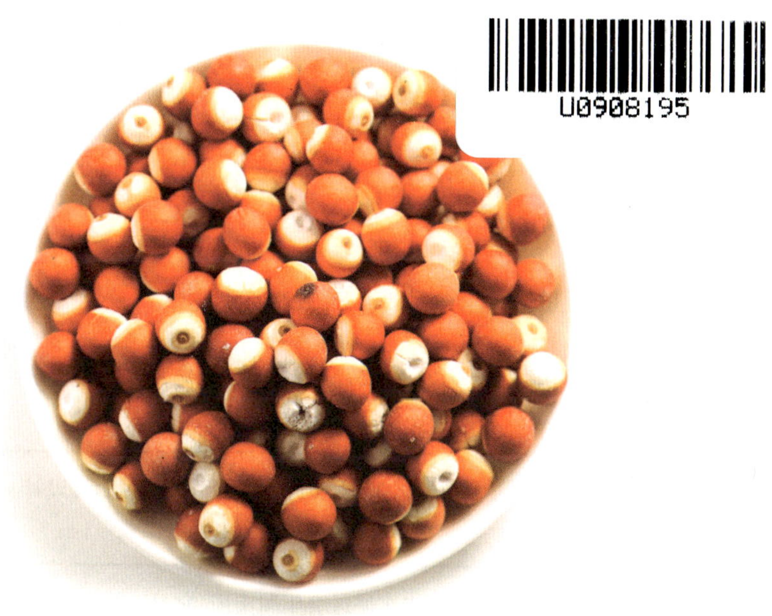

化学工业出版社

·北京·

本书按普通中药店的常备中药品种，图文并茂地向普通读者提供了300多种常见中药的常见单方和简单复方，这些方剂都是从药典和医书中总结出的通用方剂，具有方法简单，见效快，用药安全、毒副作用小的特点。本书还介绍了不同中药的购买鉴别方法，用药禁忌等知识，突出了本书的实用性。

图书在版编目（CIP）数据

图解中草药速查手册 / 李爱科 编著.—北京：化学工业出版社，2013.1（2024.10重印）
ISBN 978-7-122-15912-0

Ⅰ.图… Ⅱ.李… Ⅲ.中草药-手册 Ⅳ. R282-62

中国版本图书馆CIP数据核字（2012）第282391号

责任编辑：李 娜 马冰初 贾维娜 文字编辑：赵爱萍 封面设计：尹琳琳
责任校对：边 涛 版式设计：水长流文化

出版发行：化学工业出版社（北京市东城区青年湖南街 13 号 邮政编码 100011）
印 装：德富泰（唐山）印务有限公司
710mm×1000mm 1/16 印张20½ 字数265千字 2024年10月北京第1版第3次印刷

购书咨询：010-64518888（传真：010-64519686） 售后服务：010-64518899
网 址：http://www.cip.com.cn
凡购买本书，如有缺损质量问题，本社销售中心负责调换。

定 价：58.00元

contents 目录

第一章　解表药

第二章　清热药

contents 目录

第七章　行气药（理气药）

第八章　消食药

第九章　驱虫药

第十章　止血药

contents 目录

第十三章　安神药

第十四章　平肝息风药

第十五章　开窍药

第十六章　补虚药

contents 目录

第一章 解表药

解表药是指能疏解肌表，促使发汗，解除表证的药物。解表药大多具有辛味，辛能发散，可促使病人汗出，而让外邪从汗而外泄，表证得以解除。解表药有温性和凉性之分，它们的适应证也不相同。

蝉蜕

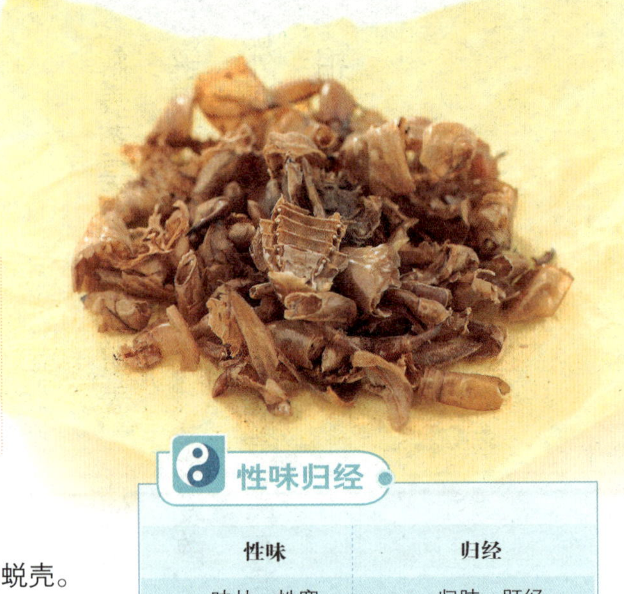

别名

蝉壳、蝉甲、蝉退壳、金牛儿、蝉退、蝉脱、唧唧猴皮、唧唧皮、知了皮

性味归经

性味	归经
味甘，性寒	归肺、肝经

药材来源

为蝉科昆虫黑蚱羽化后的蜕壳。

用药禁忌

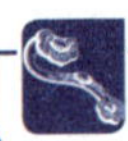

阴虚血热、火炽血热导致呕吐、白带异常的人忌用。

药材选购

蝉蜕为中空的膜质品，容易破碎。选购时以整体较轻、完整、颜色为黄色、不含泥沙的干品为优。

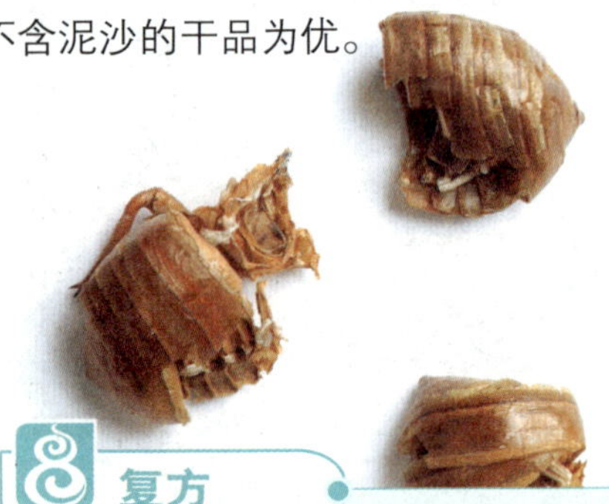

常用方

主治：荨麻疹。

用料：麻黄6克，蝉蜕9克，槐花6克，黄连3克，浮萍9克，甘草3克。

用法：以上药材放在一起水煎服。

来源：《中医皮肤病学简编》

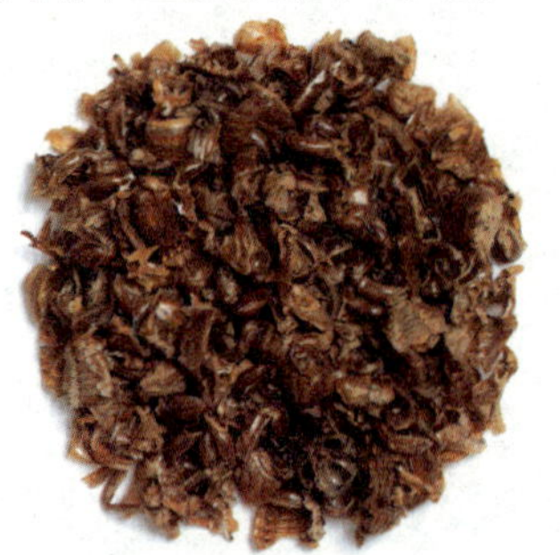

复方

主治：胃热吐食。

用料：蝉蜕五十个（去泥），滑石一两。

用法：以上药材研为末，每服二钱，用水一碗，加蜜调服。

来源：《本草纲目》

紫苏叶

别名

苏叶、赤苏、紫苏、皱苏、尖苏、香苏叶、鸡冠紫苏、绿未央

药材来源

为 1 年生草本植物皱紫苏的叶。

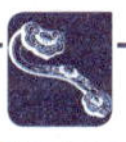

用药禁忌

有温热病证、气弱表虚者忌服。

性味归经

性味	归经
味辛，性温	归肺、脾、胃经

常用方

主治：脾肺虚寒，咳嗽痰多。

用料：紫苏叶、桑白皮、青皮、五味子、杏仁、麻黄、甘草、陈皮各 15 克，人参、半夏（汤洗）各 9 克。

用法：将以上药材碎成小块，每次 15 克，用水 300 毫升，加生姜 3 片，煎至 210 毫升，去渣温服。

来源：《医学发明》

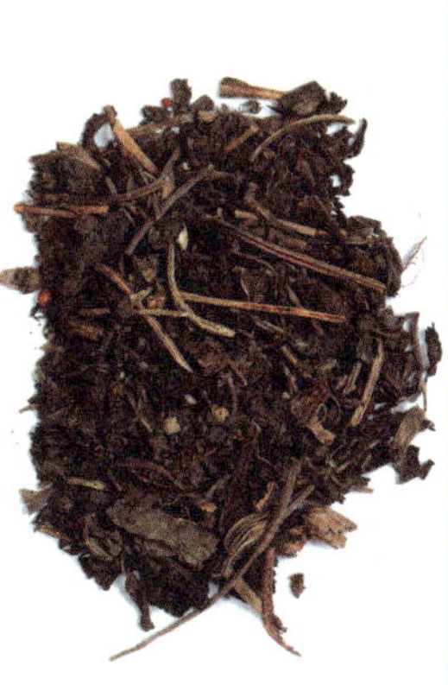

药材选购

紫苏叶一般呈卵形或圆卵形，有芳香气味。选购时一般选择叶片大且不碎、颜色为紫色、不含枝梗、香气浓烈的干燥品。

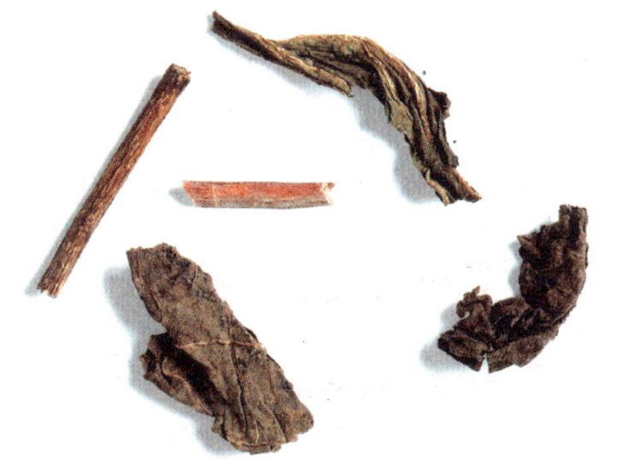

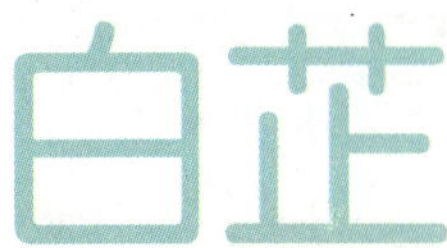

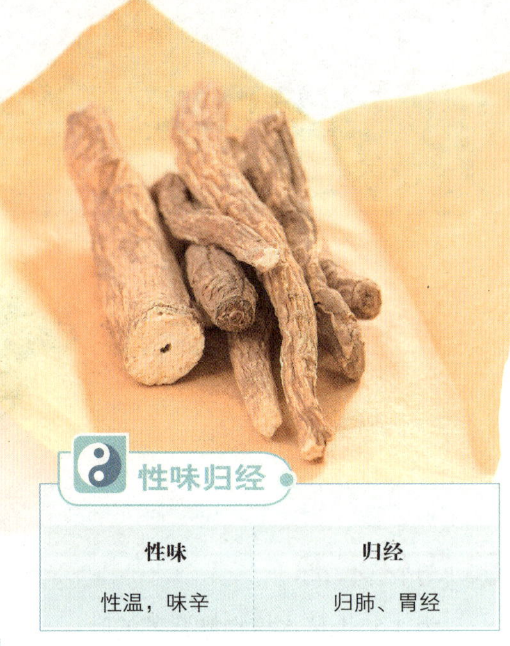

别名

香白芷、走马芹、川白芷、杭白芷、浙白芷、台湾当归、云南牛防风、祁白芷

药材来源

为伞形科植物杭白芷和祁白芷的根。

用药禁忌

阴虚血热、火炽血热导致呕吐、白带异常的人忌用。

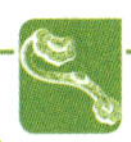

单方

主治：流鼻血不止。

用法：将白芷用水煎成汁，放凉后直接将白芷汁滴入鼻孔中，或者用棉球裹上白芷汁塞到鼻孔中。

来源：《本草纲目》

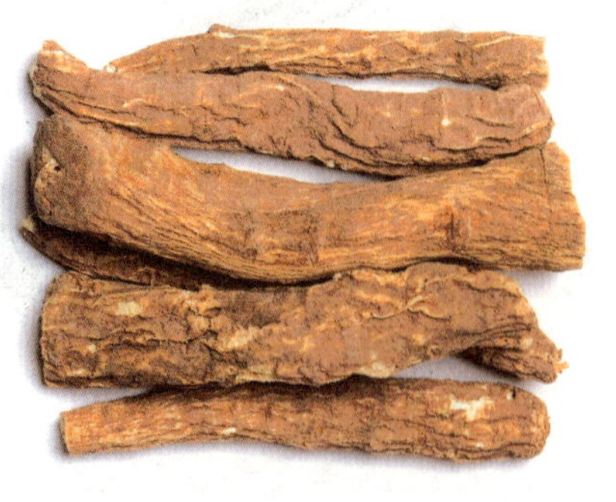

性味归经

性味	归经
性温，味辛	归肺、胃经

药材选购

白芷以其根茎入药。选购时应选择表面灰白色或黄白色，断面白色或黄白色的干品。有空心或黑心、有杂质、虫蛀、霉变等特征的不要选用。

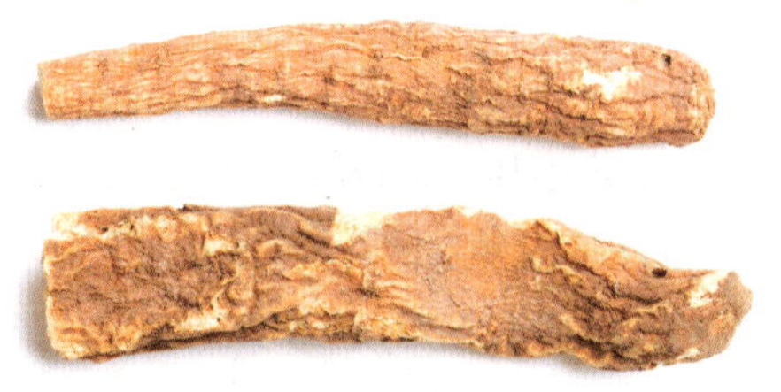

复方

主治：伤寒病证。

用料：白芷1两，生甘草半两，姜3片，葱白3小段，枣1颗，豆豉50粒。

用法：将药材加2碗水煎成药汤服用。

来源：《本草纲目》

薄荷

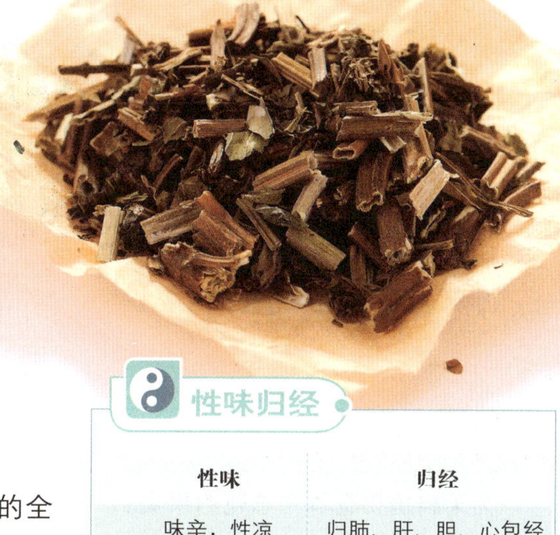

别名

野薄荷、夜息香、南薄荷、水薄荷、水益母、接骨草、土薄荷、苏薄荷

药材来源

为唇形科植物薄荷或家薄荷的全草或叶。

用药禁忌

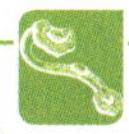

体虚者，病刚愈者忌服；脾胃虚弱的，腹泻的人忌多食久食。

单方

主治：口臭。

用法：将薄荷研成粉末状，每次饭后用清开水送服一钱。

来源：《本草纲目》

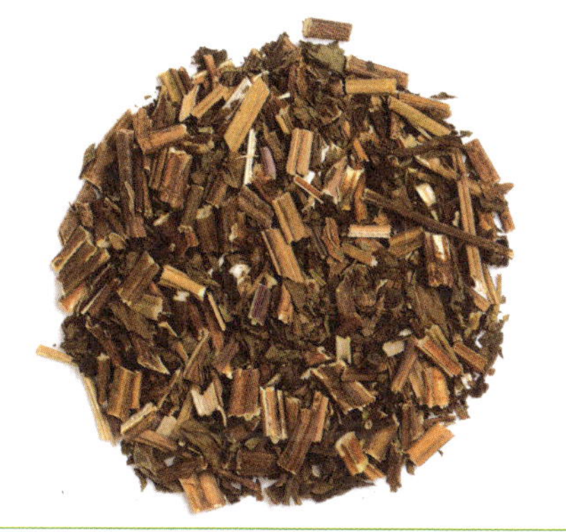

性味归经

性味	归经
味辛，性凉	归肺、肝、胆、心包经

药材选购

薄荷全草皆可入药。应选购干燥，没有根，叶片较多且颜色为绿色，有浓香气味的薄荷全草。

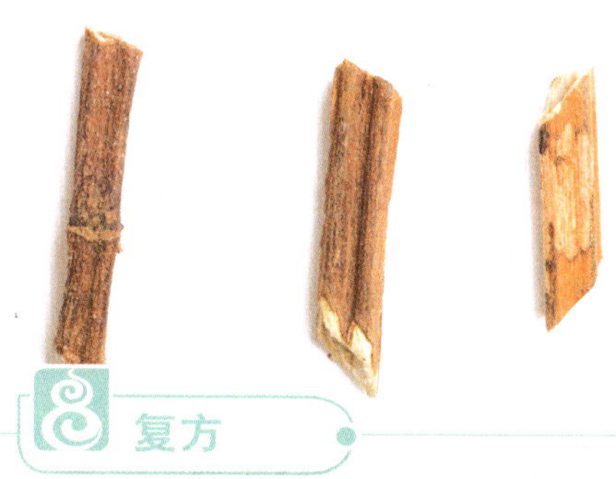

复方

主治：利咽膈，治风热。

用料：薄荷、炼蜜或白砂糖。

用法：将薄荷研细，加炼蜜和成丸，如同芡子般大小。每次噙含一丸。或者用白砂糖调成丸也可以。

来源：《本草纲目》

苍耳子

别名

苍耳、老苍子、苍子、苍刺头、毛苍子、痴头猛、羊带归

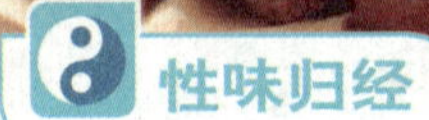

性味归经

性味	归经
味辛、苦，性温，有小毒	归肺经

药材来源

为菊科植物苍耳带总苞的果实。

药材选购

苍耳子作为药材用的是它的果实，一般呈纺锤形或椭圆形，选购时可选择粒大、饱满、颜色为黄棕色的干品。

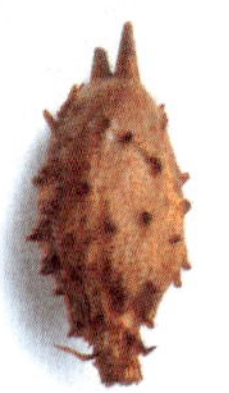
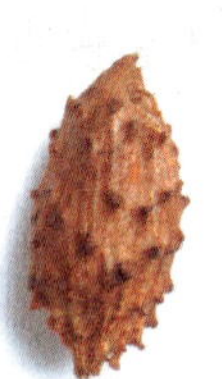
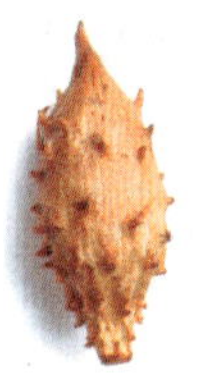

用药禁忌

阴血亏损、脾胃功能失常、头痛的人忌服。服用此药不宜过量。

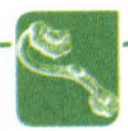

单方

主治：鼻渊流涕。

用法：将苍耳子研为末，每次开水送服一到两钱。

来源：《本草纲目》

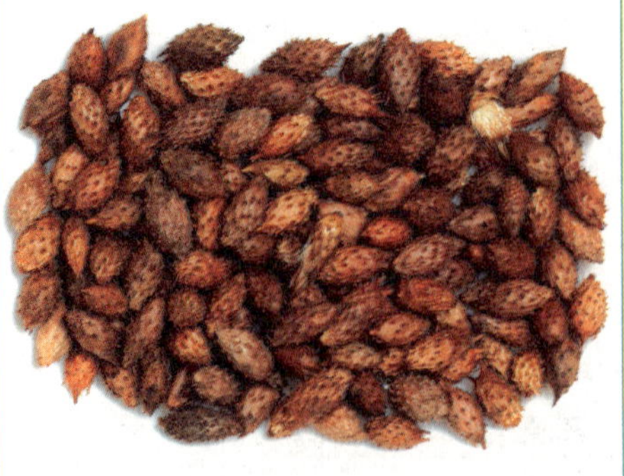

复方

主治：麻风。

用料：等份的嫩苍耳、荷叶，或者大枫子油和苍耳叶。

用法：一法　将嫩苍耳、荷叶研末，每服两钱，温酒送下。一日服两次。

二法　将苍耳叶研成末，和大枫子油和成丸，如同梧子般大小，每服三四十丸，用茶送下，一日两次。

来源：《本草纲目》

柴胡

别名

地熏、山菜、柴草、北柴胡、山根菜、黑柴胡、山柴胡、红柴胡、细叶柴胡、硬柴胡、南柴胡、软柴胡

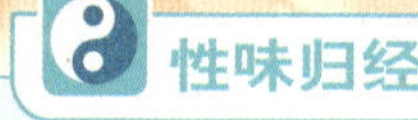

性味归经

性味	归经
味苦，性凉	归肝、胆、心包络、三焦经

药材来源

为伞形科植物柴胡或狭叶柴胡的根。

用药禁忌

阴虚火旺，肝阳上亢的人忌服。

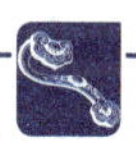

常用方

主治：小儿伤寒壮热，头痛体疼，口干烦渴。

用料：石膏、黄芩、甘草、赤芍、葛根各 30 克，麻黄（去根、节）、柴胡（去苗）各 15 克。

用法：将所有药材捣为散。三岁儿每次服用 3 克，用水 150 毫升，加入生姜少许，葱白 3 寸，淡豆豉 20 粒，同煎至 75 毫升，滤去渣子，温时服，不定时服用。出汗即为见效。

来源：《太平惠民和剂局方》

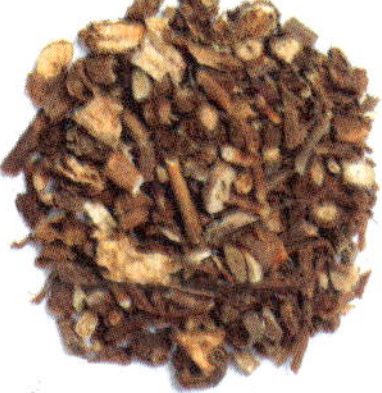

药材选购

柴胡以其根部入药，又分为北柴胡和南柴胡。选购时以品种不同进行选择。北柴胡根条以粗长、皮细、枝根少的干品为优，南柴胡以根条粗长、无须根的干品为优。

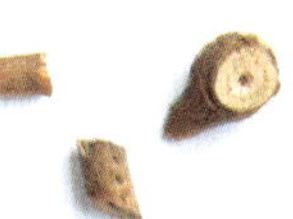

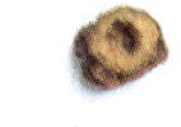

复方

主治：小孩骨热，十五岁以下的小孩遍身如火，盗汗、咳嗽、烦渴，日渐消瘦。

用料：柴胡四两，朱砂三两，猪胆汁、桃仁、乌梅汤各适量。

用法：将柴胡和朱砂共研为末，拌猪胆汁和饭蒸熟，做成绿豆般大的丸。每服一丸，桃仁、乌梅汤送下。每日三次。

来源：《本草纲目》

淡豆豉

别名

豆豉、杜豆豉、香豉、豉、淡豉、大豆豉

药材来源

为豆科植物大豆的成熟种子（黑色者）经发酵加工而成的制品。

用药禁忌

脾胃虚弱，反酸者慎用。

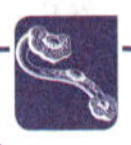

常用方

主治：小儿一二岁，面色萎黄，不进饮食，腹胀如鼓，或青筋显露，日渐羸瘦。

用料：淡豆豉 10 粒，巴豆 1 粒（略去油）。

用法：将以上药材研匀如泥，做成黍米般大小的丸。每次以生姜汤送服 10 丸，不定时服用。

来源：《普济本事方》

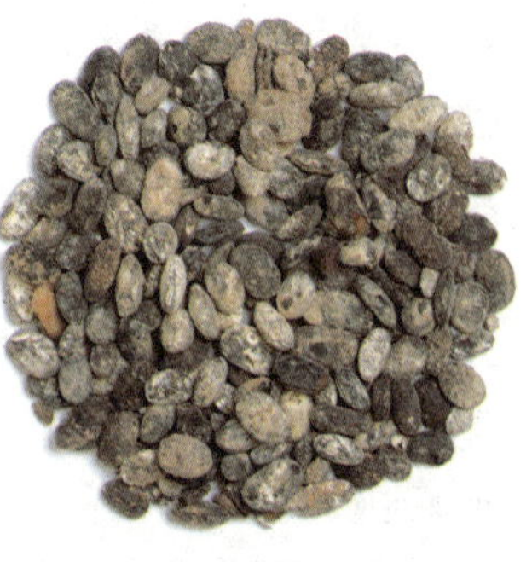

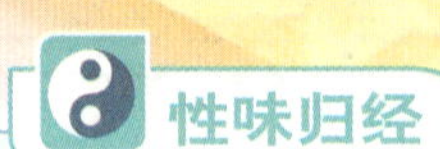

性味归经

性味	归经
味辛、甘、微苦，性凉	归肺、胃经

药材选购

淡豆豉为大豆制品，选购时以粒大、饱满、表皮颜色为黑色、断面为棕黑色的成品为优。

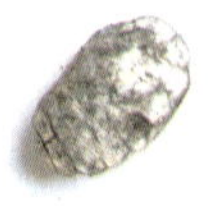

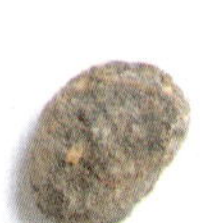

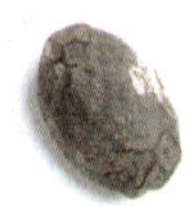

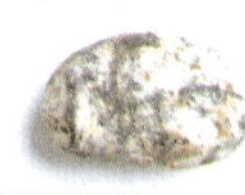

复方

主治：小儿尿频，尿量少。

用料：蒸饼，大蒜，淡豆豉。

用法：将蒸饼、大蒜、淡豆豉合捣成丸，连续服用三天即可治愈。

来源：《本草纲目》

鹅不食草

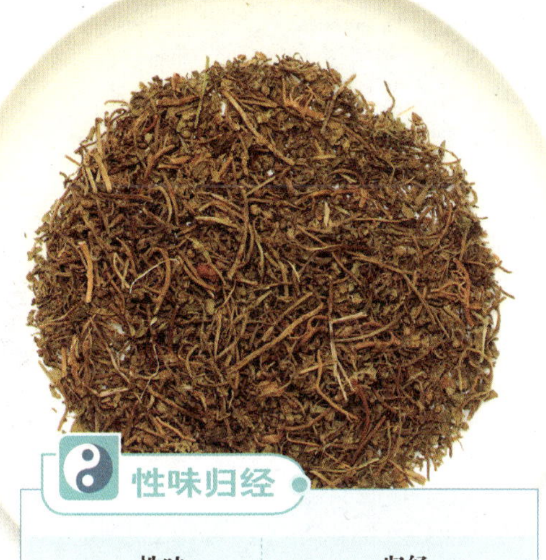

别名

食胡荽、鸡肠草、鹅不食、地芫荽、满天星、猪屎草、通天窍、猫沙、散星草、地杨梅

性味归经

性味	归经
味辛，性温	归肺、肝经

药材来源

为菊科植物石胡荽的全草。

用药禁忌

虚火旺盛的，伤寒发热的，由血热导致皮肤出现青紫斑点等症状的人忌服。

药材选购

鹅不食草全草相互缠成团，茎细多分枝，叶子小且多皱折，香气有刺激性。优质品一般为灰绿色、有花序、无杂质，用鼻子嗅会使人打喷嚏。

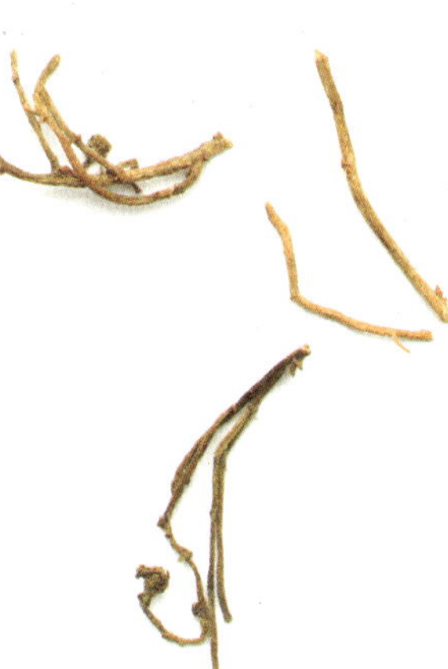

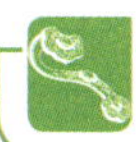

单方

主治：牙痛。

用法：用棉裹住鹅不食草，变干后研成粉末，将粉末嗅入与疼痛牙齿同侧的鼻孔中。

来源：《本草纲目》

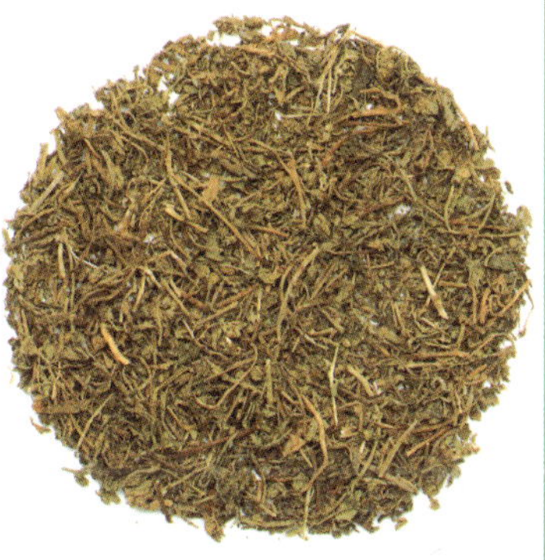

复方

主治：所有肿毒。

用料：鹅不食草一把，穿山甲（浇存性）七分，当归尾三钱，酒一碗。

用法：将鹅不食草、穿山甲、当归尾三种原料一起捣烂，加酒一碗，绞汁服用，以渣敷患处。

来源：《本草纲目》

防风

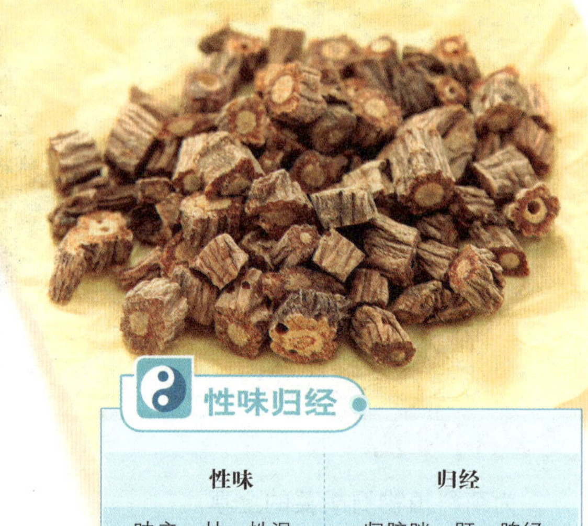

别名

茴芸、茴草、百枝、闾根、百蜚、屏风、风肉

药材来源

为伞形科植物防风的根。

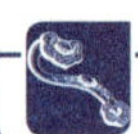

用药禁忌

不是由风邪导致的阴血亏损或头痛的人要禁服。

性味归经

性味	归经
味辛、甘，性温	归膀胱、肝、脾经

药材选购

防风以其根部入药。根为圆锥形或纺锤形。选购时以根条粗壮、根皮细致紧密、没有毛头、断面有棕色环、断面中心为淡黄色的干品为优。

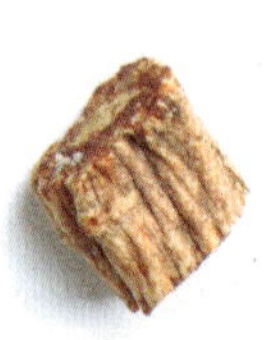
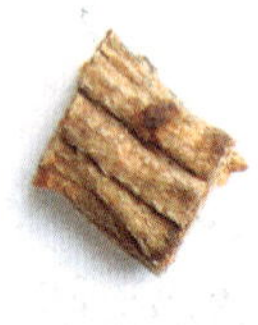
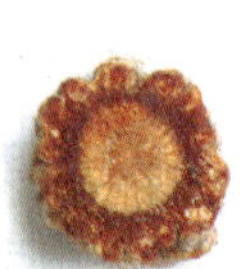

常用方

主治：伤风有汗，脉浮缓。

用料：防风、白术、生地黄各 4.5 克，羌活、黄芩、白芷、甘草各 3 克，川芎 1.5 克。

用法：所有药材一起水煎，温时送服。

来源：《医学入门》

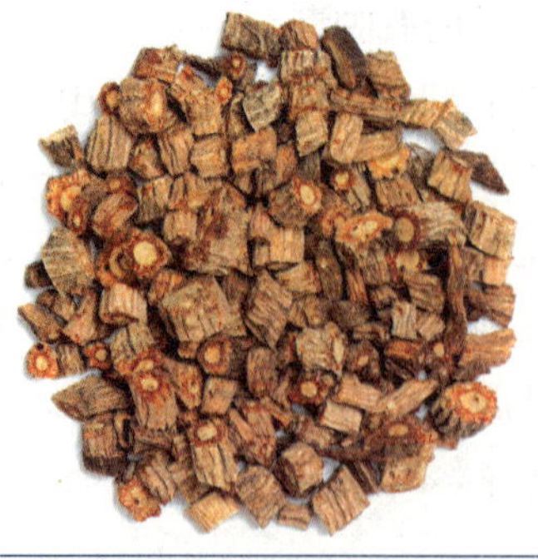

复方

主治：老人便秘。

用料：甘草半两，防风一两，枳壳（麸炒）一两。

用法：将以上三种原料共研为末，每服两钱，饭前服用，开水送下。

来源：《本草纲目》

浮萍

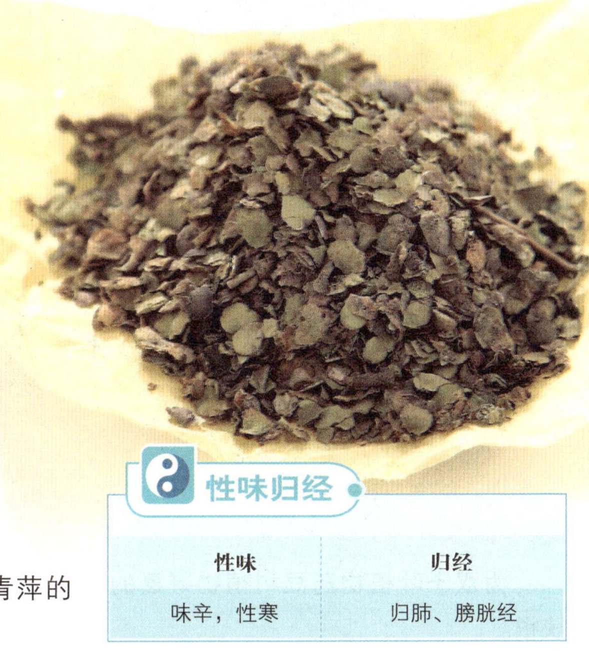

别名

水苹、水花、藻、萍子草、小萍子、浮萍草、九子萍、田萍

性味归经

性味	归经
味辛，性寒	归肺、膀胱经

药材来源

为浮萍科植物紫背浮萍或青萍的全草。

用药禁忌

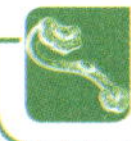

表虚自汗者禁服。

药材选购

浮萍以全草入药，干燥全草比较轻且易碎，选购时以绿色或背紫色的干品为优。

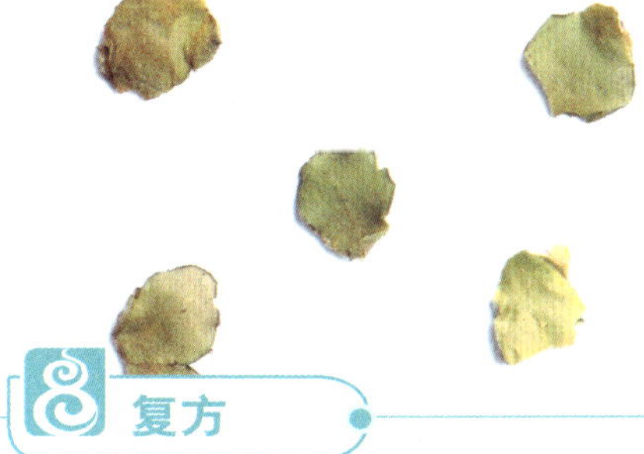

单方

主治：水肿，小便不利。
用法：将浮萍晒干研成粉末，每次用开水送服一小匙，一天服两次。
来源：《本草纲目》

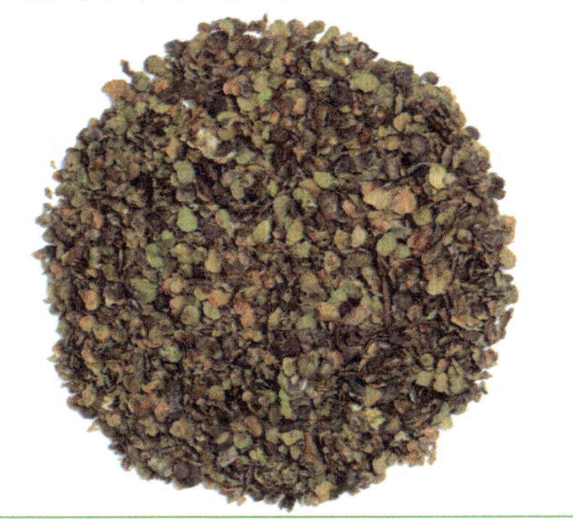

复方

主治：伤寒。
用料：紫背浮萍一钱，犀牛角（以水牛角代）半钱，钩藤钩几个，适量的蜂蜜水。
用法：将前三种药物共研为末，每服半钱，蜂蜜水调下，以出汗为度。
来源：《本草纲目》

葛根

别名

干葛、甘葛、粉葛、葛葛根、葛麻茹、葛子根、葛条根、鸡齐根

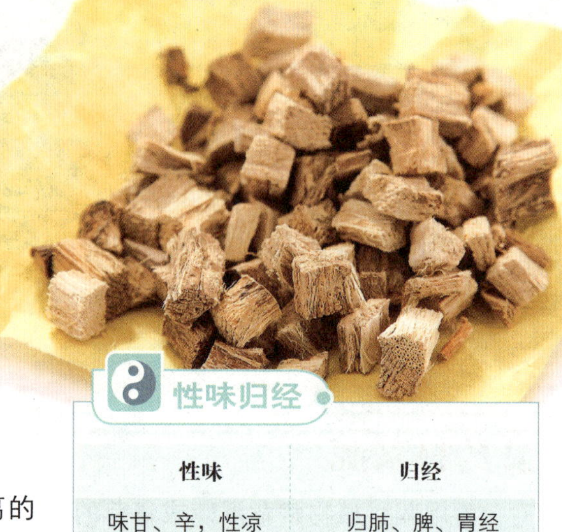

药材来源

为双子叶植物药豆科植物野葛的块根。

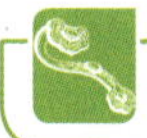

用药禁忌

脾胃虚弱者慎用，表虚汗多者忌用。

单方

主治：心热吐血。

用法：将生葛根捣烂成半升汁，一次性服完。

来源：《本草纲目》

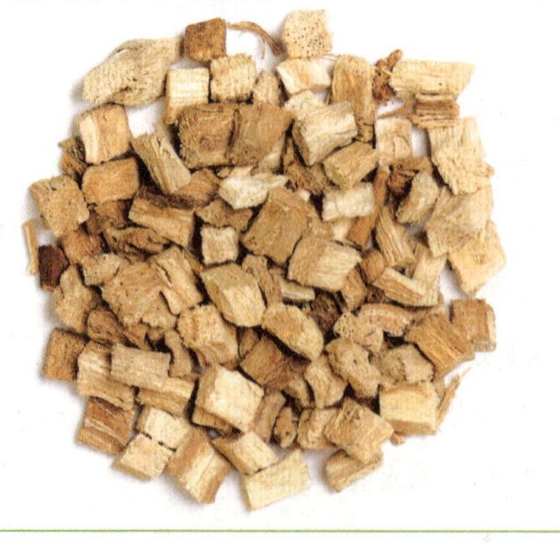

性味归经

性味	归经
味甘、辛，性凉	归肺、脾、胃经

药材选购

葛根以块茎入药，市场上的葛根一般是斜切、纵切、横切的片块，选购时以块大、质地坚实、断面黄白色的干品为优。

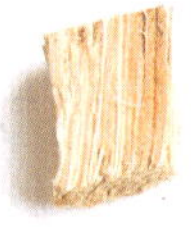

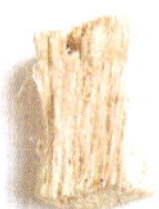

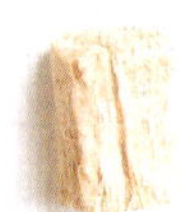

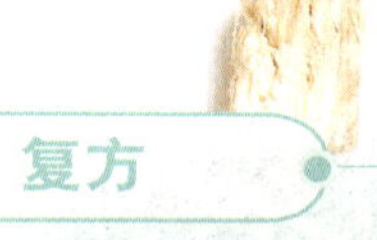

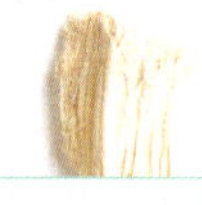

复方

主治：伤寒（初觉头痛，内热脉洪）。

用料：葛根四两，淡豆豉一升，生姜汁适量。

用法：将葛根、淡豆豉，加水两升，共煮成半升服用，加入生姜汁更佳。

来源：《本草纲目》

桂枝

别名

玉桂、牡桂、菌桂、筒桂

药材来源

为樟科植物肉桂的嫩枝。

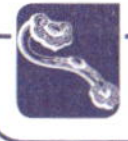

用药禁忌

虚火旺盛的，伤寒发热的，血热的人忌服。

常用方

主治：太阳病，下之后，脉促胸满者。

用料：桂枝9克（去皮），甘草6克（炙），生姜9克（切），大枣12枚（擘）。

用法：以上四味药加水700毫升，煮取300毫升，去掉渣子，温服100毫升。

来源：《伤寒论》

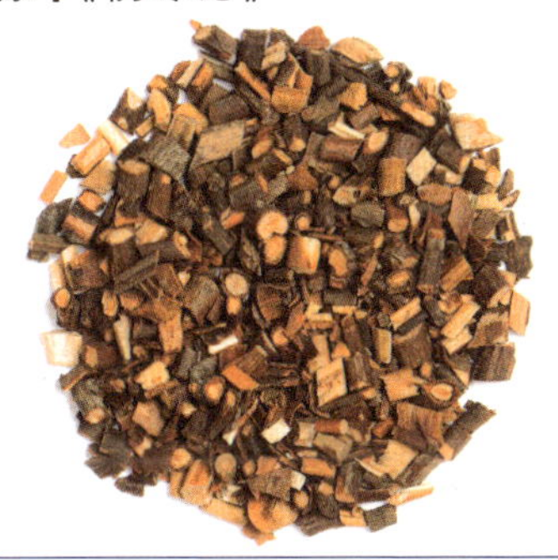

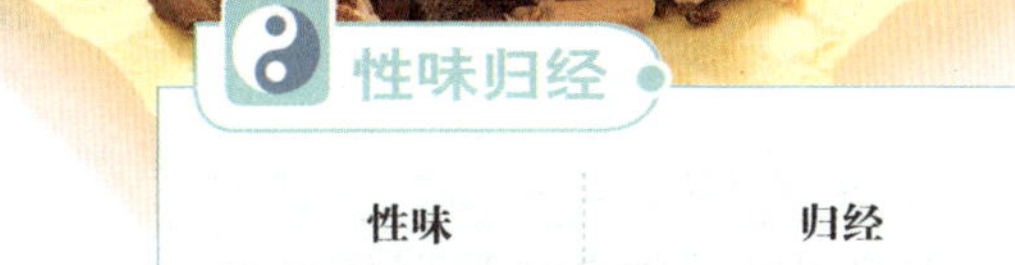

性味归经

性味	归经
味辛、甘，性温	归心、肺、肾、肝、经

药材选购

桂枝即为肉桂的嫩枝，嫩枝表皮为棕色或红棕色，质地比较硬，易折断，含特异香气。选购时以嫩细均匀、颜色为红棕色、香气浓郁的干燥枝条为优。

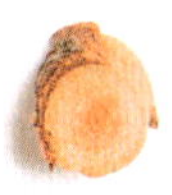 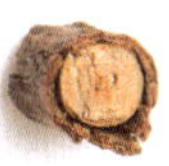 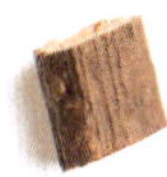

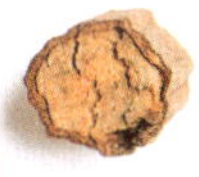 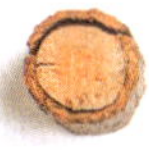

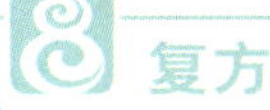

复方

主治：皮肤水肿。

用料：防己、黄芪、桂枝各三两，茯苓六两，甘草三两。

用法：将以上所有原料混合后，加水一升，煎成半升服下。一天两次。

来源：《本草纲目》

荆芥

别名

香荆荠、线荠、四棱杆蒿、假苏、猫薄荷、鼠实、姜芥、稳齿菜

药材来源

为双子叶植物药唇形科植物荆芥的全草。

用药禁忌

阴虚头痛、表虚自汗者忌服。

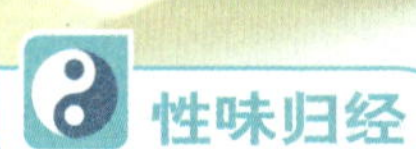

性味归经

性味	归经
味辛，性微温	归肺、肝经

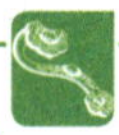

单方

主治：疔肿等各种病症。

用法：将一把荆芥切细，加五升水煮成一升，晾凉后分两次服用。

来源：《本草纲目》

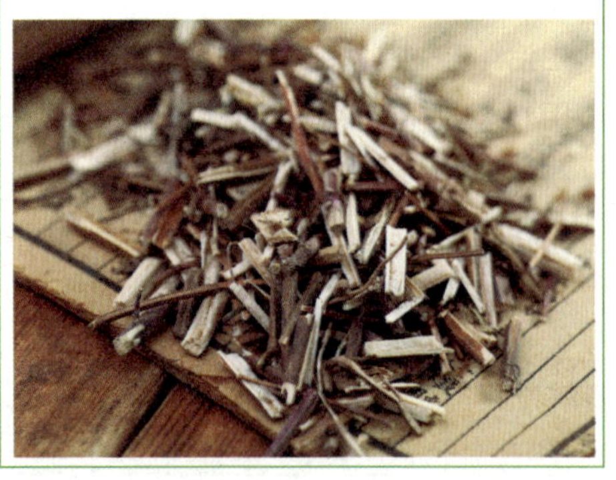

药材选购

荆芥以全草入药，茎多分枝，叶子为黄色，有芳香味。选购时以茎细、穗多、黄绿色、没有污泥杂质的干燥品为优。

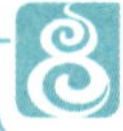

复方

主治：风热头痛。

用料：等份的荆芥穗、石膏，适量的茶。

用法：将荆芥穗、石膏等分为末。茶调下。

来源：《本草纲目》

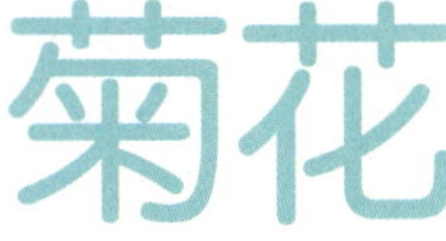

菊花

别名

节华、日精、女节、女华、甘菊、真菊、金精、金蕊、簪头菊、甜菊花、药菊

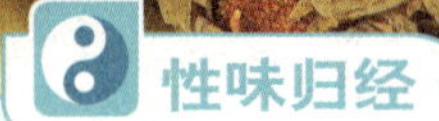

性味归经

性味	归经
味甘、苦，性微寒	归肺、肝经

药材来源

为双子叶植物药菊科植物菊的头状花序。

用药禁忌

脾胃虚弱者不宜多服。

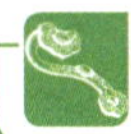

单方

主治：妇女阴肿。

用法：将菊花捣烂后煎成汤，先熏后洗。

来源：《本草纲目》

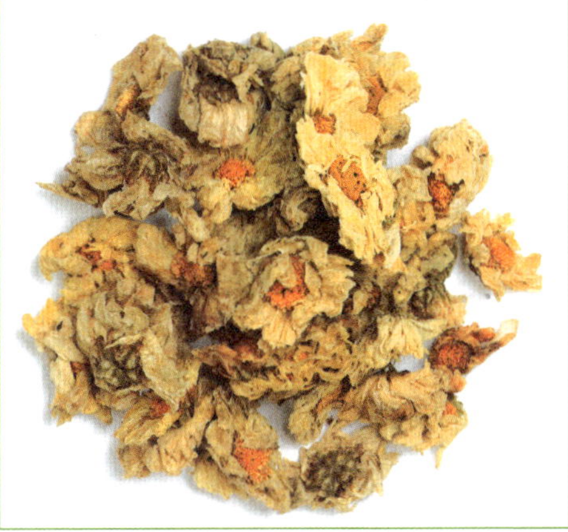

药材选购

菊多以头状花序入药，即常说的菊花。菊花品种很多，如亳菊，花一般为类白色，气味清香，味甘甜，微苦。选购菊花干品时根据不同的品种的特征来选购。菊花干品一般花朵较大、没有虫、花瓣干且不腐烂不变色的为佳品。

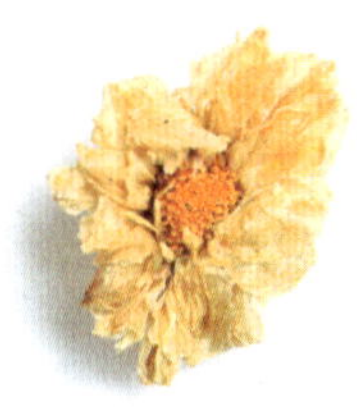

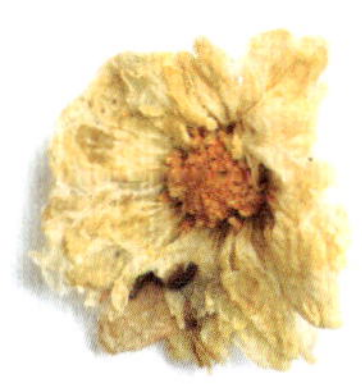

复方

主治：风热头痛。

用料：菊花、石膏、川芎各三钱，适量的茶。

用法：将以上三种原料共研为末，每服一钱半，茶调下。

来源：《本草纲目》

麻黄

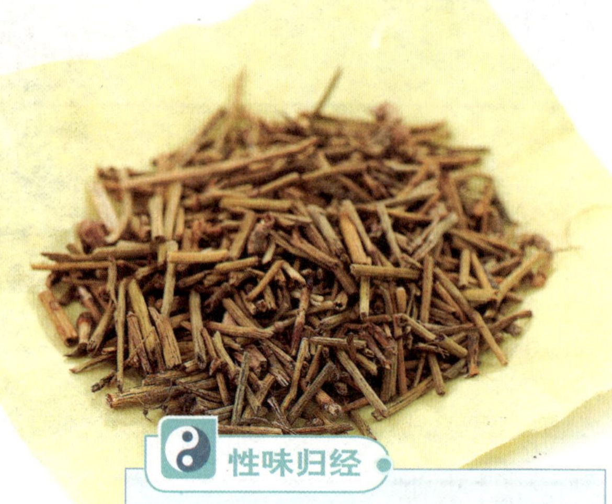

别名

龙沙、狗骨、麻黄草、草麻黄、中麻黄、山麻黄、川麻黄、田麻黄、木麻黄、西麻黄

性味归经

性味	归经
味辛、微苦，性温	归肺、膀胱经

药材来源

为麻黄科植物草麻黄、中麻黄或木贼麻黄的干燥草质茎。

用药禁忌

表虚自汗、盗汗的人，以及肺肾虚弱的人禁服。

药材选购

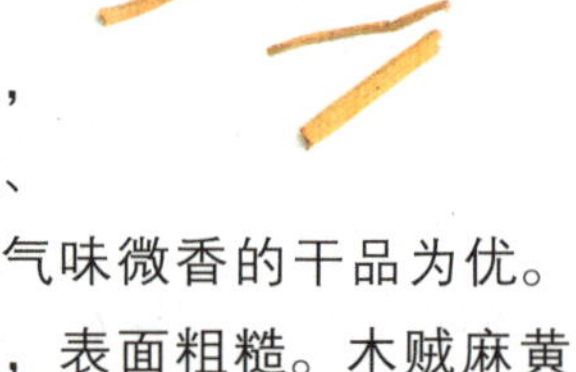

麻黄以草麻黄、中麻黄或木贼麻黄的草质茎入药。草麻黄少分枝，以质地清脆、表面绿黄色、气味微香的干品为优。中麻黄多分枝，表面粗糙。木贼麻黄无粗糙感，基部为棕红色或棕黑色。

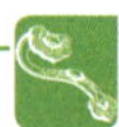

单方

主治：中风。

用法：用慢火煎熬麻黄，逐步加水，最后熬成膏。每次用热汤送服 1~2 匙。

来源：《本草纲目》

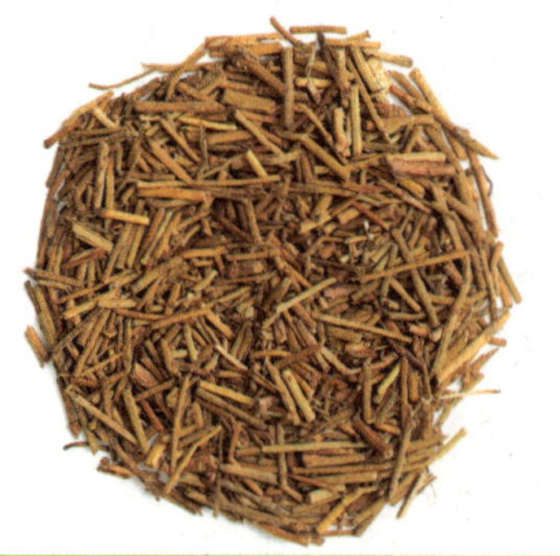

复方

主治：伤寒黄疸。

用料：麻黄一把，酒五升。

用法：将麻黄去节，棉裹，加入酒，煮到半升时，一次服完，微汗见效。

来源：《本草纲目》

牛蒡子

别名

鼠粘子、蝙蝠刺、鼠尖子、大牛子、蒡翁菜、便牵牛、象耳朵、老母猪耳朵、疙瘩菜、老鼠愁

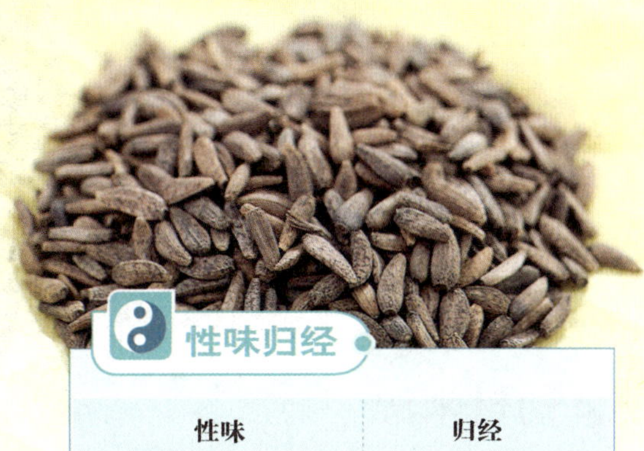

性味归经

性味	归经
味辛、苦，性寒	归肺、胃经

药材来源

为双子叶植物药菊科植物牛蒡的果实。

用药禁忌

元气不足，粪便稀薄不成形的人忌服。

药材选购

牛蒡以果实入药，果实一般为长倒卵形，表面为灰褐色或淡灰褐色，有黑斑。选购时以粒大、果实饱满、灰褐色的干果为优。

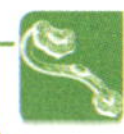

单方

主治：风热浮肿，咽喉闭塞。

用法：牛蒡子一合，半生半熟，为末，热酒服一寸匕。

来源：《本草纲目》

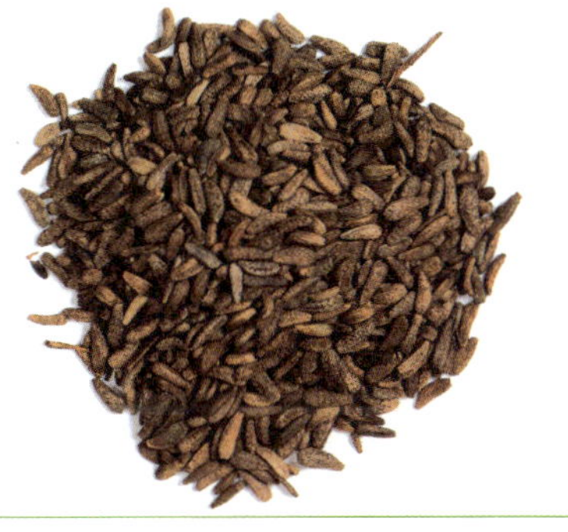

复方

主治：关节肿痛。（风热攻犯手指，赤肿麻木，甚至攻达肩背两膝，遇暑热则便秘）

用料：牛蒡子三两，新豆豉（炒）、羌活各一两。

用法：将以上三种材料共研为末，每服两钱，白开水送下。

来源：《本草纲目》

羌活

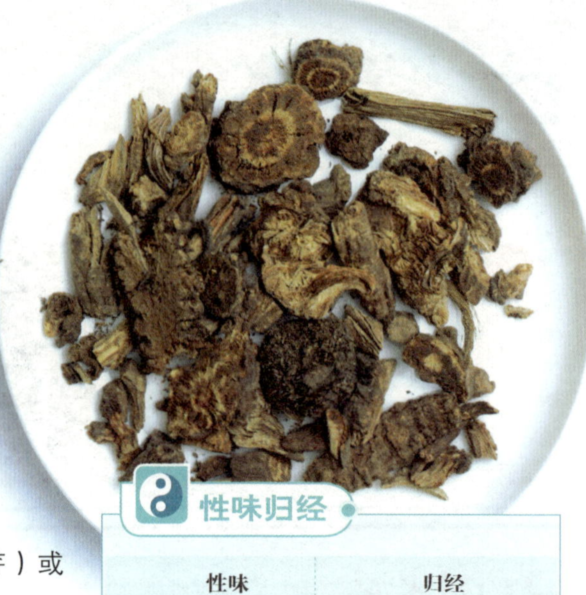

别名

羌青、护羌使者、胡王使者、羌滑、退风使者、黑药

性味归经

性味	归经
味辛、苦，性温	归膀胱、肺经

药材来源

为伞形科植物羌活（背翅芹）或宽叶羌活的干燥根茎及根。

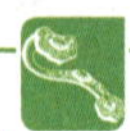

用药禁忌

阴血亏虚、脾胃虚弱的人慎服。

药材选购

羌活以根茎入药，根茎一般为圆柱形且略弯曲。选购时选择那些根茎粗壮、茎上有蚕形的横节，颜色为棕色，断面质地紧密，朱砂点多且香气浓郁的干品。

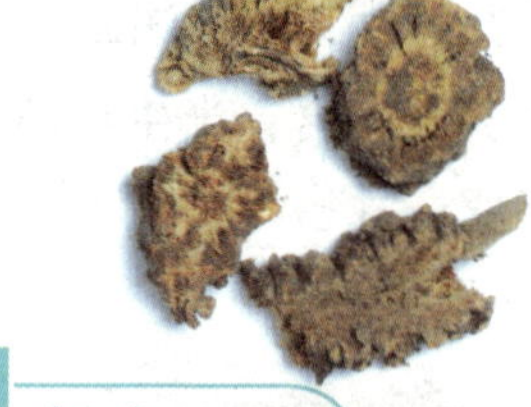

单方

主治：产后腹痛。

用法：将二两羌活煎酒服下。

来源：《本草纲目》

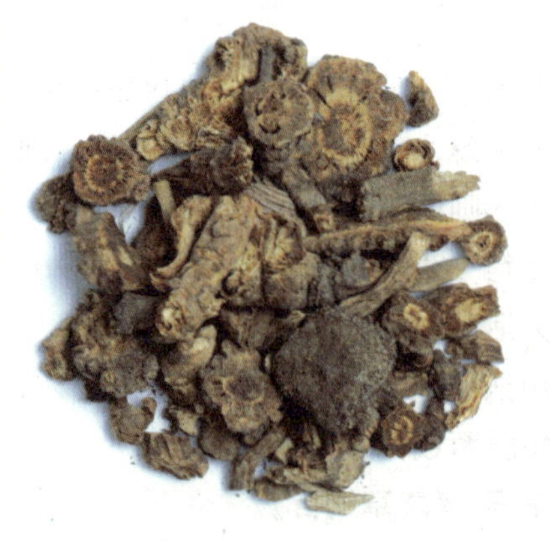

复方

主治：太阳头痛。

用料：羌活、防风、红豆等分。

用法：羌活、防风、红豆等分为末。每取少许吸入鼻孔。

来源：《本草纲目》

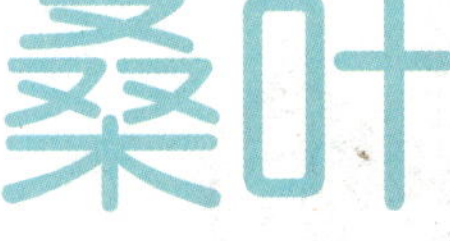

桑叶

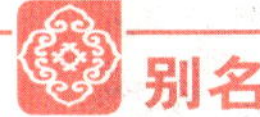

别名

家桑、荆桑、黄桑、霜叶霜、桑叶蜜

药材来源

本品为桑科植物桑的干燥叶。

用药禁忌

风寒感冒、咳嗽痰稀白、口中无味的人不宜服用。

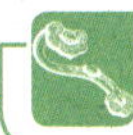

单方1

主治：眼红涩痛。

用法：将桑叶研成粉末，卷入纸中烧烟熏鼻。

来源：《本草纲目》

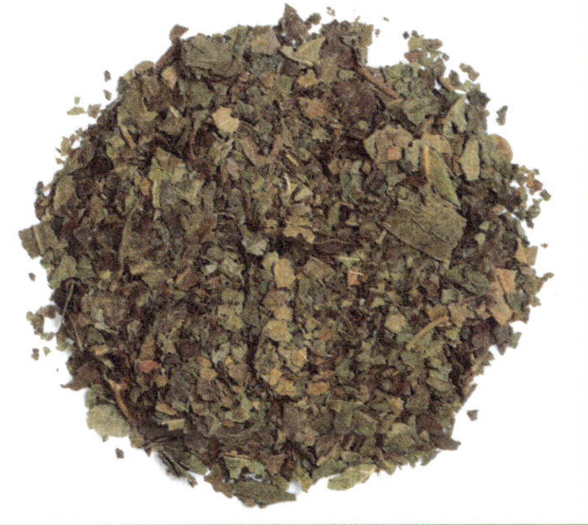

性味归经

性味	归经
味甘、苦，性寒	归肺、肝经

药材选购

桑叶中以霜桑叶(经过霜冻的桑叶)入药最好。一般的桑叶选购时要选叶片较完整、叶片大而厚，颜色为黄绿色、质地脆且没有杂质的干品。

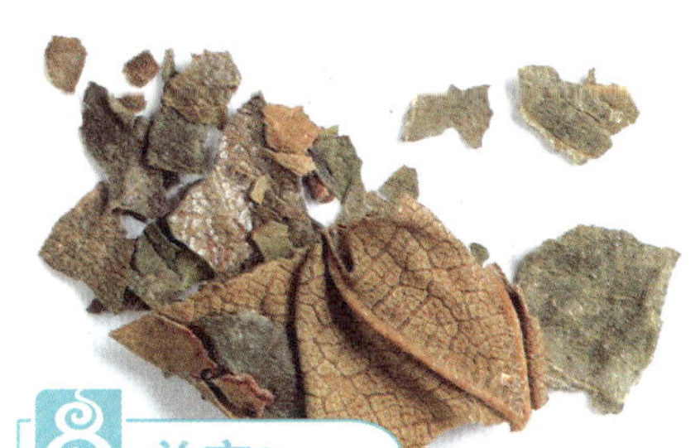

单方2

主治：吐血不止。

用料：晚桑叶。

用法：将晚桑叶焙干，研为末，凉茶送服三钱，血止后，宜服补肝、肺的药物。

来源：《本草纲目》

山楂

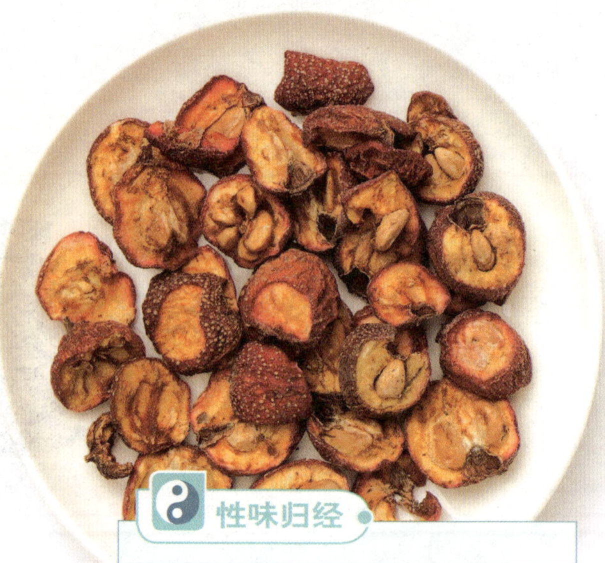

别名

山里红、酸里红、酸枣、酸查、山梨果、酸楂、山果子、红果子

性味归经

性味	归经
味酸、甘，性微温	归脾、胃、肝经

药材来源

为双子叶植物药蔷薇科植物山楂或野山楂的果实。

药材选购

山楂以其果实入药，一般用山楂或野山楂的果实。市场上的药用山楂一般都是山楂果的横切片。选购时以皮红、果肉深黄色或浅棕色、果肉较厚的干品为好。

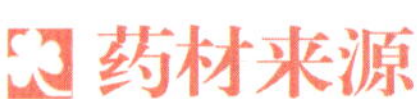

用药禁忌

脾胃虚弱的人注意服用，胃酸过多、有消化性溃疡以及患有龋齿的人忌服，在服用滋补药品期间也要忌服。

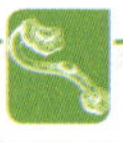

单方

主治：疹出不畅。

用法：将干山楂研为粉末，用开水送服。

来源：《本草纲目》

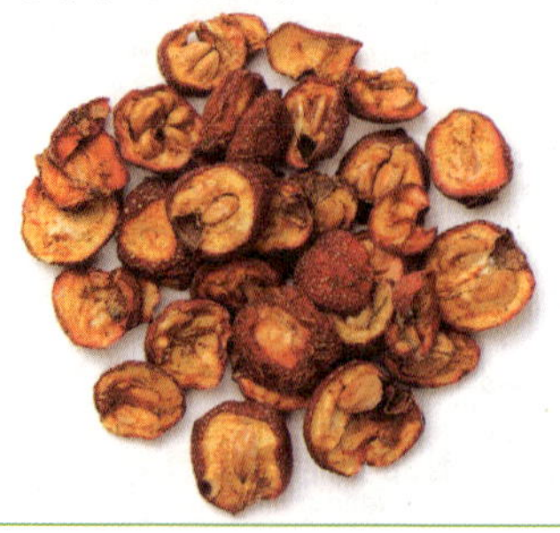

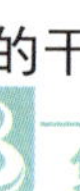

复方

主治：老人腰痛及腿痛。

用料：等量的山楂、鹿茸（炙），蜜适量。

用法：将山楂、鹿茸（炙）研为末，加蜜做成梧子大的丸。每服百丸，一天服两次。

来源：《本草纲目》

蛇蜕

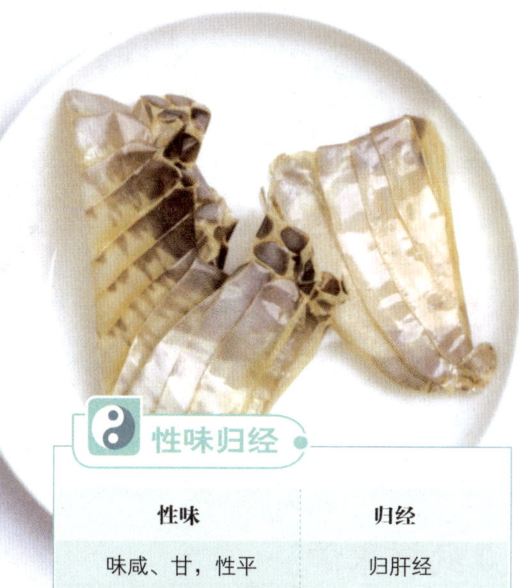

别名

龙子单衣、龙皮、蛇皮、龙子皮、蛇蜕皮、蛇壳、蛇退、龙衣、白龙衣

性味归经

性味	归经
味咸、甘，性平	归肝经

药材来源

为游蛇科动物黑眉锦蛇、锦蛇、乌梢蛇、赤链蛇等多种蛇蜕下的皮膜。

药材选购

蛇蜕即为蛇蜕下的皮膜，可入药。市场上卖的都为干品，选购时要挑选颜色白而透明、条较长较粗完整不碎、皮较细、没有泥沙等杂质的干品。

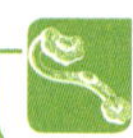

用药禁忌

孕妇禁服。

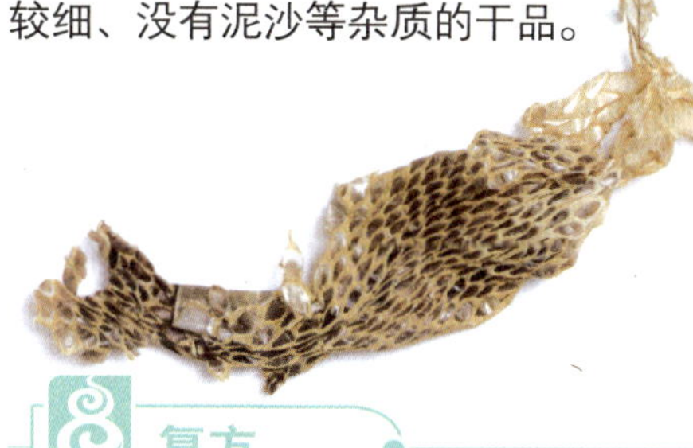

单方

主治：喉痹肿痛。

用法：将蛇蜕烧后研成末，用乳汁送服一钱。

来源：《本草纲目》

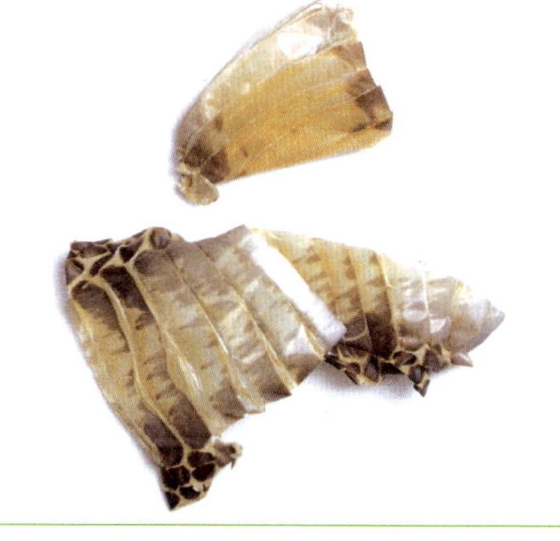

复方

主治：缠喉风疾，呼吸困难。

用料：等量的蛇蜕（炙）、当归，适量的温酒。

用法：将蛇蜕（炙）、当归研为末，温酒送服一钱，得吐即为有效。或者用蛇蜕揉碎烧出烟，由竹筒吸入喉内。或者用蛇蜕裹白梅一枚噙咽。

来源：《本草纲目》

生姜

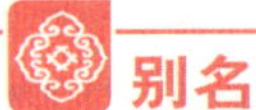

别名

姜根、百辣云、因地辛、炎凉小子

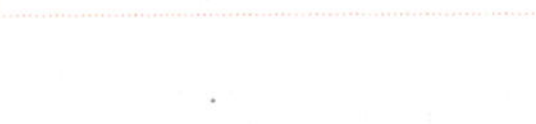

药材来源

为姜科植物姜的新鲜根茎。

用药禁忌

阴虚内热、邪热亢盛的人禁服。

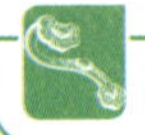

单方

主治：满口烂疮。

用法：将生姜研成末涂在烂疮处。

来源：《本草纲目》

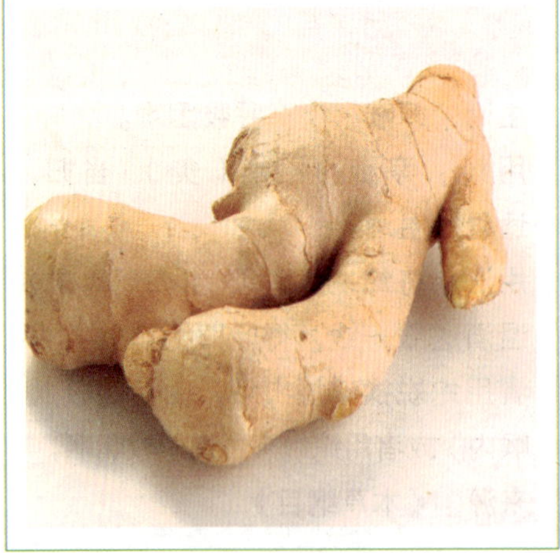

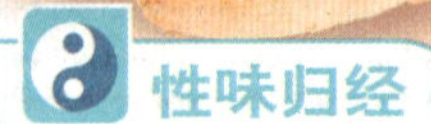

性味归经

性味	归经
味辛，性微温	归肺、脾、胃经

药材选购

姜以新鲜根茎入药。根茎一般为不规则的块状，表皮微黄白色或灰白色。入药的生姜以块大、质地丰满、细嫩的新鲜品为好。

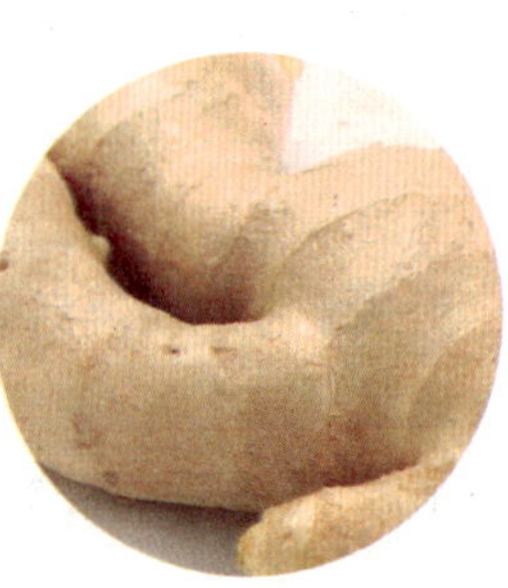

复方

主治：闪扭手足。

用料：生姜、葱白。

用法：将生姜、葱白捣烂后和面炒热敷患处。

来源：《本草纲目》

枳壳

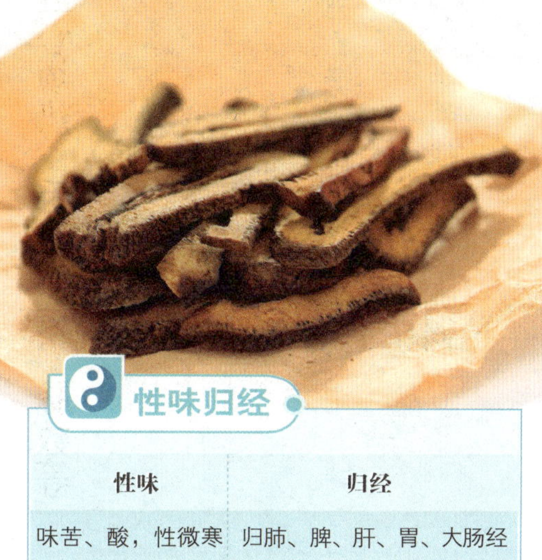

别名

代代、代代圆、苏枳壳

药材来源

为芸香科植物酸橙及其栽培品未成熟的果实。

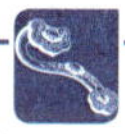

用药禁忌

脾胃虚弱者注意服用，孕妇慎服。

常用方

主治：痰热内阻，肺气不宣，胸膈痞满。

用料：枳壳、半夏、黄芩、桔梗各6克，甘草3克。

用法：以上药材锉为散，水煎服，每次12克。

来源：《世医得效方》

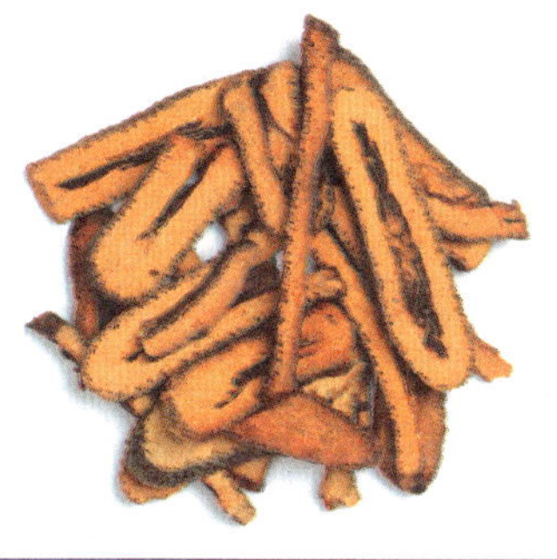

性味归经

性味	归经
味苦、酸，性微寒	归肺、脾、肝、胃、大肠经

药材选购

枳壳以其未成熟的果实入药，果实一般为半球形。选购时以果皮绿褐色、果肉较厚、质地坚硬、香气浓烈的果实为优。

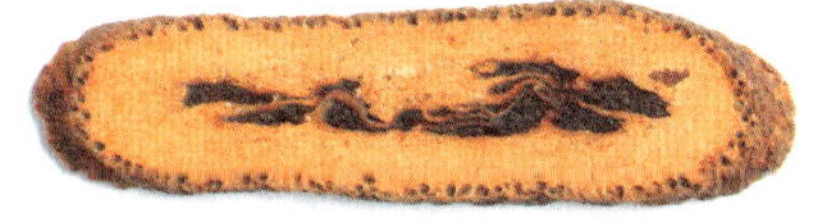

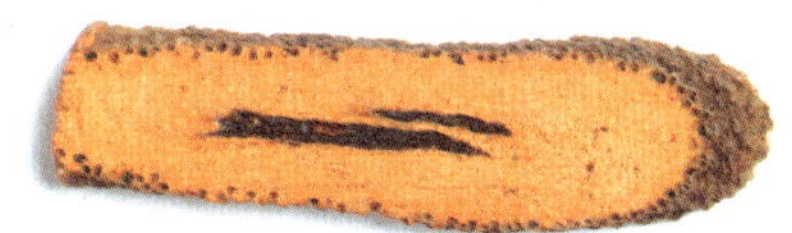

复方

主治：大便下血。

用料：木莲（烧）、枳壳（炒），槐花酒。

用法：将木莲（烧）、枳壳（炒）等分为末。每服二钱，槐花酒送下。

来源：《本草纲目》

第二章 清热药

清热药是指以清解里热为主要作用的药物。清热药的药性都属寒凉，按“热者寒之”的治病法则，该类药物主要用于各种热证如口干、咽燥、面红、目赤、大便秘结、小便短赤、五心烦热、舌红苔黄、脉数等。

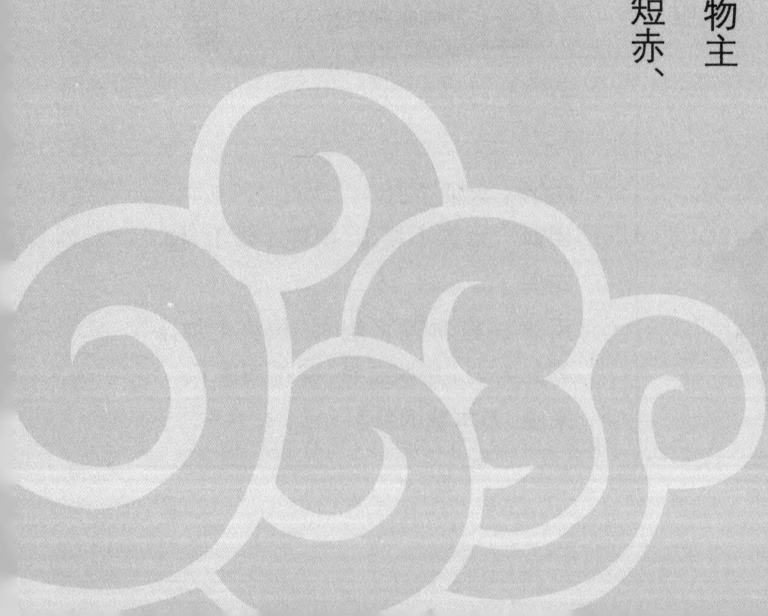

贯众

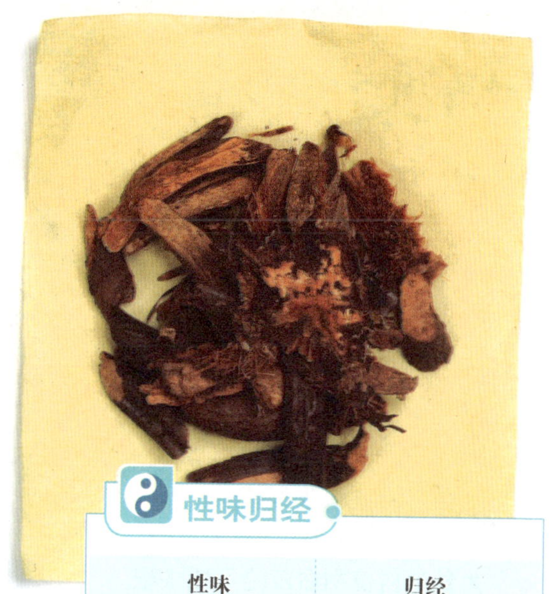

别名

百头、贯来、贯中、渠母、伯芹、药渠、药藻、凤尾草、蕨薇菜根、绵马贯仲

性味归经

性味	归经
味苦，性微寒，有小毒	归肝、脾、胃经

药材来源

为鳞毛蕨科植物粗茎鳞毛蕨的根茎及叶柄残基。

用药禁忌

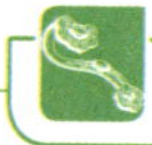

孕妇要谨慎服用，脾胃虚弱者以及阴虚内热者不宜服用。

药材选购

贯众以其根茎及叶柄残基入药，一般为圆锥形，选购时以根大、质地坚实、叶柄断面为棕绿色的干品为优。

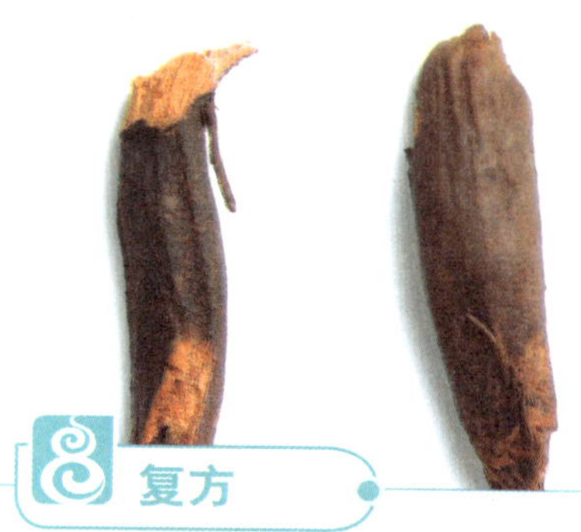

单方

主治：鼻血不止。

用法：将贯众根研成末，每次以水冲服一钱。

来源：《本草纲目》

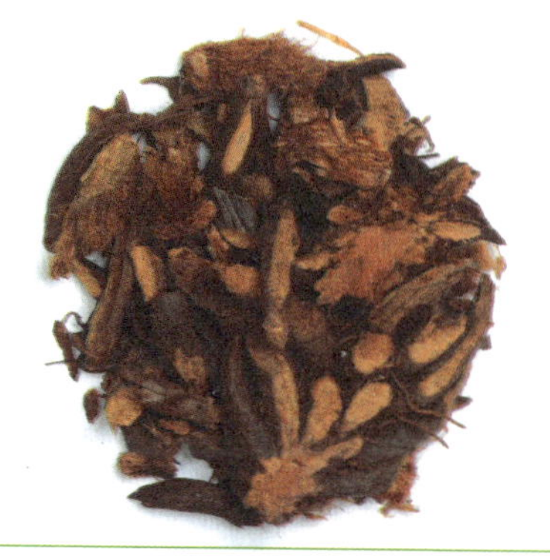

复方

主治：长期咳嗽，痰带脓血。

用料：贯众、苏方木等份。

用法：将贯众、苏方木等份研末。每服三钱，以水一碗，生姜三片，煎服。日服两次。

来源：《本草纲目》

白蔹

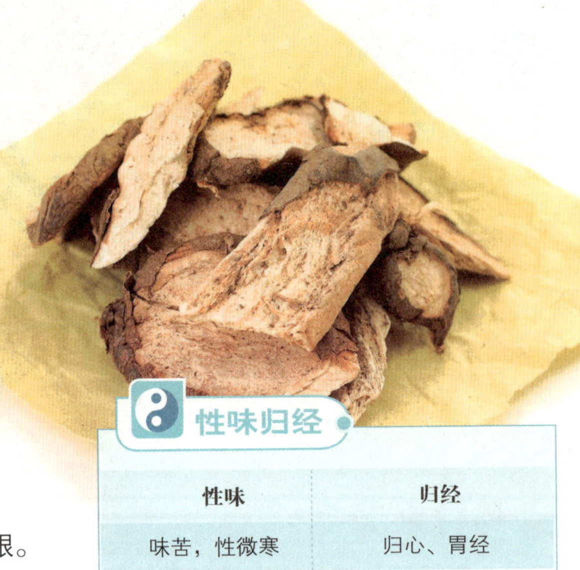

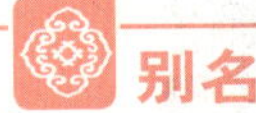

别名

白根、见肿消、山地瓜、穿山老鼠、铁老鼠

药材来源

为葡萄科植物白蔹的干燥块根。

性味归经

性味	归经
味苦，性微寒	归心、胃经

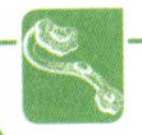

用药禁忌

脾胃虚寒及无实火者忌服。

药材选购

白蔹以其块根入药，块根一般为长圆形或纺锤形，市场上多纵切成瓣或片出售。选购时以片肥大、表面红棕色、质地硬脆、断面粉红色且粉性足的干品为优。

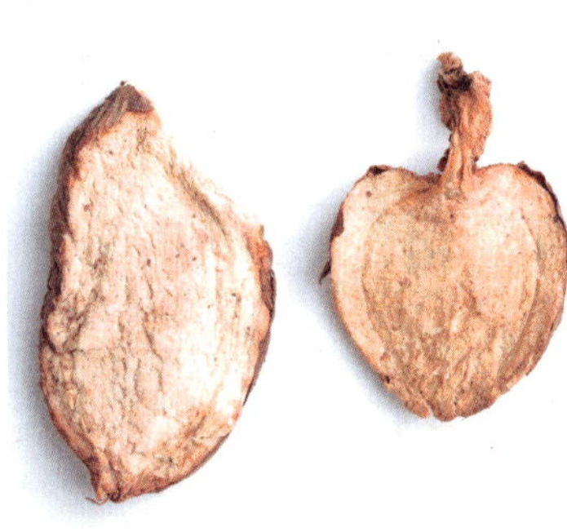

单方

主治：疔疮初起。

用法：将白蔹研成末，用水调白蔹末涂搽患处。

来源：《本草纲目》

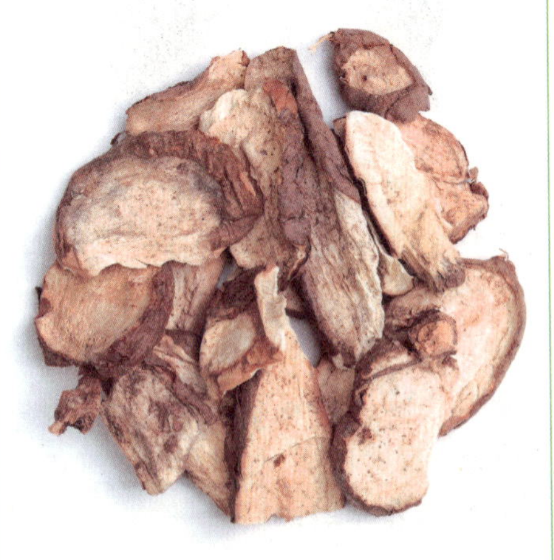

复方

主治：耳冻疮。

用料：白蔹、黄柏等份量，生油适量。

用法：将同等分量的白蔹、黄柏研为粉末，加入生油调均匀后搽于耳朵患处。

来源：《本草纲目》

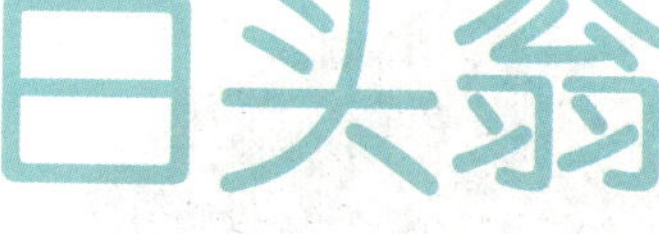

白头翁

别名

野丈人、胡王使者、奈何草、白头草、老和尚头、耗子尾巴花、猫爪子花、山棉花根

药材来源

为双子叶植物药毛茛科植物白头翁的根。

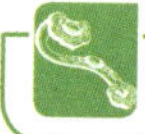

用药禁忌

正气虚并且兼有内寒、泻痢者忌服。

单方

主治：肠坠偏肿。

用法：将白头翁根捣烂后敷到患处上。

来源：《本草纲目》

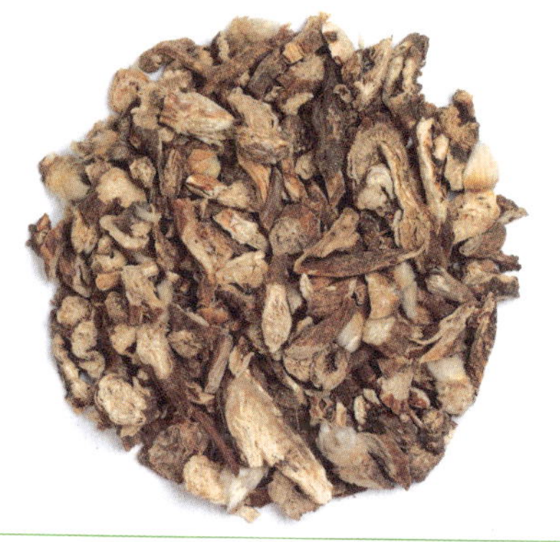

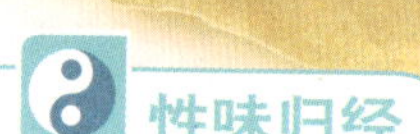

性味归经

性味	归经
味苦，性寒	归肝、大肠经

药材选购

白头翁以根入药，根一般呈圆锥形或圆柱形。选购时选择根粗长、长相整齐、表皮为灰黄色且根头部有白色茸毛的干品。

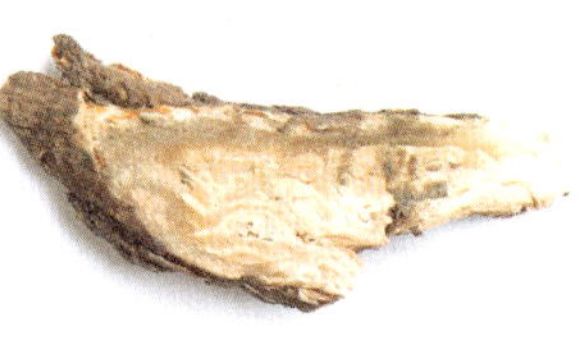

复方

主治：下痢、咽痛。

用料：白头翁、黄连各一两，木香二两。

用法：将以上三种原料加水五升，煎成一升半，分三次服。

来源：《本草纲目》

白薇

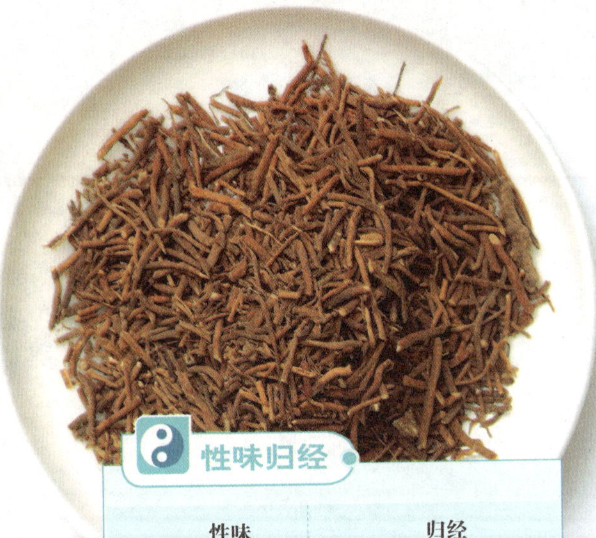

别名

春草、白微、骨美、牛角胆草、苦胆草、节节空、婆婆针线包

性味归经

性味	归经
味苦、咸，性寒，无毒	归肺、胃、心、脾、肾经

药材来源

为双子叶植物药萝藦科植物直立白薇或蔓生白薇的根。

药材选购

白薇以根茎入药，根茎一般为圆柱形并呈结节状。选购时选择黄棕色、根条粗壮均匀、断面为白色且实心的干品。

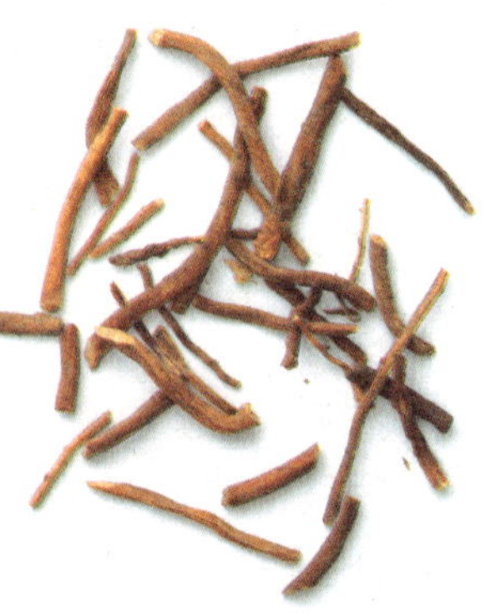

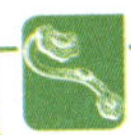

用药禁忌

血虚、脾胃虚寒者忌服。

单方

主治：刀伤。

用法：将白薇根研成末敷在伤口上。

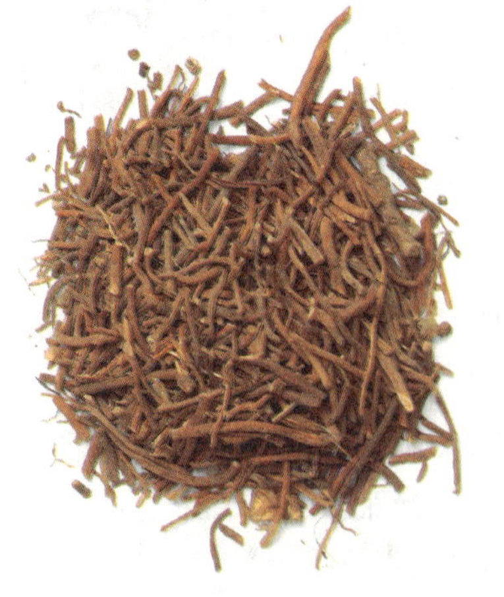

复方

主治：妇女产中虚烦呕逆。

用料：白薇、桂枝各一份，竹皮、石膏各三份，甘草七份。

用法：上药共研细末，加枣肉调成丸。每服一丸，米汤送下。有热者白薇用量加倍。

来源：《本草纲目》

板蓝根

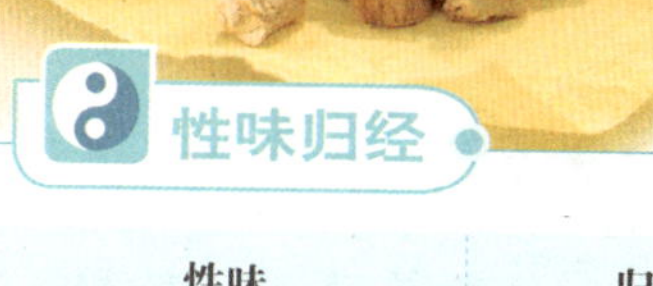

别名

蓝靛根、大蓝、草大青、马蓝、大叶冬蓝、青蓝、板蓝、北板蓝根、蓝龙根、土龙根

药材来源

为双子叶植物药十字花科植物菘蓝和草大青的根，或双子叶植物药爵床科植物马蓝的根茎及根。

用药禁忌

体虚但没有实火的有温毒证的人忌服。

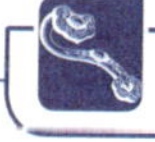

常用方

主治：小儿疹出不畅及倒靥（痘疮不能结痂）。

用料：板蓝根 30 克，甘草 23 克。

用法：以上药材研为细末，每次 1.5~3 克，取雄鸡冠血 2 ~ 3 点，温酒少许，饭后调服。

来源：《阎氏小儿方论》

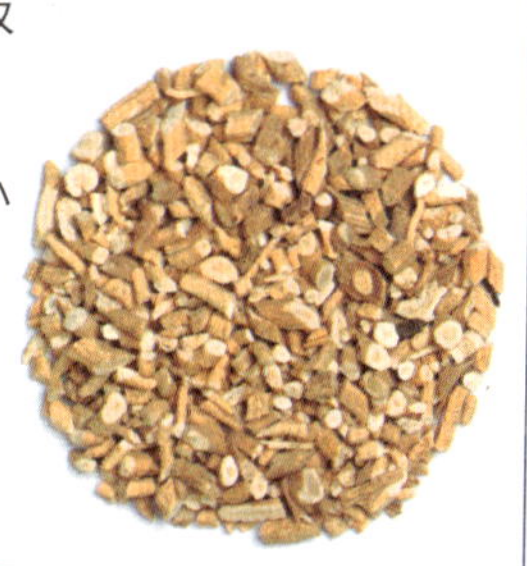

性味归经

性味	归经
味苦，性寒	归肺、心、胃经

药材选购

板蓝根一般为细长的圆柱形，选购时以根茎平直粗壮、质地坚实、断面为黄白色、粉性较大的干燥品为优。

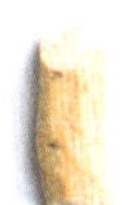
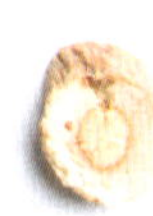
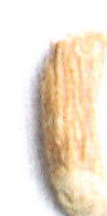
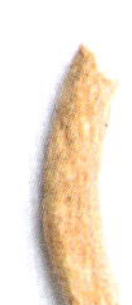

穿心莲

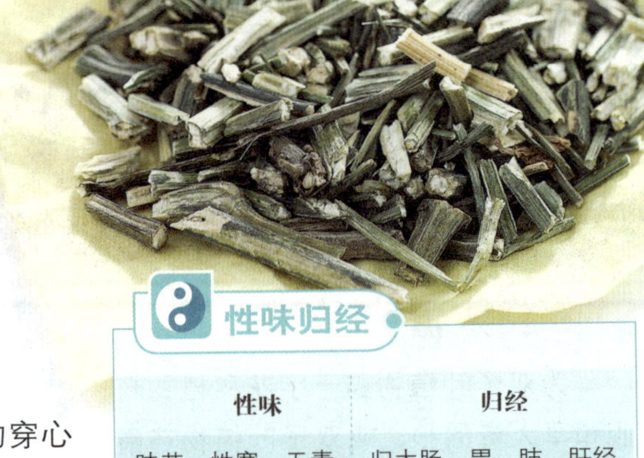

别名

春莲秋柳、一见喜、苦胆草、日行千里、四方莲、金香草、春莲夏柳、苦草、万病仙草

药材来源

为双子叶植物药爵床科植物穿心莲的全草。

用药禁忌

阳气不足，脾胃虚弱者小心服用。

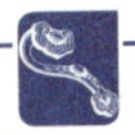

常用方

主治：耳内流脓，或黄或红，或有臭气。

用料：穿心莲粉0.3克，猪胆汁粉0.3克，枯矾0.6克。

用法：以上药材研细，调匀。先以棉签清除耳中脓液，再将本品少许吹耳内，每日一次。

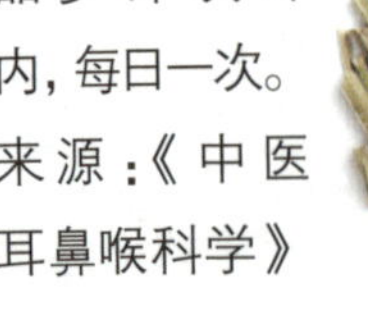

来源：《中医耳鼻喉科学》

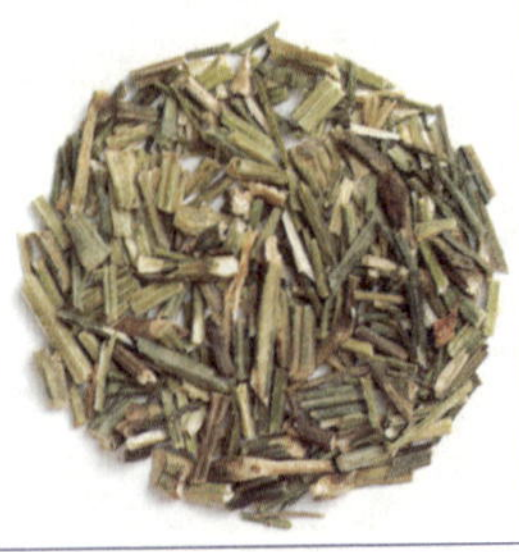

性味归经

性味	归经
味苦，性寒，无毒	归大肠、胃、肺、肝经

药材选购

穿心莲以其全草或叶片入药，市场上出售的一般为其全草或叶片研制的粉末，选购时以鲜绿色的粉末干品为优。

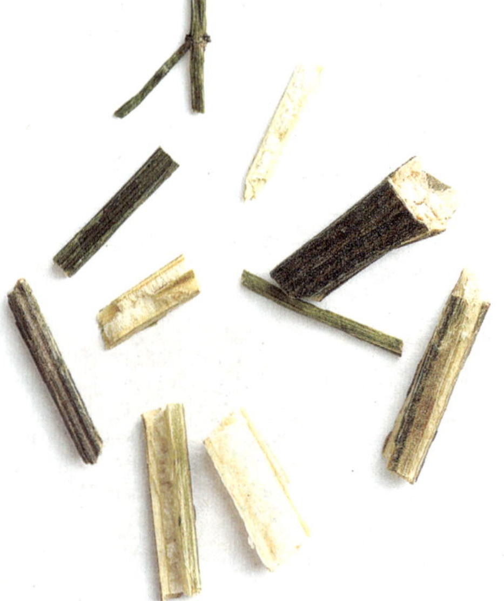

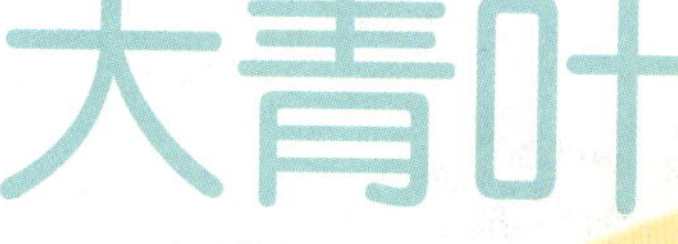

别名

大青、蓝靛叶、板蓝根叶、菘蓝叶、板蓝叶

药材来源

为双子叶植物药马鞭草科植物路边青、双子叶植物药蓼科植物蓼蓝、双子叶植物药十字花科植物菘蓝、草大青或双子叶植物药爵床科植物马蓝等的叶或枝叶。

用药禁忌

脾胃虚弱者忌服。

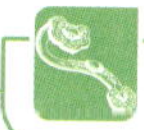

单方

主治：喉风喉痹。

用法：将大青叶捣成汁服下。

来源：《本草纲目》

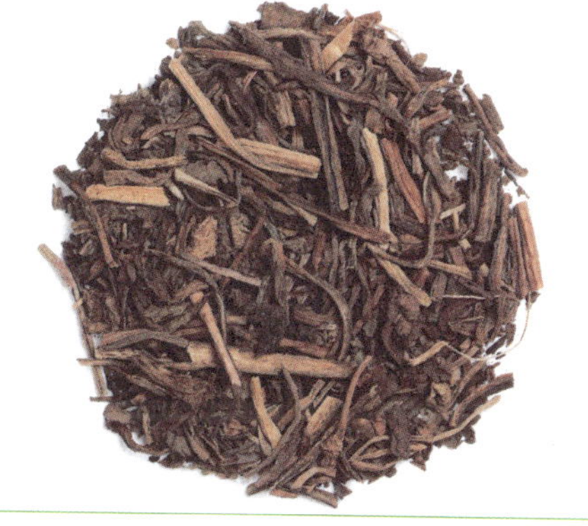

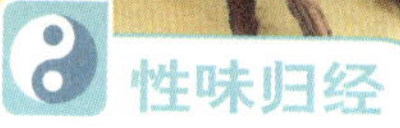

性味归经

性味	归经
味苦，性寒，无毒	归肝、心、胃经

药材选购

大青叶是路边青、缪蓝、菘蓝、草大青或马蓝的叶片，以叶片入药。选购时可根据不同的品种特征进行选择。如路边青叶，以叶大、无柄的干叶片为优，缪蓝叶以叶厚、蓝绿色、无枝梗、无杂质者为优。

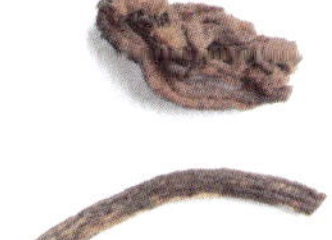

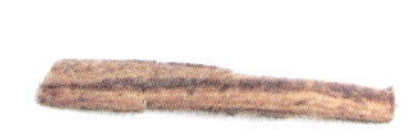

复方

主治：口中生疮。

用料：大青叶、蜂蜜。

用法：用蜂蜜浸大青叶含咽。

来源：《本草纲目》

淡竹叶

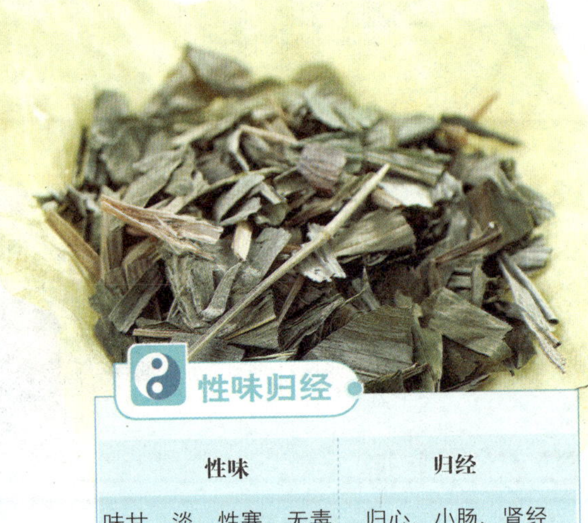

别名

竹叶门冬青、迷身草、竹叶麦冬、长竹叶、山冬、地竹、野麦冬、淡竹米、林下竹、土麦冬

性味归经

性味	归经
味甘、淡，性寒，无毒	归心、小肠、肾经

药材来源

为禾本科植物淡竹叶的全草。

用药禁忌

无实火、湿热者小心服用，孕妇、身体虚弱较寒者禁服。

药材选购

淡竹叶以全草入药，市场上一般出售干燥带叶的茎枝，通常切成小段出售。选购时以叶大、梗少、颜色青绿的干品为优。

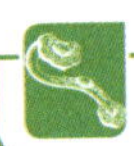

单方

主治：牙龈出血。

用法：将淡竹叶煎成浓汁含入嘴里后漱洗。

来源：《本草纲目》

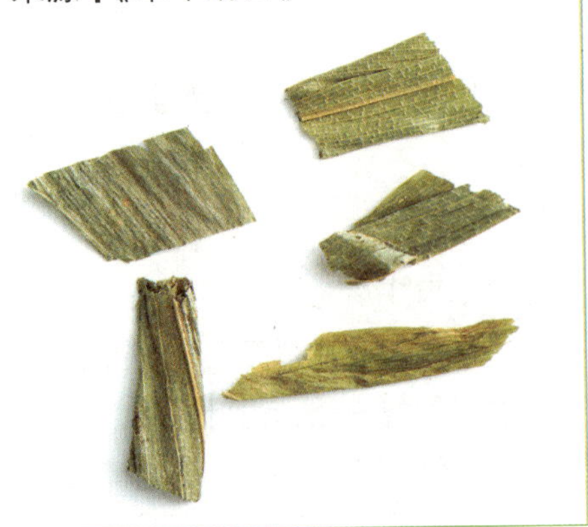

复方

主治：产后心中烦闷。

用料：生淡竹叶、麦冬各一升，甘草二两，生姜、茯苓各三两，大枣十四个，小麦五合。

用法：将以上七味用牙咬，放入一斗水，先煮生淡竹叶、小麦，煮到八升的时候，再放入其他药，再煮到三升即可。分三次服用。如果是心中虚悸者，加入人参二两；如果是食少无谷气者，加粳米五合；如果是气逆者，加半夏二两。

来源：《备急千金要方》

地骨皮

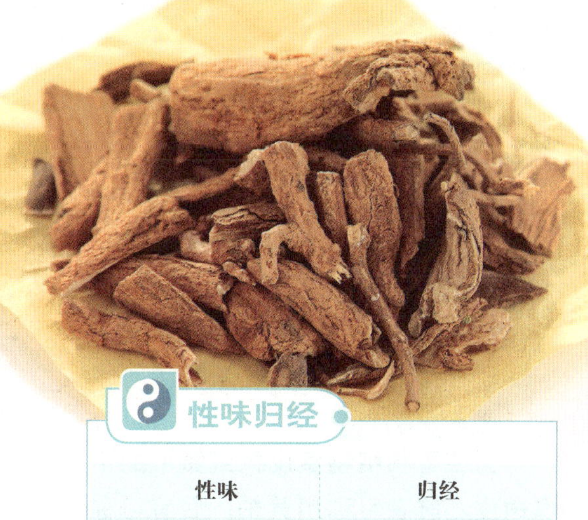

别名

杞根、地节、枸杞根、山杞子根、甜齿牙根、山枸杞根、狗奶子根皮、狗地芽皮

性味归经

性味	归经
味甘，性寒	归肺、肾、肝经

药材来源

为茄科植物枸杞的根皮。

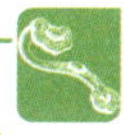

用药禁忌

脾胃虚弱者忌服。

药材选购

地骨皮一般为筒状、槽状或不规则的卷片。选购时选择筒比较粗、肉比较厚、整齐、空心且没有碎片的干品为优。

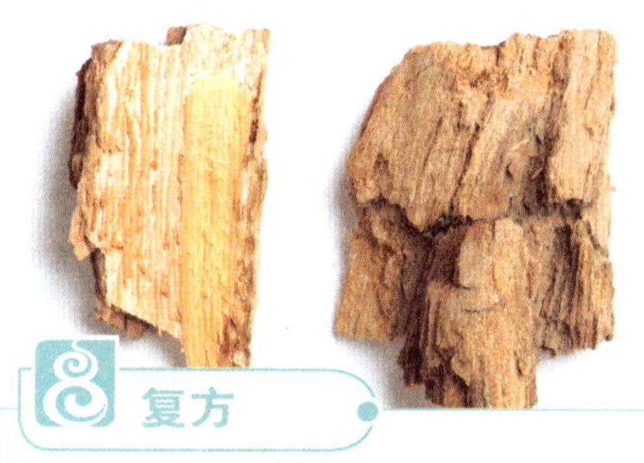

单方

主治：小便出血。

用法：将地骨皮洗净，捣成自然汁，没水则加水煎汁。每次服用一碗，加酒饭前温服。

来源：《本草纲目》

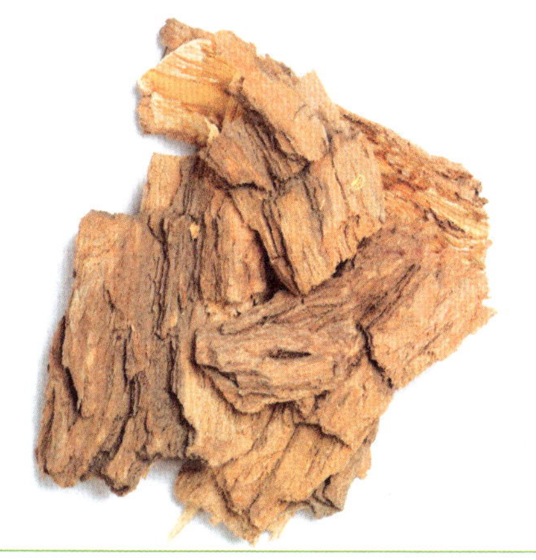

复方

主治：骨蒸烦热（包括一切虚劳烦热及大病后烦热）。

用料：地骨皮二两，防风一两，甘草（炙）半两，生姜。

用法：将地骨皮、防风、甘草（炙）和匀后。每取五钱，加生姜五片，水煎服。

来源：《本草纲目》

黄柏

别名

黄檗、元柏、檗木

药材来源

为芸香科植物黄皮树或黄檗的干燥树皮。前者习称川黄柏，后者习称关黄柏。

用药禁忌

脾胃虚弱者忌服。

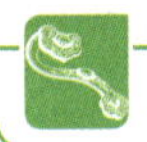

单方

主治：眼目昏暗。

用法：每天清晨含黄柏一片，吐唾液洗眼，长期坚持。

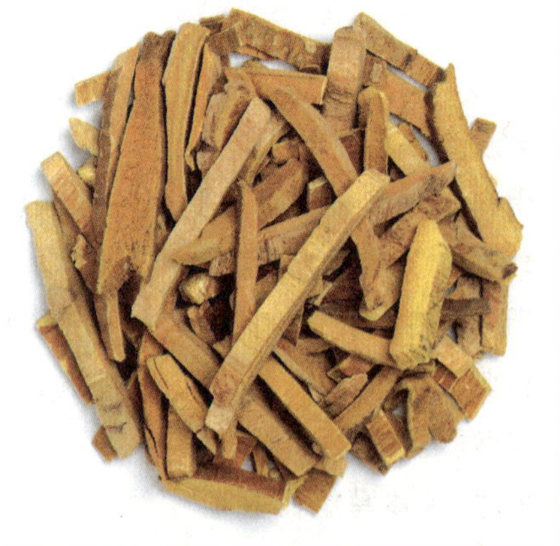

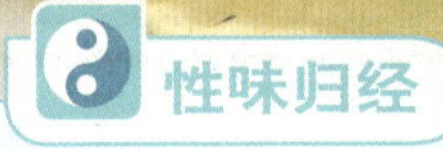

性味归经

性味	归经
味苦，性寒	归肾、膀胱、大肠经

药材选购

黄柏以其干燥树皮入药。又分为关黄柏和川黄柏。选购时以皮片厚大、鲜黄色、没有栓皮的干品为优。

复方

主治：小儿脓疮，遍身不干。

用料：黄柏末、枯矾。

用法：用黄柏末加枯矾少许，敷搽即愈。

来源：《本草纲目》

黄连

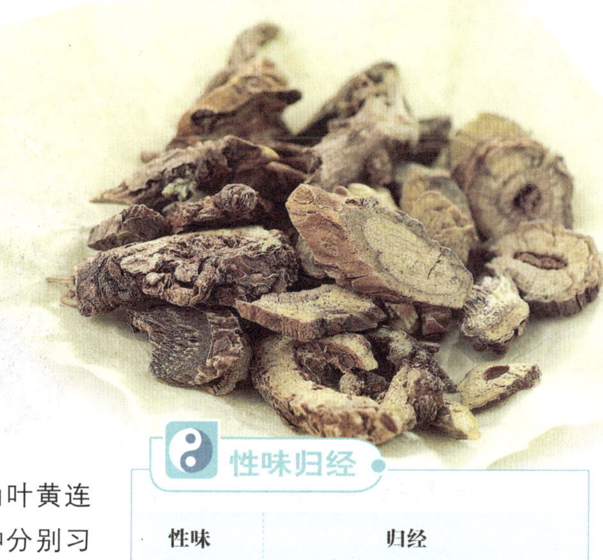

别名

云连、雅连、川连、味连、鸡爪连

药材来源

为毛茛科植物黄连、三角叶黄连或云连的干燥根茎。以上三种分别习称味连、雅连、云连。

性味归经

性味	归经
味苦，性寒	归心、脾、胃、肝、胆、大肠经

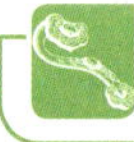

用药禁忌

脾胃虚弱、阴虚烦热、由肾阴不足导致腹泻的人都要小心服用。

药材选购

黄连以其根茎入药。选购时以根条肥壮、连珠形、质地坚实、断面为红黄色、无残茎及须根的干品为优。

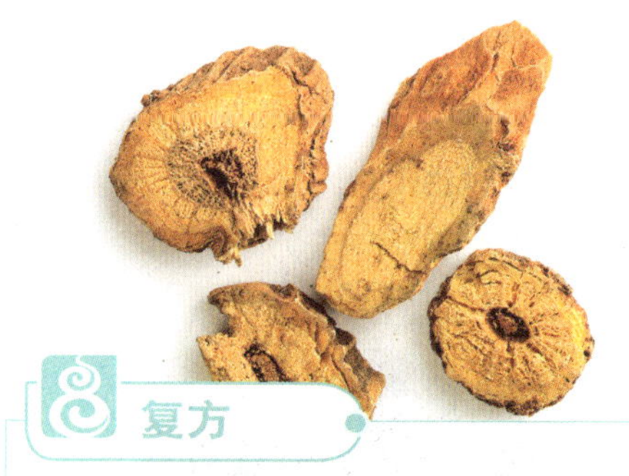

单方

主治：牙痛。

用法：将黄连研成末后涂到疼痛的地方。

来源：《本草纲目》

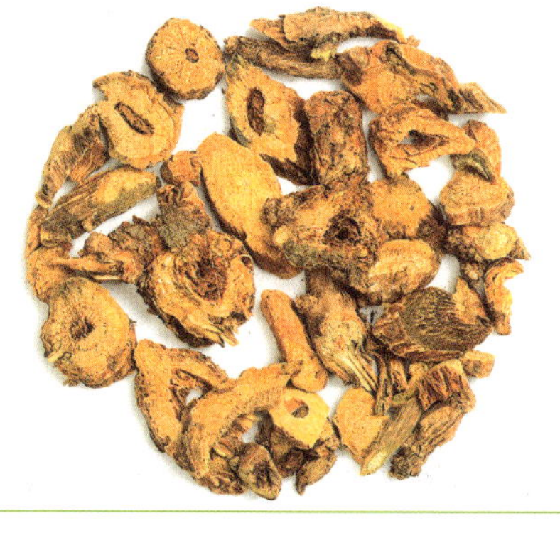

复方

主治：破伤风。

用料：黄连五钱，酒一碗，黄蜡三钱。

用法：用黄连五钱，加酒一碗，煎至七成，再加黄蜡三钱溶化后，趁热服。

来源：《本草纲目》

鸡骨草

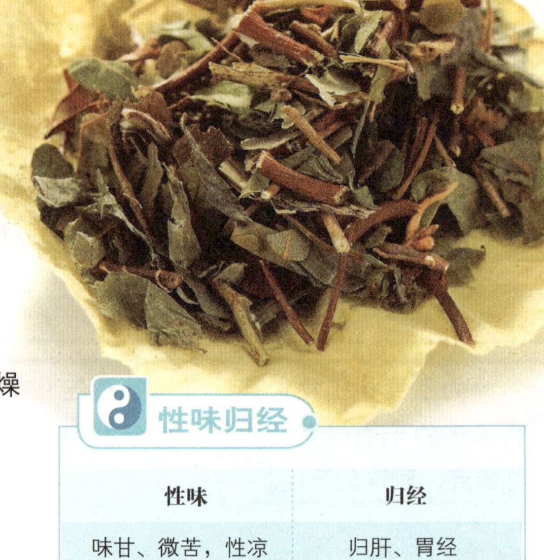

别名

红母鸡草、石门坎、黄食草、细叶龙鳞草、大黄草

药材来源

为豆科植物广州相思子的干燥全株。

性味归经

性味	归经
味甘、微苦，性凉	归肝、胃经

用药禁忌

凡是虚寒体弱的人都要小心服用。

药材选购

鸡骨草以带根全草入药。选购时选择根茎叶都比较全比较完整的、干净无杂质的干燥全草为优。

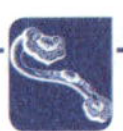

常用方

主治：黄疸。

用料：鸡骨草二两，红枣七八枚。

用法：水煎服。

来源：《岭南草药志》

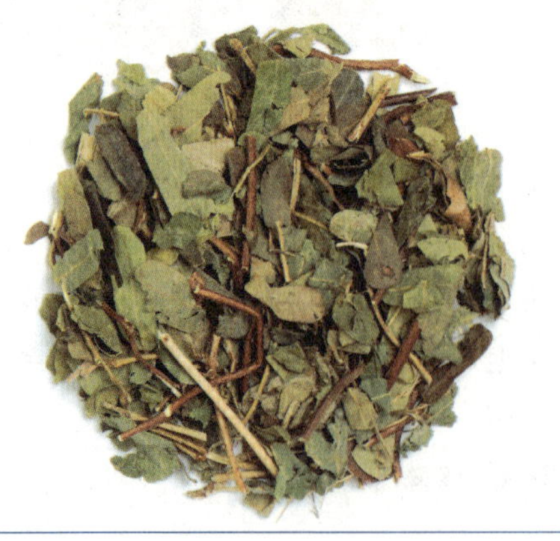

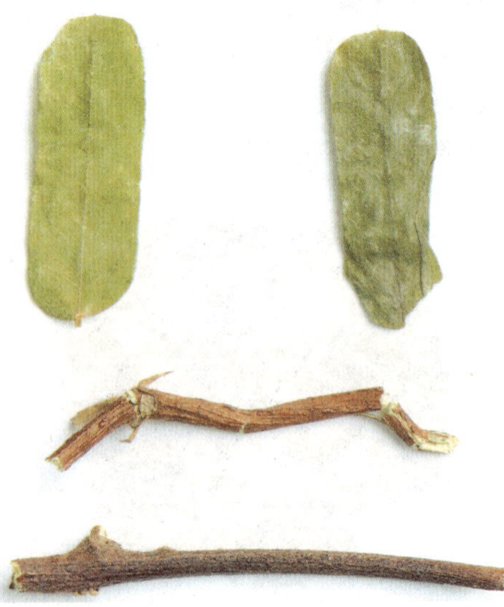

金莲花

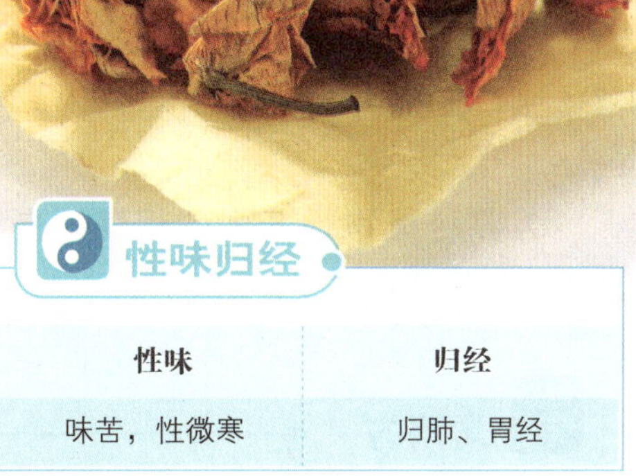

别名

旱地莲、金芙蓉、旱金莲、金疙瘩

药材来源

为毛茛科植物金莲花和党瓣金莲花、矮金莲花、短瓣金莲花的花。

用药禁忌

脾胃虚寒的人要小心服用。

性味归经

性味	归经
味苦，性微寒	归肺、胃经

药材选购

金莲花以花入药，一般花朵形状不规则。选购时选择花瓣完整、金黄色、无杂质、香气浓烈的干品为优。

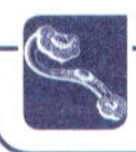

常用方

主治：急性中耳炎，急性鼓膜炎，急性结膜炎，急性淋巴管炎。

用料：金莲花、菊花各三钱，生甘草一钱。

用法：所有药材一起水煎服。

来源：《河北中药手册》

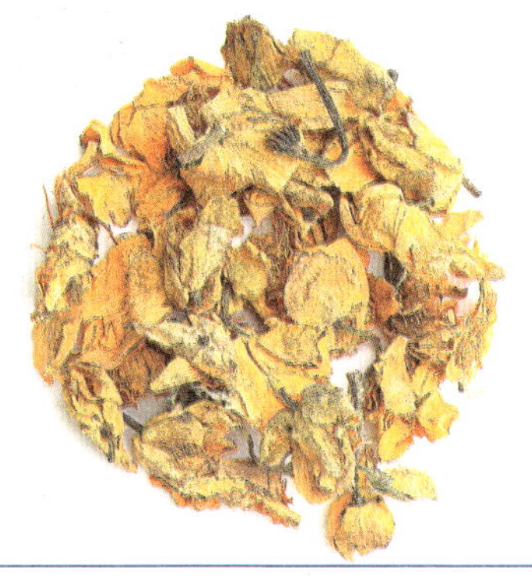

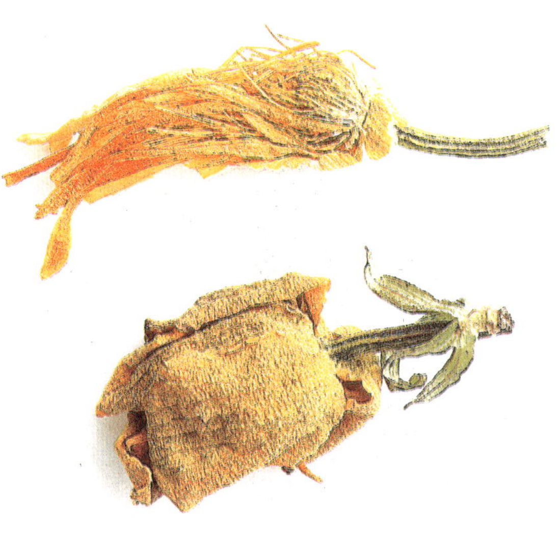

金荞麦

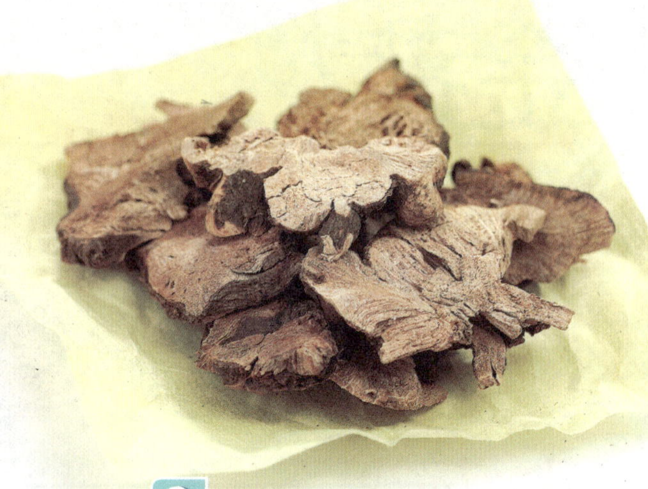

别名

野荞麦、荞麦三七、金锁银开

药材来源

为蓼科植物野荞麦的根茎。夏、秋季采挖根茎，洗净，晒干。

性味归经

性味	归经
性凉，味涩、微辛	归肺经

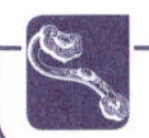

常用方

主治：鼻咽癌。

用料：鲜金荞麦、鲜汗防己、鲜土牛膝各30克。

用法：以上三味药水煎服。另取灯心草捣碎口含，用垂盆草捣烂外敷。

来源：《全展选编·肿瘤》

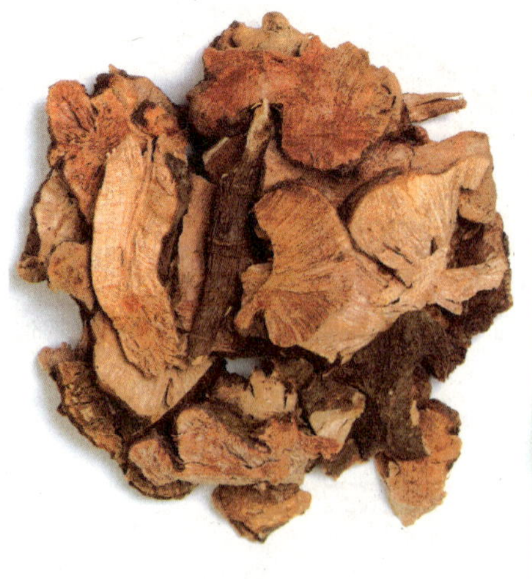

药材选购

金荞麦以其根茎入药，根茎一般为不规则的块状，表面多疙瘩，较粗糙。选购时以质地坚硬、根茎表皮灰紫色，断面为淡红棕色的干品为优。

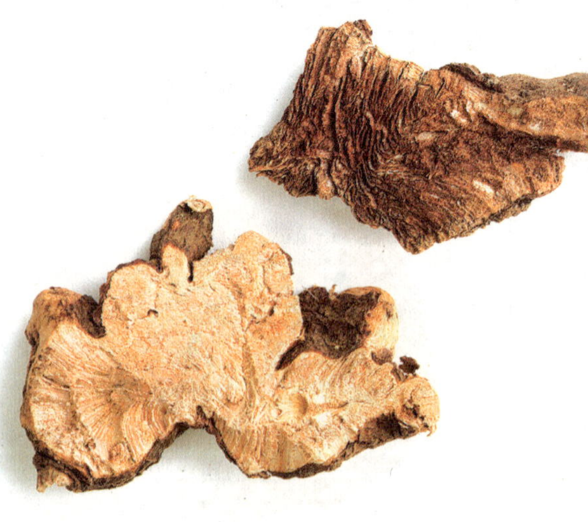

金银花

别名

忍冬花、银花、苏花、金花、金藤花、双花、二花、二宝花

药材来源

为忍冬科植物忍冬的花蕾。

用药禁忌

脾胃虚弱的人，气虚疮疡脓清的人忌服。

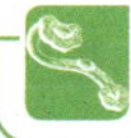

单方

主治：身上发青。

用法：将一两金银花煎水服用。

来源：《本草纲目》

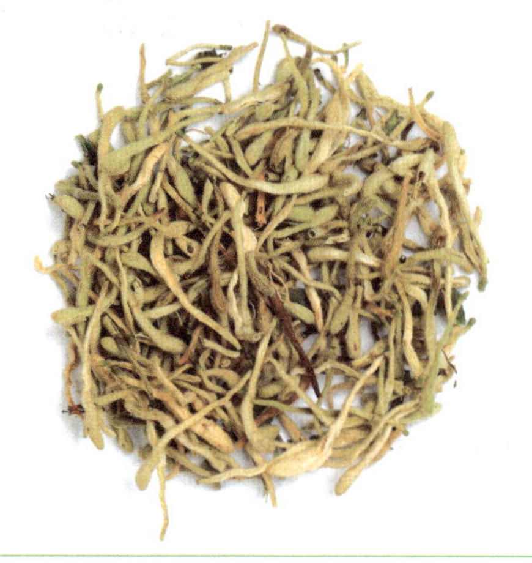

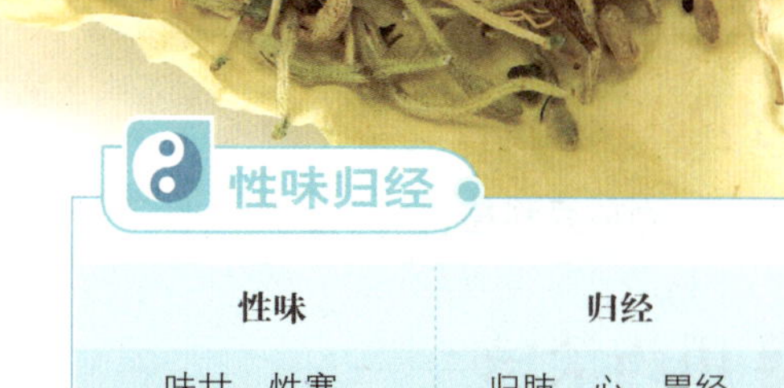

性味归经

性味	归经
味甘，性寒	归肺、心、胃经

药材选购

金银花以其花蕾入药。干燥的金银花蕾一般为长棒状，略弯曲。选购时以花未开放、黄白色、花朵肥大的干品为优。

复方

主治：痔瘘。

用料：忍冬全草，少许甘草。

用法：将忍冬全草（或根、茎、花、叶皆可）不拘多少，泡酒中，煨一夜，取出晒干，加甘草少许，共研为末，用泡药的酒调面和药糊成丸，如梧子大。每服五十至百丸，开水或酒送下。此方名“忍冬丸”。

来源：《本草纲目》

决明子

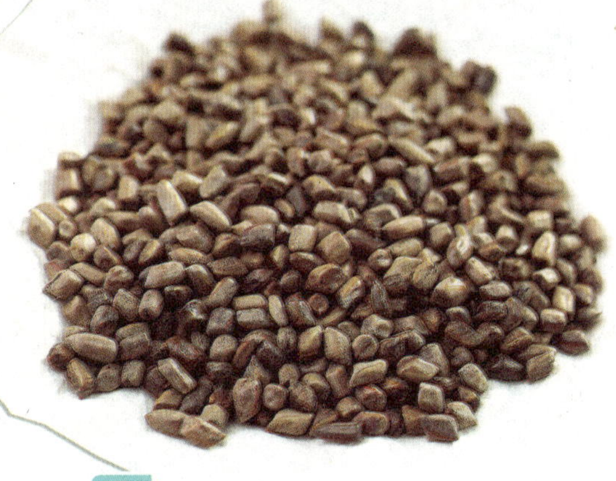

别名

草决明、羊明、羊角、假绿豆、马蹄子、羊角豆、野青豆、夜拉子、羊尾豆

药材来源

植物药豆科植物决明的成熟种子。

用药禁忌

脾胃虚弱者少服，低血压患者、经常腹泻者慎用。

性味归经

性味	归经
味苦、甘，性微寒，无毒	归肝、大肠、肾经

药材选购

决明子为决明的成熟种子，可入药，一般呈菱方形。选购时以颗粒饱满、均匀、颜色为黄褐色的干燥品为优。

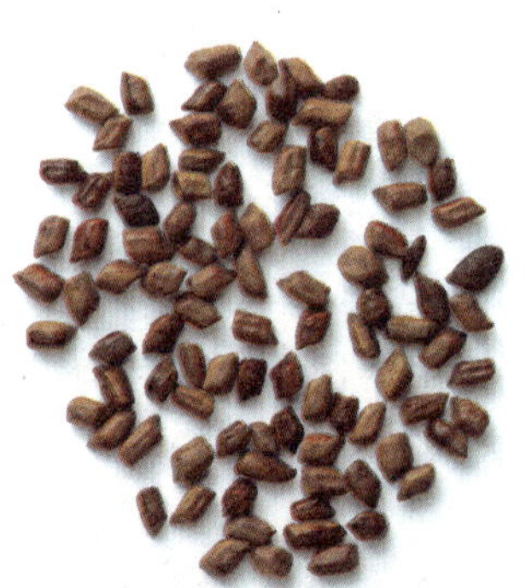

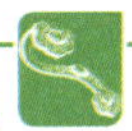

单方

主治：鼻血不止。

用法：将决明子研成末，加水调匀，敷到胸口处。

来源：《本草纲目》

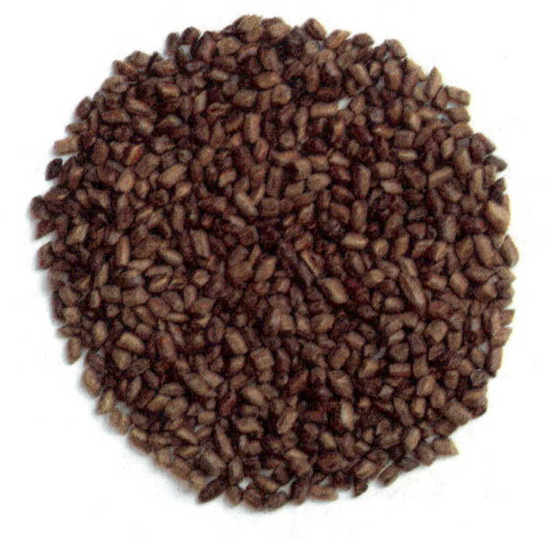

复方

主治：背疮初起。

用料：决明子一升（捣碎），生甘草一两。

用法：将以上两种原料加水三升，煮到一升，分两次服下。

来源：《本草纲目》

连翘

别名

旱连子、大翘子、兰华、折根、连草、大翘、黄花杆、黄花瓣、黄花条、青翘

药材来源

为双子叶植物药木犀科植物连翘的果实。

用药禁忌

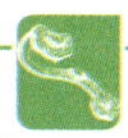

脾胃虚弱、气虚发热、身上有脓疮已溃烂者忌服。

性味归经

性味	归经
味苦，性微寒，无毒	归心、肝、胆、胃、三焦、大肠经

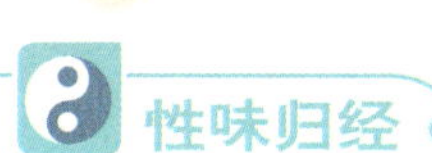

药材选购

连翘以其果实入药，果实一般为长卵形。选购时以壳厚、无种子、黄色、纯净无杂质的干品为优。

单方

主治：痔疮肿痛。

用法：连翘煎汤熏洗，熏洗后刀上飞绿矾，入麝香研细，贴疮。

来源：《本草从新》

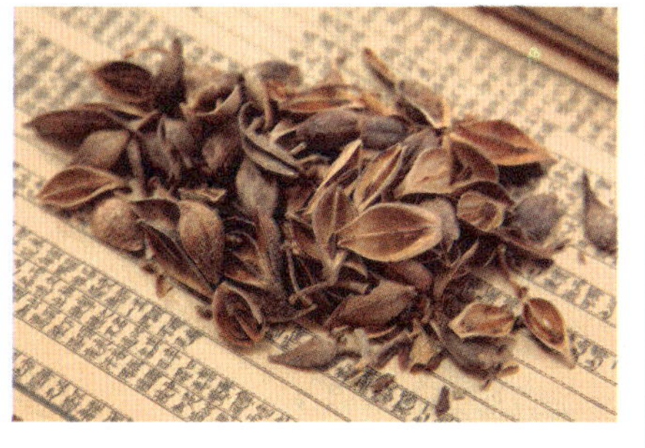

复方

主治：瘰疬结核。

用料：连翘、脂麻。

用法：连翘、脂麻等分为末，随时吞服。

来源：《本草纲目》

绿豆

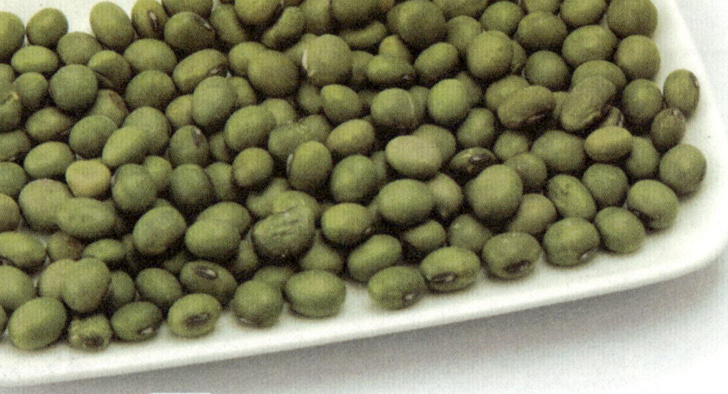

别名

青小豆

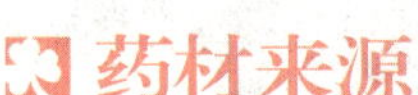

药材来源

为双子叶植物药豆科植物绿豆的种子。

用药禁忌

脾胃虚弱者要少吃。

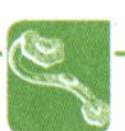

单方

主治：消渴（糖尿病）。

用法：将绿豆放入米中一起煮粥吃即可。

来源：《本草纲目》

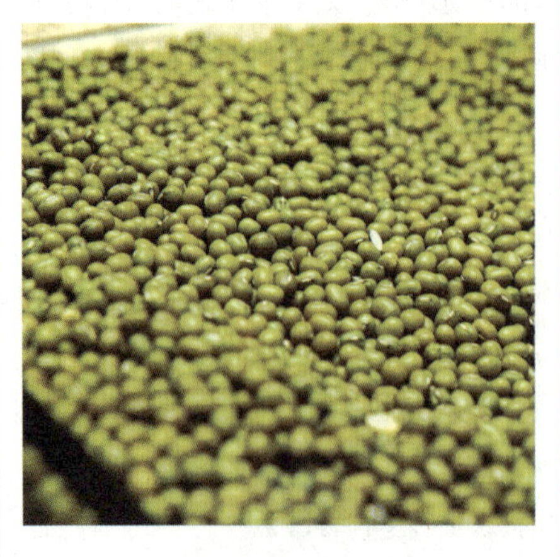

性味归经

性味	归经
味甘，性凉，无毒	归心、胃经

药材选购

绿豆以其种子入药，选购时以豆粒大而饱满，颜色为绿色的干品为优。

复方

主治：水肿。

用料：绿豆二合半，大附子一个（去皮脐，切作两片）。

用法：用绿豆二合半、大附子一个（去皮脐，切作两片），加水三碗，煮熟，临卧时空心食豆。次日将原附子两片又各切为二，另以绿豆二合半如前煮食。第三日照第一日、第四日照第二日食豆。水从小便下，肿自消。未消可多吃几次，忌食生冷、毒物、盐、酒。

来源：《本草纲目》

马齿苋

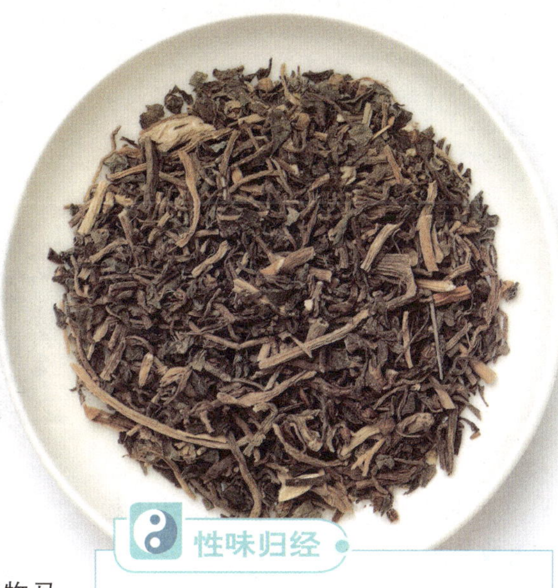

别名

马齿草、马齿菜、马齿龙芽、猪母菜、马蛇子菜、蚂蚁菜、马踏菜、长寿菜

性味归经

性味	归经
味酸，辛，性寒，无毒	归大肠、肝、胃经

药材来源

为双子叶植物药马齿苋科植物马齿苋的全草。

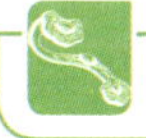

用药禁忌

脾胃虚弱者忌服，孕妇慎用。

药材选购

马齿苋以全草入药，全草一般多皱缩卷曲成团。选购时以植株小、质地较嫩、叶子较多、青绿色、无杂质且比较完整的干品为优。

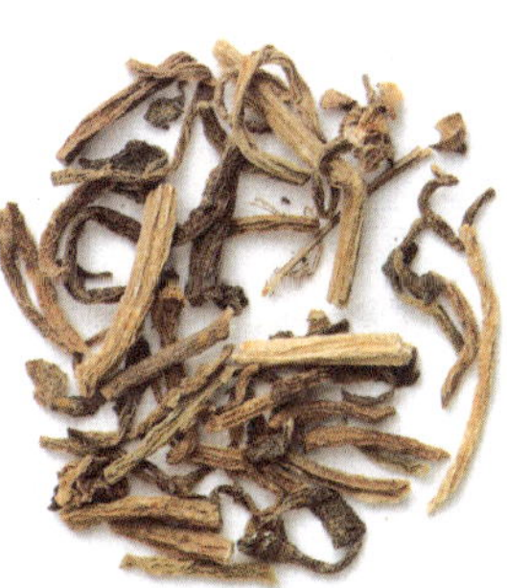

单方

主治：风齿肿痛。

用法：将一把马齿苋嚼成汁浸敷患处，肿痛即可消退。

来源：《本草纲目》

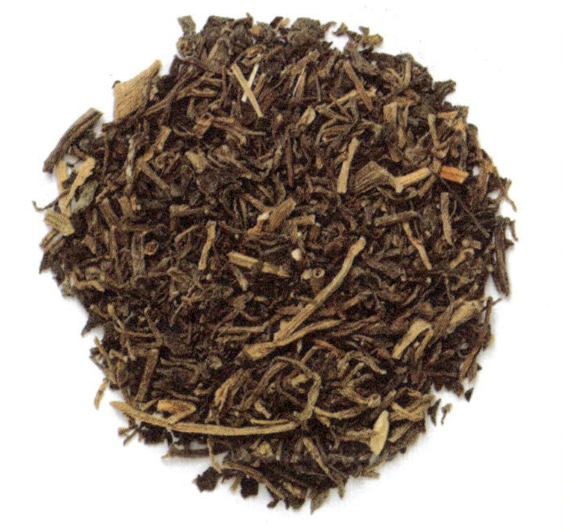

复方

主治：疔疮肿毒。

用料：马齿苋二份，石灰三份，鸡蛋蛋白。

用法：将马齿苋和石灰共研为末，加鸡蛋蛋白调匀敷涂。

来源：《本草纲目》

马尾连

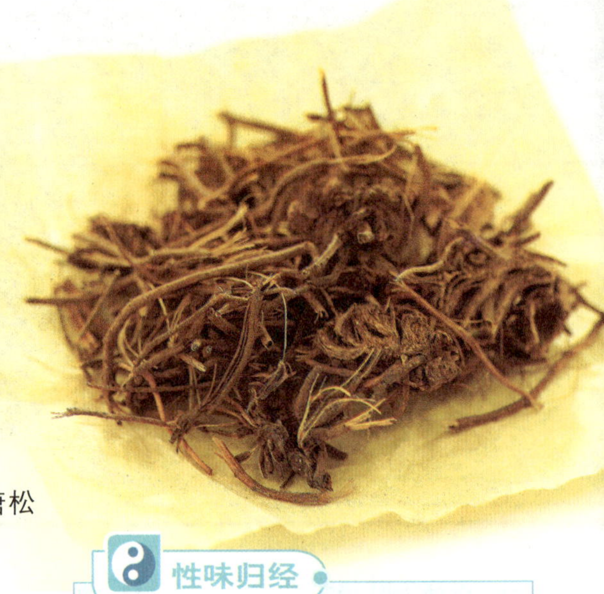

别名

马尾黄连、羊不食

药材来源

为毛茛科唐松草属植物多叶唐松草及高原唐松草，以根部入药。

性味归经

性味	归经
味苦，性寒	归心、肝、大肠经

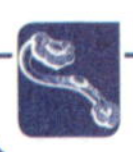

用药禁忌

脾胃虚寒者慎用。

常用方

主治：小儿伤风发热及麻疹将出。
用料：马尾连、蝉蜕、菊花、牛蒡子（大力子）、防风、薄荷、甘草，煎汤服。
用法：所有药材一起煎汤服。
来源：《四川中药志》

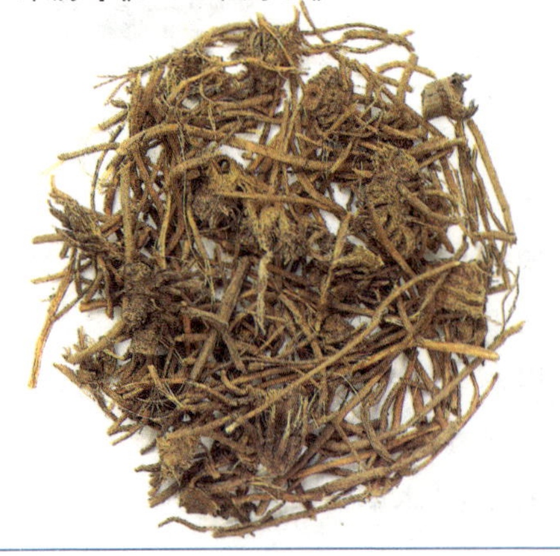

药材选购

马尾连以其根部入药，质地较轻脆而易断。选购时以根条均匀、根皮颜色为金黄色的干品为佳。

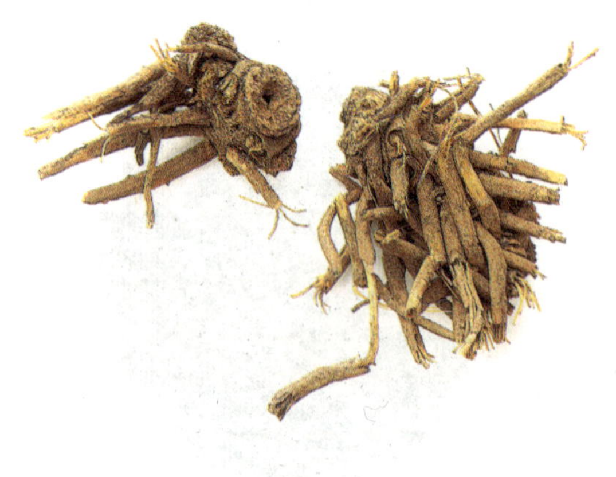

牡丹皮

别名

牡丹根皮、丹皮、丹根、牡丹、吴牡丹、木芍药、洛阳花、粉丹皮

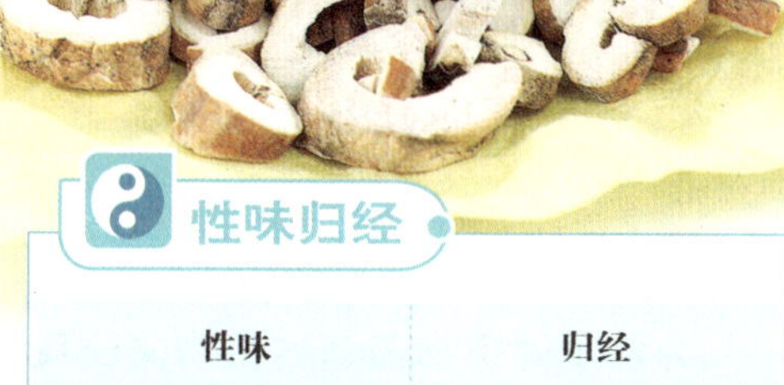

药材来源

为双子叶植物药毛茛科植物牡丹的根皮。

用药禁忌

胃气虚寒者禁服，孕妇以及月经过多者慎用。

单方

主治：刀伤后内出血。

用法：将牡丹皮研成末，用水冲服下些许。瘀血即可自尿中排出。

来源：《本草纲目》

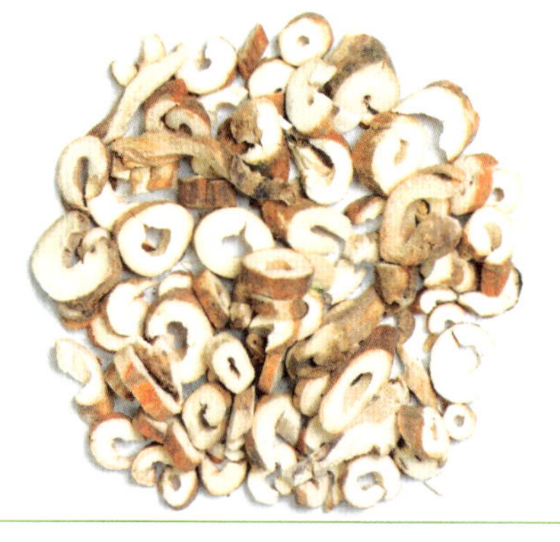

性味归经

性味	归经
味辛、苦，性微寒	归心、肝、肾、肺经

药材选购

牡丹皮以牡丹的根皮入药，根皮一般为圆筒状或半筒状，选购时以根皮粗长而厚、粉性足、结晶状物较多且香气浓的干品为优。

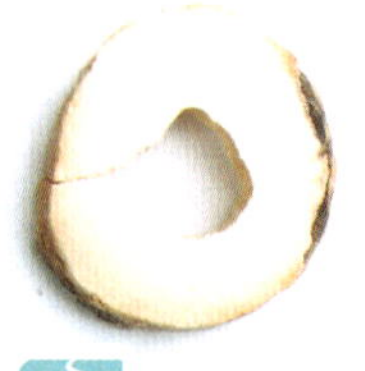

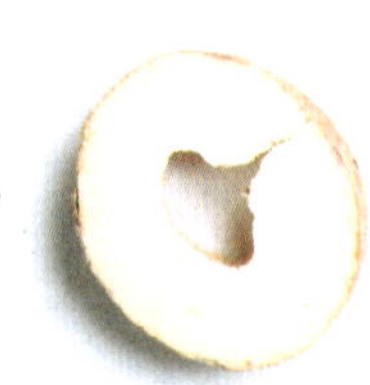

复方

主治：损伤瘀血。

用料：牡丹皮二两，虻虫二十一个（熬过）。

用法：将以上两种材料一起捣碎，每天早晨服一匙，温酒送下。

来源：《本草纲目》

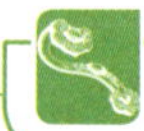

蒲公英

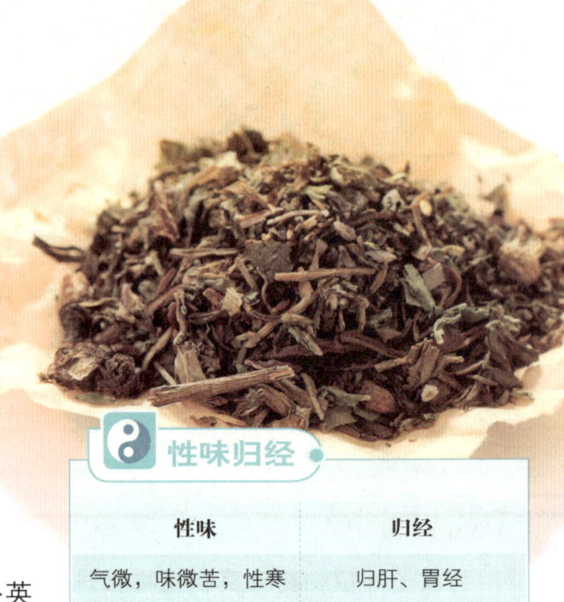

别名

蒲公草、金簪草、黄花苗、黄花郎、婆婆丁、黄花地丁、黄狗头

性味归经

性味	归经
气微，味微苦，性寒	归肝、胃经

药材来源

为双子叶植物药菊科植物蒲公英的带根全草。

药材选购

蒲公英以其带根全草入药，选购时以根茎完整、叶片较多、颜色为灰绿色、无杂质的干品为优。

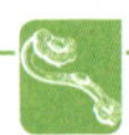

用药禁忌

脾胃虚弱、阳虚外寒者忌服。

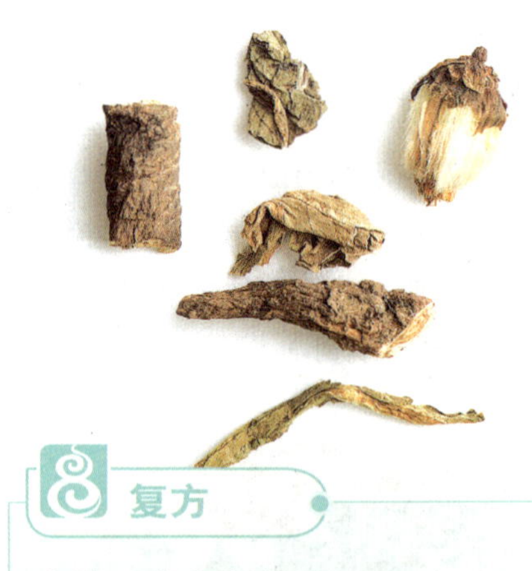

单方

主治：乳痈红肿。

用法：将一两蒲公英捣烂，加两碗水煎成一碗，饭前服用。

来源：《本草纲目》

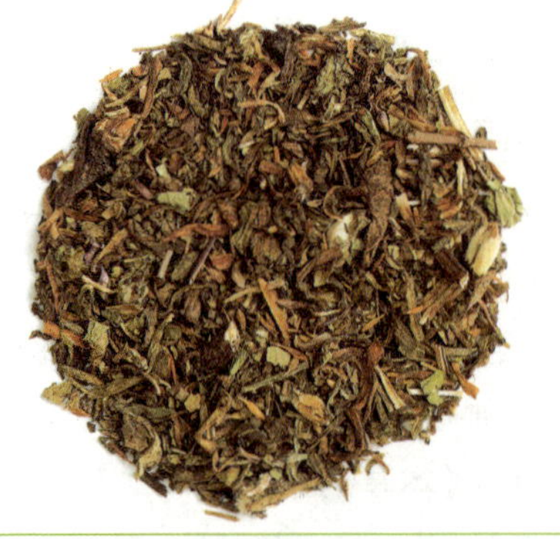

复方

主治：痈疮疔毒。

用料：蒲公英。

用法：将蒲公英捣烂敷涂，同时又捣汁和酒煎服。

来源：《本草纲目》

青蒿

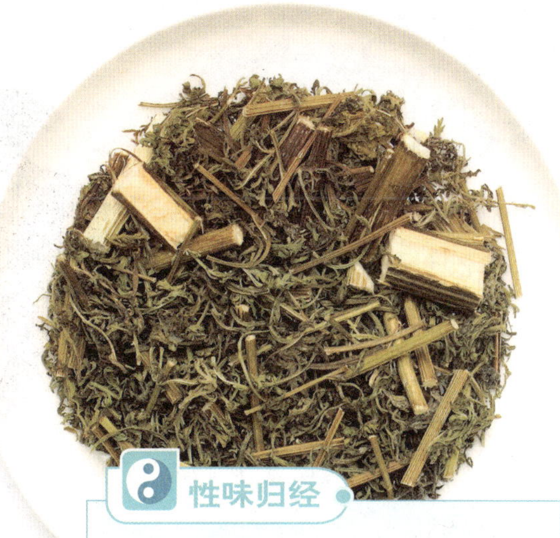

别名

草蒿、三庚草、野兰蒿、黑蒿、香蒿、黄花蒿、香青蒿、青蒿梗

性味归经

性味	归经
味苦、微辛，性寒，无毒	归肝、脾、胃、心、肾、胆经

药材来源

为双子叶植物药菊科植物青蒿或黄花蒿的地上部分。

药材选购

青蒿以全草入药，选购时以植株质嫩、颜色为绿色、无杂质、含清香气味的干品为优。

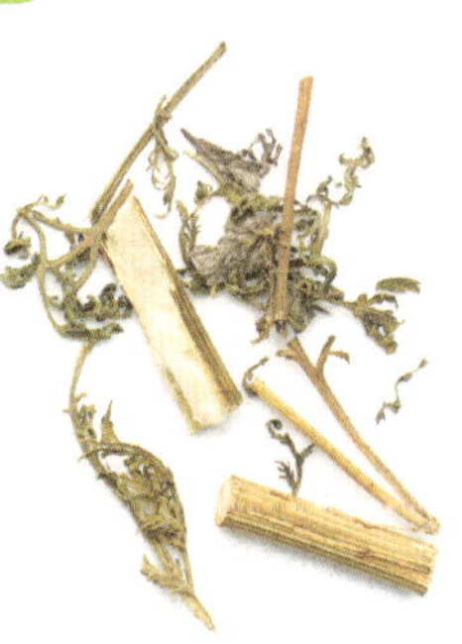

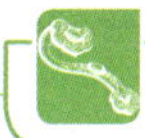

用药禁忌

脾胃虚弱，产后血虚者禁服。

单方

主治：牙齿肿痛。

用法：将一把青蒿煎成汤药漱口。

来源：《本草纲目》

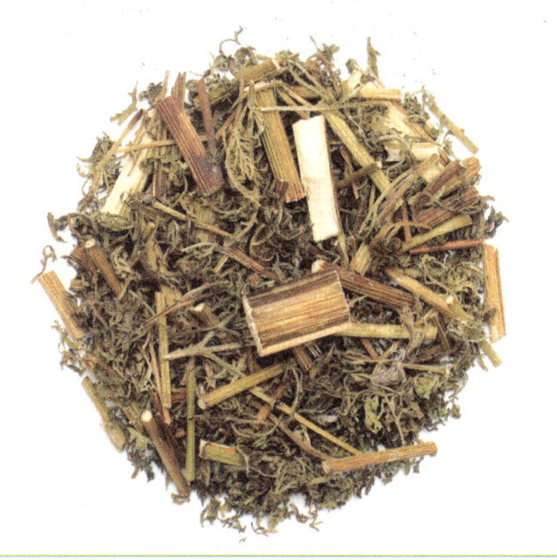

复方

主治：虚劳盗汗，烦热口干。

用料：青蒿一斤，人参末、麦冬末各一两。

用法：将青蒿取汁熬膏，加人参末、麦冬末各一两，熬至能捏丸时，做成丸，如梧子大。每服二十丸，饭后服，米汤送下。此方名“青蒿丸”。

来源：《本草纲目》

夏枯草

别名

夕句、乃东、燕面、麦穗夏枯草、麦夏枯、铁线夏枯、铁色草、棒柱头花

药材来源

为唇形科植物夏枯草的果穗。

用药禁忌

脾胃虚弱者慎用。

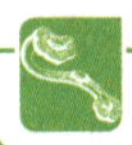

单方

主治：白带异常。
用法：将夏枯草阴干，研成末，每次饭前用米汤送服，每次服二钱。
来源：《本草纲目》

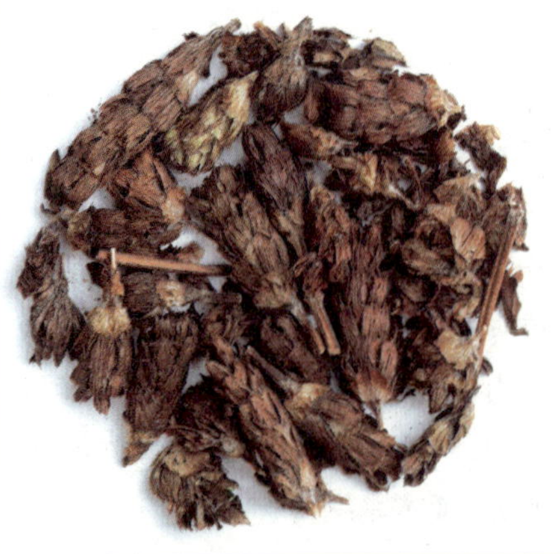

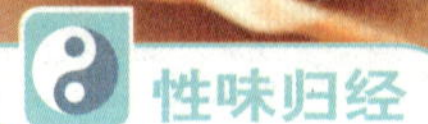

性味归经

性味	归经
味苦、辛，性寒，无毒	归肝、胆经

药材选购

夏枯草以其果穗入药，果穗一般呈长圆柱形或宝塔形。选购时以体轻质脆、紫褐色、果穗肥大、微有清香气的干品为优。

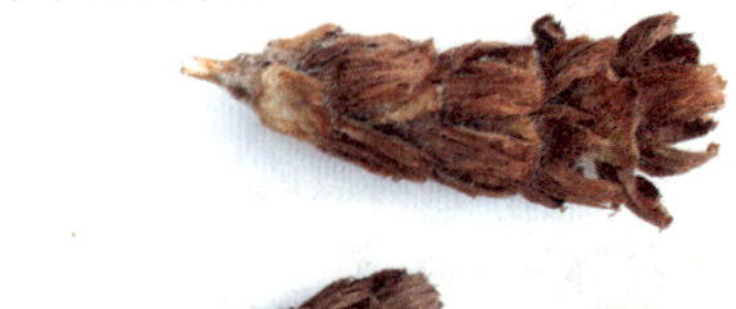

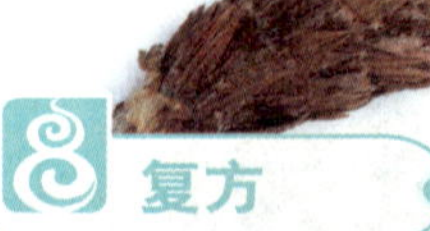

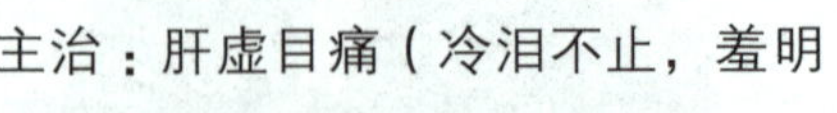

复方

主治：肝虚目痛（冷泪不止，羞明畏日）。
用料：夏枯草半两，香附一两。
用法：将夏枯草、香附共研为末。每服一钱，茶汤调下。
来源：《本草纲目》

玄参

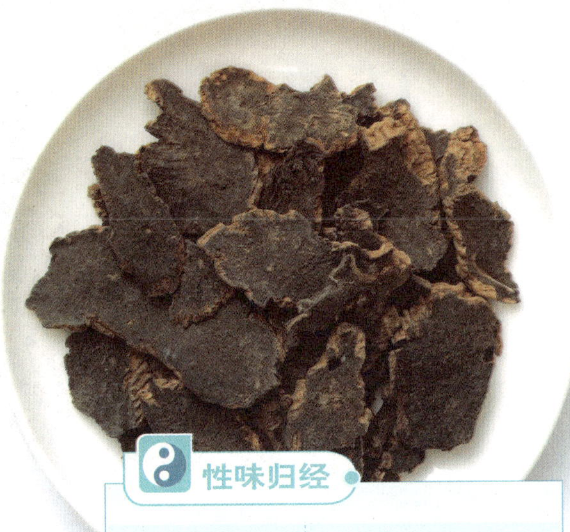

别名

重台、鬼藏、正马、玄台、逐马、馥草、黑参、野脂麻、元参

药材来源

为双子叶植物药玄参科植物玄参的根。

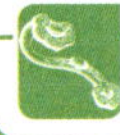

用药禁忌

脾胃虚弱者忌服。

性味归经

性味	归经
味苦、咸，凉，无毒	归肺、胃、脾、心、肾经

药材选购

玄参以其根部入药，根一般为圆柱形。选购时以根枝肥大、根皮细致、质地坚实、无芦头、根肉为乌黑色的干品为优，枝小、皮粗、带芦头的不要选购。

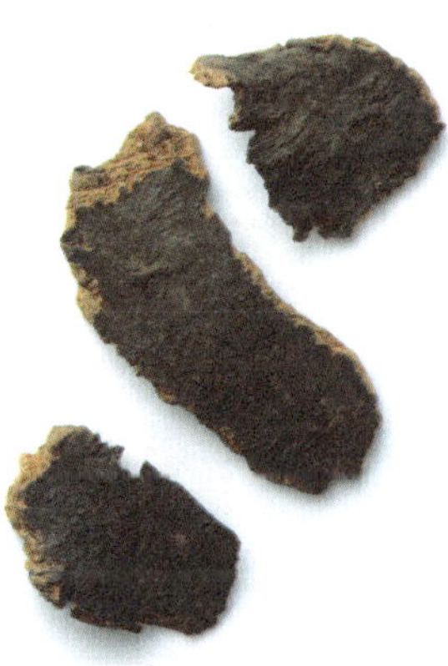

单方

主治：颈部淋巴结核。

用法：用玄参泡酒，每次饮食少许。

来源：《本草纲目》

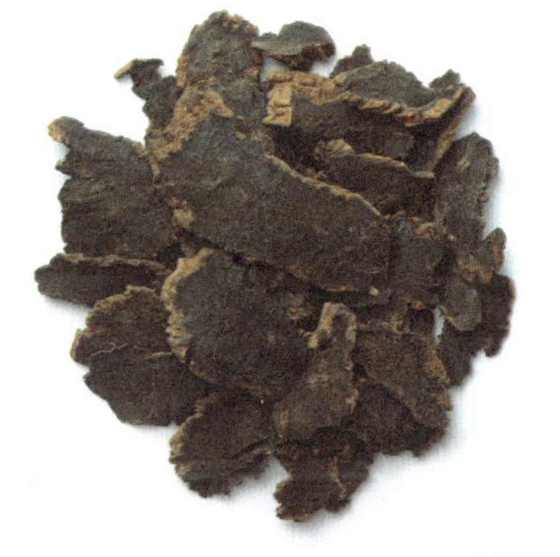

复方

主治：急喉痹风。

用料：玄参、鼠粘子（半生半炒）各一两。

用法：将上述两种材料共研为末。新汲水一碗调服，立愈。

来源：《本草纲目》

鸭跖草

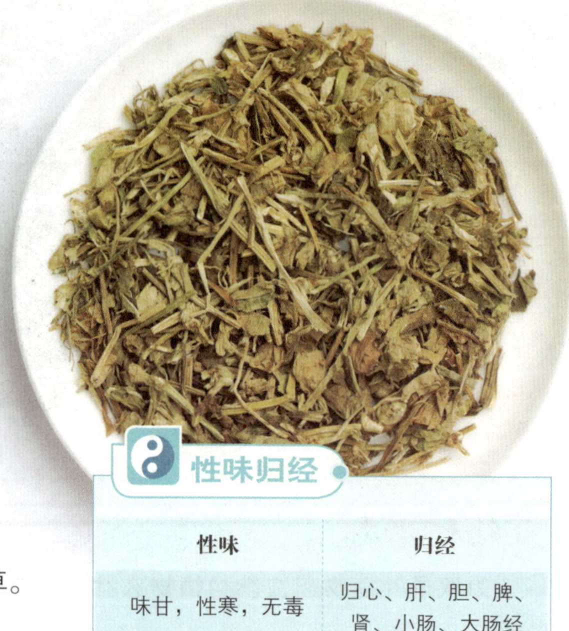

别名

淡竹叶菜、帽子花、鸭脚草、竹剪草、兰花草、鸭脚板草、鹅儿菜、鸡冠菜

性味归经

性味	归经
味甘，性寒，无毒	归心、肝、胆、脾、肾、小肠、大肠经

药材来源

为鸭跖草科植物鸭跖草的全草。

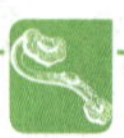

用药禁忌

脾胃虚弱者用量要少。

药材选购

鸭跖草以其全草入药，全草一般为黄绿色，茎为方形，表面光滑，叶皱缩成团。选购时以完整、黄绿色、无泥沙等杂质的干品为优。

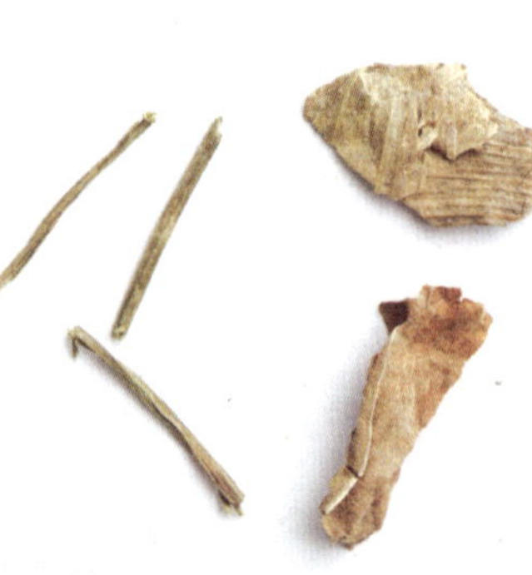

单方

主治：赤白痢。
用法：将鸭拓草煎汤每天服用。
来源：《本草纲目》

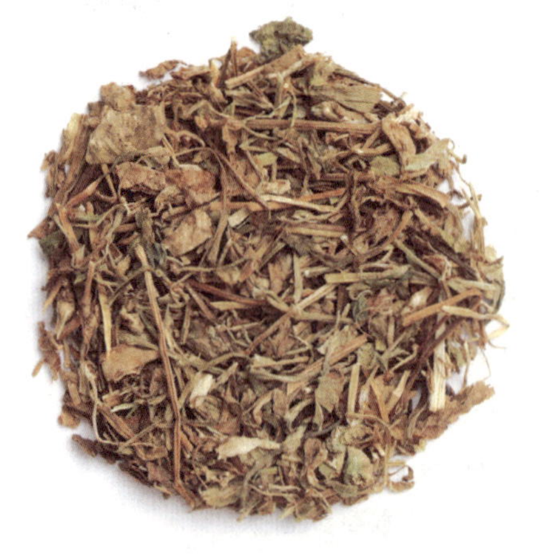

复方

主治：小便不通。
用料：鸭跖草一两，车前草一两。
用法：将以上两种材料共捣出汁，加蜜少许，空心服。
来源：《本草纲目》

野菊花

别名

野山菊、路边菊、黄菊仔、野黄菊、山九月菊

药材来源

为双子叶植物药菊科植物野菊、北野菊或岩香菊的头状花序。

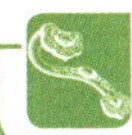

用药禁忌

孕妇以及脾胃虚弱者慎用。

单方

主治：夏令热疖及皮肤湿疮溃烂。

用法：以野菊花煎浓汤洗涤，并以药棉或纱布浸药汤掩敷，一日数次。

来源：《本草推陈》

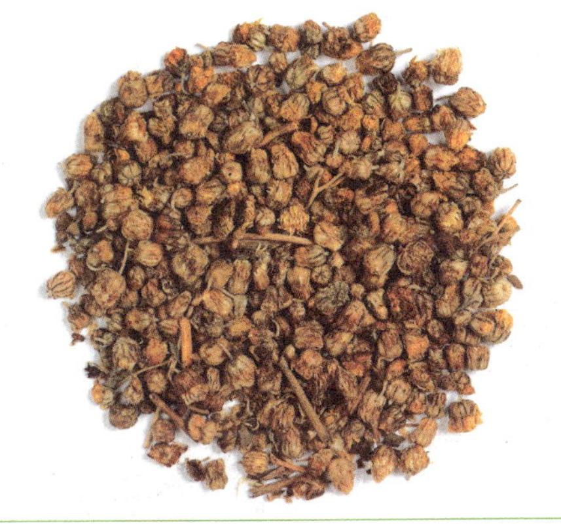

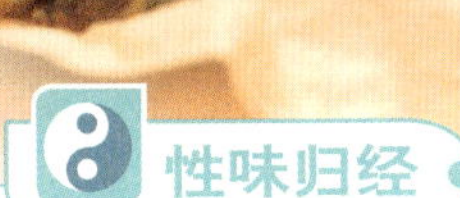

性味归经

性味	归经
味苦、甘、辛，性凉，无毒	归肺、肝经

药材选购

野菊以其头状花序入药，选购时以花瓣完整、颜色为黄色、无杂虫、香气浓烈的干品为优。

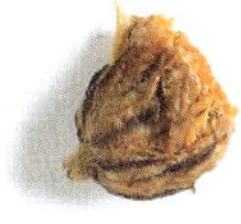
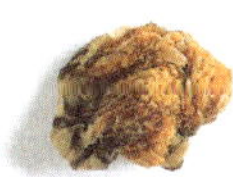
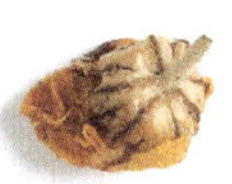
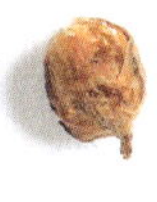
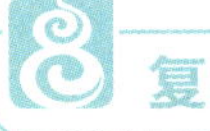

复方

主治：天疱疮。

用料：野菊花根、枣木。

用法：用野菊花根、枣木共煎汤洗患处。

来源：《本草纲目》

银柴胡

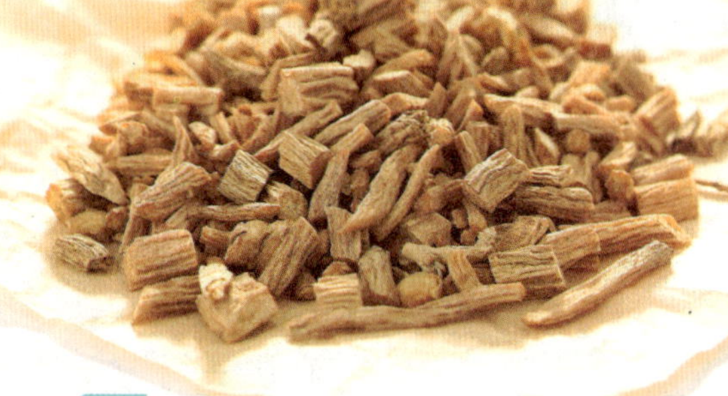

别名

银胡、山菜根、山马踏菜根、牛肚根、白根子、土参、鳖血银柴胡、丝石竹

性味归经

性味	归经
味甘、苦，性微寒，无毒	归肝、胆、胃经

药材来源

为双子叶植物药石竹科植物银柴胡的根。

药材选购

银柴胡以其根部入药，根一般呈圆柱形，选购时以根条长、根皮淡黄棕色、断面黄白色的干品为优。

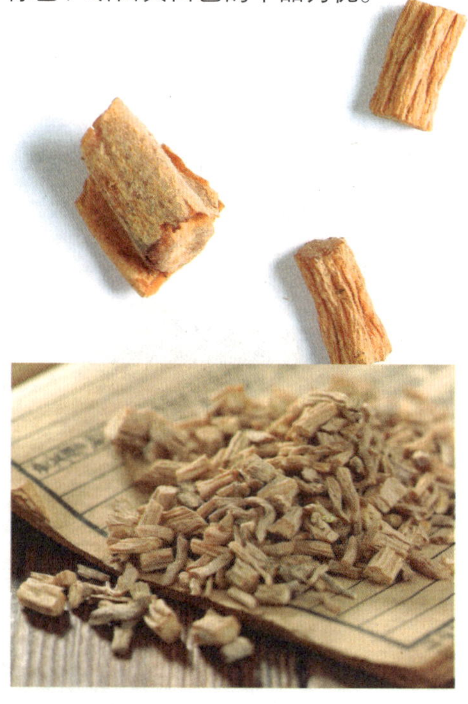

用药禁忌

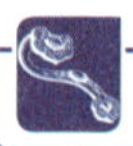

血虚无热以及外感风寒者忌服。

常用方

主治：虚劳阴虚火旺，骨蒸潮热，身体羸瘦，脉细数。

用料：银柴胡4.5克，胡黄连、秦艽、鳖甲（醋炙）、地骨皮、青蒿、知母各3克，甘草1.5克。

用法：用水400毫升，煎至320毫升，空腹时服。

来源：《证治准绳·类方》

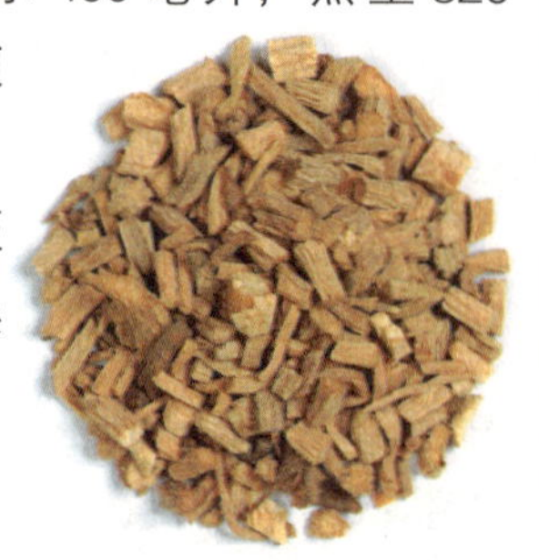

鱼腥草

别名

紫背鱼腥草、侧耳根、猪鼻孔、九节莲、鸡虱草、狗贴耳、肺形草、辣子草

药材来源

为双子叶植物药三白草科植物蕺菜的带根全草。

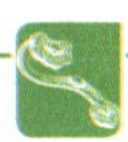

用药禁忌

气血虚弱者，患有阴性外疡者忌服。

单方

主治：痔疮肿痛。

用法：将一把鱼腥草煎成汤熏洗患处，洗过后再用鱼腥草包敷。

来源：《本草纲目》

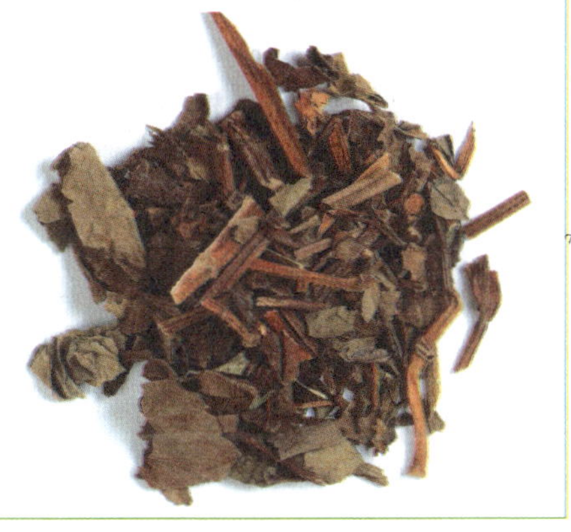

性味归经

性味	归经
味辛，性微寒	归肝、肺经

药材选购

鱼腥草以全草入药，选购时以茎叶完整、茎表面淡红褐色、叶片多且为绿色、有花穗、无泥土等杂质，且将其揉碎后鱼腥味浓烈的干品为优。

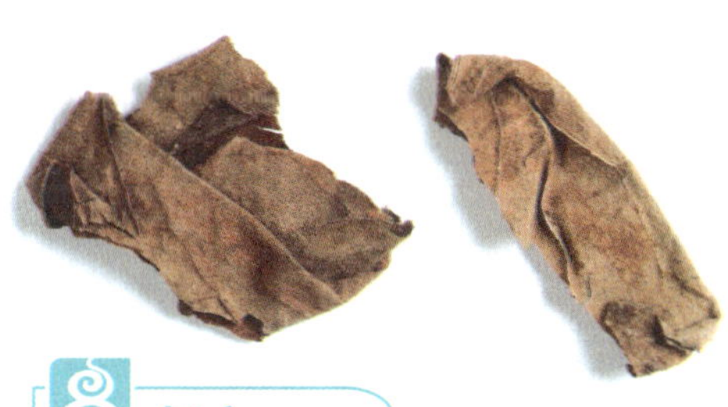

复方

主治：蛇虫咬伤。

用料：鱼腥草、鹤虱草（皱面草）、槐树叶、草决明各适量。

用法：将以上四种材料一起捣烂敷涂。

来源：《本草纲目》

栀子

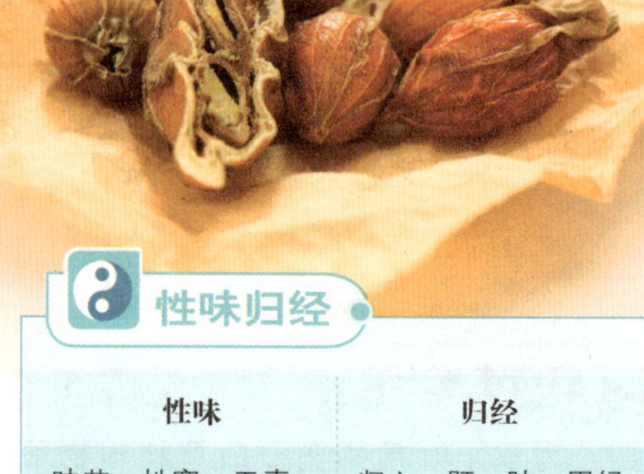

别名

木丹、鲜支、支子、越桃、山栀子、枝子、小卮子、黄鸡子、黄荑子、黄栀子

药材来源

为双子叶植物药茜草科植物山栀的果实。

用药禁忌

脾胃虚弱、粪便稀薄而不成形者忌服。

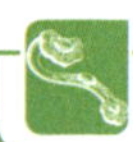

单方

主治：出鼻血。

用法：将栀子烧灰吹入鼻中。

来源：《本草纲目》

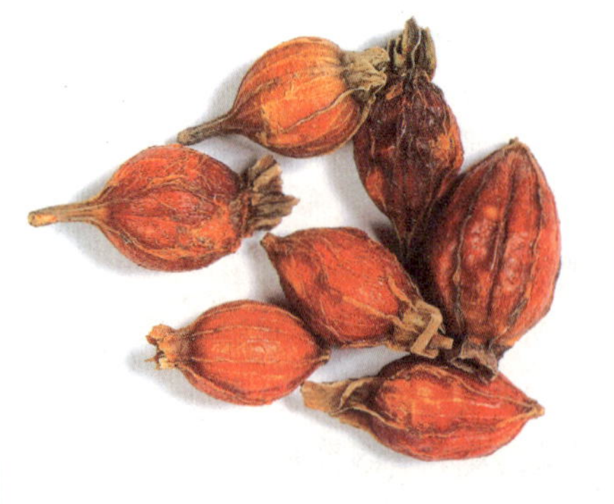

性味归经

性味	归经
味苦，性寒，无毒	归心、肝、肺、胃经

药材选购

栀子即为山栀的果实，以果实入药。选购时以果小而完整、果仁饱满、果内外皆为红色的干品为优，个大、果皮棕黄色、仁小的次品不要购买。

复方

主治：小儿狂躁（蓄热在下，身热狂躁，昏迷不食）。

用料：栀子仁七枚，豆豉五钱。

用法：将以上两种材料加水一碗，煎至七成服下，或吐或不吐，均有效。

来源：《本草纲目》

淡竹叶

别名

山鸡米草

药材来源

为禾本科植物淡竹的叶。

用药禁忌

脾胃虚弱以及便溏者禁用。

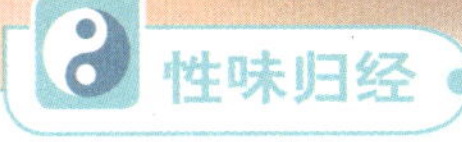

性味归经

性味	归经
味辛、甘味淡，性寒，无毒	归心、肺、胆、胃经

常用方

主治：产后虚渴，少气力。

用料：淡竹叶 15 克，甘草、茯苓、人参各 3 克，小麦 15 克，生姜 9 克，大枣 14 枚，半夏 9 克，麦冬 15 克。

用法：以上药材碎为小块，用水 900 毫升，煮淡竹叶、小麦，取 700 毫升，去渣滓，加入其他药再次煎，取 300 毫升，分两次温服。

来源：《备急千金要方》

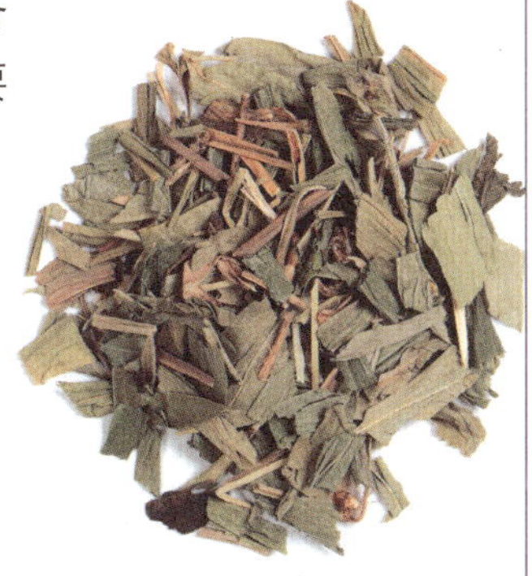

药材选购

淡竹叶一般为狭披针形，气味较弱。选购时可选那些叶片完整、无枝梗、颜色较绿的干品。

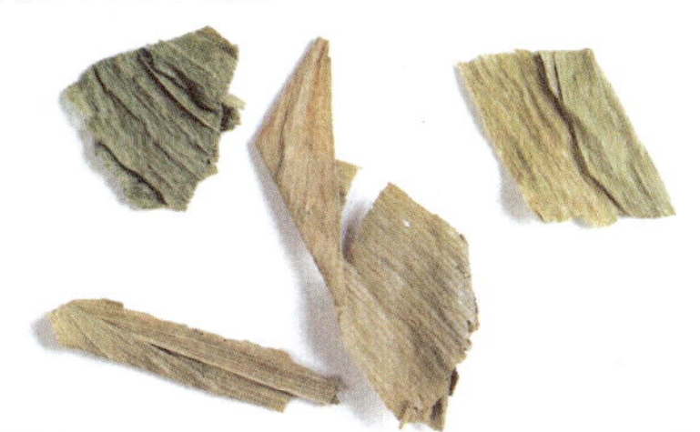

复方

主治：上气发热（急热之后饮冷水所引起）。

用料：淡竹叶三斤，橘皮三两。

用法：将以上两种材料加水一斗，煮成五升，细细饮服。三天服一剂。

来源：《本草纲目》

白鲜皮

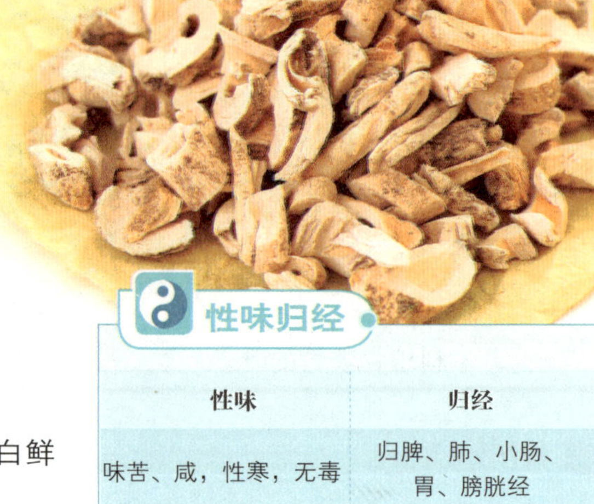

别名

北鲜皮、白鲜、白藓、白膻、白羊鲜、金雀儿椒、地羊膻、野花椒、八股牛

药材来源

为双子叶植物药芸香科植物白鲜的根皮。

用药禁忌

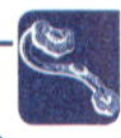

脾胃虚寒证者忌用。

常用方

主治：热病，狂言不止。

用料：白鲜皮15克，黄芩15克，秦艽15克（去苗），犀牛角屑（以水牛角代）15克，甘草15克（炙微赤，锉），麦冬15克（去心），大青15克，杏仁15克（汤浸，去皮、尖、双仁，麸炒微黄）

用法：上药捣筛为散。每服15克，以水350毫升，煎至175毫升，去滓，不计时候，温服。

来源：《太平圣惠方》

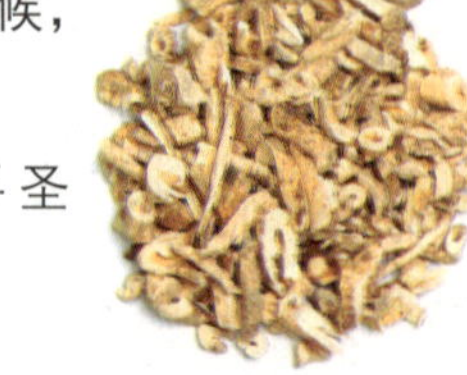

性味归经

性味	归经
味苦、咸，性寒，无毒	归脾、肺、小肠、胃、膀胱经

药材选购

白鲜皮为白鲜的根皮，一般为卷筒状或双卷筒状，选购时以块大、皮厚、卷筒状且没有木心的干品为优。

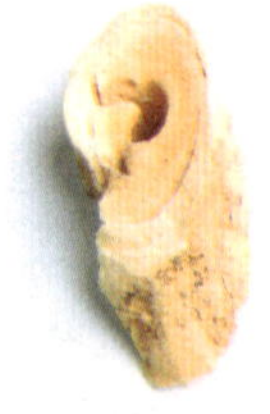

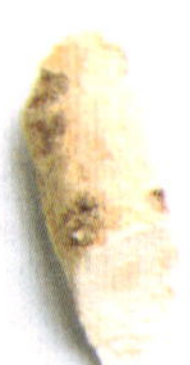

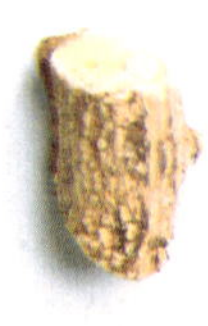

复方

主治：少小客魃挟实。

用料：白鲜皮、大黄、甘草各一两，芍药、茯苓、细辛、桂心各十八铢。

用法：将以上七味捣碎，以水二升，煮取九合，分三服。

来源：《备急千金要方》

败酱草

别名

鹿肠、马草、泽败、鹿酱、野苦菜、苦猪菜、豆豉草、豆渣草

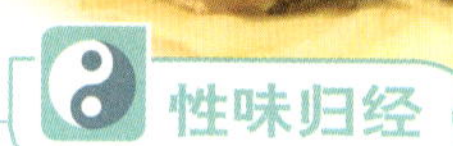

性味归经

性味	归经
味辛、苦，性微寒，无毒	归肝、胃、大肠、心包经

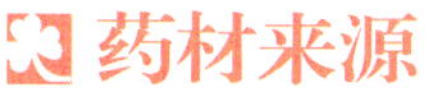

药材来源

为败酱科植物白花败酱、黄花败酱或其近缘植物的带根全草。

用药禁忌

久病脾胃虚弱，泄泻不思饮食者不宜服用。虚寒下脱之症也不宜服用。

药材选购

败酱草以其带根全草入药，选购时以叶片多、豆酱气浓、没有泥沙杂草等杂质的干品为优。

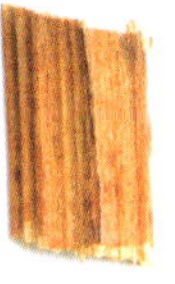

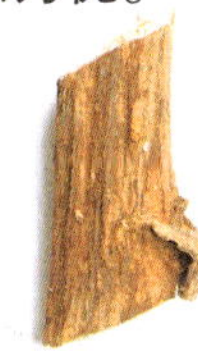

单方

主治：产后腹痛。

用法：将五两败酱草，加四升水，煮成二升，每次服二合，一天服三次。

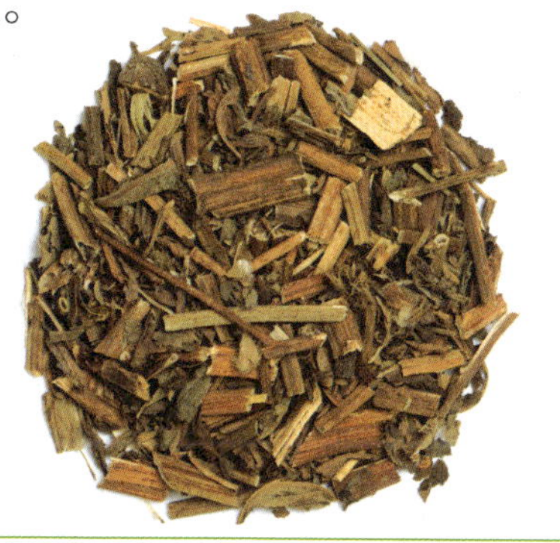

复方

主治：腹痛有脓。

用料：薏苡仁十份，附子二份，败酱草五份。

用法：将以上三种原料共捣为末。每取一匙，加水二升，煎成一升，一次服下。

来源：《本草纲目》

半边莲

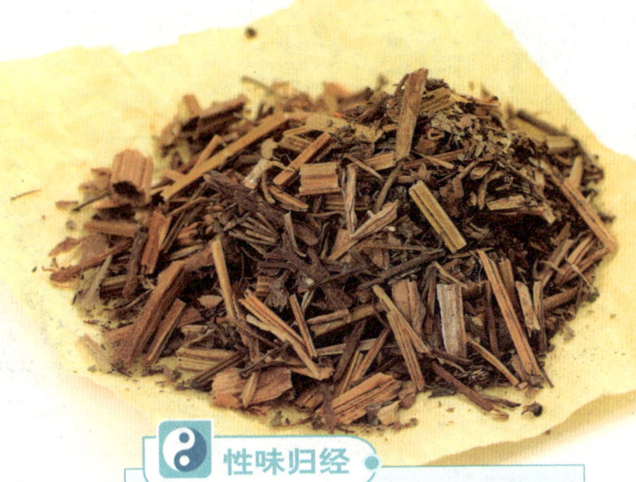

别名

急解索、蛇利草、细米草、蛇舌草、鱼尾花、半边菊、半边旗、奶儿草、半边花

性味归经

性味	归经
味甘、淡，性寒，无毒	归心、小肠、肺经

药材来源

为桔梗科植物半边莲的带根全草。

用药禁忌

有虚证者不宜服用。

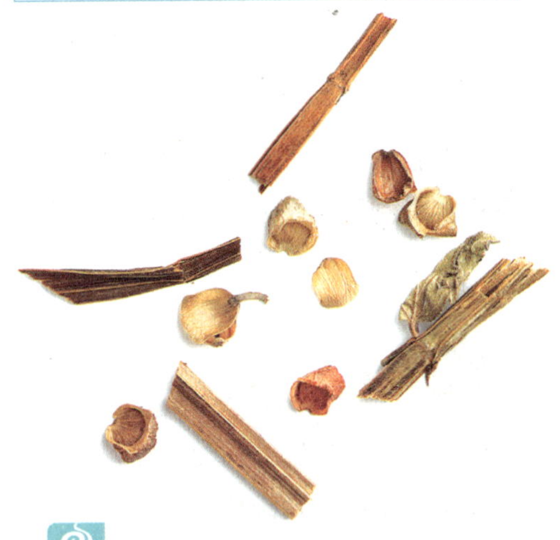

药材选购

半边莲以其带根全草入药，其全草一般皱缩成团。选购时以根茎黄、叶片绿、没有泥沙等杂质的干品为优。

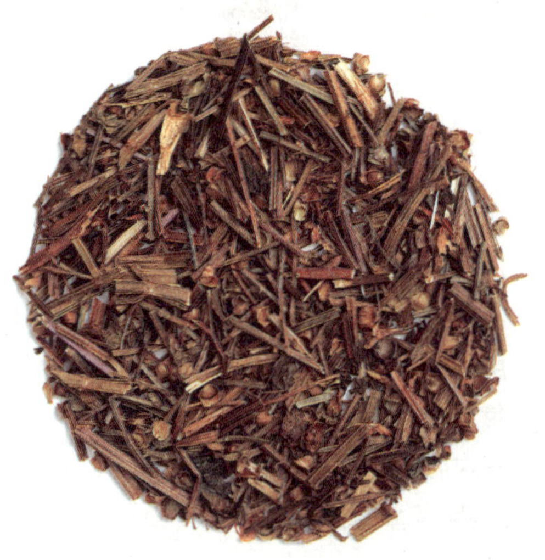

复方

主治：气喘。

用料：半边莲、雄黄各二钱。

用法：上两味共捣成泥，放碗内，盖好，等颜色变青后，加饭做成丸，如梧子大。每服九丸，空心服，盐汤送下。

来源：《本草纲目》

地锦草

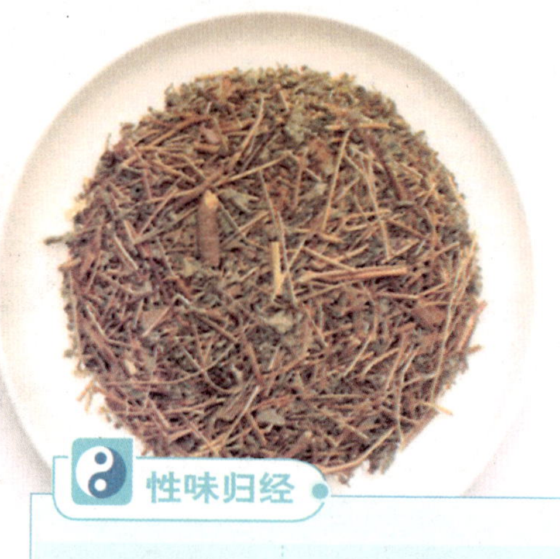

别名

地联、夜光、承夜、地噤、地锦、酱瓣草、草血竭、血见愁、血风草

性味归经

性味	归经
味苦、辛，性平，无毒	归肺、肝、胃、大肠、膀胱经

药材来源

为双子叶植物药大戟科植物地锦草的全草。

药材选购

地锦草以其全草入药，全草一般皱缩卷曲，根比较细小，茎质脆，中空，断面黄白色。选购时以叶片颜色绿、茎绿褐色或带紫红色、带花果的干品为优。

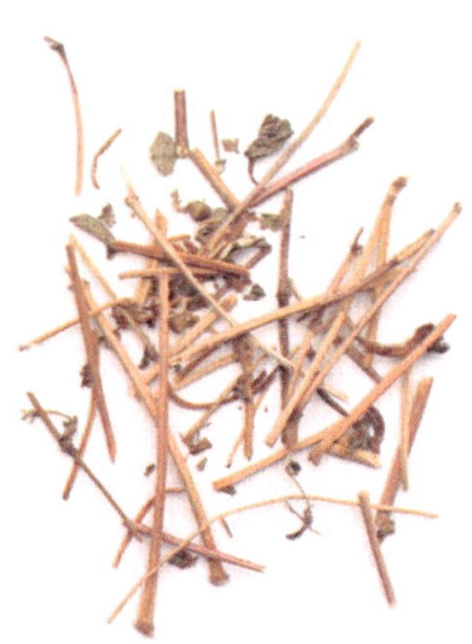

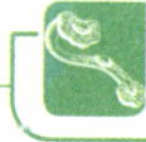

用药禁忌

久病脾胃虚弱，泄泻不思饮食者不宜服用。凡是虚寒下脱之症也不要服用。

单方

主治：刀伤出血不停。

用法：将地锦草捣烂涂到患处。

来源：《本草纲目》

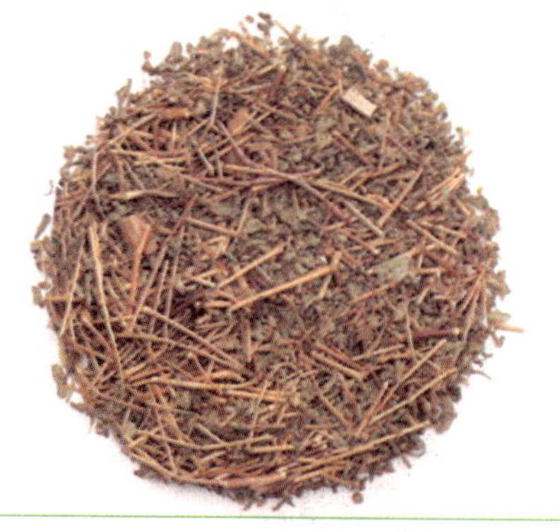

复方

主治：妇女血崩。

用料：嫩地锦草、盐、姜。

用法：将嫩地锦草蒸熟，加盐、姜调食，并喝一两杯酒送下。

来源：《本草纲目》

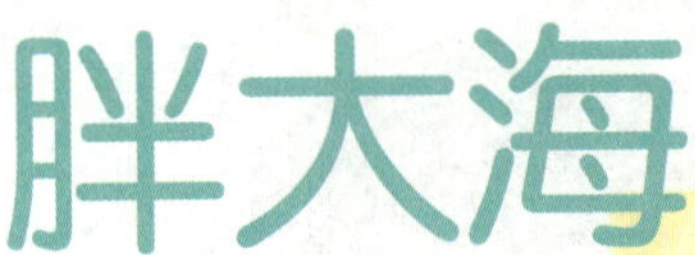

胖大海

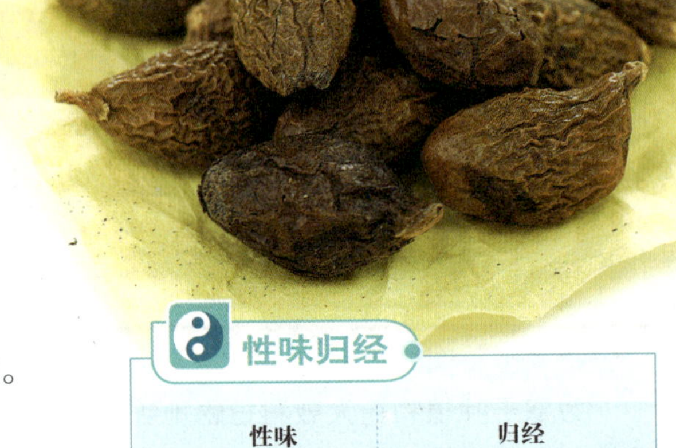

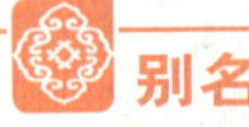

别名

安南子、大洞果、胡大海、大发、通大海、大海子

药材来源

为梧桐科植物胖大海的种子。

性味归经

性味	归经
味甘，性寒	归肺、大肠经

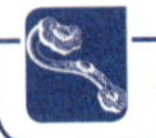

常用方

主治：咽喉肿痛，失音声哑，口燥舌干。

用料：鲜青果5千克，胖大海120克，锦灯笼60克，山豆根30克，天花粉120克，麦冬120克，诃子肉120克。

用法：以上药材切碎，水煎三次，分次过滤后去渣，滤液合并，用文火熬煎浓缩至膏状，以不渗纸为度。每30克膏汁兑蜜30克。每服9～15克，一日2次，温开水调化送下。

来源：《北京市中药成方选集》

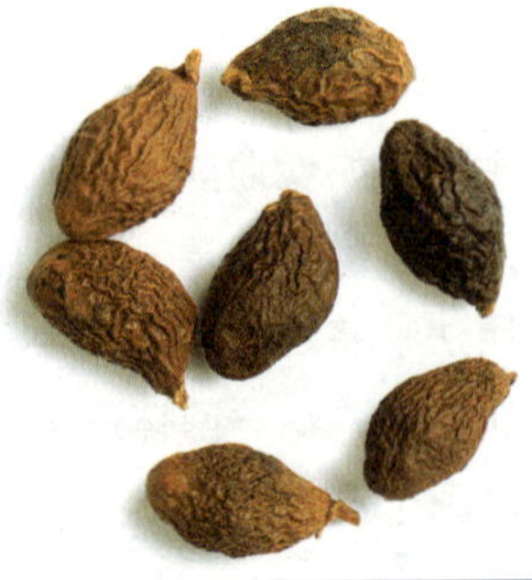

用药禁忌

感冒的时候不要服用。

药材选购

胖大海以其种子入药，种子一般为椭圆形、表面黄棕色或棕色。选购时以个大、质地坚实、颜色为棕色、有细皱纹及光泽的干品为优。

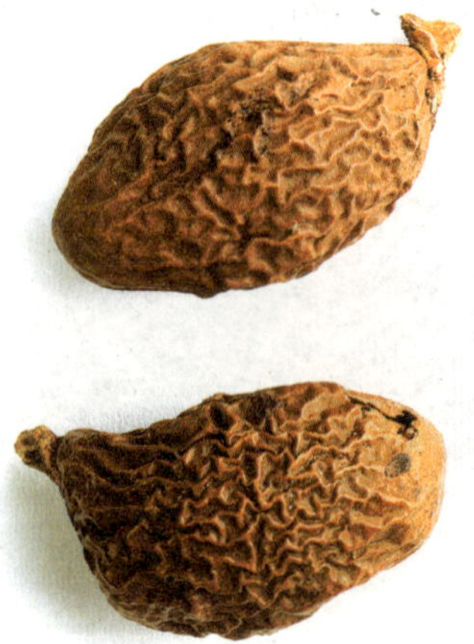

第三章 泻下药

泻下药是指用以通利大便的药物。

泻下药具有泻下通便、消除胃肠积滞、清导实热、攻逐瘀血、排除水饮等功效。临床用于大便不通、宿食停滞、瘀血停滞、实热内结、寒积或水饮停蓄等里实证；也可用于某些实热证，高热不退、谵语发狂；或火热上炎，热邪壅盛，头痛、目赤、口疮、牙龈肿痛及火热炽盛引起的上部出血等证。

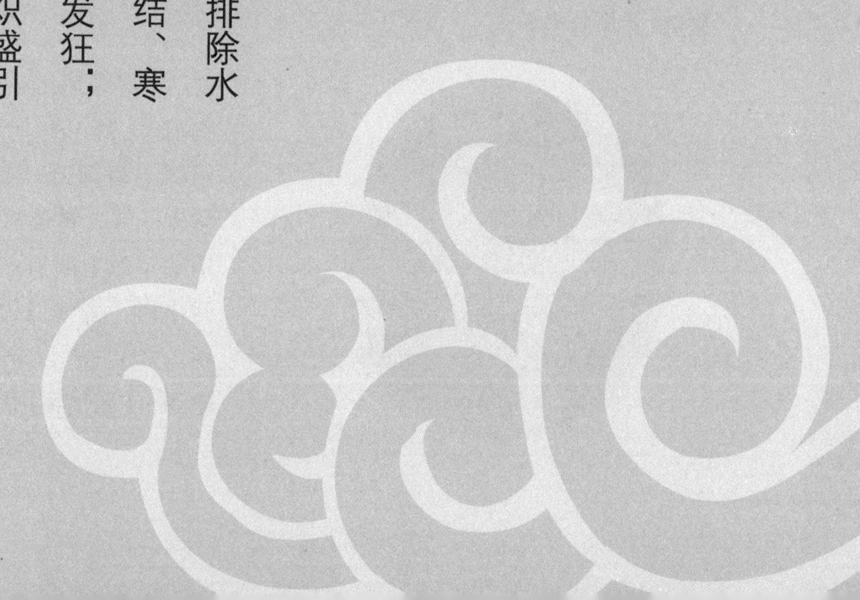

番泻叶

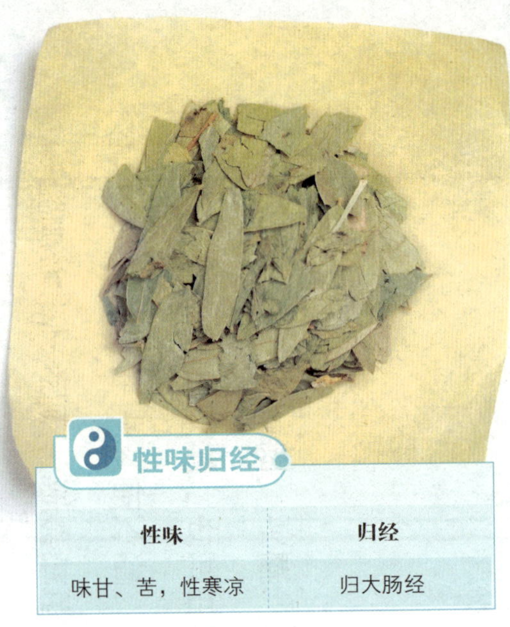

别名

旃那叶、泻叶、泡竹叶

药材来源

为豆科植物狭叶番泻或尖叶番泻的小叶。

性味归经

性味	归经
味甘、苦，性寒凉	归大肠经

用药禁忌

孕妇慎用。

药材选购

番泻叶分狭叶和尖叶两种，两者的小叶都可入药。选购时都以叶片大而完整、梗少且无泥沙等杂质、颜色绿的干品为优。

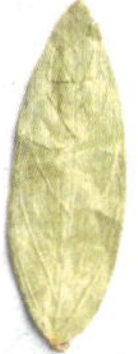
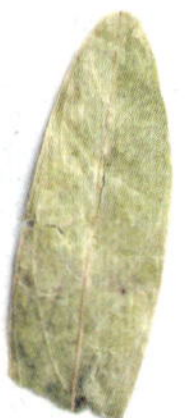
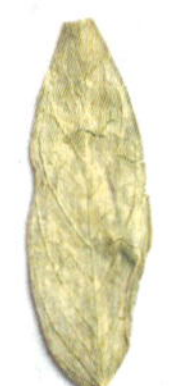

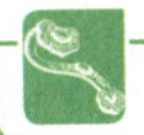

单方

主治：消化道出血（胃、十二指肠溃疡、胃炎等）。

用法：将适量番泻叶研成细粉，装入胶囊（每粒胶囊含生药0.5克）。每次以温开水送服2粒，每天三次。

来源：《单验方》

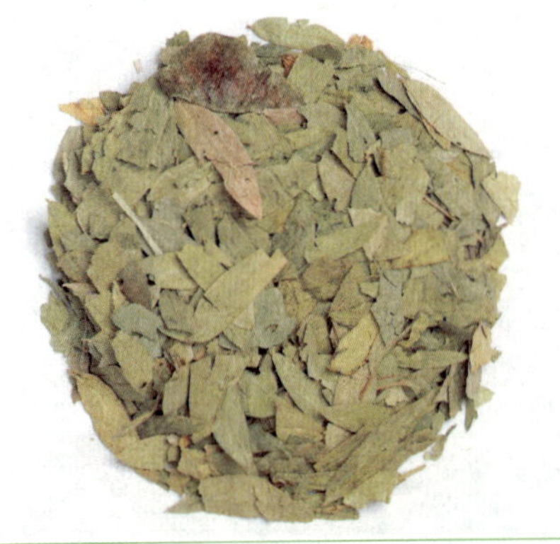

复方

主治：胃弱消化不良，便秘腹膨胀，胸闷。

用料：番泻叶一钱，生大黄六分，橘皮一钱，黄连五分，丁香六分。

用法：以上所有药材以沸开水温浸两小时，去渣滤过，一天分三次服用。

来源：《现代实用中药》

大黄

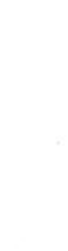

别名

将军、锦纹、黄良、火参、肤如

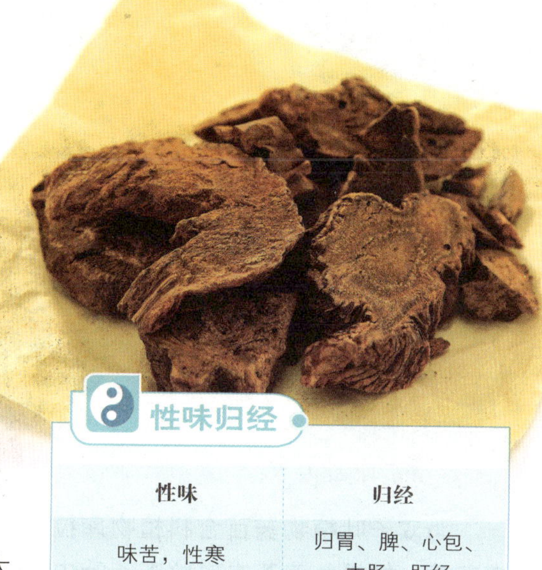

性味归经

性味	归经
味苦，性寒	归胃、脾、心包、大肠、肝经

药材来源

为蓼科植物掌叶大黄、唐古特大黄或药用大黄的根茎。

用药禁忌

脾胃虚弱者，血虚气弱者慎用，妇女妊娠期、月经期、哺乳期不要服用。

药材选购

大黄以其根茎入药，选购时以质地重而坚实、根茎表面黄棕色、锦纹及星点明显、气味清香且不涩、嚼起来发黏的干品为优。

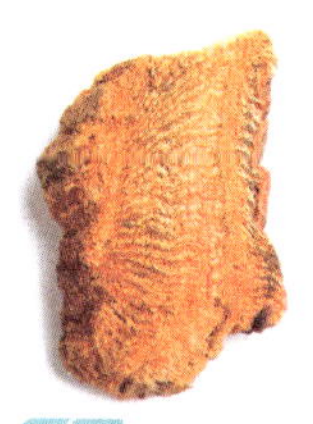

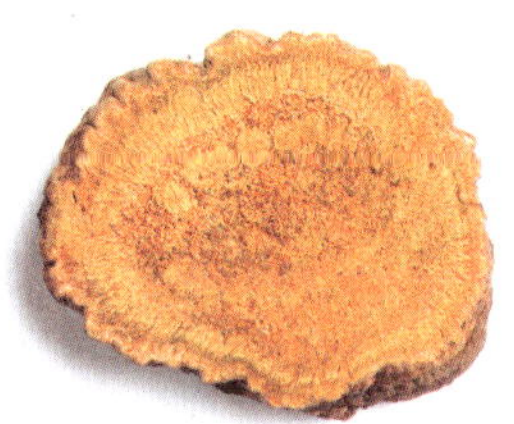

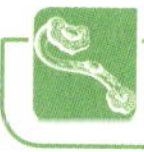

单方

主治：冻疮。

用法：先将大黄研末，然后加水调匀后涂抹在患处。

来源：《本草纲目》

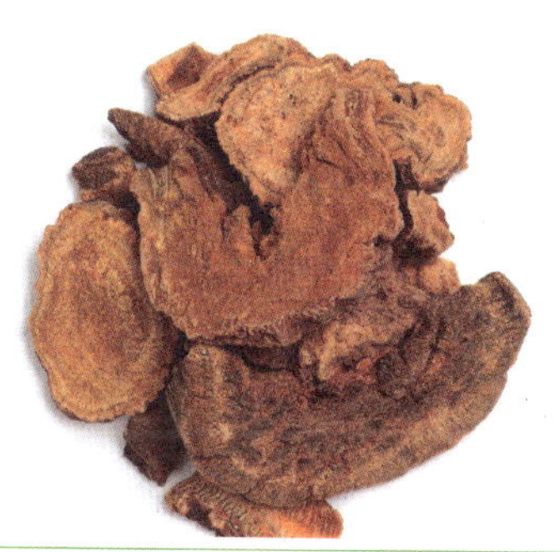

复方

主治：腰脚风痛。

用料：大黄二两。

用法：将大黄切成小块，加少许酥油炒干，不能炒焦。捣烂筛过。每服二钱，空心服，煮开过多次的姜汤送下。泻出冷脓恶物，痛即止。

来源：《本草纲目》

芦荟

别名

卢会、讷会、象胆、奴会、劳伟

药材来源

为双子叶植物药百合科植物库拉索芦荟、好望角芦荟或斑纹芦荟叶中的液汁经浓缩的干燥品。

用药禁忌

不要过量服用，过量服用会导致腹痛、盆腔充血，甚至引起肾炎。妇女妊娠期、月经期、哺乳期不要服用，有寒证者也不要服用。

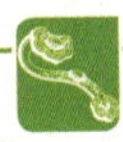

单方

主治：虫牙。

用法：将芦荟研末敷到虫牙上。

来源：《本草纲目》

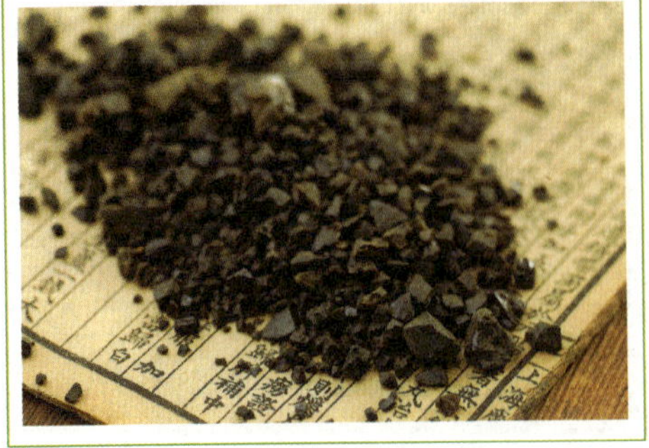

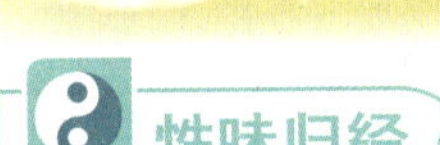

性味归经

性味	归经
味苦，性寒	归肝、大肠经

药材选购

芦荟以其液汁经浓缩的干品入药。又分为老芦荟和新芦荟。选购时以气味浓、溶于水中无泥沙等杂质的为优。

复方

主治：湿癣。

用料：芦荟一两，炙甘草半两。

用法：将以上两味共研为末，先以温浆水洗癣，擦干后敷上药末，有奇效。

来源：《本草纲目》

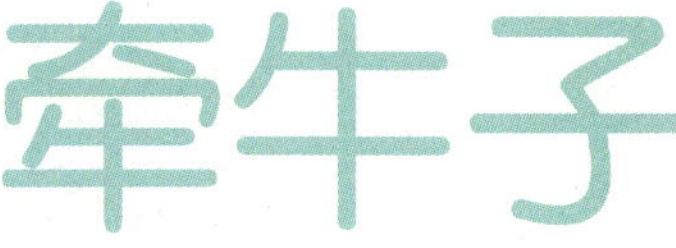

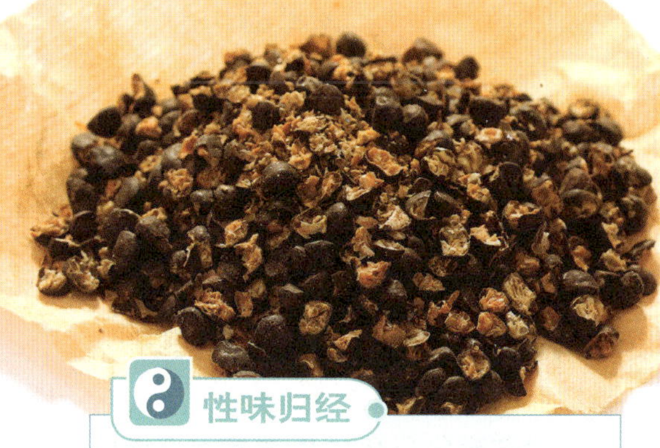

别名

牵牛、狗耳草、牵牛花、勤娘子、姜花、打碗花、喇叭花

药材来源

为双子叶植物药旋花科植物牵牛或毛牵牛等的种子。

用药禁忌

气虚胃弱者及孕妇忌服。此药不可与巴豆同用。

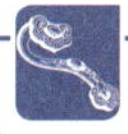

常用方

主治：水肿，脚气，奔豚气，上攻心胸不可忍。

用料：牵牛子、槟榔（煨，锉）、木香、赤茯苓（去黑皮）、陈皮（去白，焙）各30克。

用法：以上药材粗捣筛。每次6克，用水150毫升，煎两三沸，去渣温服。

来源：《圣济总录》

性味归经

性味	归经
味苦、辛，性寒，有毒	归肺、肾、大肠、小肠经

药材选购

牵牛子为牵牛或毛牵牛的种子，有白色和黑色两种，可入药。选购时以种粒成熟而饱满、没有皮壳等杂质、没有黑白相杂的干品为优。

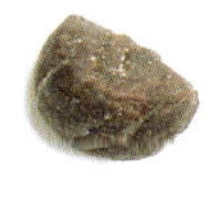

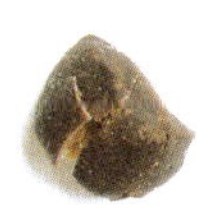

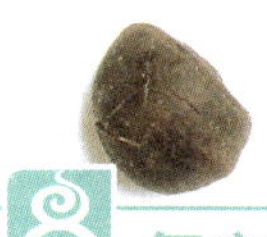

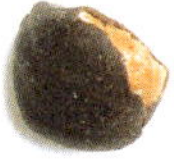

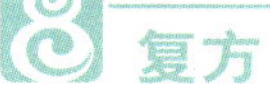

复方

主治：小儿肿病，大、小便不利。

用料：黑牵牛、白牵牛各二两。

用法：黑牵牛、白牵牛各二两，炒取头末，加水和成丸，如绿豆大。每服二十丸，萝卜煎汤送下。

来源：《本草纲目》

玄明粉

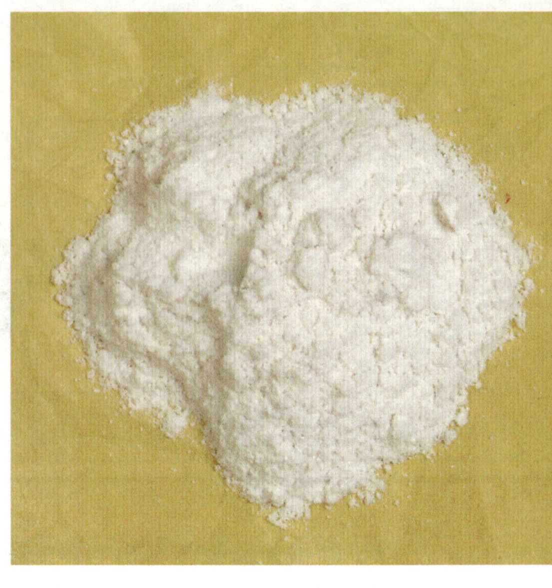

别名

白龙粉、风化硝

药材来源

为芒硝经风化失去结晶水而成的无水硫酸钠。

用药禁忌

孕妇以及脾胃虚弱者忌服。

性味归经

性味	归经
味辛、咸，性寒，无毒	归胃、心、肺、大肠经

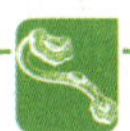

单方

主治：鼻血水止。
用法：以清水送服二钱玄明粉。
来源：《本草纲目》

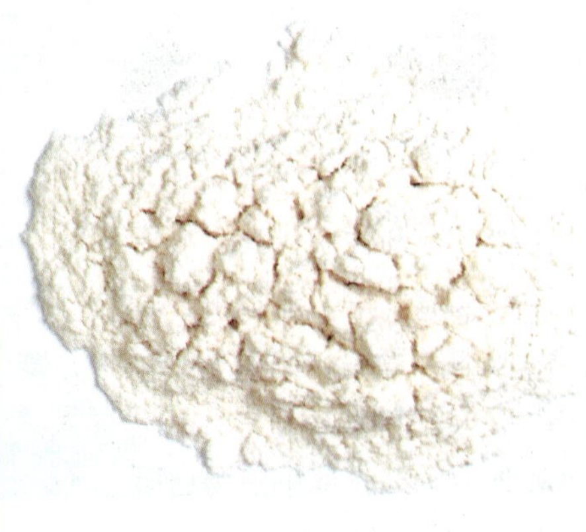

药材选购

玄明粉为芒硝风化后而成的无水硫酸钠，呈白粉末状，可入药。选购时以质地疏松、颜色白、没有臭味的干品为优。

复方

主治：伤寒发狂。
用料：玄明粉二钱，朱砂一钱。
用法：将以上两味研细，冷水送服。
来源：《本草纲目》

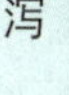

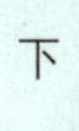
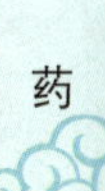

芒硝

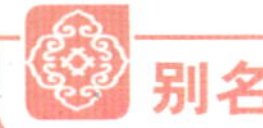

别名

盆消

药材来源

为矿物芒硝经煮炼而得的精制结晶。

用药禁忌

脾胃虚寒者及孕妇忌服。

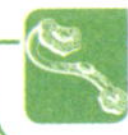

单方

主治：漆疮（因接触漆树、漆液、漆器，或仅嗅及漆气而引起的常见皮肤病）。

用法：以五两芒硝用水浸泡开后洗患处。

来源：《备急千金要方》

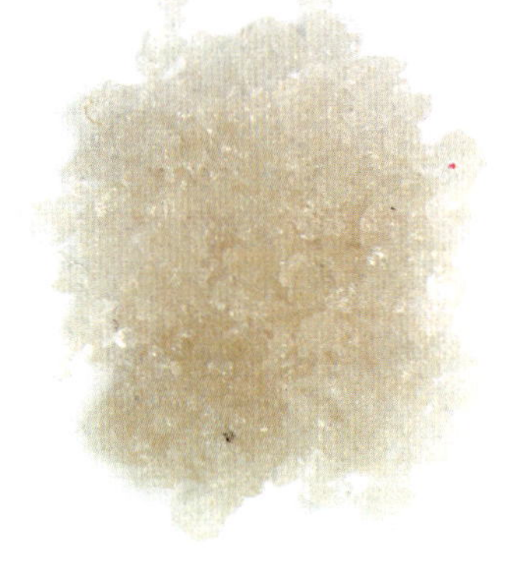

性味归经

性味	归经
味辛、苦、咸，性寒	归胃、肺、脾、肾、小肠、三焦、大肠经

药材选购

芒硝入药者为棱柱状或长方形结晶，无色透明，质地比较脆。选购时以无色透明，块状结晶者为佳。

复方

主治：伤寒六七日，结胸热实，脉沉而紧，心下痛。

用料：大黄六两（去皮），芒硝一升，甘遂一钱匕。

用法：加水六升，先煮大黄，取二升，去掉渣，加入芒硝，煮开后加入甘遂末调匀，以温水送服一升。

来源：《伤寒论》

第四章 利水渗湿药

利水渗湿药是中药中的利尿药。但也不完全等于利尿药。湿有两种含意：一是有形的水分在体内潴留，形成水肿，尤以下肢水肿明显，宜用利水渗湿药消除水肿；二是痰饮，黏稠的液体为痰，如慢性支气管炎就有大量痰液积留，胃炎等会引起水分或分泌物在胃内积留，以及体腔内的异常液体（胸水、腹水等）都属于痰饮，可适当配合利水渗湿药治疗。

金钱草

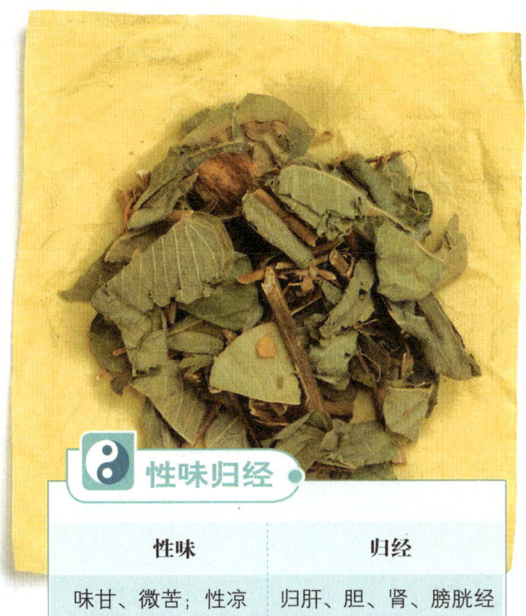

别名

神仙对坐草、地蜈蚣、蜈蚣草、铜钱草、野花生、仙人对坐草、四川大金钱草

性味归经

性味	归经
味甘、微苦；性凉	归肝、胆、肾、膀胱经

药材来源

为报春花科植物过路黄的全草。

药材选购

金钱草以其全草入药，其全草多皱缩成团，选购时以叶片大、颜色绿的干品为优。

用药禁忌

凡阴疽诸毒、脾虚泄泻者忌捣汁生服。

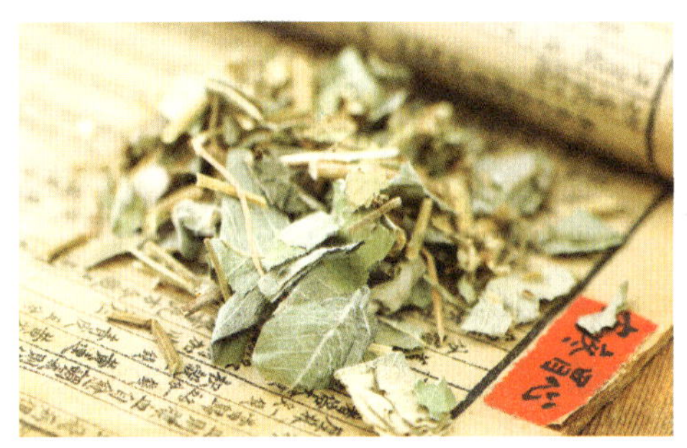

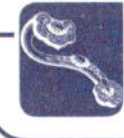

常用方

主治：黄疸、鼓胀。

用料：金钱草七至八钱，白茅根、车前草各四至五钱，荷包草五钱。

用法：以上药材一起水煎服用。

来源：《浙江民间草药》

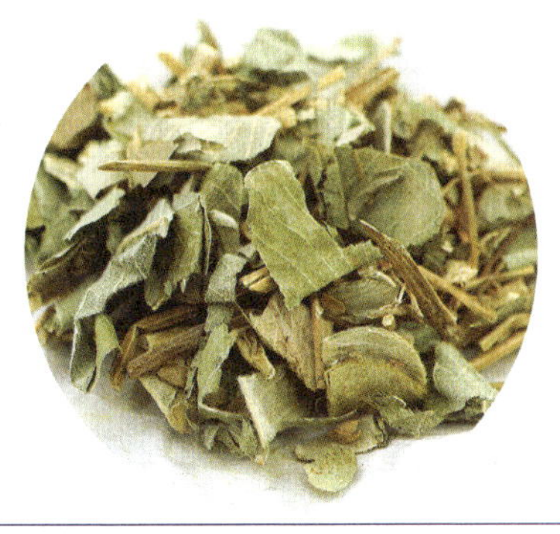

复方

主治：伤风咳嗽。

用料：鲜金钱草五至八钱（干的三至五钱），冰糖半两。

用法：以上药材加入开水煎煮一个小时，煎好后每天服用两次。

来源：《福建民间草药》

虎杖

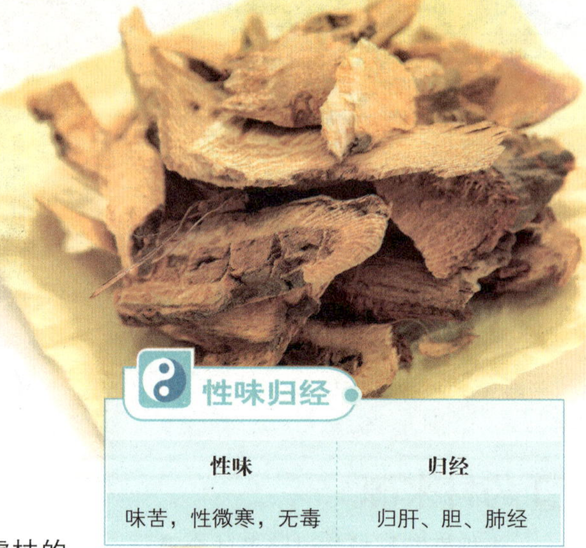

别名

乌不踏、斑根、酸榴根、土地榆、雄黄连、大活血、血藤、黄地榆

性味归经

性味	归经
味苦，性微寒，无毒	归肝、胆、肺经

药材来源

为双子叶植物药蓼科植物虎杖的根茎。

药材选购

虎杖以其根茎入药，根的形状一般为圆锥形或块状，选购时以根条粗壮、质地坚实、根心不枯朽的干品为优。

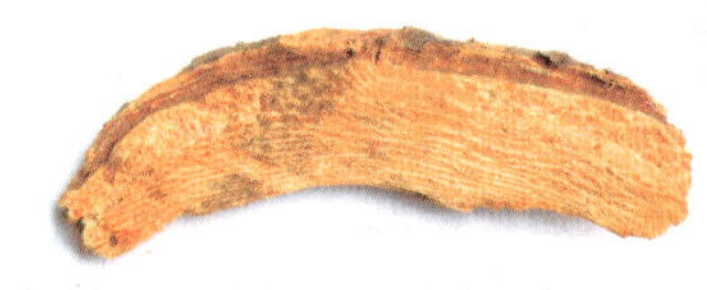

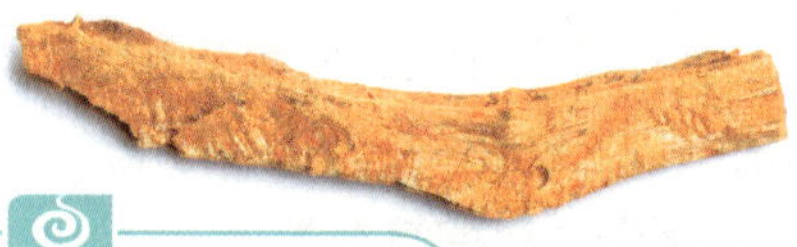

用药禁忌

孕妇禁用。

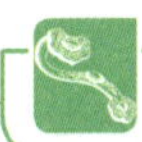

单方

主治：小便五淋。

用法：将虎杖研为末，每次以米汤送服二钱。

来源：《本草纲目》

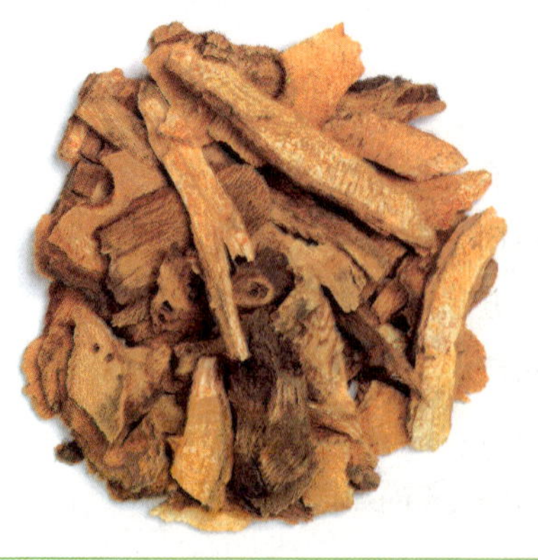

复方

主治：消渴。

用料：虎杖、海浮石（烧过）、海螵蛸（乌贼骨）、朱砂等份。

用法：将上药共研为末。渴时，以麦门冬汤冲服二钱。一天服三次。忌酒、鱼、面、生冷、房事。

来源：《本草纲目》

灯心草

别名

灯心、灯草、碧玉草、水灯心、铁灯心、猪矢草、灯芯草、虎酒草、曲屎草、老虎须

药材来源

为灯心草科植物灯心草的茎髓或全草。

用药禁忌

中寒小便不禁者，虚寒者均不宜服用。

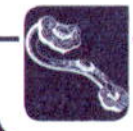

常用方

主治：水肿。

用料：灯心草500克（以米粉浆染，晒干，研末入水澄之，浮者为灯心草，取出又晒干，入药用75克，而沉者为米粉浆不用），赤、白茯苓（去皮，兼用）、茯神（去木）各150克，滑石（水飞）150克，猪苓（去皮）60克，泽泻（去芦）90克。

用法：以上药材研为细末，以潞党参熬膏和丸，龙眼大，朱砂为衣，飞金为襄。每次服用1丸。

来源：《重订通俗伤寒论》

性味归经

性味	归经
味甘、淡，性寒，无毒	归心、肺、脾、小肠、膀胱经

药材选购

灯心草以其全草或茎髓入药，茎髓一般呈细长的圆柱形。选购时以茎条长且粗细均匀、颜色白、有弹性的干品为优。

复方

主治：鼻血不止。

用料：灯心草一两，朱砂一钱。

用法：将灯心草研末，加朱砂一钱。每服二钱，米汤送下。

来源：《本草纲目》

冬葵子

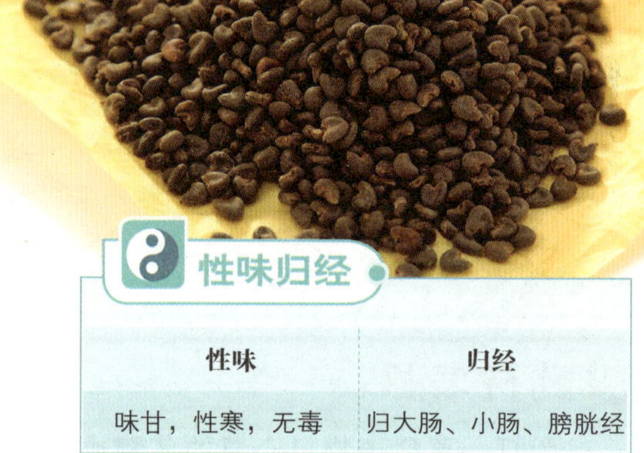

别名

葵子、葵菜子、冬葵菜、滑菜、滑肠菜、金钱葵、冬寒菜、冬苋菜、茴菜、滑滑菜

性味归经

性味	归经
味甘，性寒，无毒	归大肠、小肠、膀胱经

药材来源

为锦葵科植物冬葵的种子。

用药禁忌

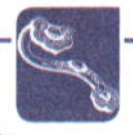

孕妇不宜服用。脾虚肠滑者禁用。

药材选购

冬葵子为冬葵的种子，可入药。一般为圆形扁平的橘瓣状。选购时以种子颗粒饱满、表面灰褐色、质地坚实的干品为优。

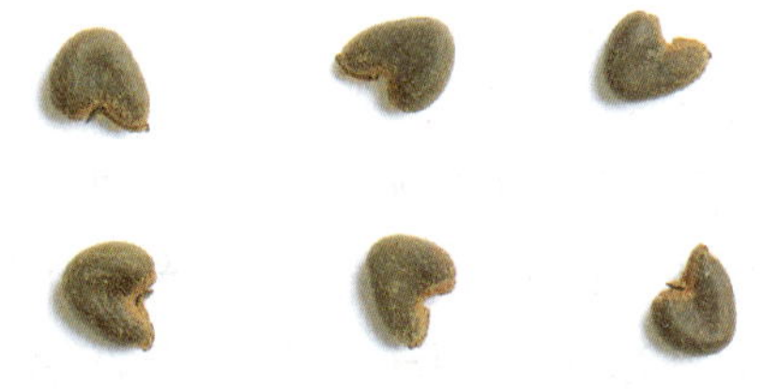

常用方

主治：小儿膀胱热甚，血淋不止，水道涩痛。

用料：生地黄 15 克，冬葵子（锉）、蒲黄各 15 克。

用法：以上药材加水 300 毫升，煎至 150 毫升，去渣，不计时候，量儿大小，份减服之。

来源：《太平圣惠方》

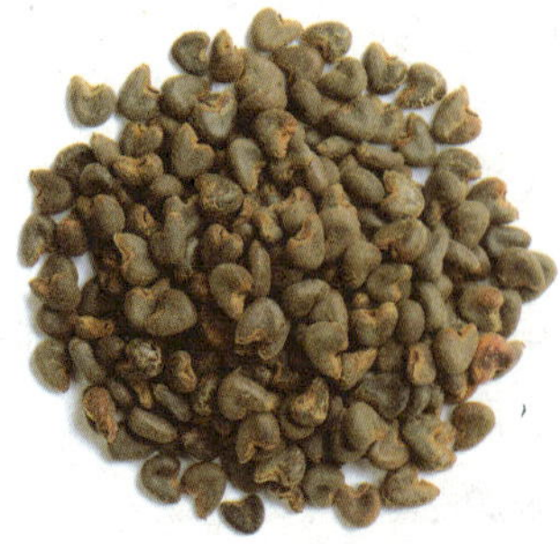

复方

主治：面疱甚者。

用料：冬葵子、柏子仁、茯苓、冬瓜子。

用法：将以上四味等份研末，酒服方寸匕，食后服，日三。

来源：《备急千金要方》

车前草

别名

当道、牛舌草、车轮菜、蛤蚂草、白贯草、猪耳草、七星草、打官司草、车轱辘草

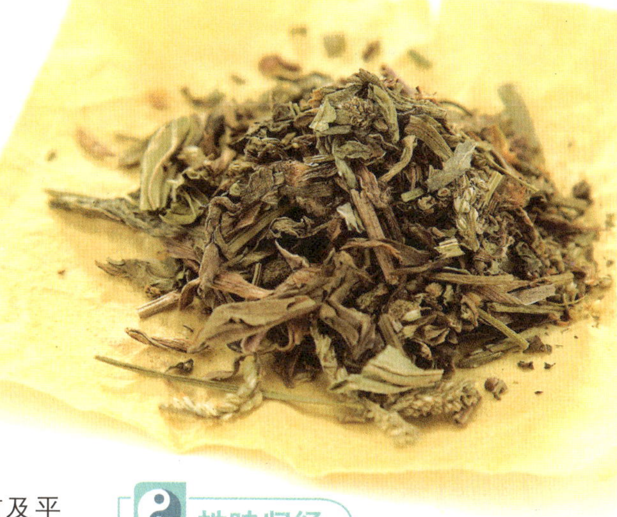

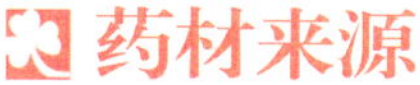

药材来源

为车前科植物车前、大车前及平车前的全草。

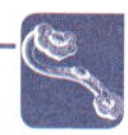

用药禁忌

虚滑精气不固者禁用。

常用方

主治：小便尿血。

用料：金陵草（即墨旱莲）、车前草等份。

用法：以上药材捣成汁，每空腹时服200毫升，病愈乃止。

来源：《杂病源流犀烛》

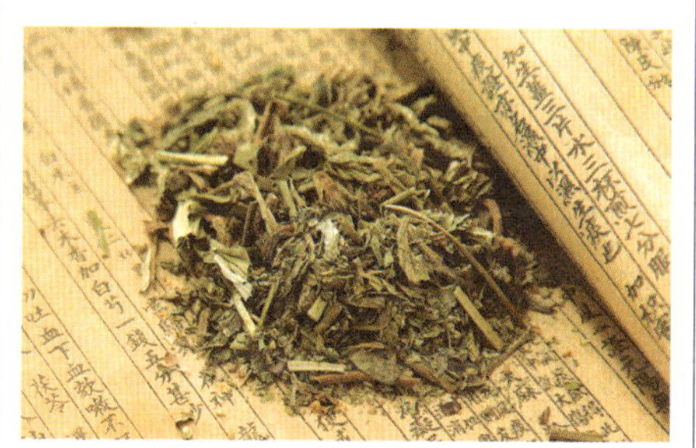

性味归经

性味	归经
味甘，性寒	归肝、肾、肺经

药材选购

车前草以其全草入药，品种比较多，分车前、大车前、平车前三种。选购时以全草叶片完整、颜色为灰绿色的干品为优。

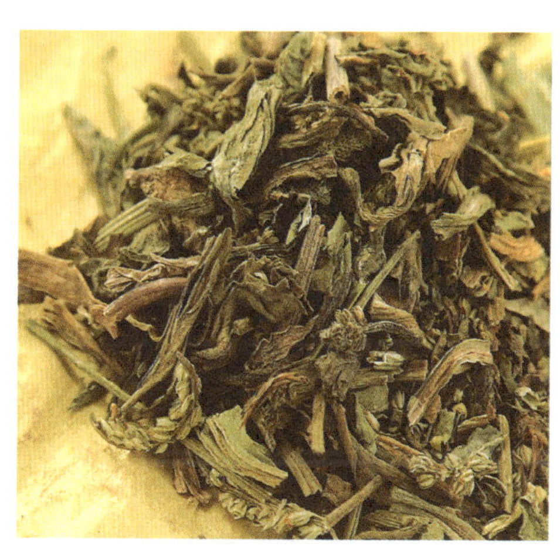

连钱草

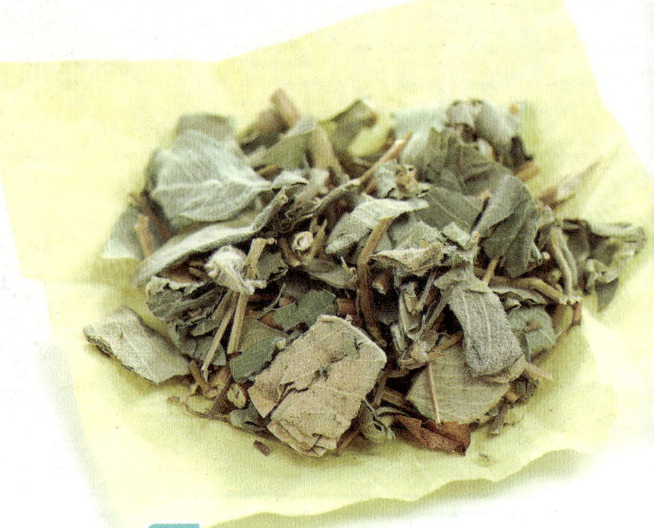

别名

大叶金钱草、透骨消、活血丹、佛耳草、金盖、金钱薄荷、落地金钱、肺风草、十八缺

药材来源

为双子叶植物药唇形科多年生草本活血丹的全草。

性味归经

性味	归经
味甘、淡，性寒	归肝、脾、肺、膀胱经

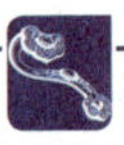

常用方

主治：实热胃痛。

用料：连钱草 15 克，艾麻根 10 克，鱼腥草 15 克。

用法：水煎服。

来源：《贵州黔东南》

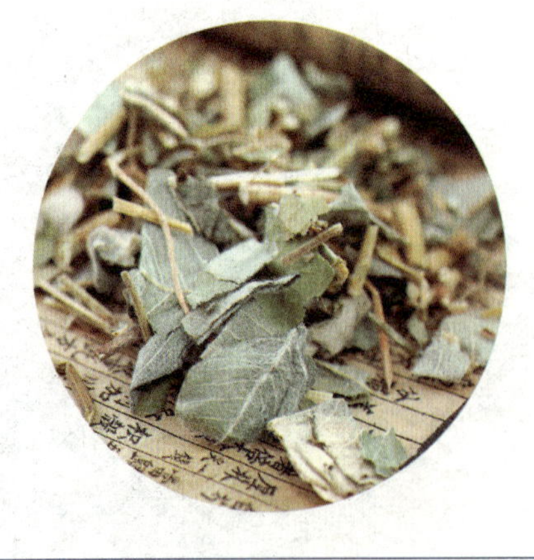

药材选购

连钱草以其全草入药，茎比较细，叶子为肾形或圆心形。

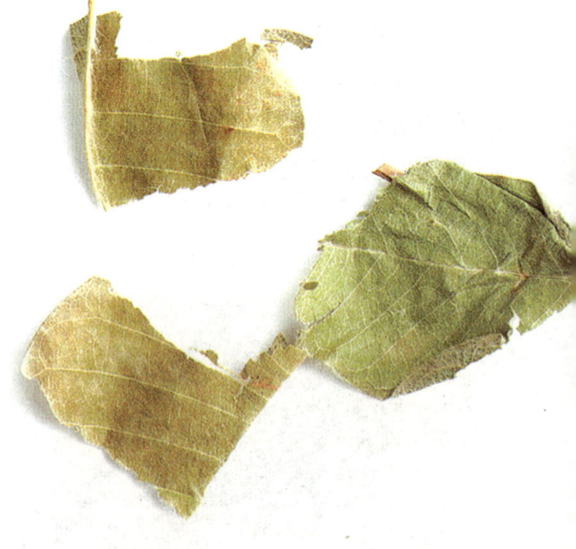

赤小豆

别名

赤豆、红豆、红小豆、朱赤豆、金红小豆、朱小豆、猪肝赤、杜赤豆、米赤豆

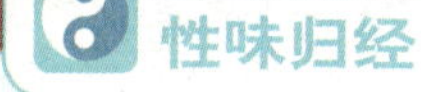

性味归经

性味	归经
味甘，性平，无毒	归心、小肠经

药材来源

为双子叶植物药豆科植物赤小豆或赤豆的种子。

药材选购

赤小豆以其种子入药，种子一般为稍扁的圆柱形。选购时以颗粒饱满、颜色为暗红色的干品为优。

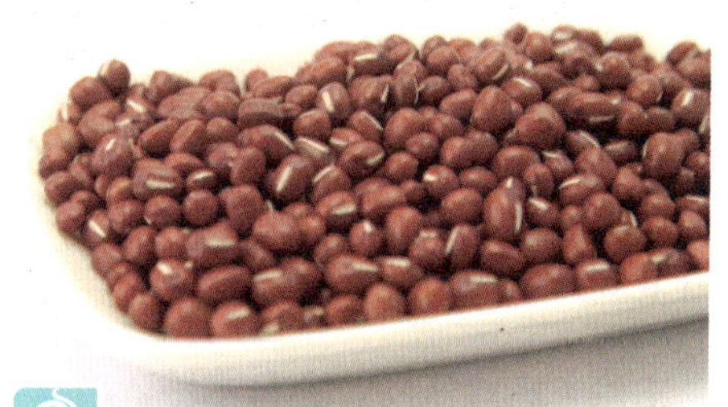

用药禁忌

不宜久食，久食令人消瘦。蛇咬百日内不要食用。

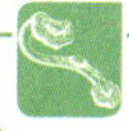

单方

主治：痈疽初作。

用法：将赤小豆研末，加水调和敷涂在患处。

来源：《本草纲目》

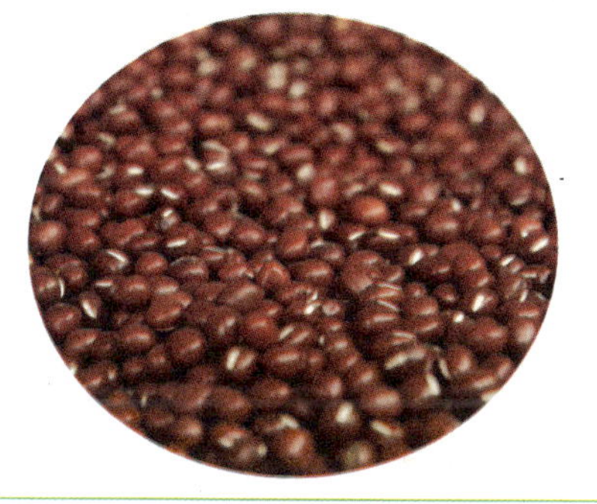

复方

主治：伤寒瘀热在里。

用料：麻黄、连翘、甘草各二两，生姜三两，大枣十二枚，杏仁三十枚，赤小豆一升，生梓白皮（切）二升。

用法：将以上八味捣碎，以水一斗先煮麻黄，去沫纳诸药，煎取三升，分三服。

来源：《备急千金要方》

香加皮

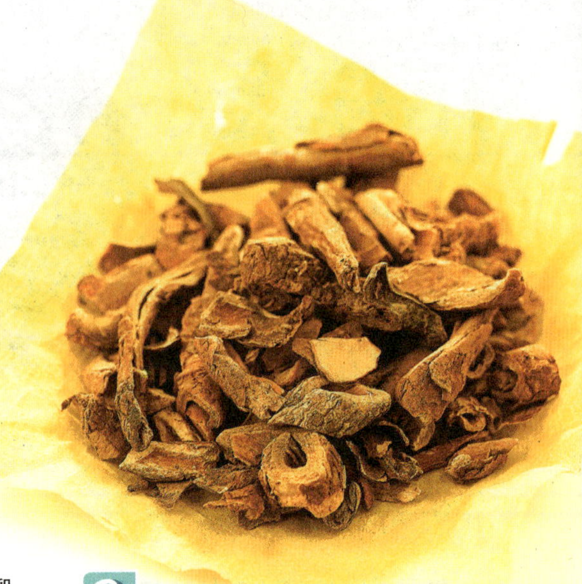

别名

臭五加、山五加皮、香五加皮、羊奶条、臭槐、羊角桃、羊交叶

药材来源

为双子叶植物药萝藦科植物杠柳的根皮。

性味归经

性味	归经
味辛、苦，性微温，有毒	归肝、肾、心经

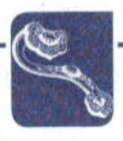

用药禁忌

香加皮有毒，不宜过量服用。血热、肝阳上亢者忌服。

药材选购

香加皮为杠柳的根皮，可入药。一般为长圆筒状。选购时以卷筒状、条粗皮厚、没有木心、香气浓郁的干品为优。

常用方

主治：胸腹胀闷、全身水肿。

用料：桑白皮、大腹皮、生姜皮、陈皮、茯苓皮等份。

用法：水煎，分2次服。

来源：《医宗金鉴》

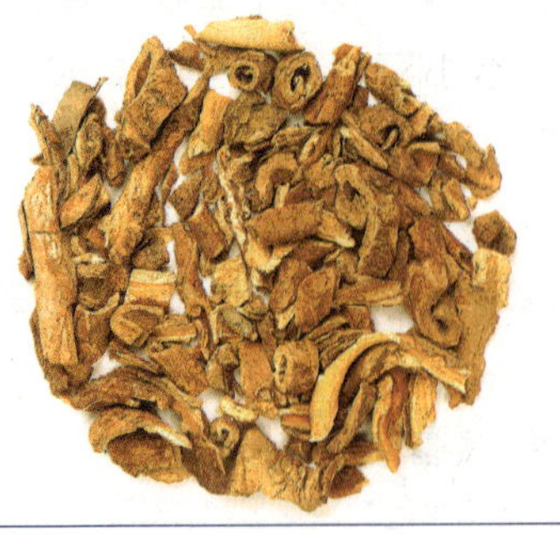

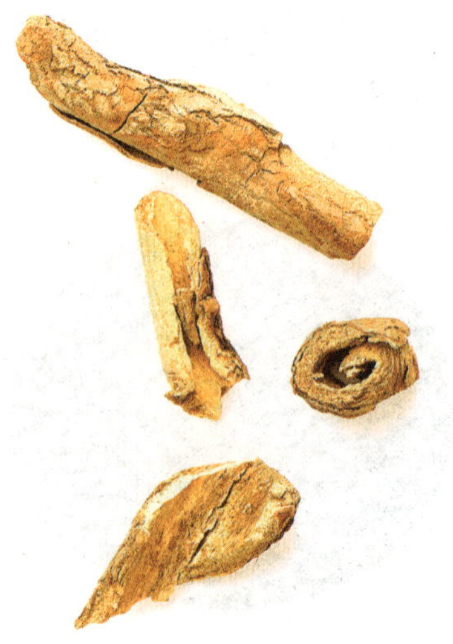

茯苓

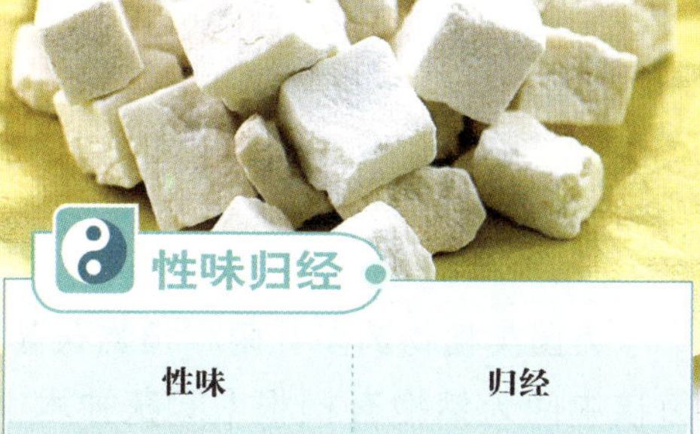

别名

茯菟、茯灵、茯零、云苓、松薯、松木薯、松苓

药材来源

为菌类植物药多孔菌科植物茯苓的干燥菌核。

性味归经

性味	归经
味甘、淡，性平	归心、脾、肺、肾经

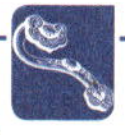

用药禁忌

气虚下陷者、水涸口干者禁用。肾虚者、小便不禁或自利或虚寒精滑者都忌用。

药材选购

茯苓以其干燥菌核入药，选购时以体重坚实、外皮褐色、皱纹深、粘牙力强的干品为优。

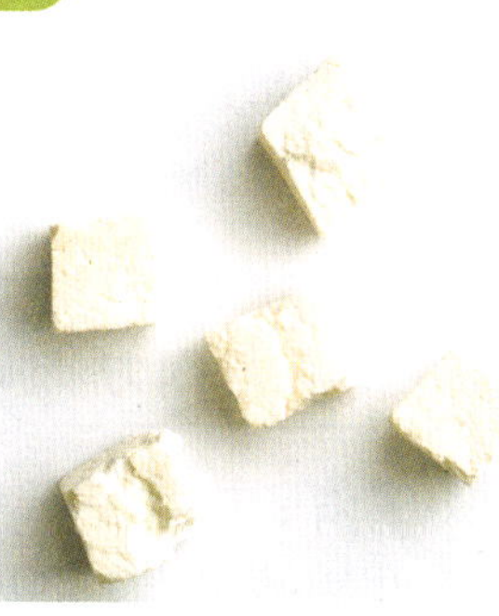

常用方

主治：小便不禁，日夜不止。

用料：白茯苓、龙骨、甘草（炙，锉细）、干姜、桂心、续断、附子各30克，熟干地黄、桑螵蛸（微炒）各45克。

用法：以上药材研散。每次12克，用水200毫升，煎至120毫升，去渣，食后温服。

来源：《普济方》

复方

主治：心气不足，善悲愁恚怒，衄血，面黄烦闷，五心热；或独语不觉，咽喉痛。

用料：茯苓四两，桂心二两，大枣二十枚，紫石英一两，甘草二两，人参一两，赤小豆十四枚，麦冬三两。

用法：以上八味捣碎，以水七升，煮取二升半，分三服。

来源：《备急千金要方》

茯神

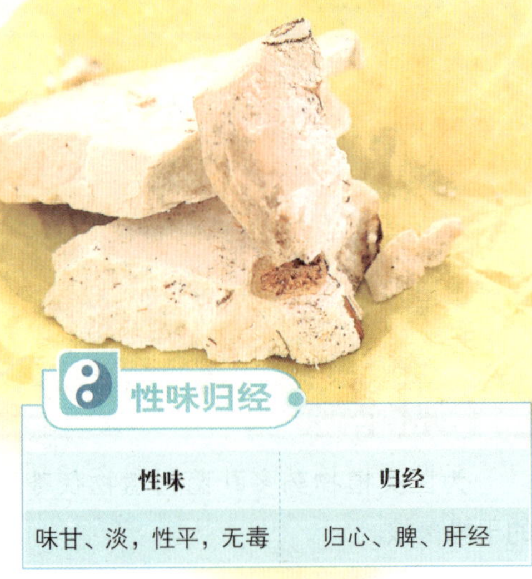

别名

伏神

药材来源

为菌类植物药多孔菌科植物茯苓菌核中间天然抱有松根（即茯神木）的白色部分。

性味归经

性味	归经
味甘、淡，性平，无毒	归心、脾、肝经

用药禁忌

肾虚，小便不禁或不利、虚寒滑精者慎用。

药材选购

市场上出售的茯神一般都是切成方形的薄片，选购时以质地坚实、肉厚、松根小的干品为优。

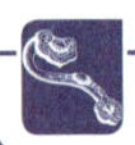

常用方

主治：中风，舌强语涩。

用料：茯神（炒）30 克，薄荷（焙）60 克，蝎梢（去毒）0.6 克。

用法：以上药材研末。每次服 3~6 克，温酒调下。

来源：《卫生宝鉴》

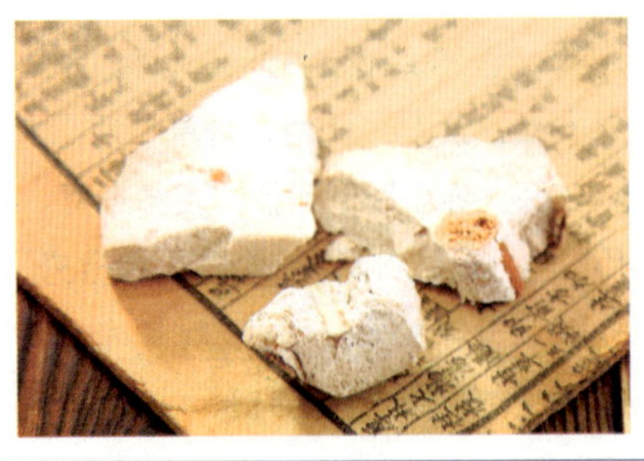

复方

主治：心实热，口干烦渴，眠卧不安。

用料：茯神、麦冬各三十六铢，通草、升麻各三十铢，紫菀、桂心各十八铢，知母一两，赤石脂十二铢，大枣二十枚，淡竹茹（鸡子大）一枚。

用法：将以上十味下筛，为散，以帛裹方寸匕，取井水二升半，煮取九合，时动裹子，为一服，日再。

来源：《备急千金要方》

泽泻

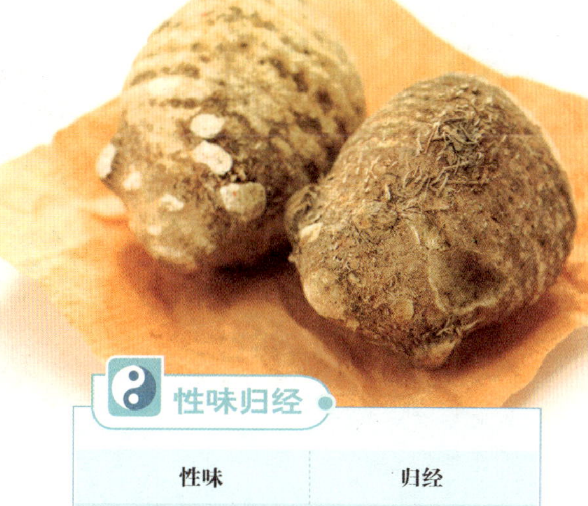

别名

水泻、芒芋、泽芝、及泻、禹泻、牛耳菜、如意菜、盐泽泻、水泽、耳泽

性味归经

性味	归经
味甘、淡，性寒，无毒	归肾、膀胱经

药材来源

为泽泻科植物泽泻的块茎。

药材选购

泽泻以其块茎入药，其块茎一般为圆球形、长圆球形或倒卵形。选购时以个大、质地坚实、颜色黄白、粉性足的干品为优。

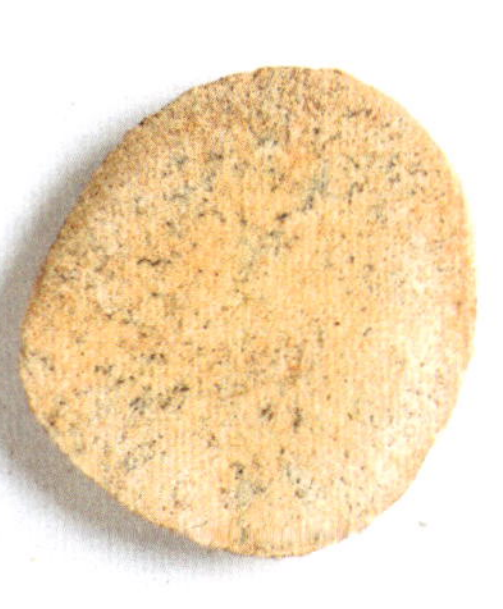

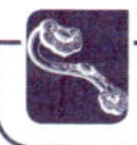

用药禁忌

肾虚滑精者忌服。

常用方

主治：水停心下，清阳不升，浊阴上犯，头目昏眩。现用于耳源性眩晕。

用料：泽泻 15 克，白术 6 克。

用法：上两味，以水 300 毫升，煮取 150 毫升，温服。

来源：《金匮要略》

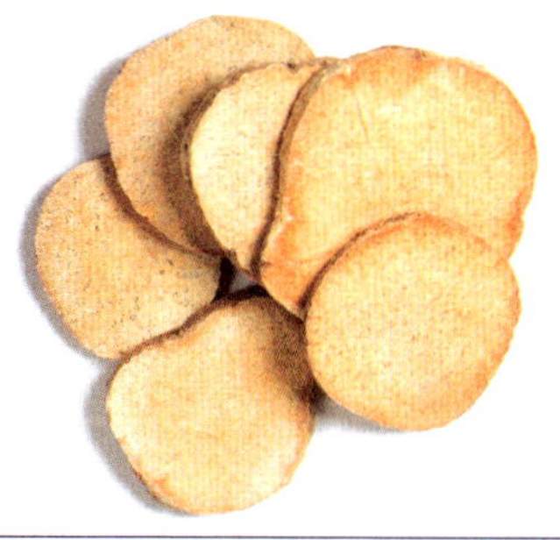

复方

主治：小肠热胀口疮。

用料：柴胡、泽泻、橘皮（一方用桔梗）、黄芩、枳实、旋覆花、升麻、芒硝各二两，生地黄（切）一升。

用法：将以上九味捣碎，以水一斗，煮取三升，去渣，下芒硝，分三服。

来源：《备急千金要方》

薏苡仁

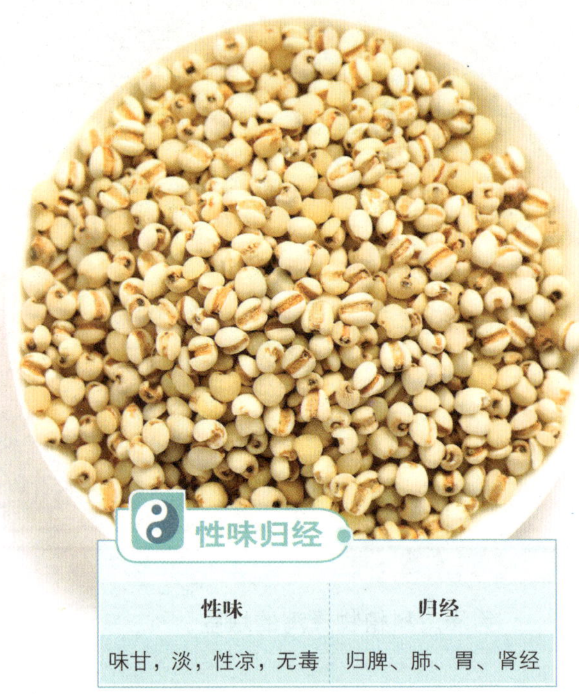

别名

草珠儿、菩提子、薏米、米仁、薏仁、苡仁、草珠子、六谷米、尿糖珠、老鸦珠、药玉米

性味归经

性味	归经
味甘，淡，性凉，无毒	归脾、肺、胃、肾经

药材来源

为禾本科植物薏苡的种仁。

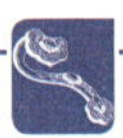

用药禁忌

脾胃无湿者、大便燥结者以及孕妇要谨慎服用。

药材选购

薏苡仁为薏苡的种仁，可入药。选购时以粒大而饱满、颜色白且完整的干品为优。

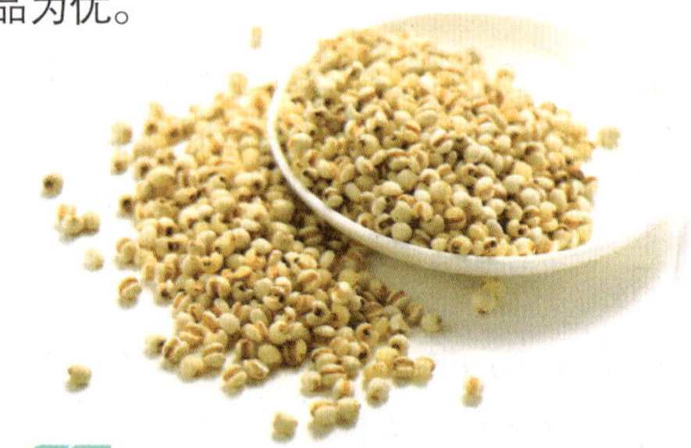

常用方

主治：痰湿咳嗽。

用料：桔梗30克，甘草60克，薏苡仁90克。

用法：上药锉碎，如麻豆大。每服15克，水煎，入糯米为引，米软为度，食后服之。

来源：《儒门事亲》

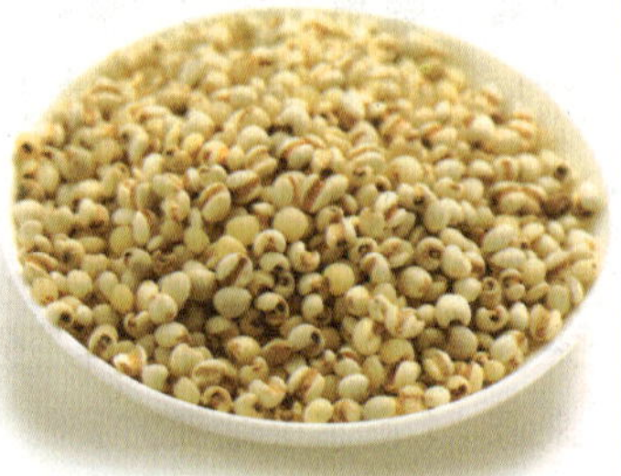

复方

主治：风湿身疼，日暮加剧。

用料：麻黄三两，杏仁二十枚，甘草、薏苡仁各一两。

用法：上药加水四升，煮成二升，分两次服。

来源：《本草纲目》

冬瓜皮

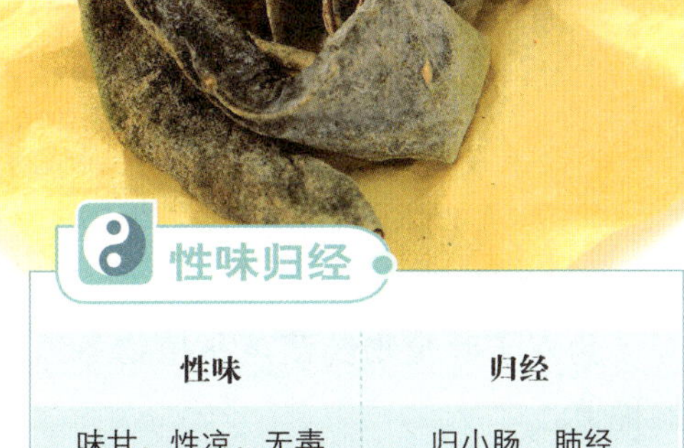

别名

白瓜皮

药材来源

为双子叶植物药葫芦科植物冬瓜的外层果皮。

性味归经

性味	归经
味甘，性凉，无毒	归小肠、肺经

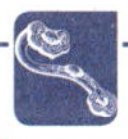

用药禁忌

由于营养不良导致虚肿的人要谨慎使用。

药材选购

冬瓜皮为冬瓜的外层果皮，可入药。选购时以条长、皮薄、颜色为灰绿色的干品为优。

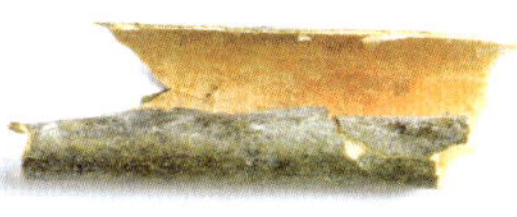

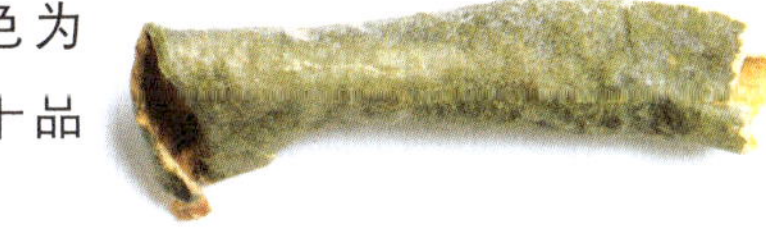

常用方

主治：三焦受寒，气血不和，水气不行，致三焦胀，腹部胀满而不坚硬，小便不利，全身水肿。

用料：陈皮 3 克，青皮 3 克，冬瓜皮 6 克，茯苓皮 12 克，当归 6 克，厚朴 3 克，枳壳 3 克，砂仁 3 克，泽泻 4.5 克，车前子 6 克，鲜姜皮 3 克。

用法：水煎服。

来源：《医醇賸义》

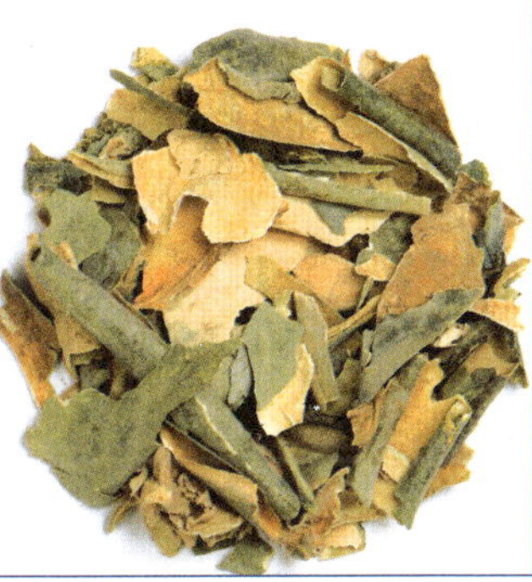

复方

主治：跌打损伤。

用料：黄明胶一两，干冬瓜皮一两。

用法：将黄明胶、干冬瓜皮锉细，同炒存性，研为末。每取五钱，热酒一杯调服。服后再饮酒二三杯，暖卧，发出微汗即止痛。

来源：《本草纲目》

冬瓜子

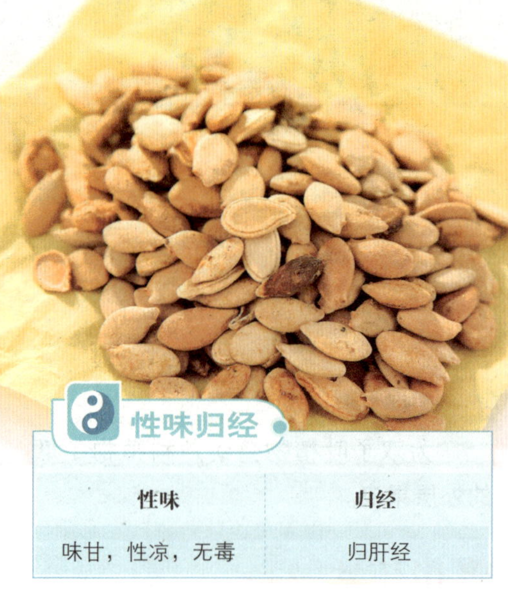

别名

白瓜子、瓜子、瓜瓣、冬瓜仁、瓜犀

药材来源

为双子叶植物药葫芦科植物冬瓜的种子。

性味归经

性味	归经
味甘，性凉，无毒	归肝经

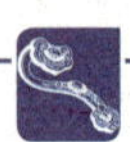

用药禁忌

久服容易寒中。

药材选购

冬瓜子为冬瓜的种子，一般为扁平的长卵圆形或长椭圆形，选购时以粒饱满、种皮白色、没有杂质的干品为优。

常用方

主治：盆腔脓肿属于热毒壅聚者。

用料：连翘30克，金银花30克，蒲公英30克，败酱草30克，冬瓜子30克，赤芍6克，牡丹皮6克，川大黄（川军）3克，赤小豆9克，甘草节6克，土贝母9克，犀黄丸9克（分两次吞服）。

用法：水煎服。

来源：《刘奉五妇科经验》

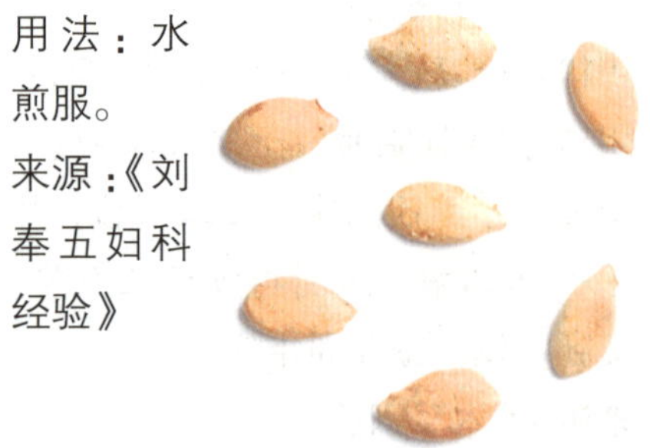

复方

主治：补肝治眼漠漠不明。

用料：冬瓜子、青葙子、茺蔚子、枸杞子、牡荆子、菟丝子、芜菁子、决明子、地肤子、柏子仁各二合，牡桂二两，蕤仁一合（一本云二两），细辛半两（一本云一两半），蘡薁根二两，车前子一两。

用法：将以上十六味下筛，食后以酒服方寸匕，日二。

来源：《备急千金要方》

葫芦

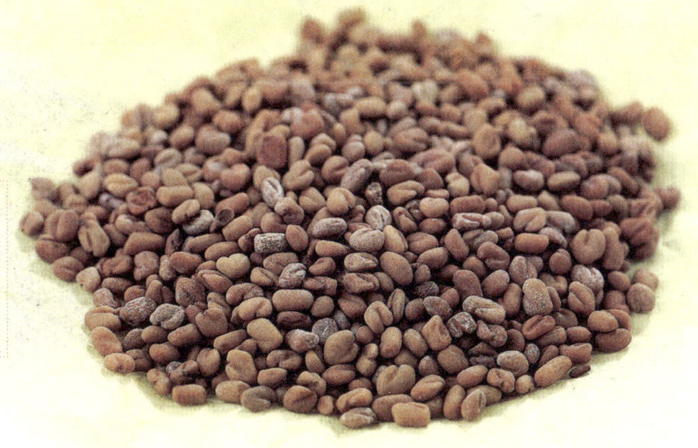

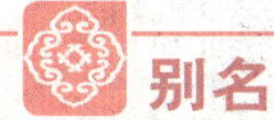

别名

匏、匏瓜、壶、匏瓜、腰舟、瓠匏、葫芦瓜

药材来源

为葫芦科植物葫芦的干燥种子。

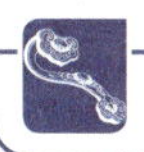

用药禁忌

脾胃虚寒者忌食。

性味归经

性味	归经
味甘，性平	归肺、小肠二经

常用方

主治：肾炎，小便不利，全身浮肿。
用料：葫芦、西瓜皮、白茅根各18克，玉米须（玉蜀黍蕊）12克，赤小豆90克。
用法：水煎，每日3次分服。
来源：《现代实用中药》

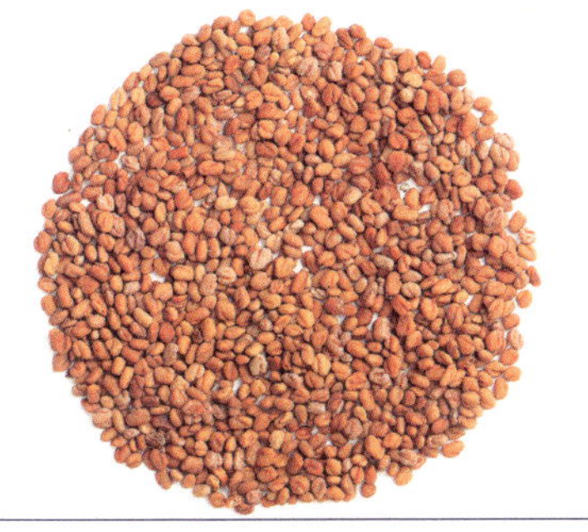

药材选购

葫芦以其干燥种子入药。新鲜的葫芦皮嫩绿，果肉白色。

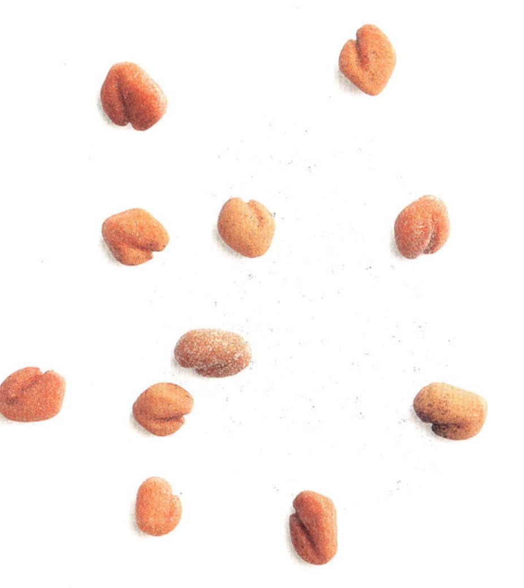

玉米须

别名

玉麦须、玉蜀黍蕊、棒子毛

药材来源

为禾本科植物玉蜀黍的花柱。

用药禁忌

不作药的时候不要服用。

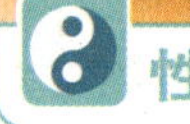

性味归经

性味	归经
味甘，性平，无毒	归肝、胆、膀胱经

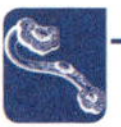

常用方

主治：水肿。
用料：玉米须二两。
用法：煎水服，忌食盐。
来源：《贵阳市秘方验方》

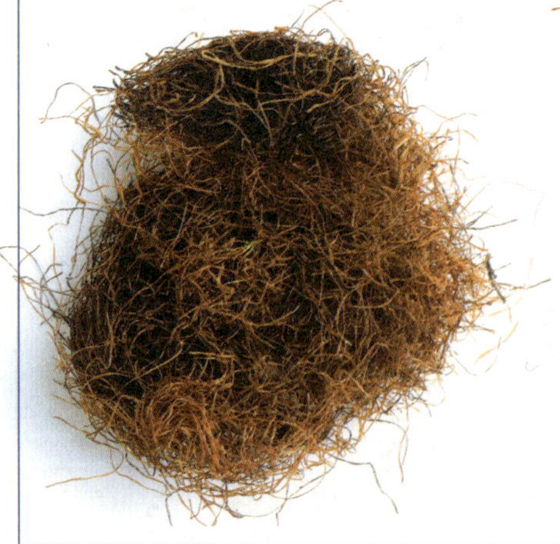

药材选购

玉米须为玉蜀黍的花柱，可入药。一般为细丝状，新鲜品为黄绿色或红褐色，干燥品为黄白色或浅棕色。

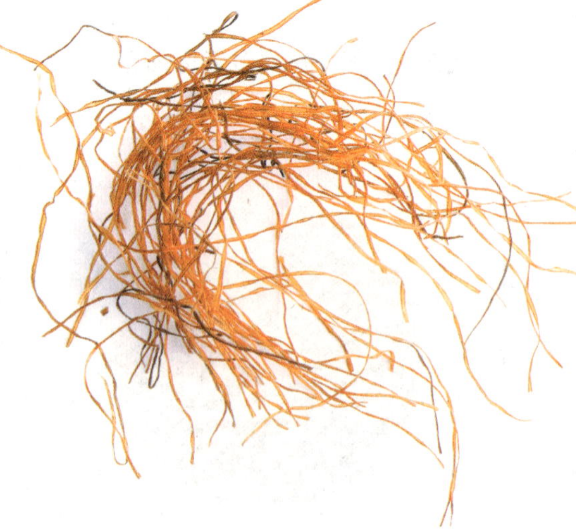

第五章 祛湿药

祛湿药是指具有祛除湿邪作用的药物。祛湿药气味芳香，性温而燥，芳香能助脾健运，燥可去湿，故有芳香化湿，辟秽除浊的作用。适用于湿浊内阻，脾为湿困，运化失职所致的胸腹痞闷，食少体倦，口淡不渴，或呕吐泛酸，大便溏泄，舌苔白腻等证。

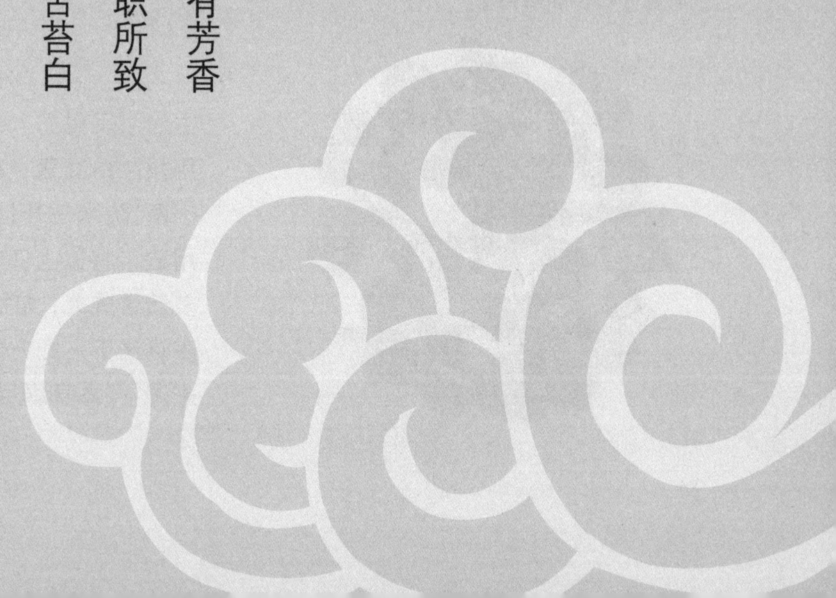

砂仁

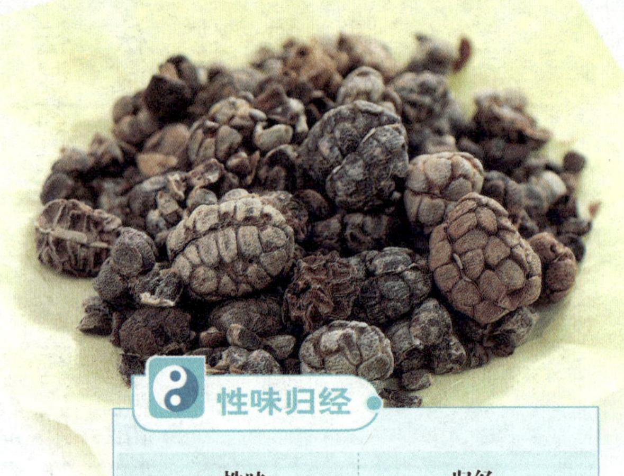

别名

缩砂仁、缩砂蜜、缩砂密、缩砂

性味归经

性味	归经
味辛，性温，无毒	归脾、胃、心经

药材来源

为双子叶植物药姜科植物阳春砂或缩砂的成熟果实或种子。

药材选购

砂仁为阳春砂或缩砂的成熟果实或种子，可入药。又分为阳春砂仁、进口砂仁。选购砂仁时皆以个大而饱满、质地坚实、气味浓厚的干品为优。

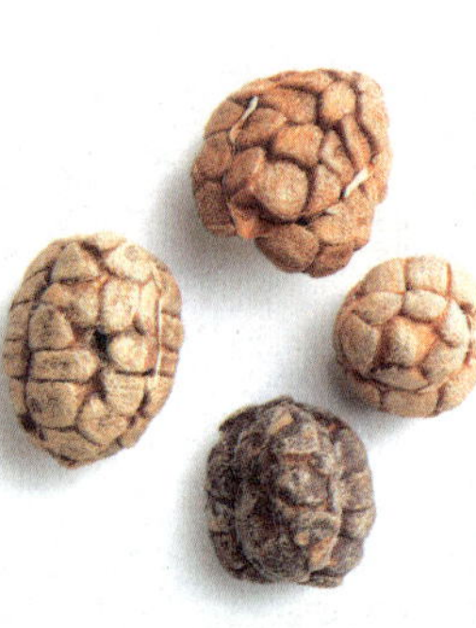

用药禁忌

口服时，偶尔会有变态反应（过敏反应）；阴虚内热者忌服。

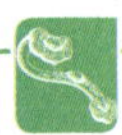

单方

主治：牙痛。

用法：口中常嚼砂仁。

来源：《本草纲目》

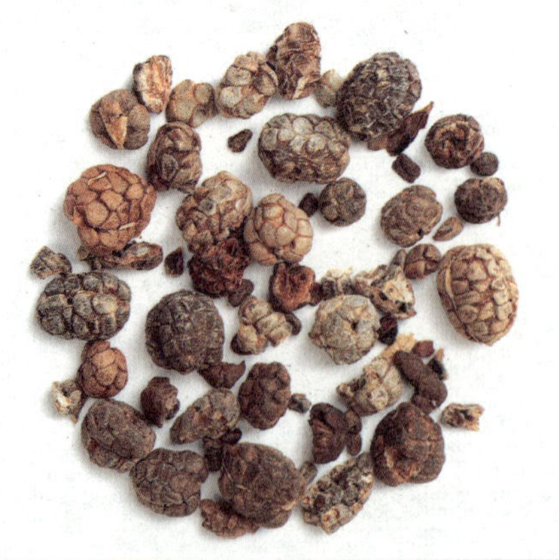

复方

主治：反胃。

用料：白豆蔻、砂仁各二两，丁香一两，陈米一升（黄土炒焦，去土）。

用法：将以上四味药共研为末，加姜汁合成丸，如梧子大。每服百丸，姜汤送下。此方名“太仓丸”。

来源：《本草纲目》

穿山龙

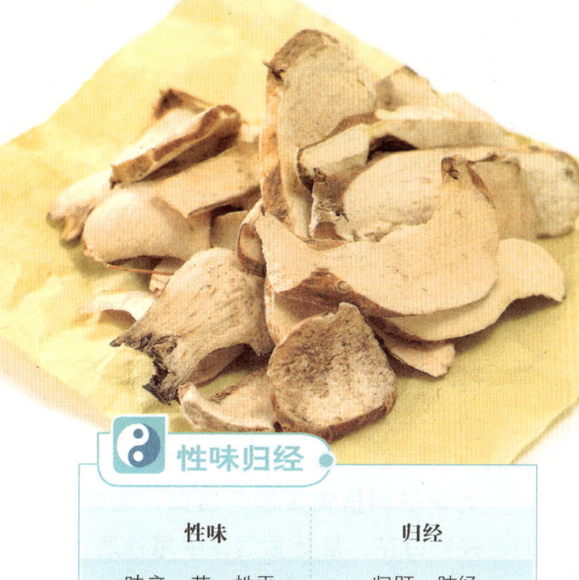

别名

穿龙骨、穿地龙、狗山药、山常山、穿山骨、火藤根、粉萆、黄姜、土山薯、爬山虎

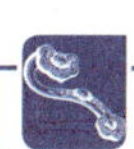

性味归经

性味	归经
味辛、苦，性平	归肝、肺经

药材来源

为薯蓣科植物穿龙薯蓣的根茎。

用药禁忌

粉碎加工时注意防护，以免发生过敏反应。

药材选购

穿山龙为穿龙薯蓣的根茎，可入药。选购时以粗长、表面土黄色、质地坚硬的干品为优。

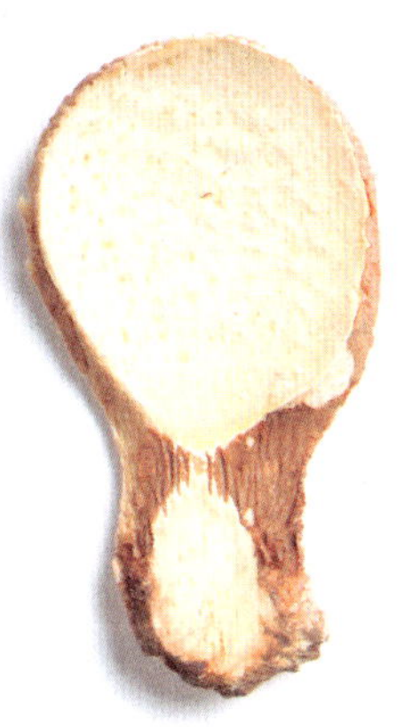

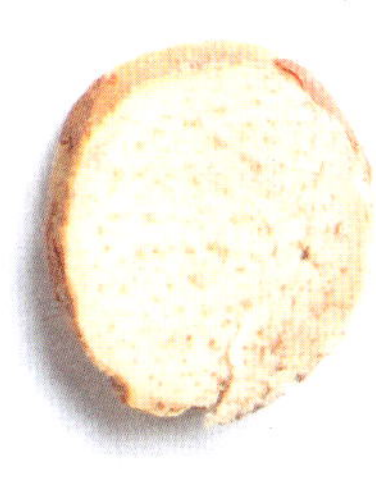

常用方

主治：风寒湿痹。风湿在表，头痛身重，一身尽痛，恶寒发热，或风寒湿邪，侵入经络，腰腿疼痛，屈伸不利，四肢麻木。

用料：防风50克，桂枝50克，麻黄50克，威灵仙50克，川乌（制）5克，草乌（制）5克，苍术（炒）50克，茯苓50克，木瓜50克，秦艽50克，骨碎补（炒）50克，牛膝50克，甘草50克，海风藤50克，青风藤50克，穿山龙50克，老鹳草50克，茄根50克。

用法：以上药材粉碎成细粉，过筛，混匀。每100克粉末加炼蜜160~180克制成大蜜丸，即得。口服，一次1丸，一日两次。

来源：《中华人民共和国药典》

独活

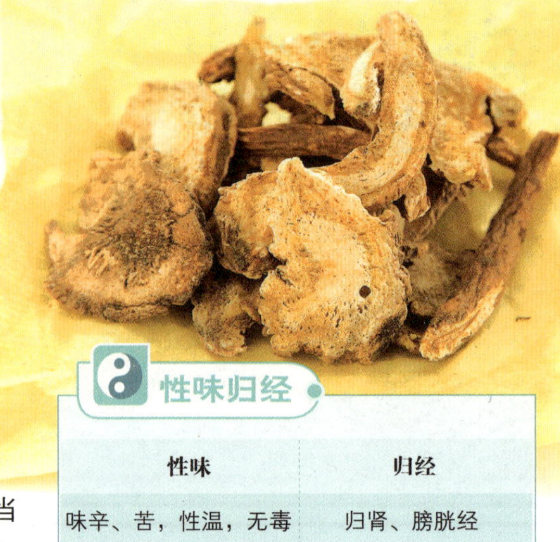

别名

独摇草、独滑、长生草

性味归经

性味	归经
味辛、苦，性温，无毒	归肾、膀胱经

药材来源

为伞形科植物重齿毛当归、毛当归、兴安白芷、紫茎独活、牛尾独活、软毛独活以及五加科植物食用木等的根及根茎。

药材选购

独活为多种食用木等的根及根茎，可入药。如资丘独活，为植物重齿毛当归的干燥根茎及根，选购时以根条粗壮肥大、香气浓郁的干品为优。香独活，为植物毛当归的干燥根茎及根，选购时以根条粗壮、质地柔软、含浓郁香气的干品为优。

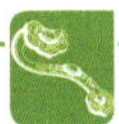

用药禁忌

气血虚而全身痛者，阴虚下体痿软者忌服。

单方

主治：产后腹痛。

用法：将2两羌活煎酒服用。

来源：《本草纲目》

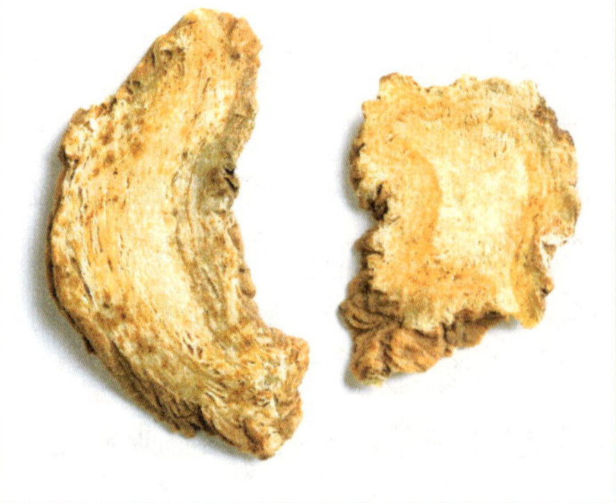

复方

主治：产后腹痛引腰，背拘急痛。

用料：独活、当归、桂心、芍药、生姜各三两，甘草二两，大枣二十枚。

用法：将以上七味捣碎，以水八升，煮取三升，去渣，分三服。

来源：《备急千金要方》

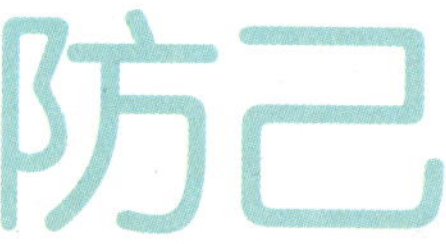

防己

别名

解离、载君行、石解

药材来源

为防己科植物粉防己、木防己及马兜铃科植物广防己、异叶马兜铃的根。

用药禁忌

防己比较苦寒，不宜大量使用，以免损伤胃气。食欲不振、阴虚无实热者禁用。

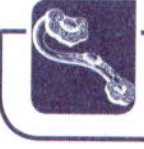

常用方

主治：皮水。四肢肿，水气在皮肤中，四肢聂聂动。

用料：防己9克，黄芪9克，桂枝9克，茯苓18克，甘草6克。

用法：以上五味药加水1.2升，煮取400毫升，分三次温服。

来源：《金匮要略》

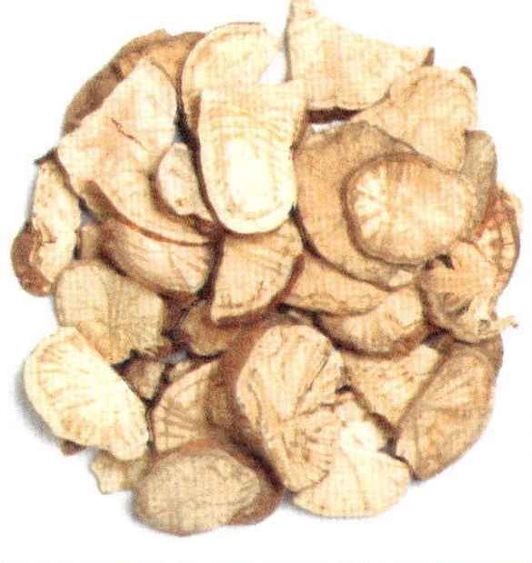

性味归经

性味	归经
味苦，辛，性寒，有小毒	归膀胱、脾、肝、肾经

药材选购

防己以其根入药，又分为木防己、广防己等。如广防己，其根呈圆柱形或半圆柱形。选购时以根块大、粗细均匀、质地重的干品为优。

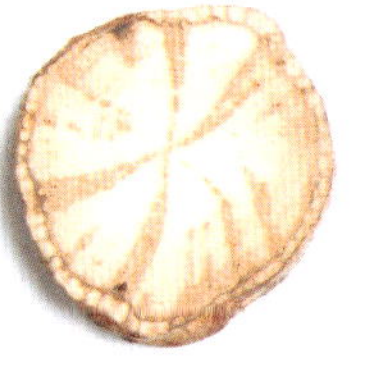

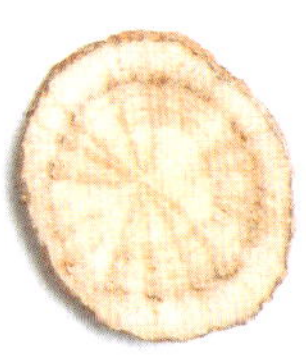

复方

主治：小儿夜啼，至明即安寐。

用料：川芎、白术、防己各半两。

用法：将以上三味下筛，以乳和与儿服之，量多少，又以儿母手掩脐中，亦以摩儿头及脊，验，二十日儿未能服散者，以乳汁和之，服如麻子一丸，儿大能服药者，以意斟酌之。

来源：《备急千金要方》

川乌

别名

乌头、五毒根

药材来源

为毛茛科植物乌头的干燥母根。

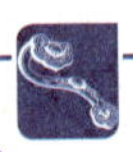

用药禁忌

生品内服宜慎。不宜与贝母类、半夏、白及、白蔹、天花粉、瓜蒌类同用。

常用方

主治：耳鸣不止。

用料：乌头（烧作灰）、菖蒲等份。

用法：以上药材研为末，以棉花裹住药末塞入耳内，一天换药两次。

来源：《本草纲目》

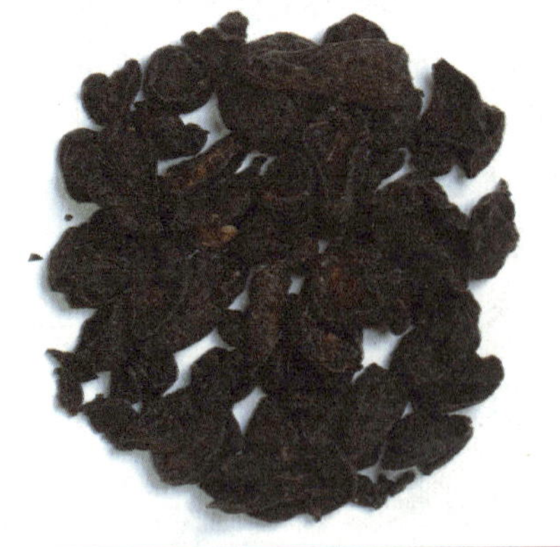

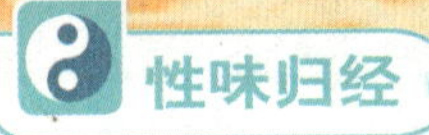

性味归经

性味	归经
味辛、苦，性热；有大毒	归心、肝、肾、脾经

药材选购

川乌为乌头的干燥母根，可入药。一般为不规则的圆锥形，质地坚实，断面为类白色或浅灰黄色。

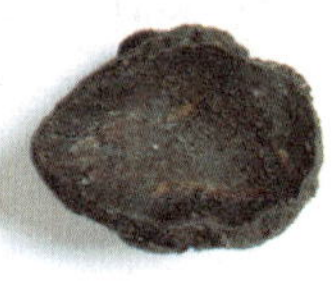

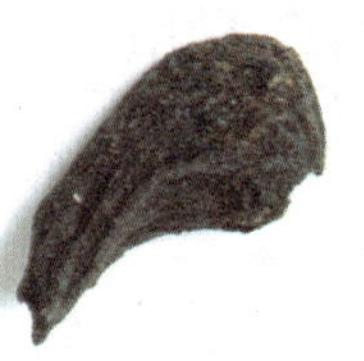

复方

主治：风湿脚气。

用料：生石亭脂一两，生川乌头一两，无名异二两。

用法：以上药材一起研为粉末，取葱白一小段捣烂成汁后与药末和成丸，每次空心以淡茶加生葱送服。

来源：《本草纲目》

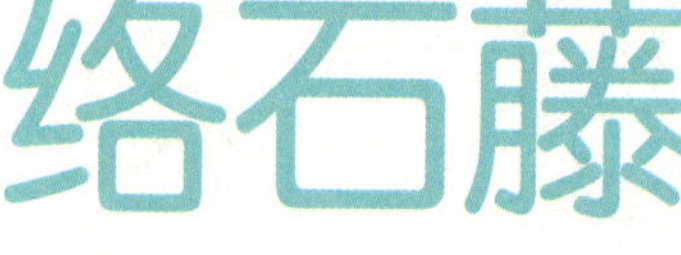

络石藤

别名

云英、爬山虎、爬墙虎、鹿角草、羊角藤、折骨草、双合草、剃头草、软筋藤

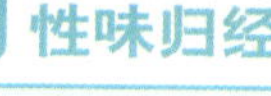

性味归经

性味	归经
味苦，性凉	归肝、肾、心经

药材来源

为夹竹桃科植物络石的茎、叶。

用药禁忌

阴盛体质者禁用。阴盛体质者怕冷容易腹泻。

药材选购

络石藤为络石的茎、叶，可入药。选购时以茎直、叶片多、颜色绿的干品为优。

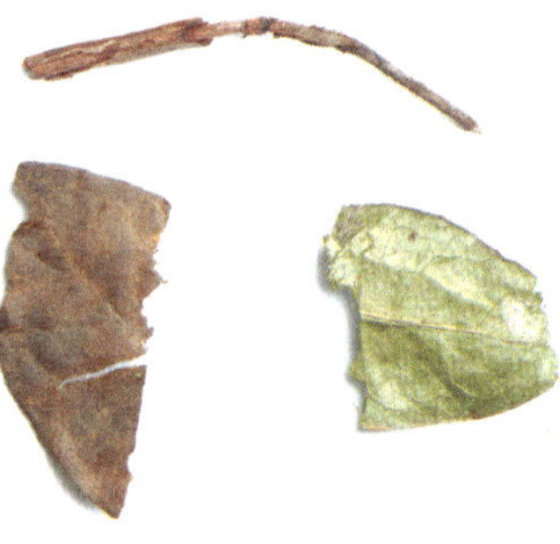

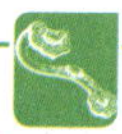

单方

主治：喉痹肿塞，喘息不通。

用法：将一两络石藤加一升水煎成一大碗服下。

来源：《本草纲目》

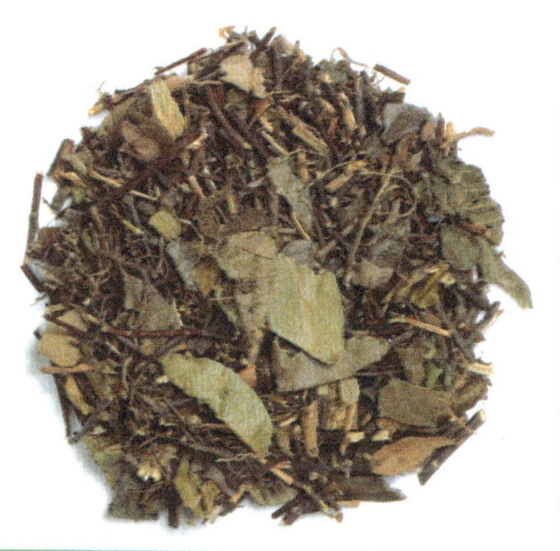

复方

主治：痈疽热痛。

用料：络石藤一两，皂荚刺一两（新瓦上炒黄），甘草节半两，大瓜蒌一个（取仁，炒香），乳香、没药各三钱。

用法：将以上中药混合后，每取二钱，加水一碗、酒半碗，慢火煎成一碗，温服。

来源：《本草纲目》

木瓜

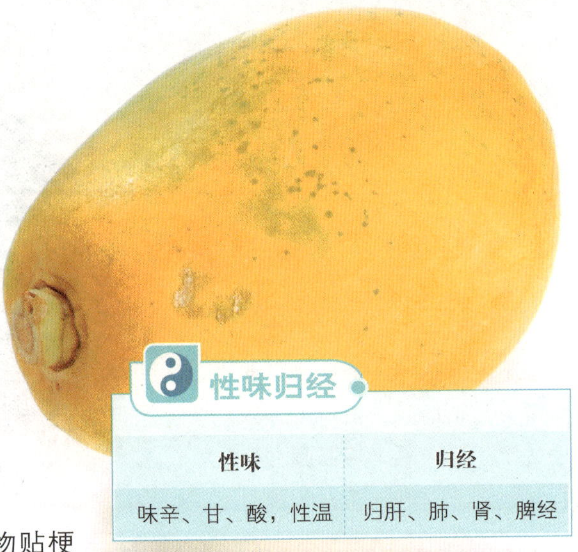

别名

木瓜实、铁脚梨

药材来源

为双子叶植物药蔷薇科植物贴梗海棠的果实。

性味归经

性味	归经
味辛、甘、酸，性温	归肝、肺、肾、脾经

用药禁忌

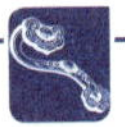

不宜多食，多食容易损伤牙齿和骨骼。精血虚、真阴不足、胃酸过多者不宜服用。

药材选购

木瓜以其果实入药，果实一般为长圆形。选购时以个大、外皮微皱且为紫红色的干品为优。

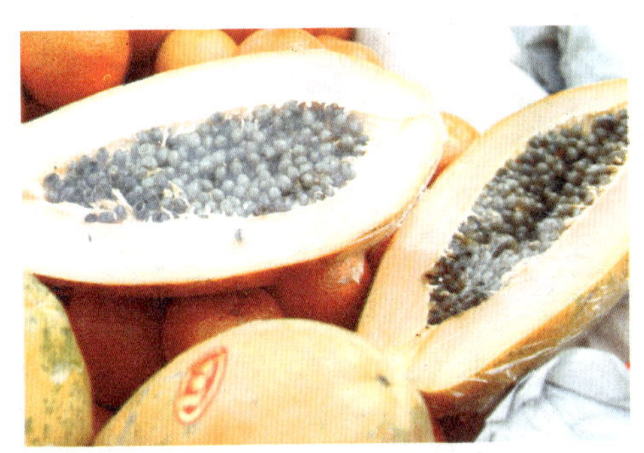

常用方

主治：筋急项强，不可转侧。

用料：木瓜 2 个（取盖去瓤），没药（研）60 克，乳香（研）7.5 克。

用法：将没药与乳香纳木瓜中，盖严，以竹签固定，饭上蒸三四次，烂研成膏。每服 3~5 匙，地黄酒（即生地黄汁 75 毫升与无灰酒 300 毫升相和）炖暖化下。

来源：《普济本事方》

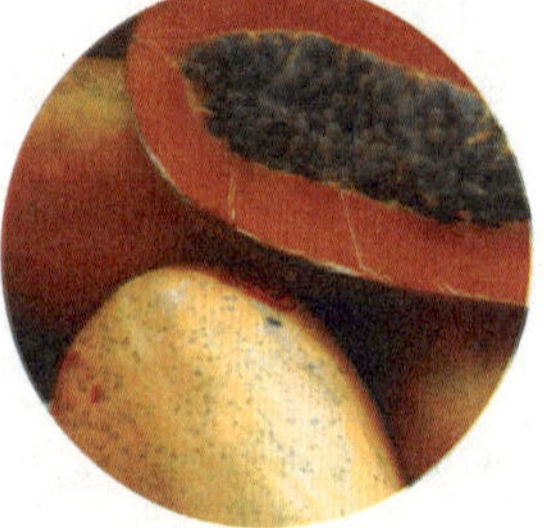

复方

主治：脚气入腹，困闷欲死，腹胀。

用料：吴茱萸六升，木瓜两颗（切）。

用法：将以上两味加水一斗三升，煮取三升，分三服，相去如人行十里久，进一服。

来源：《备急千金要方》

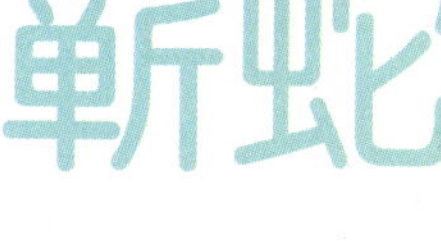

蕲蛇

别名

大白花蛇、棋盘蛇、五步蛇、百步蛇

药材来源

为蝰科动物五步蛇的干燥体。

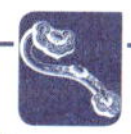

用药禁忌

阴虚血热的人，风热的人不宜使用。

常用方

主治：大麻风。

用料：生黄芪3两，当归2两，白术1两，茯苓1两，防风5钱，羌活5钱，荆芥穗5钱，红花3钱，生甘草1两，金银花2两，蝉蜕5钱，白蒺藜5钱，苦参2两，蕲蛇（全具，酒浸3日，去皮骨，用肉）。

用法：以上药材煮酒20斤，随意饮之，以微醺为度。

来源：《医林纂要》

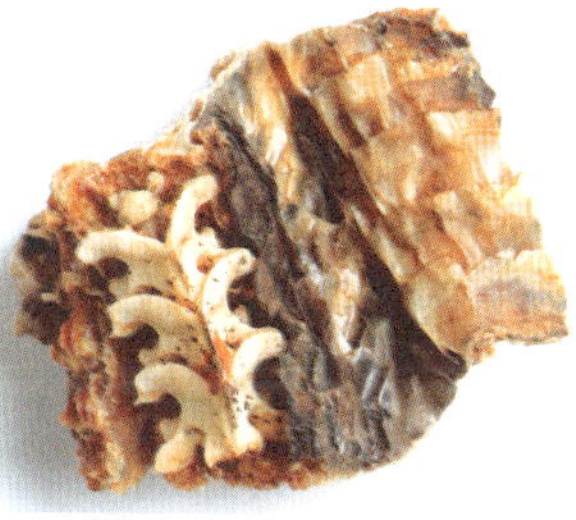

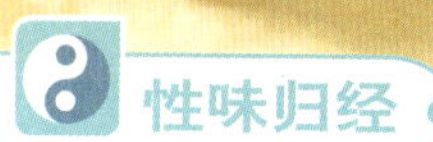

性味归经

性味	归经
味甘、辛，性温；有毒	归肝、肾经

药材选购

蕲蛇的干燥全体可入药。其全体一般卷成圆盘状，体长可达到2米，头一般呈扁平的三角形，背部有黑褐色与浅棕色的U形斑纹，腹部灰白色，鳞片大，稍有腥气。

复方

主治：痘疮黑陷。

用料：蕲蛇，大丁香七枚。

用法：将蕲蛇连骨炙，勿令炙焦，取三钱，加大丁香七枚，共研为末。每服五分，水和淡酒送下，有特效。不久，身上发热。此方名“托痘花蛇散”。

来源：《备急千金要方》

青风藤

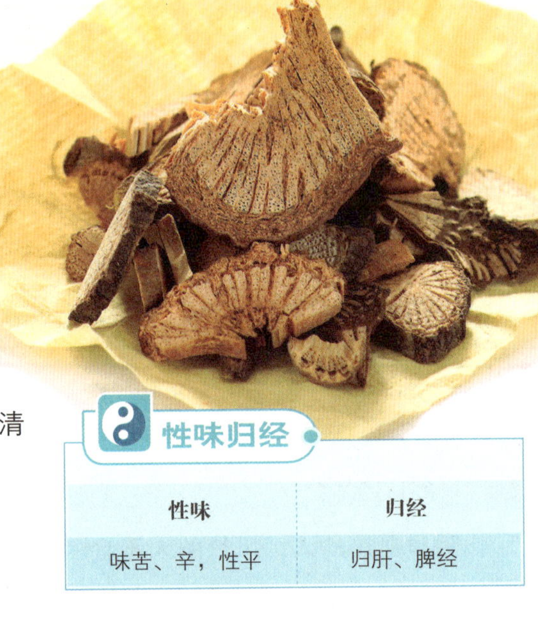

别名

清风藤、大叶青藤、土木通、大青木香、华防、过山龙、穿山藤、寻风藤

药材来源

为防己科植物青藤、华防己或清风藤科植物清风藤等的藤茎。

用药禁忌

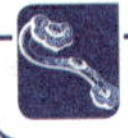

脾胃虚弱者慎用。

常用方

主治：祛风散寒，舒筋活络。

用料：防风50克，桂枝50克，麻黄50克，威灵仙50克，川乌（制）5克，草乌（制）5克，苍术（炒）50克，茯苓50克，木瓜50克，秦艽50克，骨碎补（炒）50克，牛膝50克，甘草50克，海风藤50克，青风藤50克，穿山龙50克，老鹳草50克，茄根50克。

用法：以上药材粉碎成细粉，过筛，混匀。每100克粉末加炼蜜160~180克制成大蜜丸，即得。口服，一次1丸，一日两次。

来源：《中华人民共和国药典》

性味归经

性味	归经
味苦、辛，性平	归肝、脾经

药材选购

青风藤以其藤茎入药，一般为细长圆柱形，选购时以表皮灰褐色或棕褐色、质地坚实且脆、断面灰黄色的干品为优。

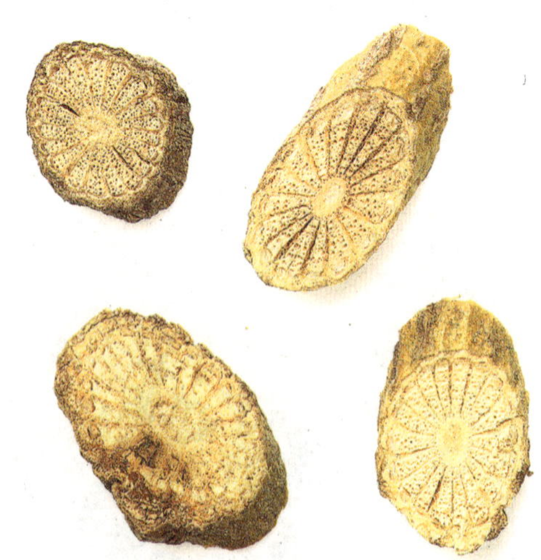

桑寄生

别名

茑、寓木、宛童、桑上寄生、寄屑、寄生树、寄生草、茑木、冰粉树、蠹心宝、桃木寄生

药材来源

为桑寄生科植物槲寄生、桑寄生或毛叶桑寄生等的枝叶。

用药禁忌

粉碎加工时注意防护，以免发生过敏反应。

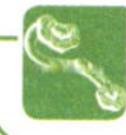

单方

主治：膈气。

用法：将生桑寄生捣成一碗汁服用。

来源：《本草纲目》

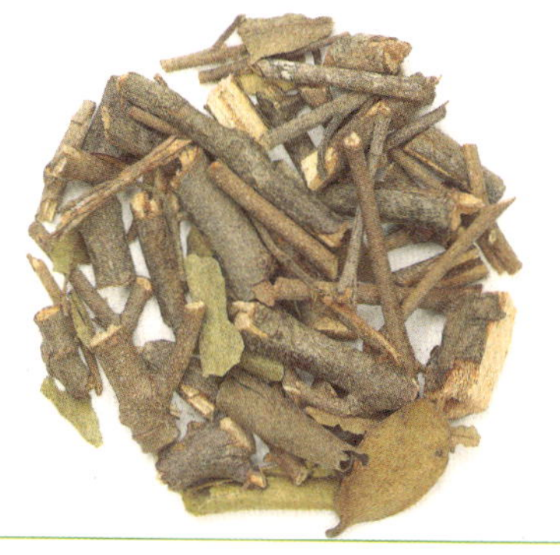

性味归经

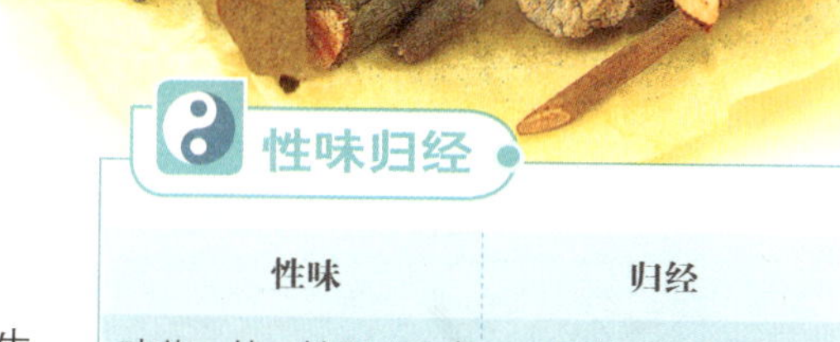

性味	归经
味苦、甘，性平，无毒	归肝、肾、心经

药材选购

桑寄生以其枝叶入药，选购时以枝条均匀、外皮棕褐色、叶片多、附有桑树干皮的干品为优。

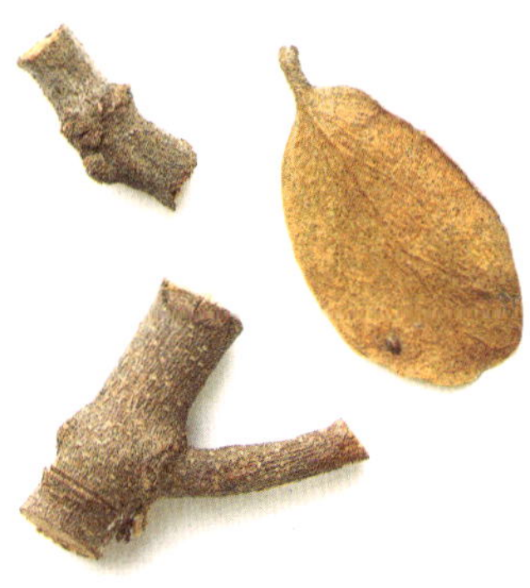

复方

主治：毒痢脓血，脉搏弱。

用料：桑寄生二两，防风、川芎各二钱半，炙甘草三钱。

用法：以上药材研末，加水一碗，煎至八成，连渣服下。

来源：《本草纲目》

桑枝

别名

桑条

药材来源

为桑科植物桑的嫩枝。

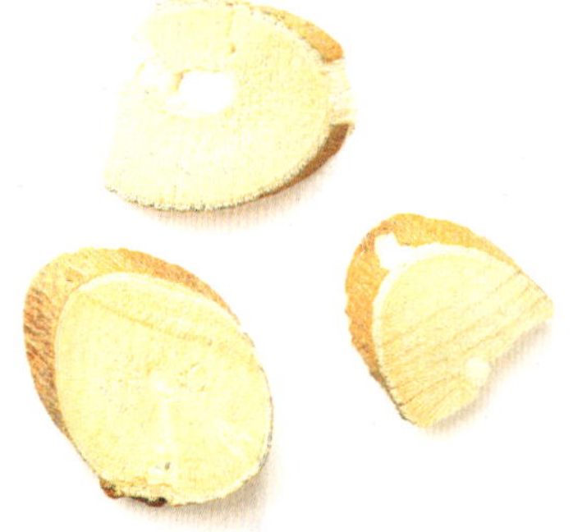

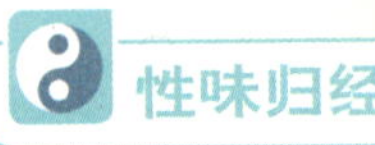

性味归经

性味	归经
味辛、苦，性平，无毒	归肝、肺、肾经

药材选购

桑的嫩枝可入药，一般为长短不一的长圆柱形。选购时以枝条质嫩、断面黄白色的干品为优。

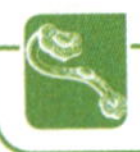

单方

主治：脚气水肿。

用法：将2两桑枝炒香，加入一升水煎至二合，每天空腹饮用。

来源：《本草纲目》

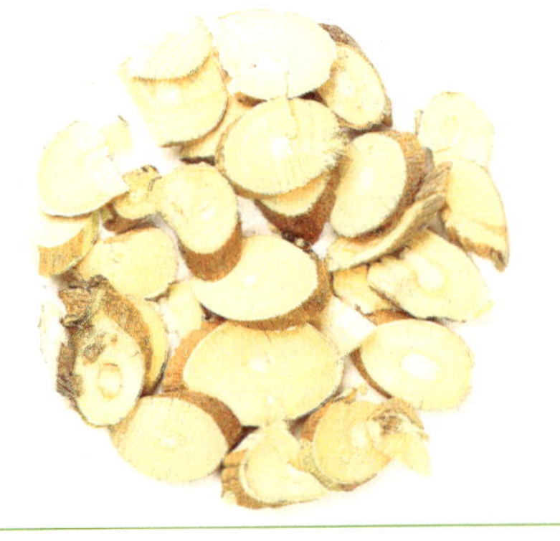

复方

主治：风热臂痛。

用料：桑枝。

用法：用桑枝一小升，切细，炒过，加水三升，煎成二升，一日服尽。

来源：《本草纲目》

伸筋草

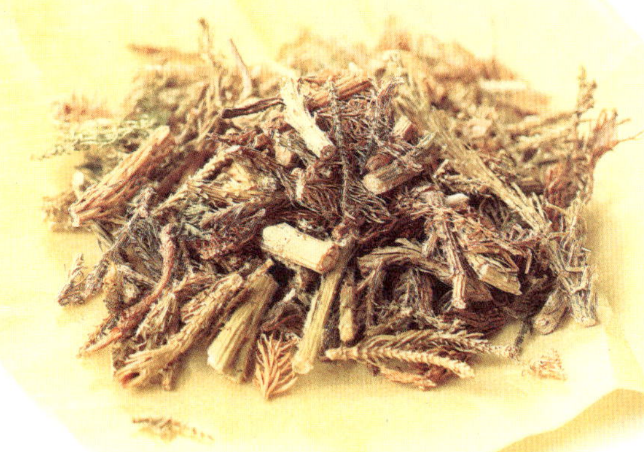

别名

过山龙、金毛狮子草、金腰带、猫藤草、通伸草、山猫儿、老虎垫坐、盘龙草、烂腰蛇

药材来源

为石松科植物石松的带根全草。

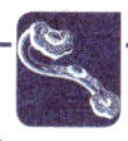

用药禁忌

妊娠期以及月经出血过多者禁用。

常用方

主治：风湿外侵，筋骨疼痛。

用料：宣木瓜9克，秦艽6克，防风6克，防己6克，伸筋草6克，白芷6克。

用法：用水熬透，洗患处。

来源：《慈禧光绪医方选议》

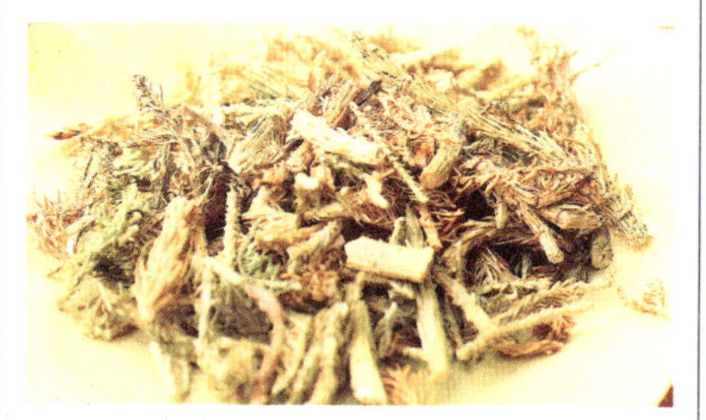

性味归经

性味	归经
味苦、辛，性温，无毒	归肝经

药材选购

伸筋草为石松的带根全草，可入药。选购时以根茎长、茎颜色为黄绿色，叶片有光泽的干品为优。

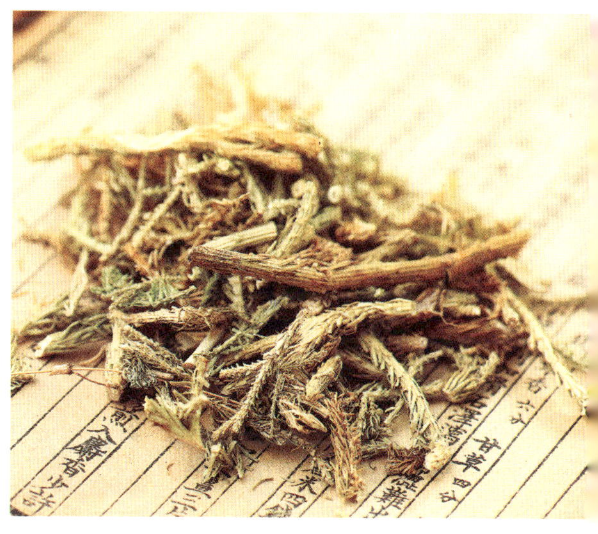

丝瓜络

别名

丝瓜网、丝瓜壳、瓜络、絮瓜瓤、天罗线、丝瓜筋、丝瓜瓤、千层楼

药材来源

为双子叶植物药葫芦科植物丝瓜的干燥成熟果实的维管束。

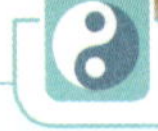

性味归经

性味	归经
味甘，性平，无毒	归肺、胃、肝经

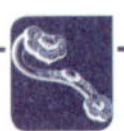

常用方

主治：肝郁气滞，乳汁停滞不畅，以致乳房硬满胀痛，甚或红肿，时有恶寒发热，舌淡苔白，脉弦数。

用料：全瓜蒌12克，青皮9克，丝瓜络15克，橘络、通草各9克，橘叶10片，郁金6克，刺蒺藜9克，蒲公英15克。

用法：水煎，温服。

来源：《中医妇科治疗学》

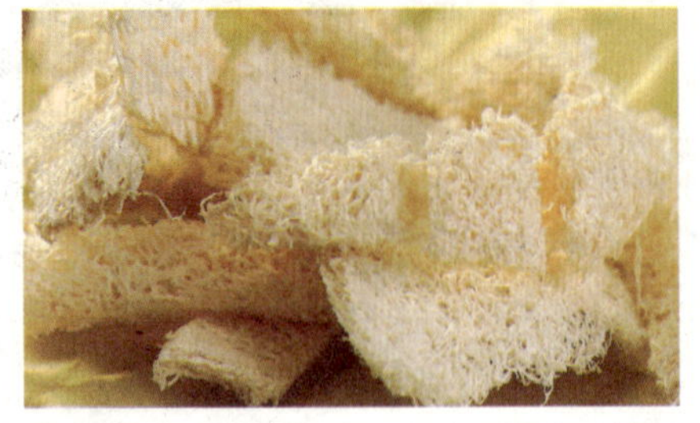

药材选购

丝瓜络为丝瓜的干燥成熟果实的维管束。选购时以质地柔韧、筋脉细、颜色洁白、不带皮的干品为优。

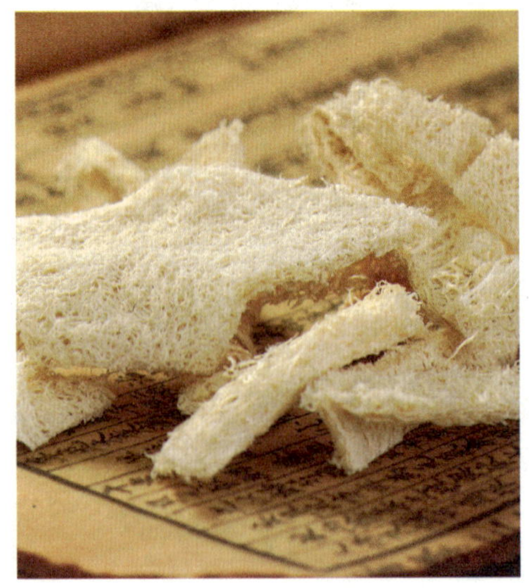

乌梢蛇

别名

乌蛇、乌花蛇、剑脊蛇、黑风蛇、黄风蛇、剑脊乌梢蛇

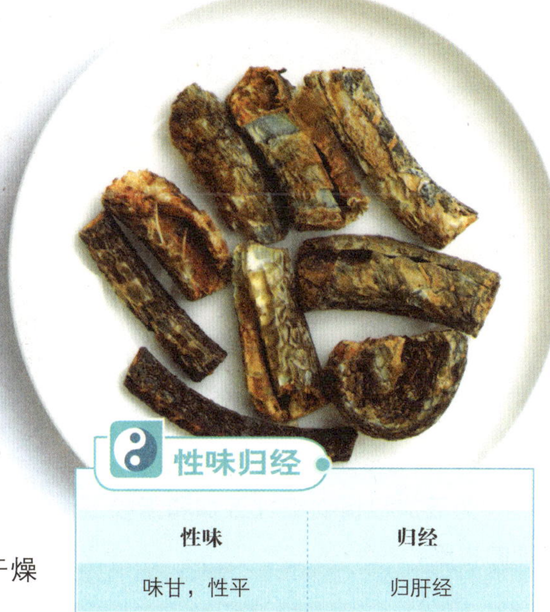

性味归经

性味	归经
味甘，性平	归肝经

药材来源

本品为游蛇科动物乌梢蛇的干燥体。

药材选购

乌梢蛇以其干燥全体入药，全体呈圆盘状，表面黑褐色或绿黑色，头部为扁圆形，腹部为黄白色或淡棕色，含腥气味。

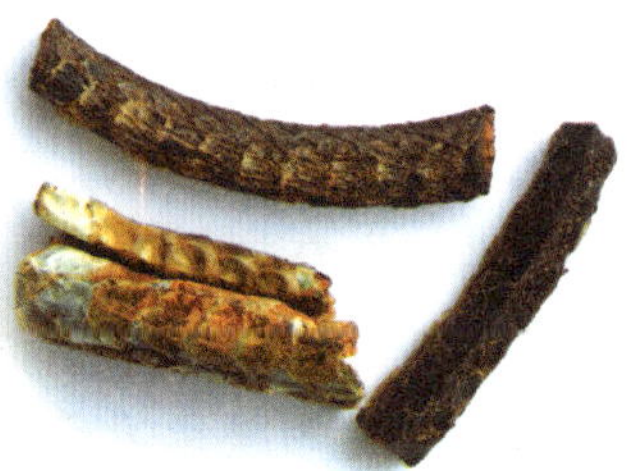

用药禁忌

阴虚内热者忌用。

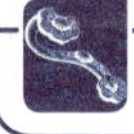

常用方

主治：小儿热盛生风，欲为惊搐，口中气热者。

用料：天麻（末）3克，白附子（末，生）4.5克，青黛（研）3克，蝎尾（去毒，生，末）、乌梢蛇（酒浸，焙干，取末）各3克，朱砂（研）0.3克，天竺黄（研）3克。

用法：以上药材研为细末，生蜜和成膏。每服半皂子大至1皂子大，月中儿粳米大；同牛黄膏、薄荷水溶化混匀服；五岁以上，同甘露散服之。

来源：《小儿药证直诀》

复方

主治：破伤中风（项强，身直）。

用料：白花蛇、乌梢蛇各取后端二寸，全蜈蚣一条。

用法：白花蛇、乌梢蛇酒洗润，刮出肉，加全蜈蚣一条，共炙为末。每服三钱，温酒调下。此方名“定命散”。

来源：《本草纲目》

五加皮

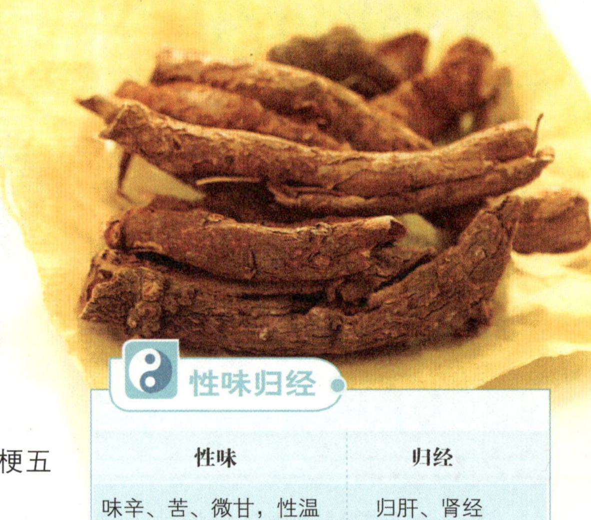

别名

南五加皮、五谷皮、红五加皮

药材来源

为五加科植物细柱五加和无梗五加的根皮。

用药禁忌

阴虚火旺、舌干口苦者忌服。

性味归经

性味	归经
味辛、苦、微甘，性温	归肝、肾经

药材选购

五加皮为细柱五加和无梗五加的根皮，可入药。选购时以根皮粗长而厚、气味香、没有木心的干品为优。

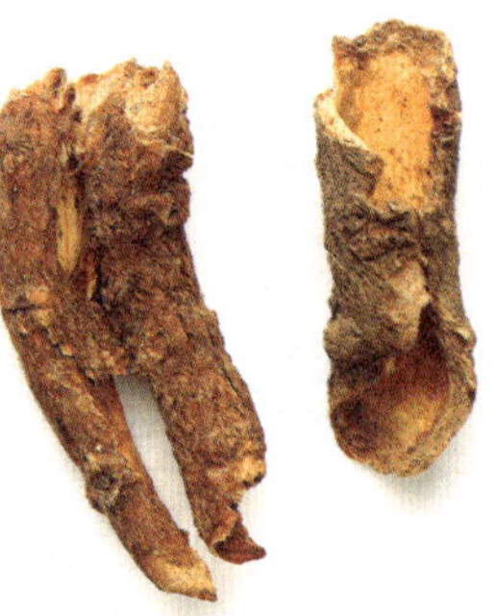

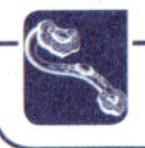

常用方

主治：跌打损伤皮破，二目及面浮肿，若内伤瘀血，上呕吐衄，气虚昏沉，不省人事，身软，面色干黄，遍身虚浮，烦躁焦渴，胸膈疼痛，脾胃不开，饮食少进。

用料：当归（酒洗）、没药、五加皮、皮硝、青皮、川椒、香附子各9克，丁香3克，麝香0.3克，老葱3根，地骨皮3克，牡丹皮6克。

用法：水煎滚，熏洗患处。

来源：《医宗金鉴》

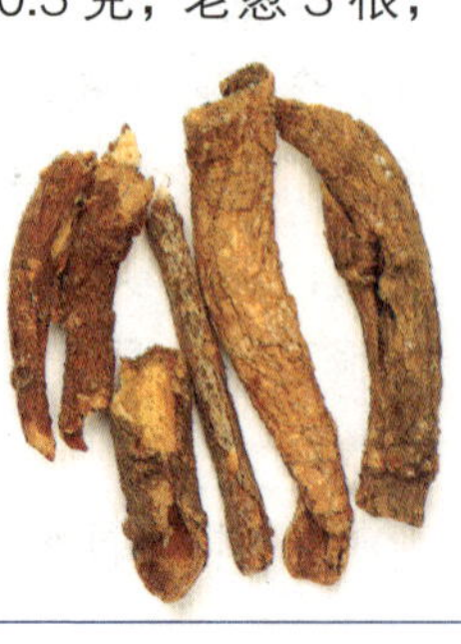

复方

主治：肝虚寒劳损，口苦，关节骨疼痛，筋挛缩，烦闷。

用料：虎骨（以狗骨代替）一升（炙焦，碎如雀头），丹参八两，干地黄七两，地骨皮、干姜、川芎各四两，猪椒根、白术、五加皮、枳实各五两。

用法：上十味捣碎，绢袋盛，以酒四斗浸四日，初服六七合，渐加至一升，日再服。

来源：《备急千金要方》

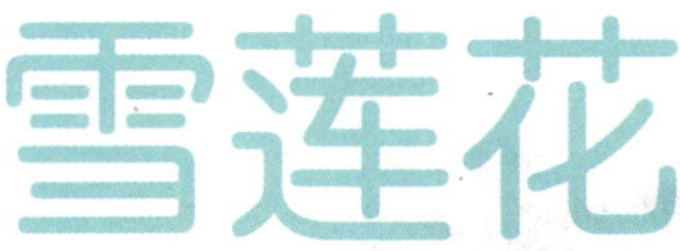

雪莲花

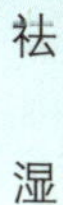

别名

雪莲、雪荷花、大拇花、大木花

药材来源

为菊科植物绵头雪莲花、大苞雪莲花、水母雪莲花等的带花全株。

用药禁忌

妊娠期忌服。过量服用会导致大汗淋漓。阴虚火旺者慎用。

性味归经

性味	归经
味甘、苦，性温（大苞雪莲花有毒）	归肝、肾经

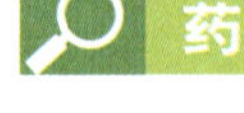

药材选购

雪莲花以其带花全株入药。雪莲花品种很多，如西藏雪莲花、毛头雪莲花等。西藏雪莲花主要分布在西藏，全株覆盖有白色长绵毛，叶片比较密集，花为紫红色。

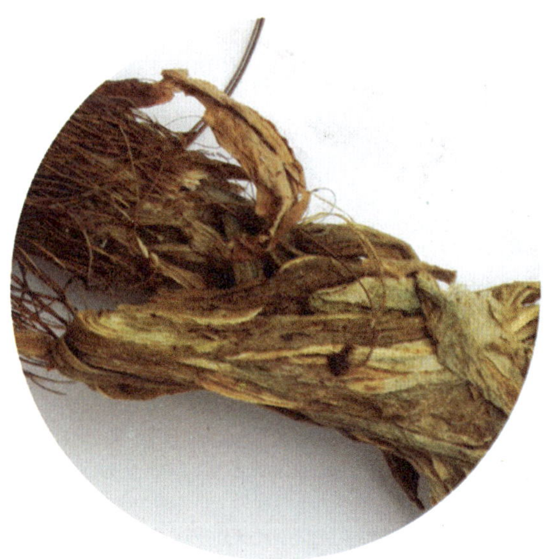

常用方

主治：雪盲，牙痛。

用料：雪莲花二至四钱。

用法：生吃或水煎服。

来源：《云南中草药》

寻骨风

别名

猫耳朵、地丁香、黄白面风、兔子耳、毛风草、猴耳草。

药材来源

为马兜铃科植物寻骨风的全草。

用药禁忌

阴虚内热者忌服。肾病患者忌服。此外，此药不宜大量或长期服用。

性味归经

性味	归经
味辛、苦，性平	归肝、胃经

药材选购

寻骨风以其全草入药，选购时以根茎多、叶片颜色绿、香气浓郁的干品为优。

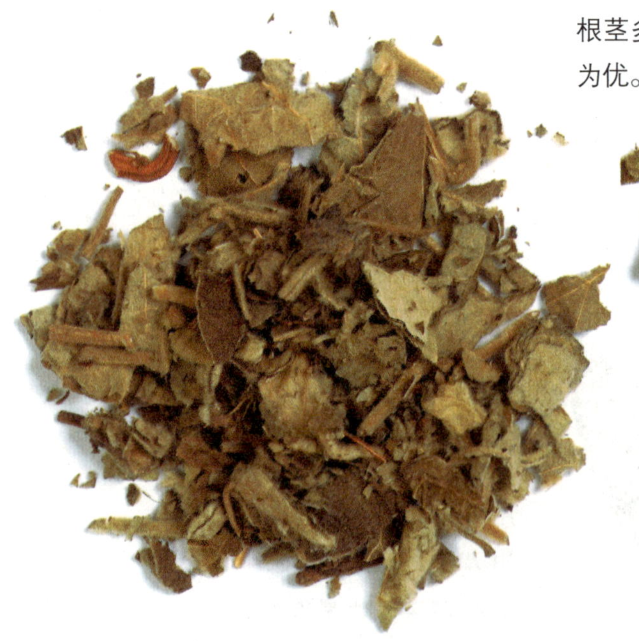

苍术

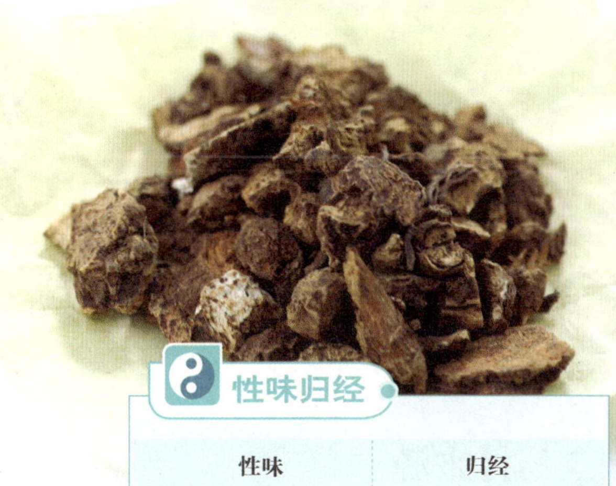

别名

山精、赤术、马蓟、青术、仙术

药材来源

为菊科植物茅苍术、北苍术、关苍术的根茎。

用药禁忌

苍术不能直接吃，通常是熬药使用；苍术属于处方药，不宜单服、久服，要按医嘱服用；阴虚内热者，气虚多汗者忌服。

单方

主治：风牙肿痛。

用法：将盐水浸过的苍术烧存性，研末后用以擦牙。

来源：《本草纲目》

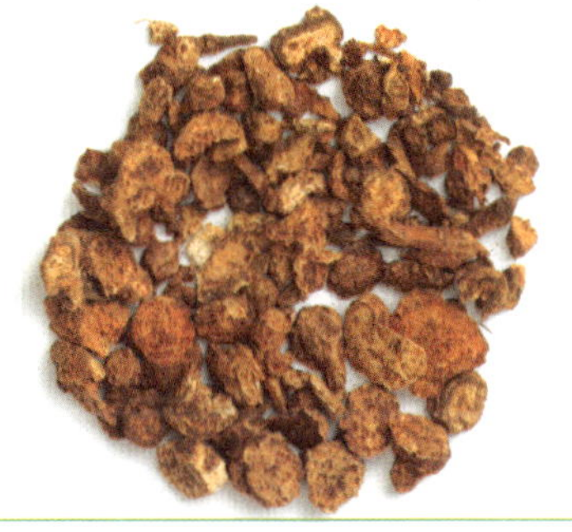

性味归经

性味	归经
味辛、苦，性温	归脾、胃、肺经

药材选购

苍术以根茎入药，品种很多，如茅苍术、北苍术、光苍术等。选购时皆以根茎质地坚实、断面朱砂点多、香气浓郁的干品为优。

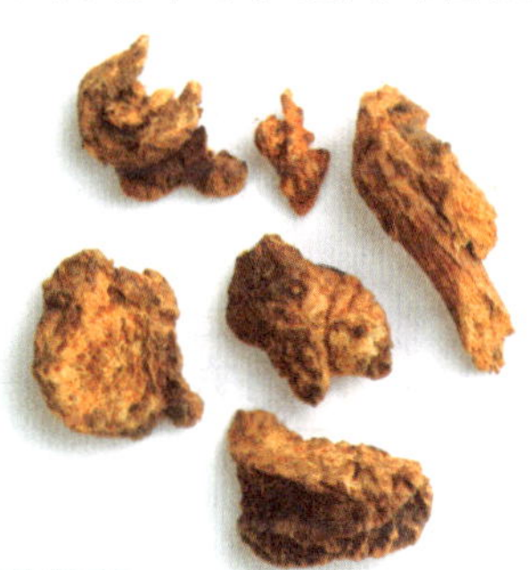

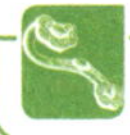

复方

主治：面黄食少。

用料：苍术一斤，熟地黄半斤，干姜（炮）五钱至一两（夏天五钱，冬天一两）。

用法：将以上几味药共研细，加糊成丸，如梧子大。每服五十丸。温水送下。

来源：《本草纲目》

草豆蔻

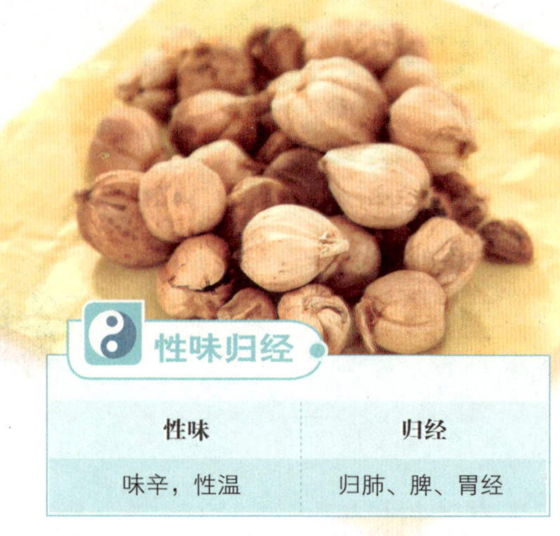

别名

圆豆蔻、白豆蔻、紫蔻、十开蔻

性味归经

性味	归经
味辛，性温	归肺、脾、胃经

药材来源

为姜科植物白豆蔻或爪哇白豆蔻的干燥成熟果实。按产地不同分为原豆蔻和印尼白蔻。

用药禁忌

干燥综合征患者以及糖尿病患者禁食；胃火旺盛，口干舌燥，大便燥结或阴虚内热者禁食。

常用方

主治：小儿泄泻，经久不止，食少腹胀，面黄神疲。

用料：木香草、草豆蔻、槟榔、陈皮、青皮（去白）各 30 克，京三棱 120 克，肉豆蔻（去壳）5 枚。

用法：以上药材研为细末，面糊为丸，如黄米大。每服 50 丸，枣汤下。

来源：《御药院方》

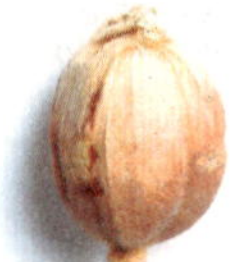 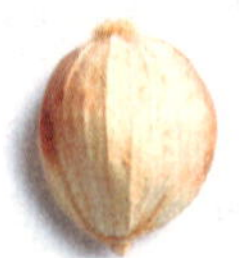 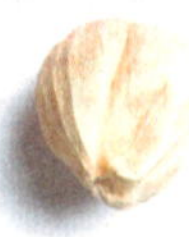

药材选购

这里的豆蔻指白豆蔻，白豆蔻以其果实入药。又分为原豆蔻和印尼白蔻。原豆蔻表面黄白色至淡黄棕色、果皮较轻；印尼白蔻个较小，表面黄白色，果皮较薄，种子瘦瘪。

复方

主治：五香丸治口及身臭，令香止烦散气方。

用料：草豆蔻、丁香、藿香、零陵香、青木香、白芷、桂心各一两，香附子二两，甘松香、当归各半两，槟榔二枚。

用法：将以上十一味共研为末，蜜和丸，常含一丸如大豆，咽汁，日三夜一，亦可常含，咽汁，五日口香，十日体香，二七日衣披香，三七日下风人闻香，四七日洗手水落地香，五七把他手亦香，慎五辛，下气去臭。

来源：《备急千金要方》

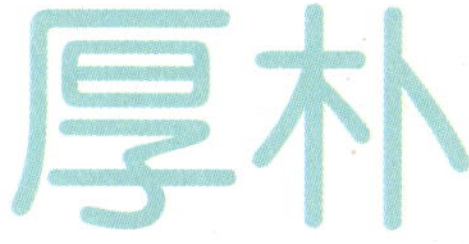

厚朴

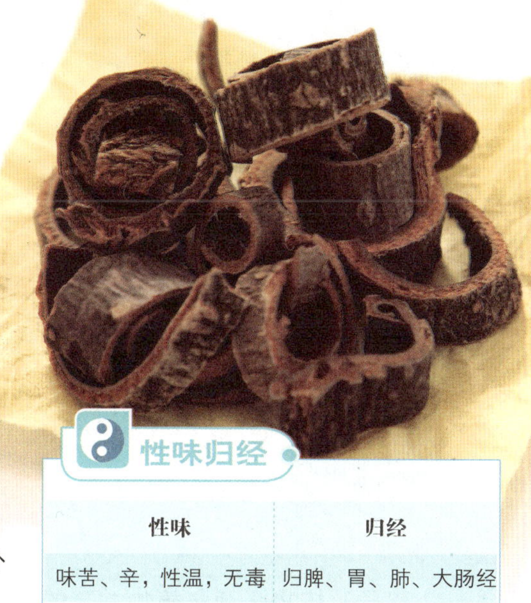

别名

厚皮、重皮、赤朴、烈朴、凹叶厚朴、庐山厚朴

药材来源

为双子叶植物药木兰科植物厚朴或凹叶厚朴的树皮或根皮。

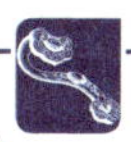

用药禁忌

孕妇忌服；脾胃虚弱者忌服。

常用方

主治：咳而脉浮。

用料：厚朴9克，麻黄12克，石膏9克，杏仁10克，半夏10克，干姜6克，细辛6克，小麦30克，五味子6克。

用法：以上药材，以水1.2升，先煮小麦熟，去渣，再加入其他药，煎取700毫升，温服100毫升，一日三次。

来源：《金匮要略》

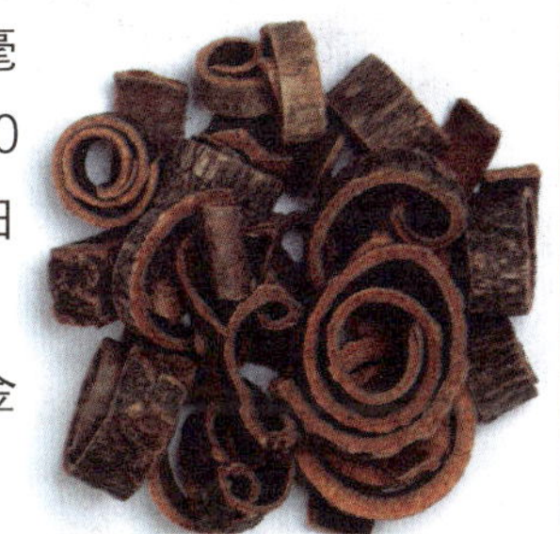

性味归经

性味	归经
味苦、辛，性温，无毒	归脾、胃、肺、大肠经

药材选购

厚朴以其树皮或根皮入药，市场上根据厚朴采皮的部位、加工及形状的不同，分为筒朴、靴角朴、根朴、枝朴四种。选购时以皮粗肉细、内层颜色为深紫色、油性较大、含浓郁香味、咀嚼时没有残渣的干品为优。

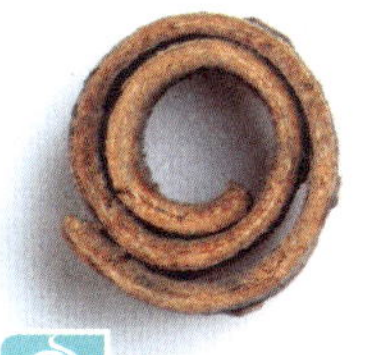

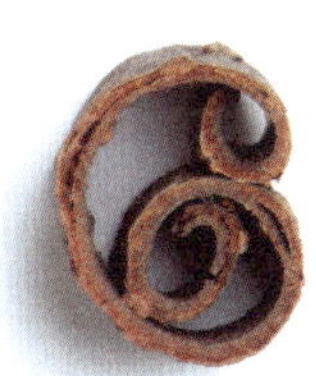

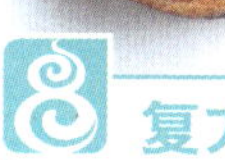

复方

主治：发汗后腹胀满。

用料：厚朴八两，半夏半升，生姜八两，甘草二两，人参一两。

用法：将以上几味捣碎，以水一斗，煮取三升，分三服。

来源：《备急千金要方》

佩兰

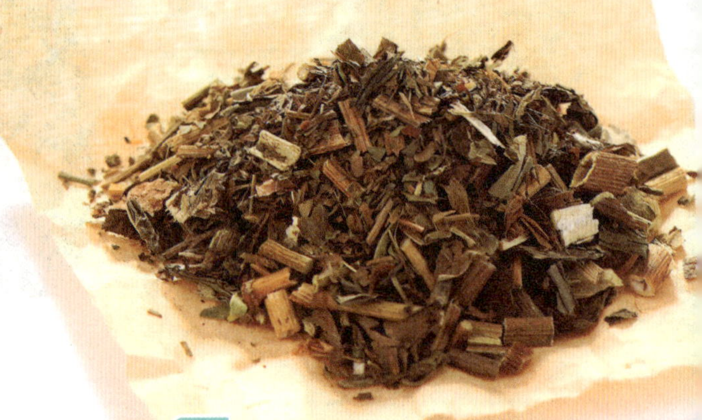

别名

兰草、水香、大泽兰、燕尾香、香水兰、千金草、省头草、女兰、香草、兰草

药材来源

为双子叶植物药菊科植物兰草的茎叶。

性味归经

性味	归经
味辛，性平，无毒	归脾、胃、肺、肝经

用药禁忌

阴虚者、气虚者禁用。

药材选购

佩兰以茎叶入药，选购时以茎枝少、叶片多、颜色绿、未开花且香气浓郁的干品为优。

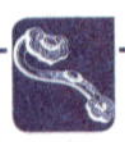

常用方

主治：痰气上逆，食入呕吐。

用料：人参 6 克，半夏 9 克，陈皮 3 克，茯苓 6 克，当归 6 克，沉香 1.5 克，郁金 6 克，砂仁 3 克，佩兰 3 克，薏苡仁 12 克，牛膝 6 克，佛手 1.5 克，白檀香 1.5 克。

用法：水煎服。

来源：《医醇賸义》

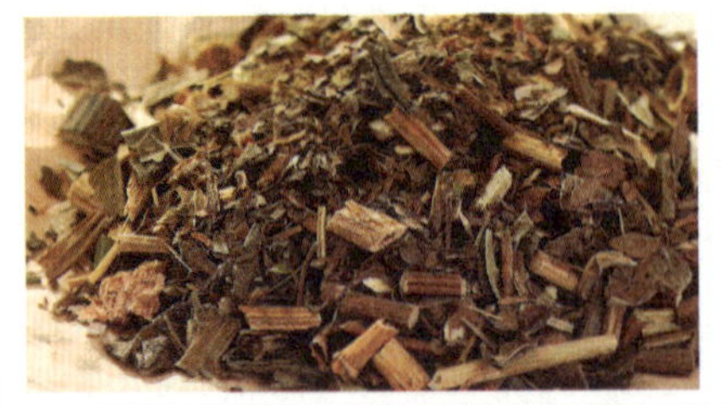

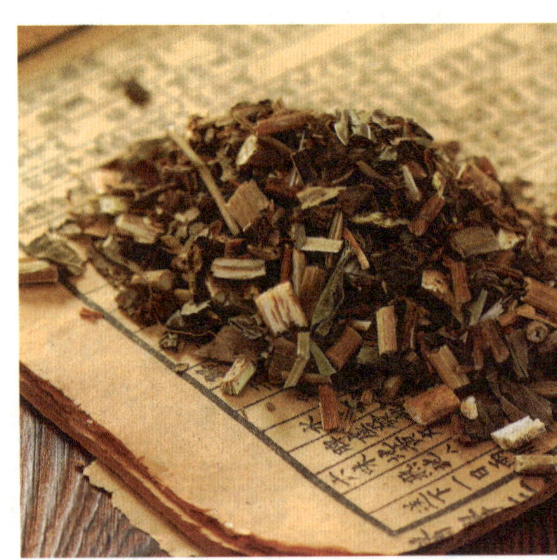

第六章 温里药

温里药是指以温里祛寒、治疗里寒证为主要作用的药物。温里药性温热，具有温里散寒、回阳救逆、温经止痛等作用。主要用于寒证及心肾阳虚所引起的亡阳证。凡实热证、阴虚火旺、津血亏虚者忌用；孕妇、气候炎热时要慎用。

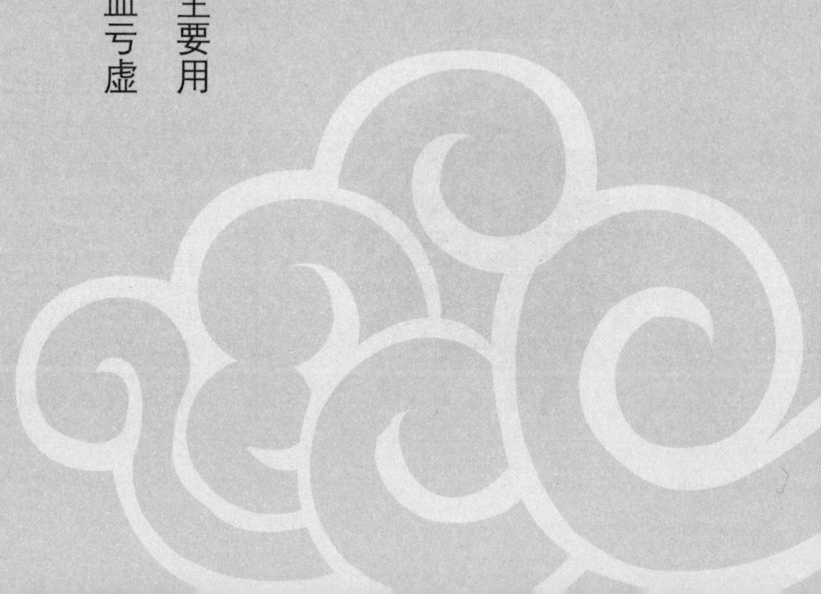

小茴香

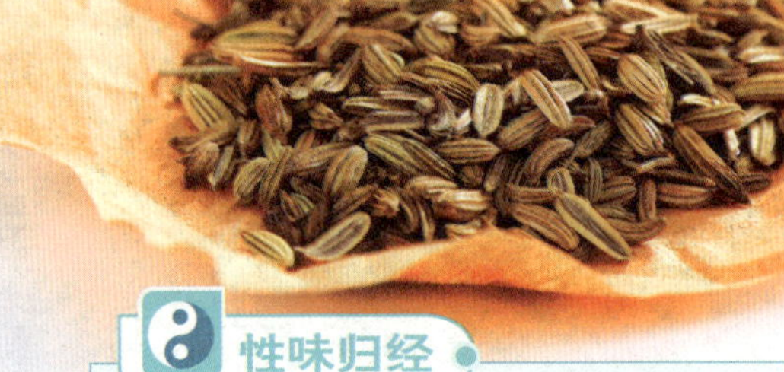

别名

茴香子、土茴香、野茴香、谷茴香、谷香、香子、小香

性味归经

性味	归经
味辛，性温	归肝、肾、膀胱、胃、心、小肠经

药材来源

为伞形科植物茴香的果实。

药材选购

小茴香以其果实入药，果实一般呈小圆柱形。选购时以果实均匀饱满、果皮黄绿色、香味浓郁的干品为优。

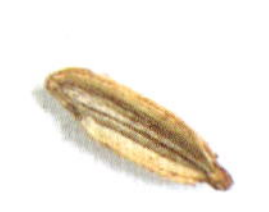
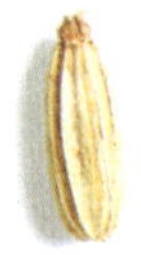
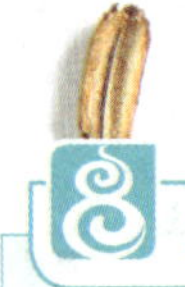
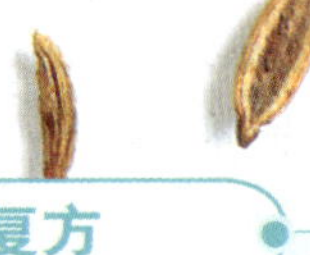
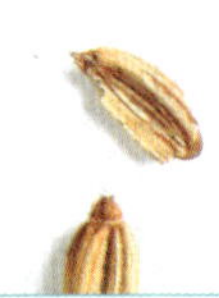

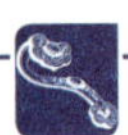

用药禁忌

肺热、胃热以及热毒旺盛者禁服。

常用方

主治：小便不利水肿。

用法：小茴香（灼制）、苦楝（炒制）等份，研为细末。每顿饭前服三钱，用五钱盅的一盅温黄酒送服。

来源：《济生拔萃》

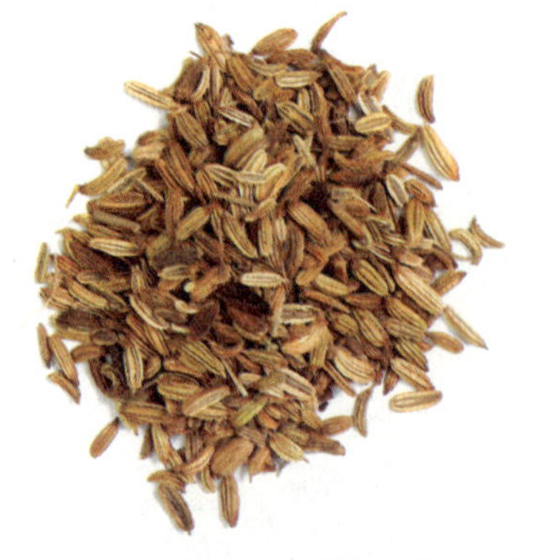

复方

主治：小肠疝气。

用料：荞麦仁（炒，去尖）、胡芦巴（酒浸、晒干）各四两，小茴香（炒）一两。

用法：将以上三种中药共研为末，加酒糊做成丸，如梧子大。每服五十丸，空心服，盐酒送下。

来源：《本草纲目》

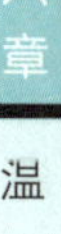

神曲

别名

六神曲

药材来源

为辣蓼、青蒿、杏仁等药加入面粉或麸皮混合后，经发酵而成的曲剂。

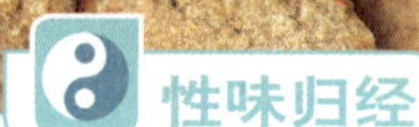

性味归经

性味	归经
味甘、辛，性温，无毒	归脾、胃、肝经

用药禁忌

脾阴不足以及胃火旺盛者慎用。孕妇也要慎用。

药材选购

神曲为发酵成的曲剂，可入药。一般为方形或长方形的块状。选购时以外表粗糙且呈土黄色、质地较脆、断面不平且为类白色的干品为优。

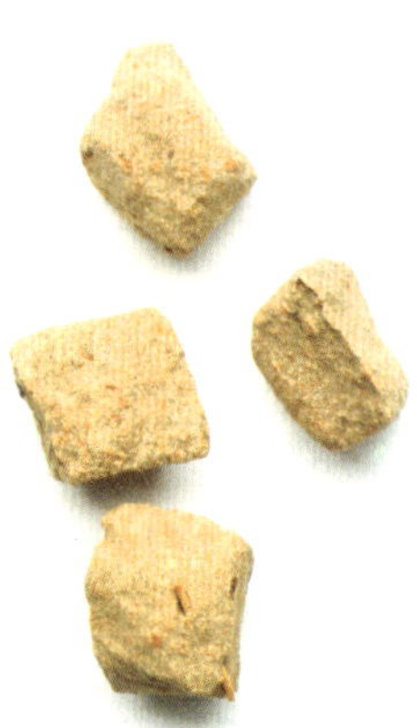

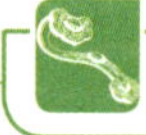

单方

主治：产后晕厥。

用法：将神曲炒为粉末，以水冲服一匙。

来源：《本草纲目》

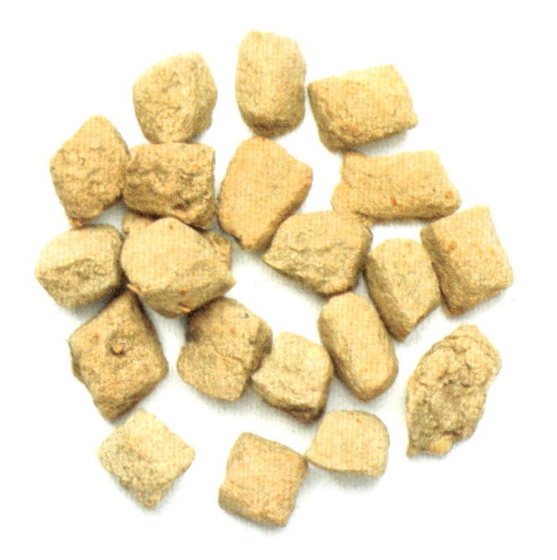

复方

主治：暴泄不止。

用料：神曲（炒）二两，茱萸（汤泡，炒）半两。

用法：将神曲（炒）、茱萸（汤泡，炒）共研为末，加醋糊做成丸，如梧子大。每服五十丸，米汤送下。

来源：《本草纲目》

麦芽

别名

大麦、大麦毛、大麦芽

药材来源

为发芽的大麦颖果。

用药禁忌

不可多吃，多吃伤肾。孕妇、脾胃虚弱者以及痰火哮喘患者不宜用。

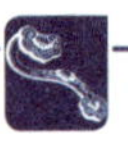

常用方

主治：脾虚气弱，饮食不消。

用料：人参、白术（土炒）、陈皮、麦芽（炒）各60克，山楂（去核）45克，枳实90克。

用法：以上药材研为细末，以神曲糊丸，每次10克，米饮送下，一日2～3次。

来源：《医方集解》

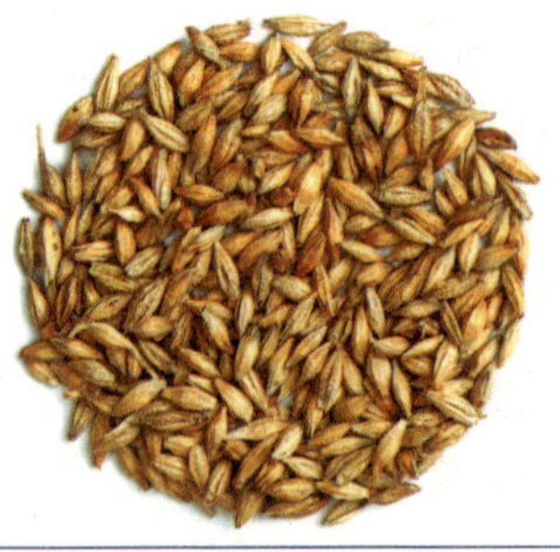

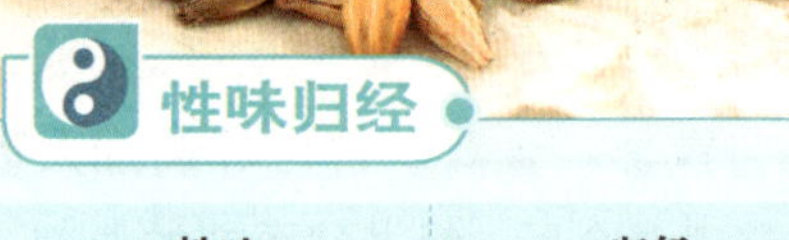

性味	归经
味甘、辛，性温，无毒	归脾、胃、肝经

药材选购

麦芽为发芽的大麦颖果，可入药。选购时以颗粒大而饱满、颜色淡黄、胚芽完整的干品为优。

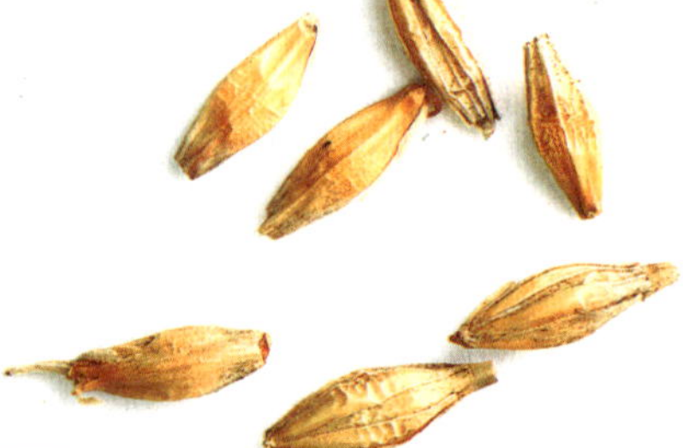

复方

主治：产后便秘。

用料：大麦芽。

用法：不宜妄服药丸。宜将大麦芽炒黄为末。每服三钱，开水调下。与粥交替饮服。

来源：《本草纲目》

八角茴香

别名

舶上茴香、大茴香、八角香、八角大茴、八角、原油茴、大八角

药材来源

为双子叶植物药木兰科植物八角茴香的果实。

用药禁忌

阴虚火旺者禁服。多吃容易伤目发疮。

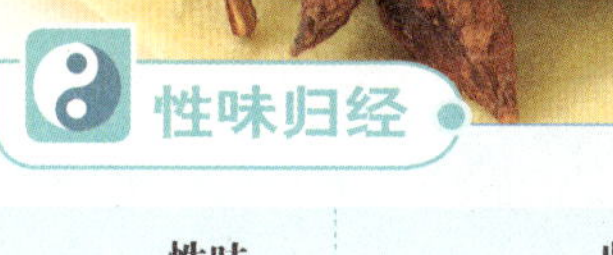

性味归经

性味	归经
味辛、甘，性温，无毒	归脾、肾、心、小肠、膀胱经

药材选购

八角茴香以其果实入药。选购时以颗粒大、颜色红、香气浓郁的干品为优。

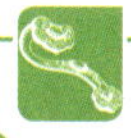

单方

主治：蛇咬久溃。

用法：将茴香捣成末敷到患处。

来源：《本草纲目》

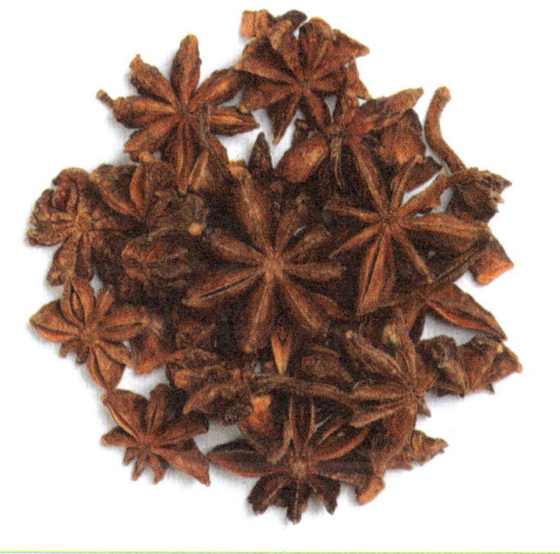

复方

主治：小儿肚痛。

用料：沉香、木香、丁香、藿香、八角茴香各三钱，香附、缩砂仁、炙甘草各五钱。

用法：用安息香酒蒸成膏，另将沉香、木香、丁香、藿香、八角茴香各三钱，香附、缩砂仁、炙甘草各五钱，共研为末，以膏和炼蜜调各药做成丸，如芡子大。每服一丸，紫苏汤化下。此方名“安息香丸”。

来源：《本草纲目》

丁香

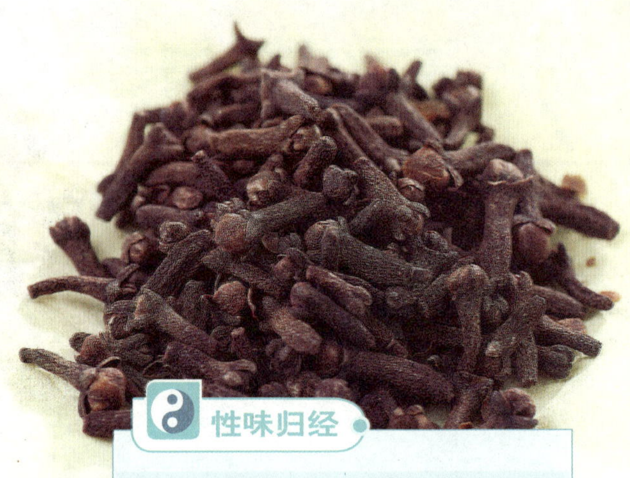

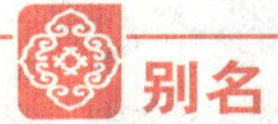

别名

丁子香、支解香、雄丁香、公丁香

药材来源

为双子叶植物药桃金娘科植物丁香的花蕾。

用药禁忌

热病以及阴虚内热者禁服。

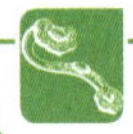

单方

主治：唇舌生疮。

用法：将丁香研成末，用棉团裹住含在口中。

来源：《本草纲目》

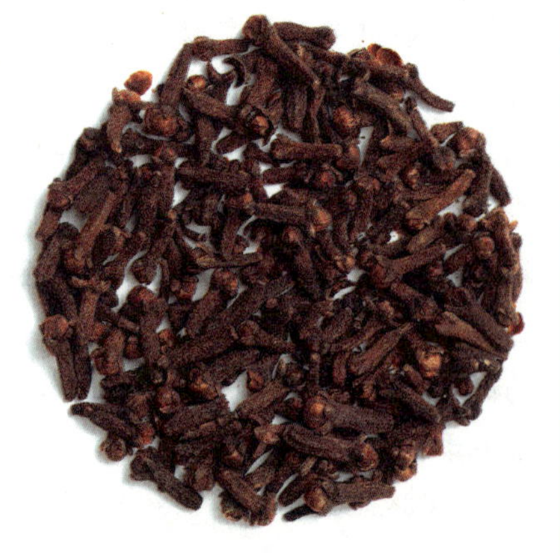

性味归经

性味	归经
味辛，性温，无毒	归肺、胃、脾、肾经

药材选购

丁香以其花蕾入药，其干燥花蕾一般为短棒状。选购时以个大而粗壮、颜色鲜紫棕色、香气强烈、油多的干品为优。

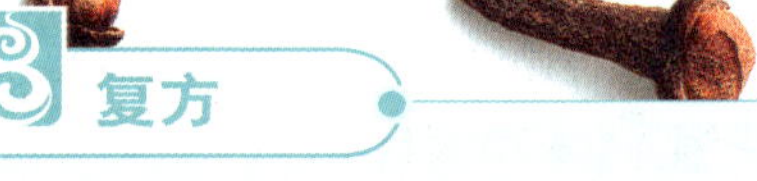

复方

主治：小儿吐泻。

用料：丁香，橘红，生半夏，姜汁。

用法：丁香、橘红等份，加炼蜜做成丸，如黄豆大，米汤送服。如呕吐不止，可用丁香、生半夏各一钱，泡姜汁中一夜，晒干为末，以姜汁调面糊做成丸，如黍米大。每服适量，姜汤送下。

来源：《本草纲目》

附子

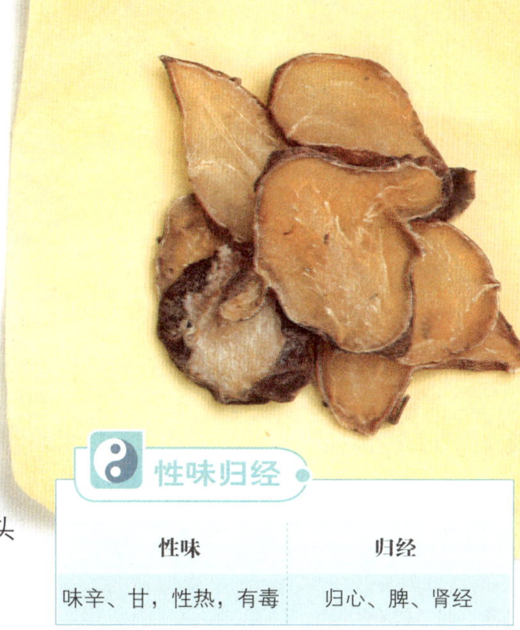

别名

虎掌、漏篮子、熟白附子、黑附子、明附片、川附子、盐附子、炮附子、淡附子

性味归经

性味	归经
味辛、甘，性热，有毒	归心、脾、肾经

药材来源

为双子叶植物药毛莨科植物乌头（栽培品）的旁生块根（子根）。

用药禁忌

阴虚内热、真热假寒的人禁服，妊娠期不可服用。

药材选购

附子为乌头的旁生块根，可入药。又分为盐附子、黑附子、白附片。如盐附子，选购时以块根个大、质地坚实、表面有盐霜的干品为优，黑附子以片均匀、表面油润有光泽为优，白附片以黄白色、片匀且油润、半透明的干品为优。

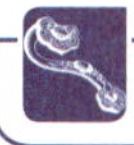

常用方

主治：虚寒下血，日久肠冷者。

用料：熟附子（去皮）、枯矾各30克。

用法：以上药材研为末，每服9克，以米汤送服。

来源：《杂病源流犀烛》

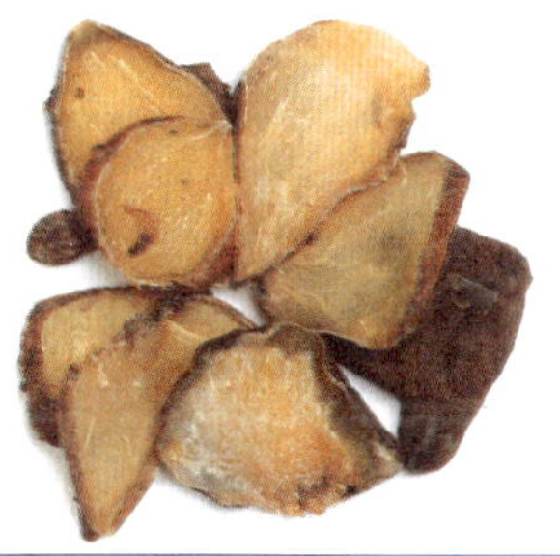

复方

主治：腹痈有脓。

用料：薏苡仁十分，附子二分，败酱草五分。

用法：用以上药材共捣末。每取一匙，加水二升，煎成一升，一次服下。

来源：《本草纲目》

干姜

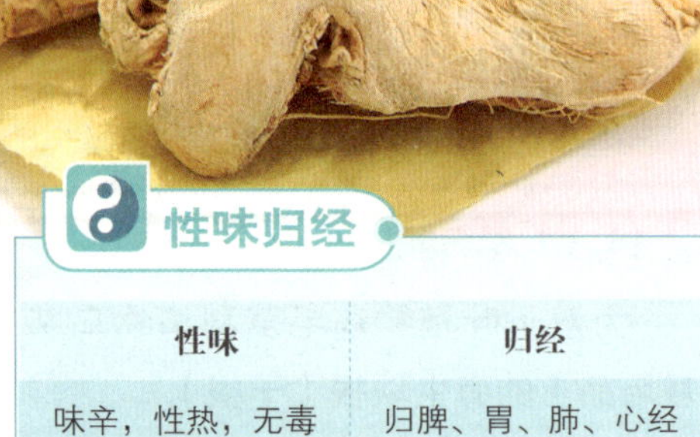

别名

白姜、均姜、干生姜、炒姜、干姜片

药材来源

为双子叶植物药姜科植物姜的干燥根茎。

用药禁忌

孕妇慎服。阴虚内热，阴虚咳嗽吐血，表虚自汗，火热腹痛的人禁服。

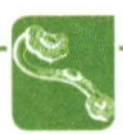

单方

主治：水泻（泄注）。

用法：将干姜研末，以稀饭送服2钱即可。

来源：《本草纲目》

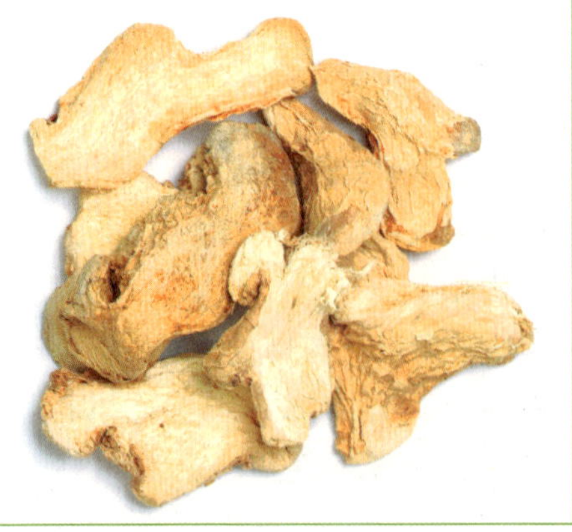

性味归经

性味	归经
味辛，性热，无毒	归脾、胃、肺、心经

药材选购

干姜为姜的干燥根茎，可入药。选购时以外皮灰黄色、块茎坚实、断面灰白色、粉性足且筋脉少的干品为优。

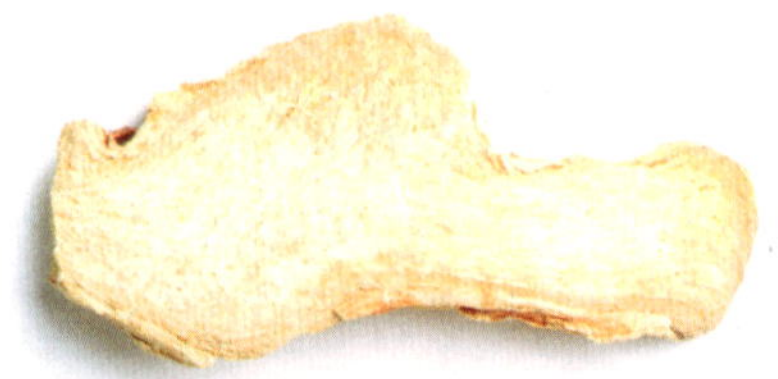

复方

主治：头晕吐逆。

用料：干姜（炮）二钱半，甘草（炒）一钱二分。

用法：将以上两味中药加水一碗半，煎至五成服下。

来源：《本草纲目》

高良姜

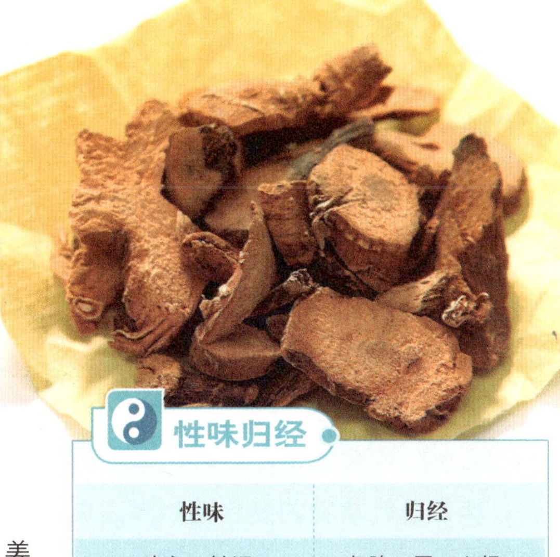

别名

高凉姜、良姜、蛮姜、佛手根、小良姜、海良姜

性味归经

性味	归经
味辛，性温	归脾、胃、心经

药材来源

为双子叶植物药姜科植物高良姜的根茎。

用药禁忌

阴虚内热者忌服。

药材选购

高良姜以其根茎入药，选购时以根茎粗壮、质地坚实、根皮红棕色、有香辣气味的干品为优。

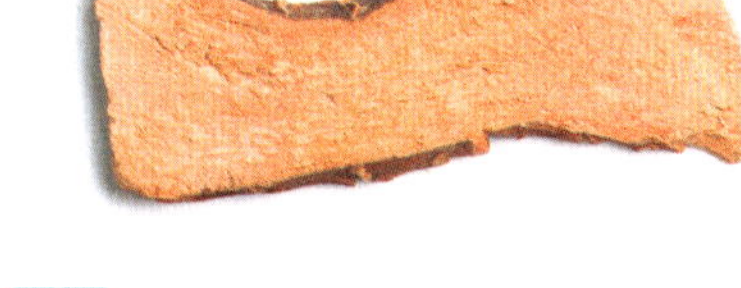

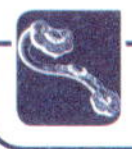

常用方

主治：卒心痛，腹胁气胀，不欲饮食。

用料：高良姜45克（锉），厚朴60克（去粗皮，涂生姜汁炙令香熟），桂心30克，当归30克（锉碎，微炒）。

用法：将以上药材捣筛为散，每次9克，以水300毫升，煎至180毫升，去掉渣，不定时热服。

来源：《太平圣惠方》

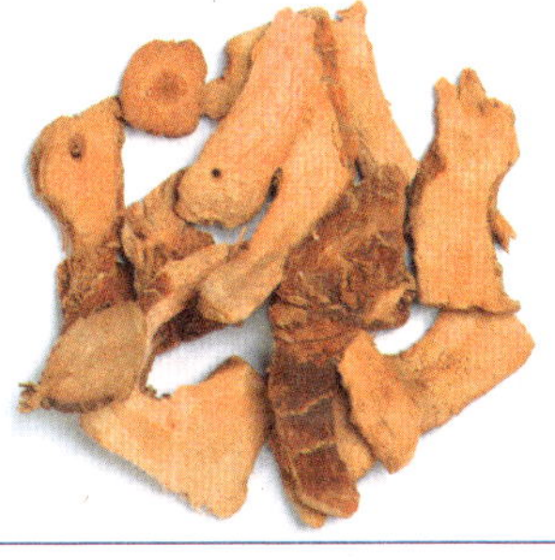

复方

主治：脾虚寒疟（寒多热少，不思饮食）。

用料：高良姜（麻油炒）、干姜（炮）各一两。

用法：将以上材料共研为末。每服五钱，以猪胆汁调成膏，临发病前，热酒调服。或者将上方所制的药末，加胆汁和丸，每服四十丸，酒送下。

来源：《本草纲目》

红豆蔻

别名

红豆、红蔻、山姜子

药材来源

为双子叶植物药姜科植物大高良姜的果实。

用药禁忌

多吃会不思饮食。阴虚内热者禁服。

药材选购

红豆蔻为大高良姜的果实，可入药。选购时以果实粒大而饱满、不破碎、气味辛辣且浓郁的干品为优。

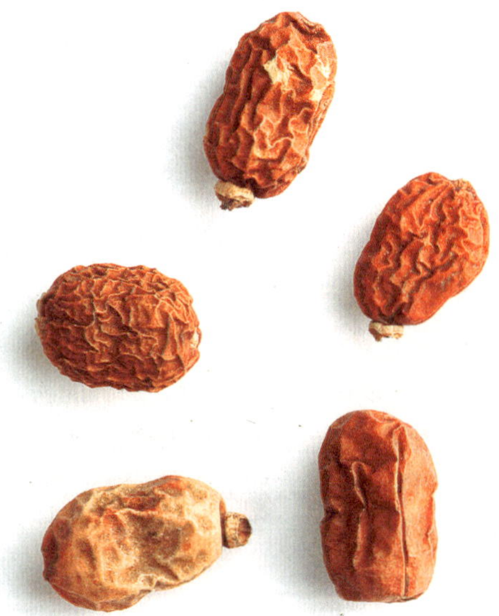

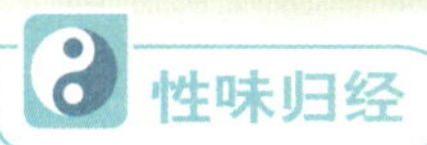

性味	归经
味辛，性温，无毒	归胃、大肠经

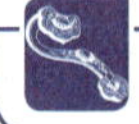

常用方

主治：腹痛体冷，呕沫，不欲饮食。

用料：红豆蔻（去皮）、荜茇、桂心、白术、当归（研，微炒）、人参（去芦头）各半两，附子一两（炮裂，去皮、脐），白豆蔻三分（去皮），干姜半两（炮裂，锉），陈皮三分（汤浸，去白瓤，焙），川椒（去目及闭口者，微炒去汗）三分。

用法：以上药材捣为末，加炼蜜调匀捣二三百杵，做成如梧桐子大的丸。每次不定时以生姜汤送下三十丸。

来源：《太平圣惠方》

胡椒

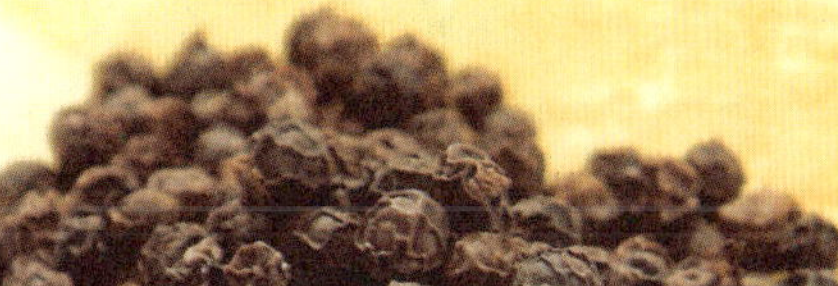

别名

黑胡椒、昧履支、浮椒、玉椒

药材来源

双子叶植物药胡椒科植物胡椒的果实。

用药禁忌

多食会伤肺，孕妇及阴虚内热者禁服。绿豆可以制其毒。

常用方

主治：咳嗽气逆，不能饮食，短气。

用料：胡椒、荜茇、干姜、款冬花、甘草（炙）、橘皮、高良姜、细辛各120克，白术150克。

用法：所有捣末过筛，加入蜂蜜和成丸，如梧桐子大。每次服5丸，一日二次。

来源：《外台秘要》卷九引《古今录验》

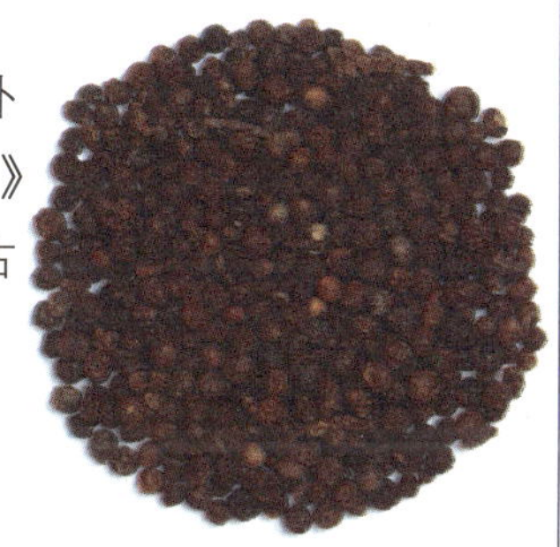

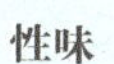

性味归经

性味	归经
味辛，性热	归胃、脾、肾、肝、肺、大肠经

药材选购

胡椒以其果实入药，又分为黑胡椒和白胡椒。黑胡椒选购时以颗粒大而饱满、颜色黑、果皮微皱、气味较强烈的干品为优，白胡椒则以果实大而圆、颜色白、质地坚实、气味强烈的干品为优。

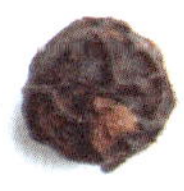

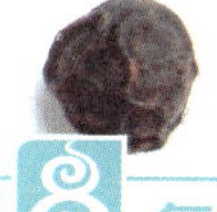

复方

主治：霍乱吐泻。

用料：胡椒五十粒，绿豆一百五十粒。

用法：将以上两种材料共研为末，每服一钱，木瓜汤送下。

来源：《本草纲目》

花椒

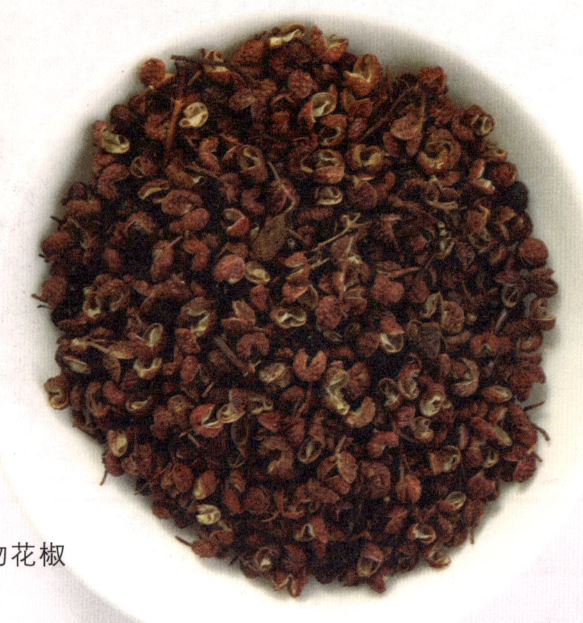

别名

大椒、秦椒、蜀椒、南椒、巴椒、陆拨、汉椒、川椒、点椒

药材来源

为双子叶植物药芸香科植物花椒或青椒的果皮。

用药禁忌

不宜多食，多食令人乏气失明。孕妇慎服。阴虚内热者忌服。

性味归经

性味	归经
味辛，性温，有毒	归脾、胃、肾经

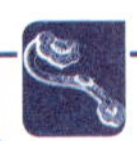

常用方

主治：小儿头上肥疮。

用料：细茶 9 克（捣烂），水银（入茶内研）3 克，牙皂、花椒各 6 克。

用法：以上药材研为细末，加入香油调匀搽患处。

来源：《万病回春》

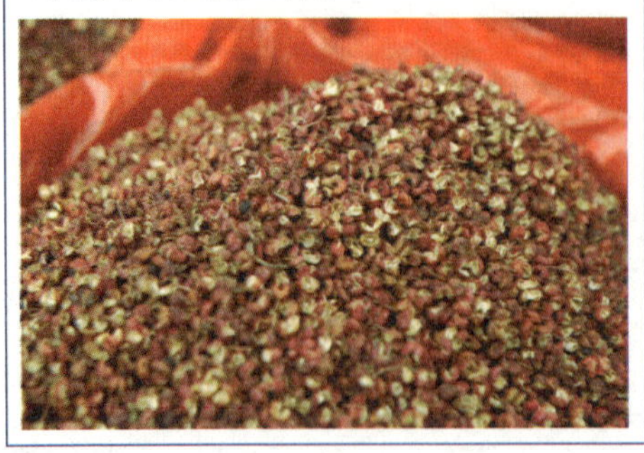

药材选购

花椒以其果皮入药，香气强烈。选购时以皮细致均匀、光艳鲜红、无杂质、气味浓烈的干品为优。

复方

主治：牛皮血癣。

用料：烟胶三钱，寒水石三钱，白矾三钱，花椒一钱半。

用法：将以上材料共研为末，腊猪油调搽。

来源：《本草纲目》

荜茇

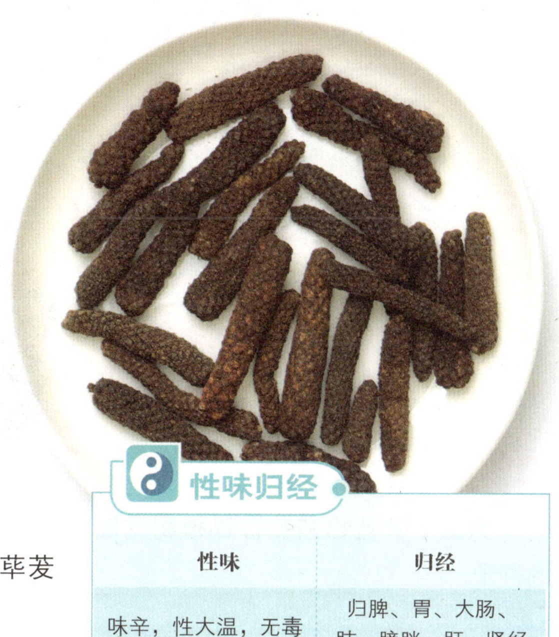

别名

荜拨梨、阿梨诃他、椹圣、蛤蒌、鼠尾

药材来源

为双子叶植物药胡椒科植物荜茇的未成熟果穗。

性味归经

性味	归经
味辛，性大温，无毒	归脾、胃、大肠、肺、膀胱、肝、肾经

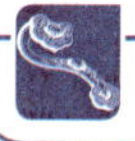

用药禁忌

实热郁火、阴虚火旺者均忌服。

药材选购

荜茇以其未成熟的果穗入药，果穗一般为稍弯曲的圆柱状，表面为黑褐色。选购时以条肥大而饱满、质地坚硬、气味浓郁的干品为优。

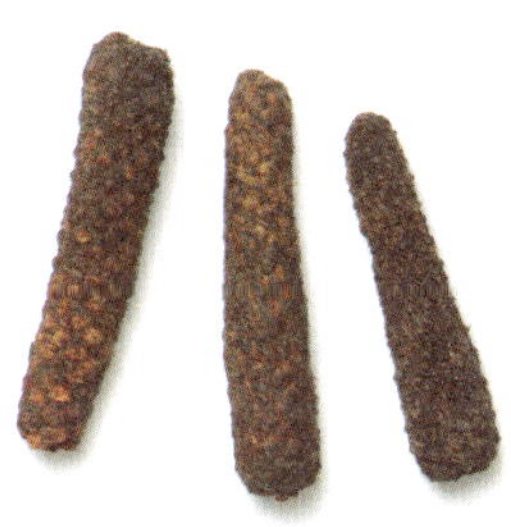

常用方

主治：齿痛。

用料：独活三两，黄芩、川芎、细辛、荜茇各一两，当归三两，丁香一两。

用法：将以上药材捣碎，加水五升，煮成两升半，去渣后用来含漱，吐出后再继续含漱。

来源：《备急千金要方》

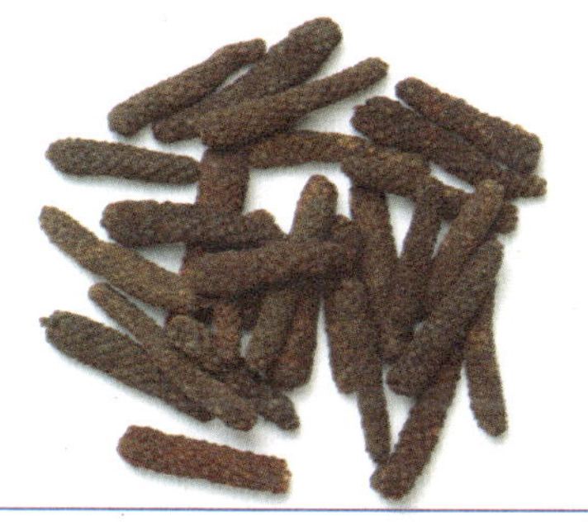

复方

主治：胃冷口酸。

用料：荜茇半两，厚朴（姜汁浸、炙）一两，鲫鱼肉适量。

用法：将荜茇、厚朴一起研为末，加入熟热的鲫鱼肉调匀，和成绿豆大的丸，每次以米汤送服二十丸。

来源：《本草纲目》

椒目

别名

川椒目

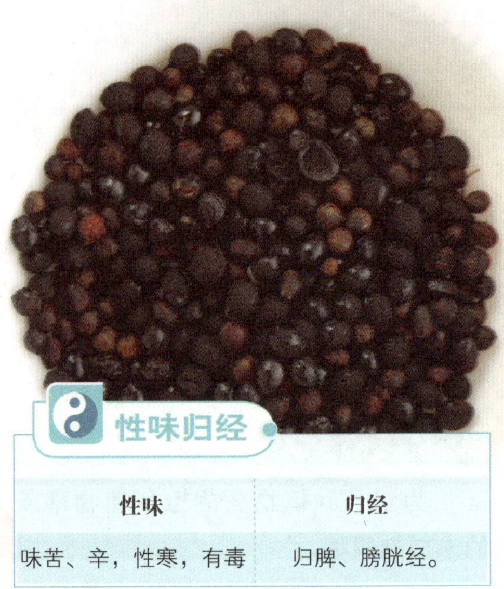

性味归经

性味	归经
味苦、辛，性寒，有毒	归脾、膀胱经。

药材来源

为双子叶植物药芸香科植物花椒的种子。

用药禁忌

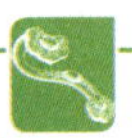

阴虚火旺者禁服。

药材选购

椒目为花椒的种子，可入药。选购时以种皮皮质坚硬、种粒饱满、表皮为黑色且有光泽的干品为优。

单方

主治：水气肿满。

用法：将椒目炒后捣成膏状，每次以酒送服一匙。

来源：《本草纲目》

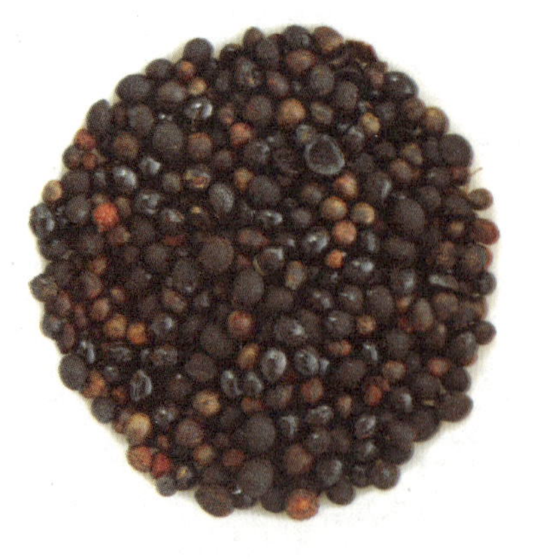

复方

主治：腹满口干燥，肠间有水气

用料：椒目、木防己、大黄各一两，葶苈子二两。

用法：将以上四味中药共研为末，炼蜜为丸，蜜丸如梧子大，饮服一丸，日三服，稍增，口中有津液，渴者加芒硝半两。病者脉伏，其人欲自利，利者反快，虽利心下续坚满，此为留饮欲去故也。

来源：《备急千金要方》

母丁香

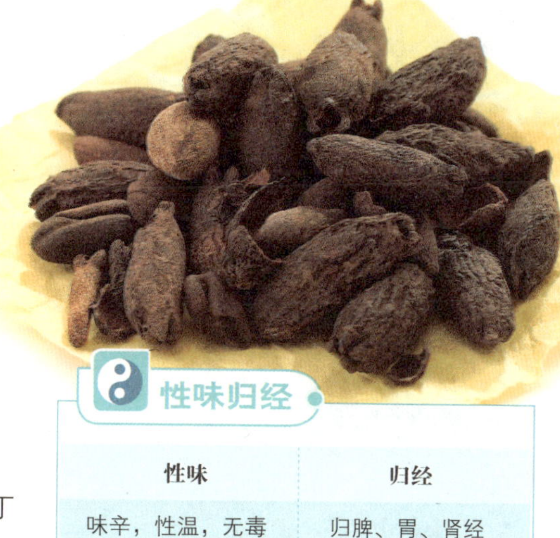

别名

鸡舌香、亭灵独生、雌丁香

药材来源

为双子叶植物药桃金娘科植物丁香的果实。

用药禁忌

一切有火热证者忌服。

单方

主治：唇舌生疮。

用法：将母丁香研成粉末，以棉团裹好含入口中。

来源：《本草纲目》

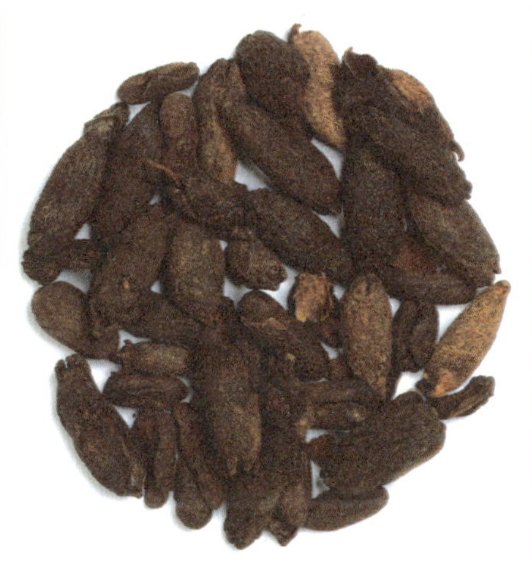

性味归经

性味	归经
味辛，性温，无毒	归脾、胃、肾经

药材选购

母丁香以其果实入药，选购时以果实粒大坚硬、饱满、表皮棕褐色、不易破碎的干品为优。

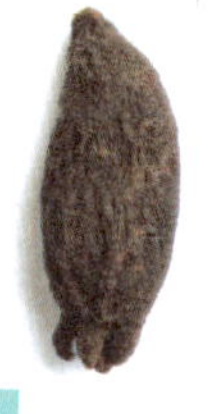

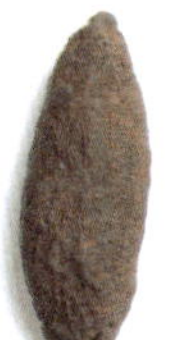

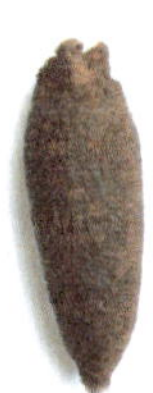

复方

主治：小儿吐泻。

用料：母丁香、橘红等份，生半夏一钱，姜汁适量。

用法：将母丁香、橘红研末，加炼蜜做成丸，如黄豆大，米汤送服。如呕吐不止，可用母丁香、生半夏各一钱，泡姜汁中一夜，晒干为末，以姜汁调面糊做成丸，如黍米大。每服适量，姜汤送下。

来源：《本草纲目》

肉桂

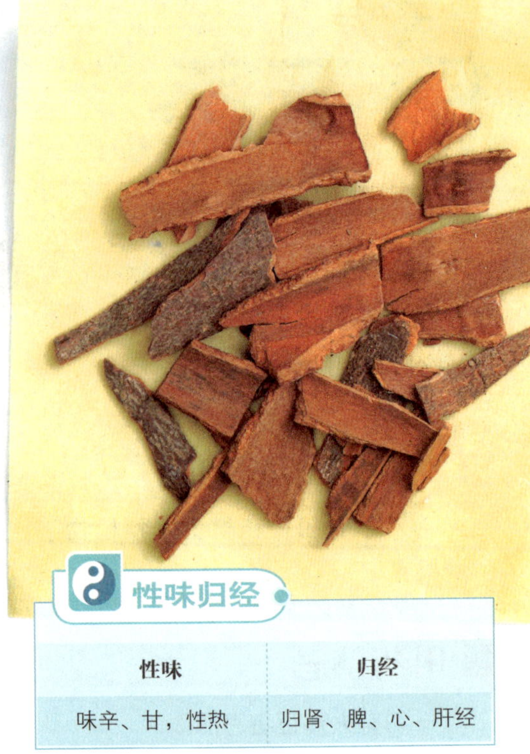

别名

紫桂、大桂、辣桂、糠桂、菌桂、清化桂、板桂、桂楠、大叶清化桂

药材来源

为双子叶植物药樟科植物肉桂和大叶清化桂的干皮及枝皮。

性味归经

性味	归经
味辛、甘，性热	归肾、脾、心、肝经

用药禁忌

阴虚内热者禁服，孕妇慎服。

药材选购

肉桂以其树皮入药，选购时以皮较薄且呈卷筒状、皮香气浓郁的干品为优。

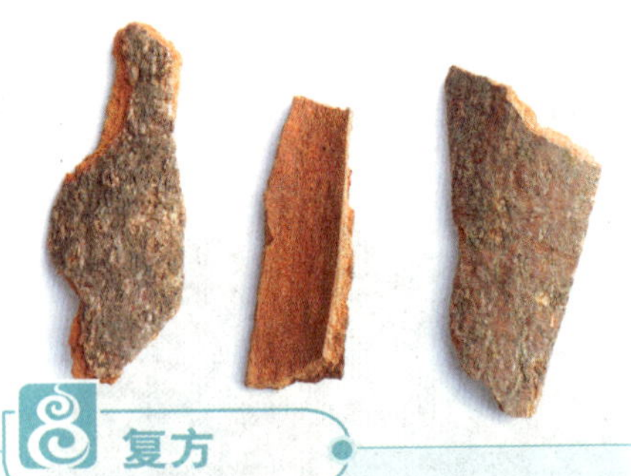

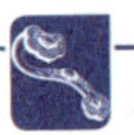

常用方

主治：感受寒湿，腰痛不能转侧，两胁搐急作痛者。

用料：酒防己、汉防己、防风（炒）各0.9克，神曲、独活各1.5克，川芎、柴胡、肉桂、当归（稍炙）、甘草、苍术各3克，羌活4.5克，桃仁5个（去皮，尖，研如泥）。

用法：以上药材捣碎，都作一服。用好酒900毫升，熬至300毫升，去渣稍热，空腹时服。

来源：《兰室秘藏》

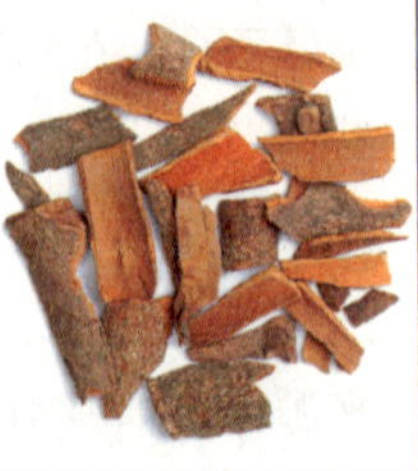

复方

主治：脸上黑疱。

用料：荠、肉桂各一两。

用法：荠、肉桂研细。每服一茶匙，醋汤送下。

来源：《本草纲目》

吴茱萸

别名

吴萸、左力、辣子

药材来源

为双子叶植物药芸香科植物吴茱萸的未成熟果实。

用药禁忌

肠虚泄泻者忌用。

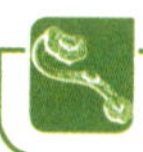

单方

主治：心腹冷痛。

用法：吴茱萸加酒三升煮开后，分三次服用下。

来源：《本草纲目》

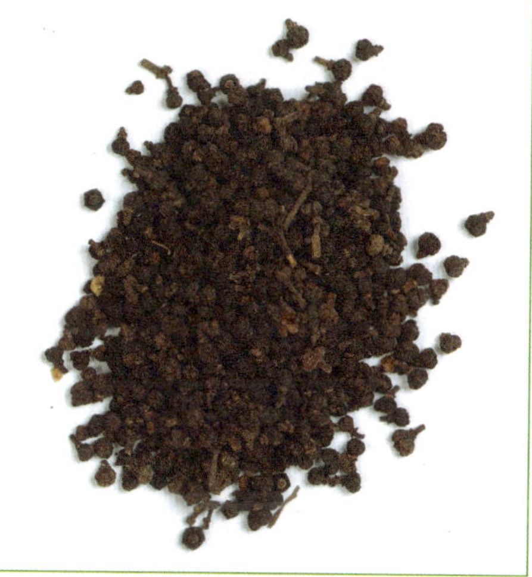

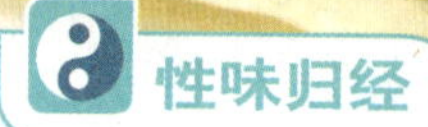

性味归经

性味	归经
味辛、苦，性温，有毒	归肝、胃、脾、肾经

药材选购

吴茱萸以其未成熟的果实入药，果实为类球形或五角状扁球形。选购时以果实饱满、颜色绿、香气浓郁的为优。

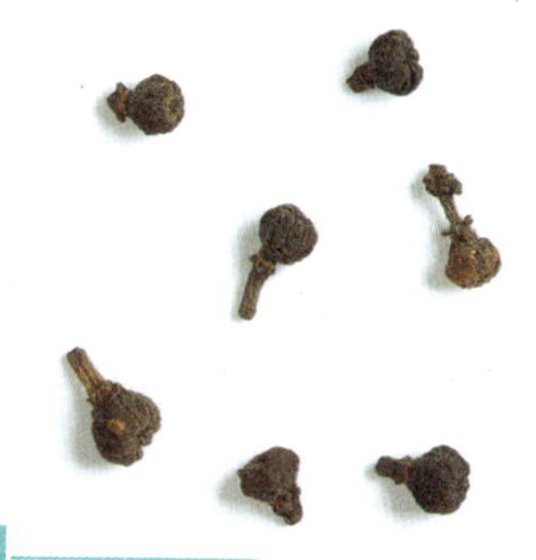

复方

主治：胃气虚冷，口吐酸水。

用料：吴茱萸、干姜等份。

用法：将吴茱萸放入开水中泡七次，取出焙干，加等份的干姜一起研为粉末。每次以热汤服一钱。

来源：《本草纲目》

第七章 行气药（理气药）

理气药是指具有疏畅气机、调整脏腑功能、消除气滞的药物。中医理论认为气运行于全身，贵在流通疏畅，如果某些脏腑、经络发生病变，使气的流通发生障碍，则出现气滞。气滞的症状在慢性胃炎、溃疡病、胆道疾病、慢性肝炎等许多消化系统疾病以及支气管哮喘、妇女痛经等疾病中皆可见到。气滞的治疗原则是理气或行气。

柿蒂

别名

柿钱、柿丁、柿子把、柿萼、镇头迦

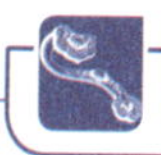

药材来源

为柿科植物柿的宿存花萼。

常用方

主治：各种呃、噫，呕吐痰涎。
用料：丁香、柿蒂、青皮、陈皮等份。
用法：以上药材研为粗末。每服9克，用水220毫升，煎至150毫升，去渣温服，不定时服用。
来源：《卫生宝鉴》

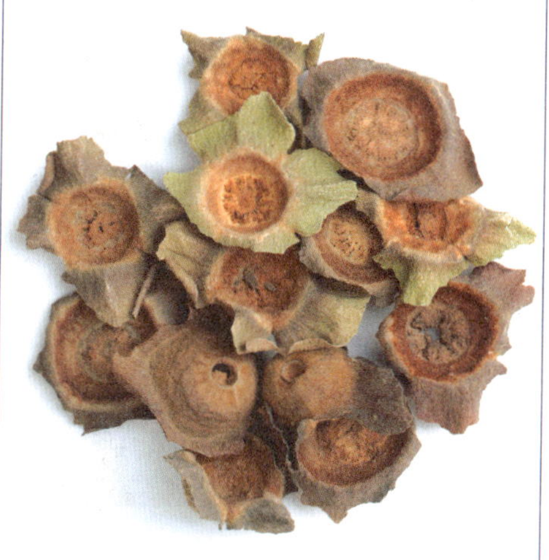

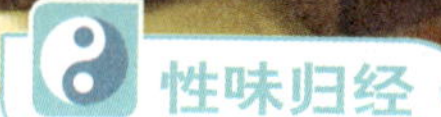

性味归经

性味	归经
味苦、涩，性平，无毒	归肺、胃经

药材选购

柿蒂为柿子的花萼，可入药，选购时以质地厚、表面带霜、红棕色、味涩的干品为优。

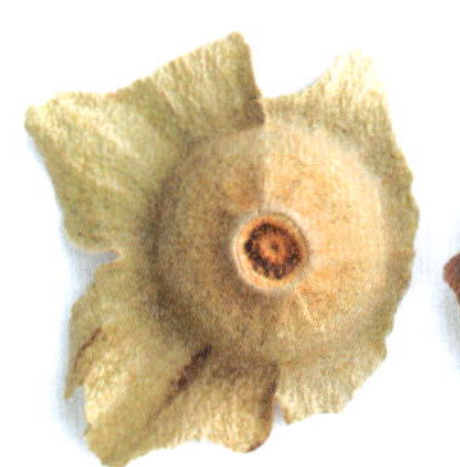

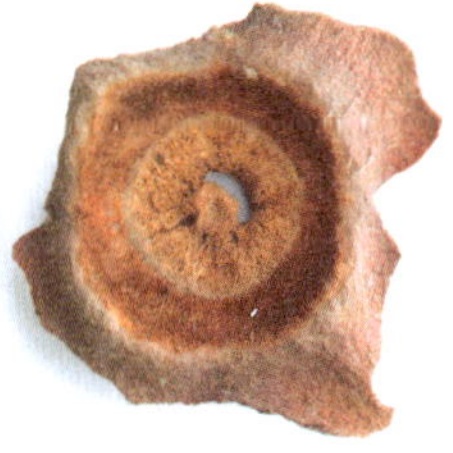

复方

主治：呃逆不止。
用料：柿蒂、丁香各二钱，生姜五片。
用法：水煎服。或将两药研末，开水冲服亦可。
来源：《本草纲目》

白梅花

别名

绿萼梅、绿梅花、梅花

药材来源

为双子叶植物药蔷薇科植物梅的花蕾。

用药禁忌

血虚无热，以及外感风寒者忌服。

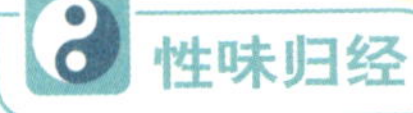

性味归经

性味	归经
味酸、涩，性平，无毒	归肝、肺经

常用方

主治：夏月长途，津少口渴。

用料：枇杷叶、干葛根末、百药煎、乌梅肉、白梅花、甘草各3克。

用法：以上药材研为末，用蜡150克，先溶蜡开，投蜜30克，和药末捣二三百下，丸如鸡头子大。夏月长途噙化1丸，津液顿生，寒香满腹，妙不可言。

来源：《寿世保元》

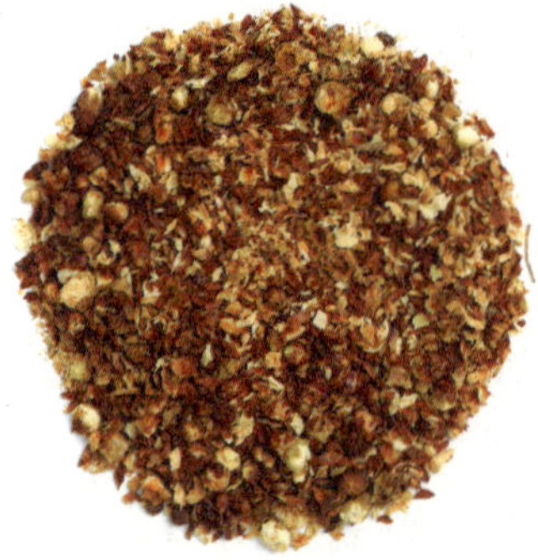

药材选购

白梅花以其花蕾入药，选购时以花蕾完整而均匀、花含苞未放、花萼绿、花瓣白、含清香气味的干品为优。

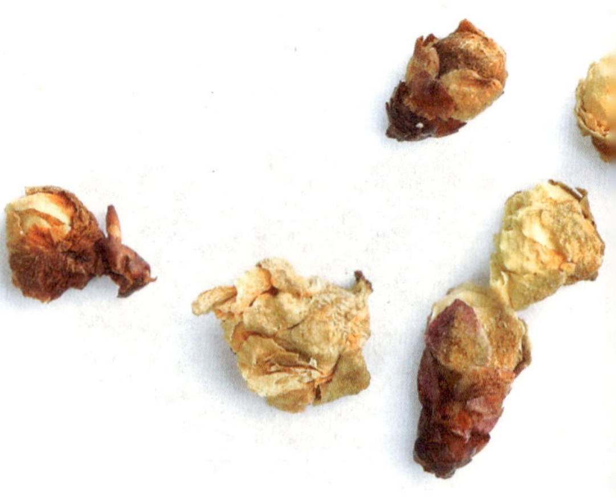

沉香

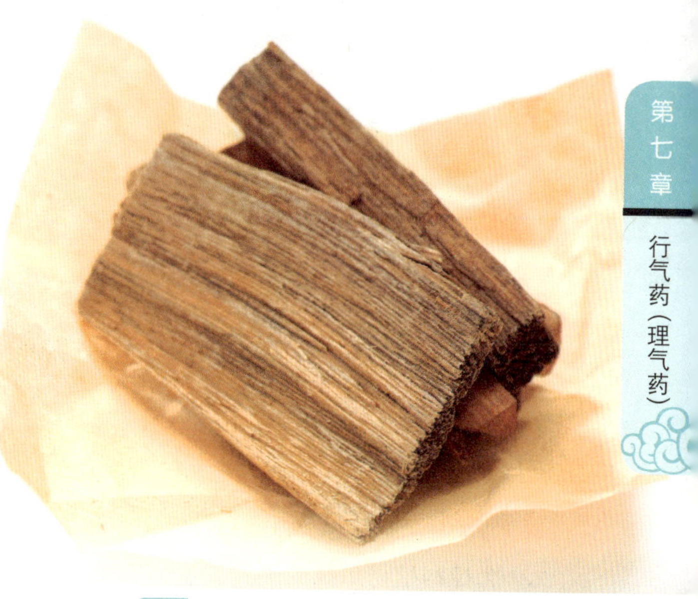

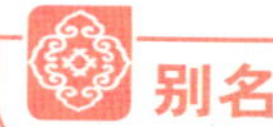

别名

蜜香、沉水香、白木香、土沉香、女儿香、牙香树、莞香、六麻树

药材来源

为双子叶植物药瑞香科植物沉香或白木香的含有树脂的木材。

用药禁忌

体内津液匮乏，容易上火者慎用；身体虚弱、元气不足者也要慎用。

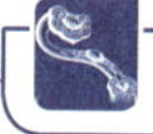

常用方

主治：中风痰盛，堵塞气管，影响呼吸者。

用料：附子(炮)1个，沉香(与附子等份)，人参15克，半夏(制)6克，天南星(炮)3克。

用法：以上药材研为细末，每服9克，用水300毫升，加生姜10片，煎至150毫升，空腹时服。

来源：《东医宝鉴·杂病篇》

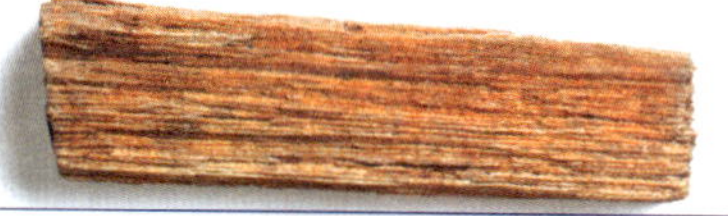

性味归经

性味	归经
味辛、苦，性温，无毒	归肾、脾、胃经

药材选购

沉香为沉香或白木香的含树脂的木材，可入药。一般为不规则的块状或片状。选购时以质地较轻、断面呈刺状、颜色为棕色、燃烧时油渗出较多且香气浓烈的干品为优。

复方

主治：心神不定，恍惚健忘。

用料：茯苓二两(去皮)，沉香半两。

用法：将以上两种材料共研为末，加炼蜜做成丸，如小豆大。每服三十丸，饭后服，人参汤送下。

来源：《本草纲目》

川楝子

别名

楝实、练实、金铃子、仁枣、苦楝子

药材来源

为楝科植物川楝的果实。

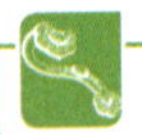

用药禁忌

脾胃虚寒者忌服（脾胃虚寒的症状表现为天气变冷或吃生冷食物时，胃部有疼痛感，疼痛时伴有寒凉感）。

单方

主治：耳内有恶疮。
用法：取川楝子少许，捣成细末，裹在细棉团里轻塞入耳中。
来源：《太平圣惠方》

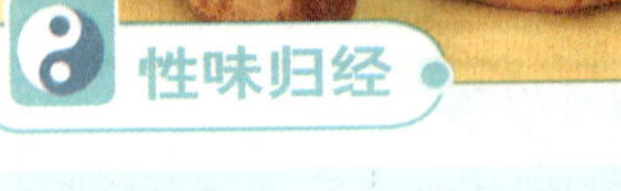

性味归经

性味	归经
味苦，性寒，有小毒	归肝、小肠、膀胱经

药材选购

川楝子以其果实入药，果实一般呈球形或椭圆形。选购时以个大、果皮金黄色、果肉厚而松软且颜色为黄白色的干品为优。

复方

主治：小腹有可动硬块，痛不可忍。
用料：胡芦巴八钱，茴香六钱，巴戟天（去心）、川乌头（炮，去皮）各二钱，川楝子（去核）四钱，吴茱萸五钱。
用法：将以上所有材料共研为末，加酒糊做成丸，如梧子大。每服十五丸，小儿五丸，盐酒送下。
来源：《本草纲目》

大腹皮

别名

槟榔皮、大腹毛、茯毛、槟榔衣、大腹绒

药材来源

为棕榈科植物槟榔的果皮。

用药禁忌

气虚体弱者慎用（气虚的人往往身体比较虚弱，面色苍白、四肢乏力、呼吸短促、头晕、语声低微等）。

药材选购

大腹皮为槟榔的果皮，可入药。市场上出售的大腹皮通常纵剖为二，选购时以质地柔韧、黄白色、无杂质的干品为优。

复方

主治：小儿风痰壅闭，语音不出，气促喘闷，手足动摇。

用料：诃子（半生半炮，去核）、大腹皮等份。

用法：水煎服。

来源：《本草纲目》

性味归经

性味	归经
味辛，性微温，无毒	归肺、脾、胃、大肠、小肠经

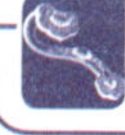

常用方

主治：湿气郁滞经络，脚气肿满，沉重疼痛，经脉不利。

用料：连皮大腹子、沉香（锉）、槟榔（锉）、桑白皮（锉，微炒）、乌药（锉）、荆芥穗、陈皮（洗，去瓤，焙干）、茴香（炒）、白茯苓（去皮）、木通（锉）、紫苏子（微炒）、紫苏叶、甘草（炒）各 30 克，干木瓜 75 克（去瓤），枳壳 45 克（麸炒，去瓤）。

用法：以上药材研为细末。每服 15 克，用水 150 毫升，加生姜 5 片、萝卜 5 大片，同煎至 105 毫升，去渣，空腹时温服，一日两次。十日之后，每日服一次，病愈即止。

来源：《御药院方》

刀豆

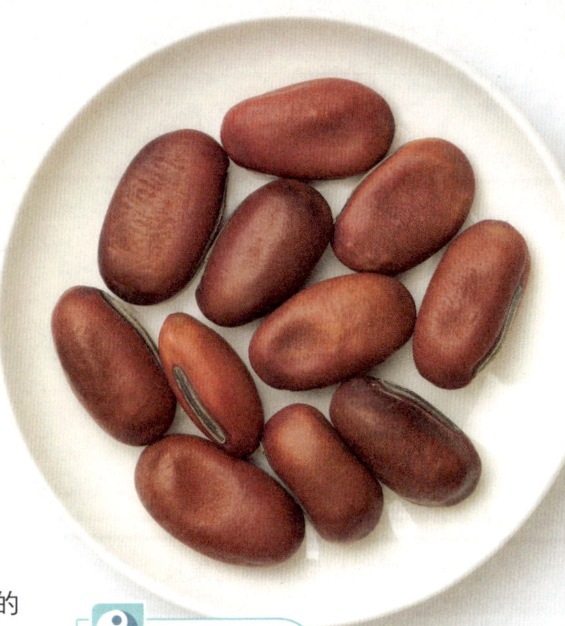

别名

刀豆子、大弋豆、大刀豆、关刀豆、刀巴豆、马刀豆、刀培豆、刀豆干

药材来源

为双子叶植物药豆科植物刀豆的种子。

用药禁忌

胃热炽盛者慎服。胃热，就是胃火、胃热炽盛，可出现胃中嘈杂、口臭、大便秘结等。

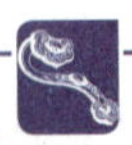

常用方

主治：百日咳。
用料：刀豆十粒（打碎），甘草一钱。
用法：药材中加冰糖适量，水一杯半，煎至一杯，去渣，频服。
来源：《江西中医药》

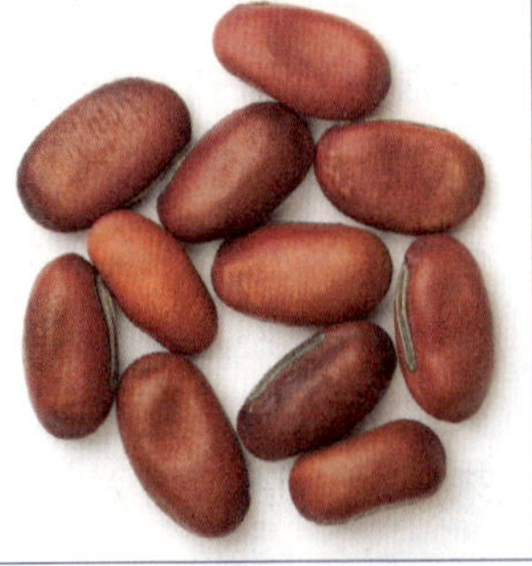

性味归经

性味	归经
味甘，性温，无毒	归脾、胃、大肠、肾经

药材选购

刀豆以其种子入药，种子一般为扁卵形或扁肾形。选购时以颗粒大且饱满、颜色淡红的干品为优。

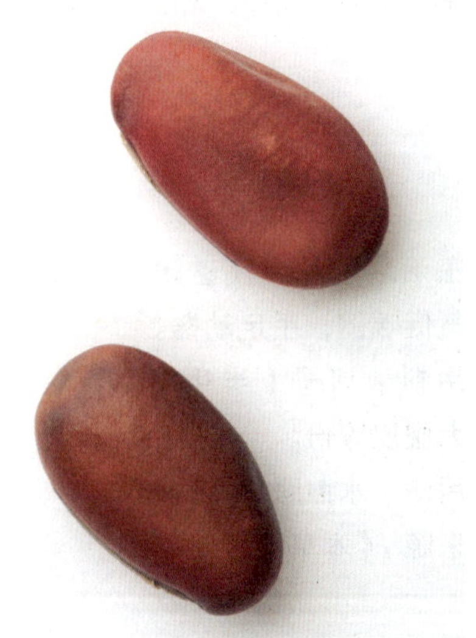

甘松

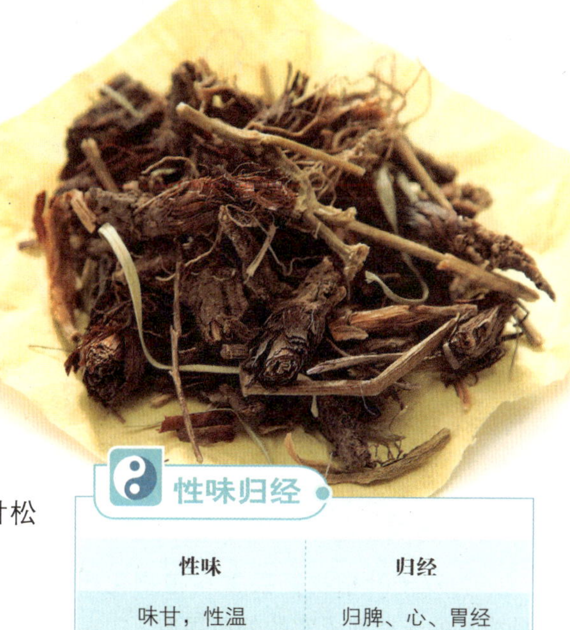

别名

香松、甘香松

药材来源

为败酱科植物甘松香或宽叶甘松的根茎及根。

性味归经

性味	归经
味甘，性温	归脾、心、胃经

用药禁忌

气虚血热者忌服。气虚多是由先天不足，后天失养，或是劳累过度，或是久病不复导致的。气虚的人多表现为虚弱无力、头晕眼花、面色苍白等。血热是热毒侵入血分，血行加速而导致的病理状态。

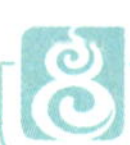

药材选购

甘松以其根茎及根入药，一般呈虾形弯曲 。选购时以主根比较肥壮、根条长、没有碎片泥沙等杂质、含浓烈芳香味的干品为优。

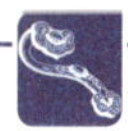

常用方

主治：预防瘟疫。

用料：乳香、苍术、细辛、甘松、川芎、降香各等份。

用法：以上药材研为末，加入枣肉做成丸，遇瘟疫大爆发之时，家中各处焚之。

来源：《医方易简》

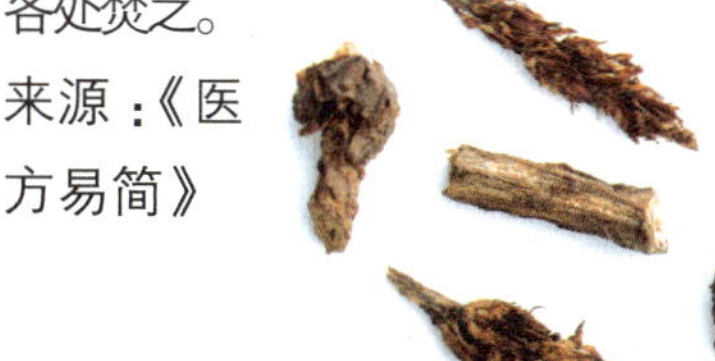

复方

主治：去风寒，令面光悦，却老去皱。

用料：青木香、白附子、川芎、白蜡、零陵香、香附、白芷各二两，茯苓、甘松各一两，羊髓一升半（炼）。

用法：将以上十味中药捣碎，然后加入水、酒各半升。浸药经宿，煎三上三下，候水酒尽，膏成，去渣敷面作妆，如有皆落。

来源：《备急千金要方》

化橘红

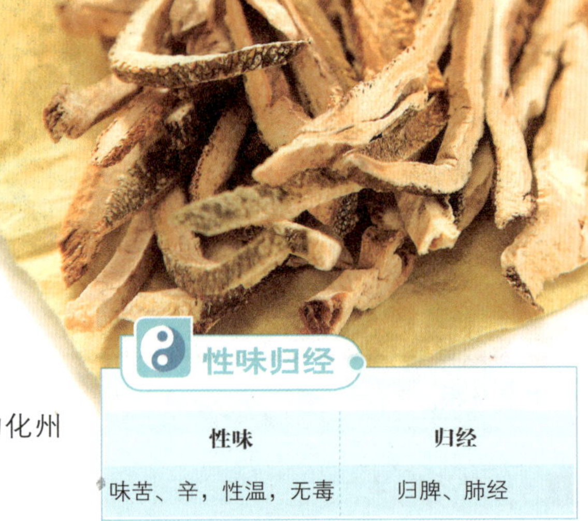

别名

化皮、化州橘红、化州陈皮、柚皮橘红、毛化、化州仙橘

药材来源

为双子叶植物药芸香科植物化州柚或柚的未成熟果实的外层果皮。

性味归经

性味	归经
味苦、辛，性温，无毒	归脾、肺经

用药禁忌

化橘红药性温和，适合咽炎、风寒咳嗽、支气管炎。肺热咳嗽的人是不适合吃化橘红的，由肺热导致咳嗽的人吃化橘红只会使咳嗽加剧。体虚者也不适合吃化橘红。

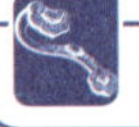

药材选购

化橘红为化州柚或柚的未成熟果实的外层果皮，可入药。果皮一般呈对折的七角、六角或五角形。选购时以皮厚、毛多、气味浓烈的干品为优。

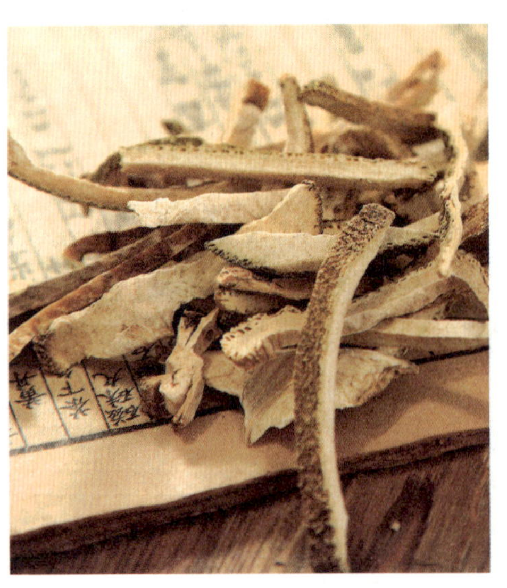

常用方

主治：咳嗽痰多，咳吐不爽，气急胸闷者。

用料：化橘红、川贝母、半夏、杏仁霜、远志、桔梗、甘草、天花粉、木香、肉桂、枇杷叶、款冬花、紫菀、前胡、黑苏子、麻黄。

用法：制成颗粒剂。每服 3 克，日服两次，吞服或冲服。

来源：《上海市药品标准》

藿香

别名

土藿香、枝香、广藿香、枝香、排香草、野藿香

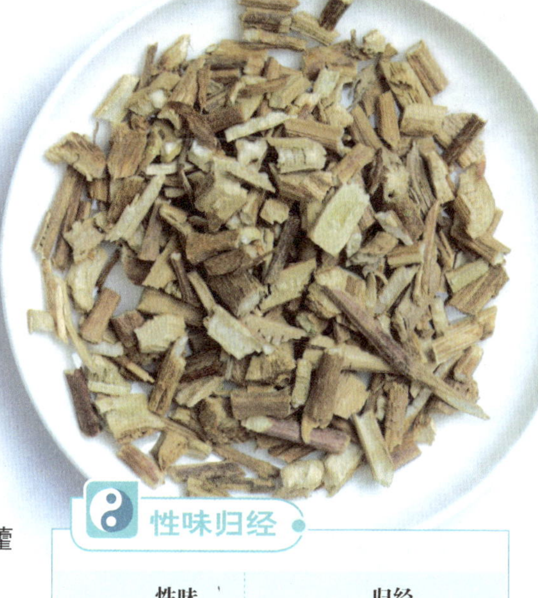

药材来源

为双子叶植物药唇形科植物广藿香或藿香的全草。

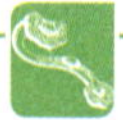

用药禁忌

阴虚火旺者忌服，胃弱者忌服。

性味归经

性味	归经
味辛，性微温	归肺、脾、胃、心、肝经

药材选购

藿香以全草入药，选购时以茎皮青绿色、叶片多而完整、香气比较浓烈的干品为优。

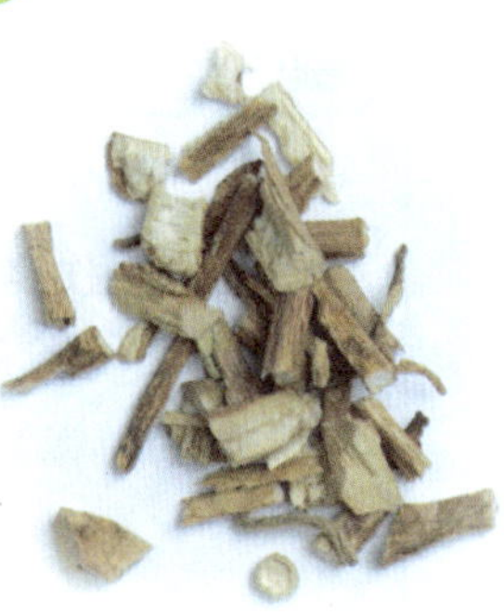

单方

主治：口臭。

用法：将藿香洗净，煎成汤，随时用来漱口。

来源：《本草纲目》

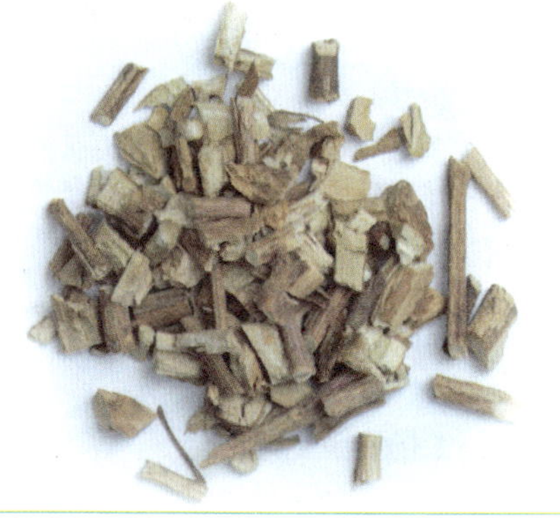

复方

主治：暑天吐泻。

用料：滑石（炒）二两，藿香二钱半，丁香五分。

用法：将以上几味中药共研为末，每服一二钱，淘米水调服。

来源：《本草纲目》

婆罗子

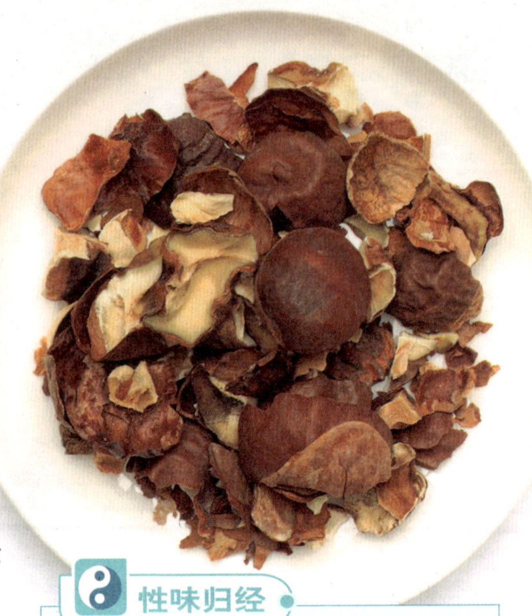

别名

莎婆子、武吉、苏罗子、开心果、索罗果、梭椤子

药材来源

为七叶树科植物七叶树、浙江七叶树或天师栗的果实或种子。

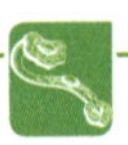

用药禁忌

气虚及阴虚者忌用。

单方

主治：胃痛。

用法：将一枚婆罗子去壳后捣碎，用水煎服，连续服用三次。

来源：《百草镜》

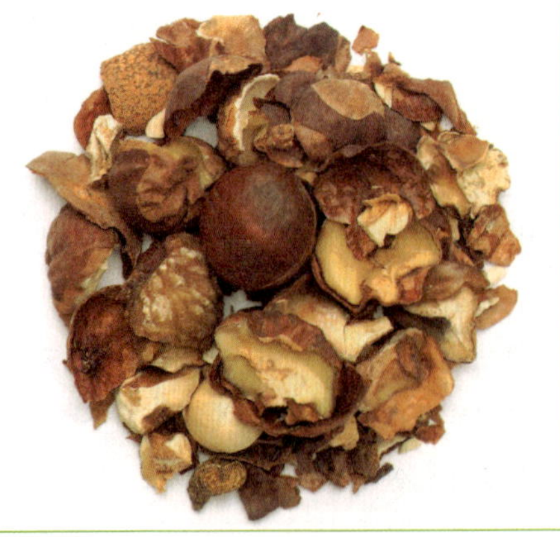

性味归经

性味	归经
味甘，性温，无毒	归肝、胃经

药材选购

婆罗子以其果实或种子入药，种子有点像板栗，扁球形或圆球形，表面棕色或棕褐色，种皮硬且脆。

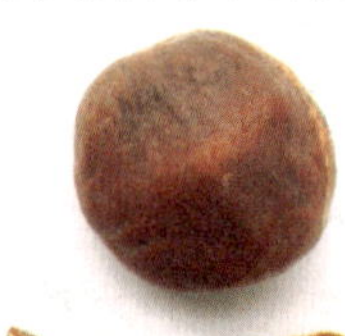

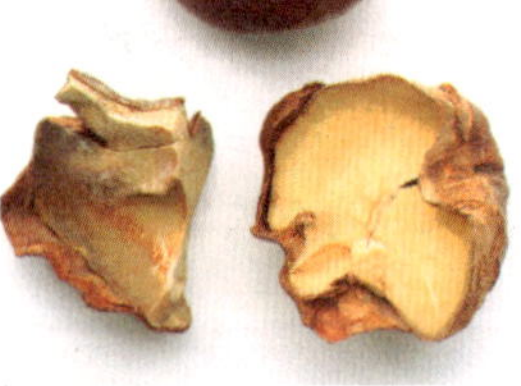

复方

主治：心痛。

用料：婆罗子、黄酒。

用法：将婆罗子烧干成灰，以黄酒冲服。

来源：《杨春涯经验方》

九香虫

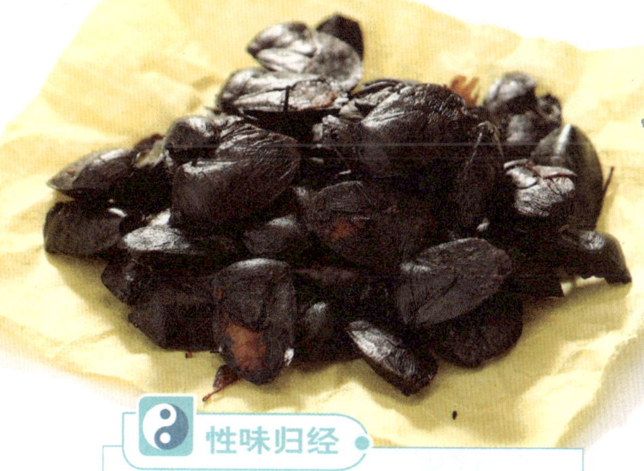

别名

黑兜虫、瓜黑蝽、屁板虫、美蜘虫、打屁虫、屁巴虫

性味归经

性味	归经
味咸，性温，无毒	归肝、脾、肾经

药材来源

为蝽科昆虫九香虫的干燥全虫。

用药禁忌

凡阴虚内热者忌服。阴虚有五心烦热，午后潮热、盗汗、颧红、消瘦、舌红少苔等表现。内热，表现为脾气暴躁、消瘦、喜食生冷食物等。

药材选购

九香虫以其虫体入药，虫体一般为扁平的六角状椭圆形，选购时以虫体均匀、棕褐色、油性较大且无虫蛀的干品为优。

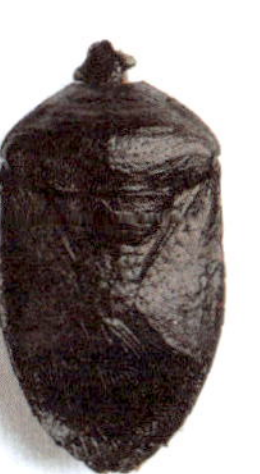

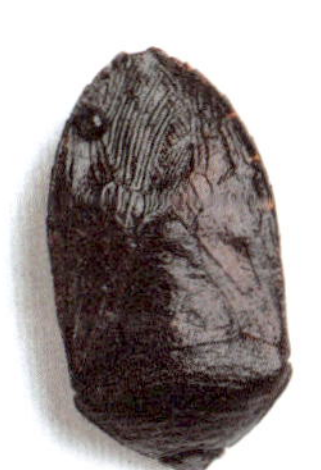

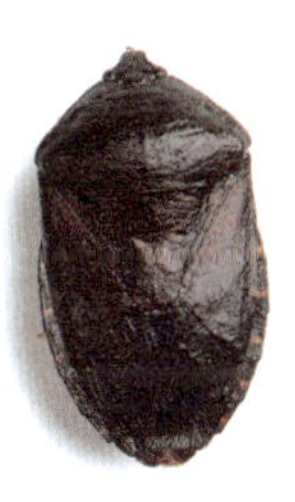

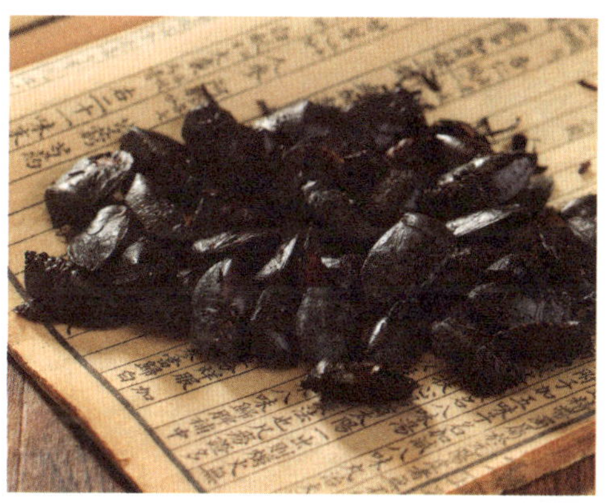

复方

主治：膈脘滞气，脾肾亏损，元阳不足。

用料：九香虫一两（半生焙），车前子（微炒）、陈皮各四钱，白术（焙）五钱，杜仲（酥炙）八钱。

用法：将以上几味中药共研为末，加炼蜜做成丸，如梧子大。每服一钱五分，以盐开水或盐酒服下，早晚各服一次。

来源：《本草纲目》

橘核

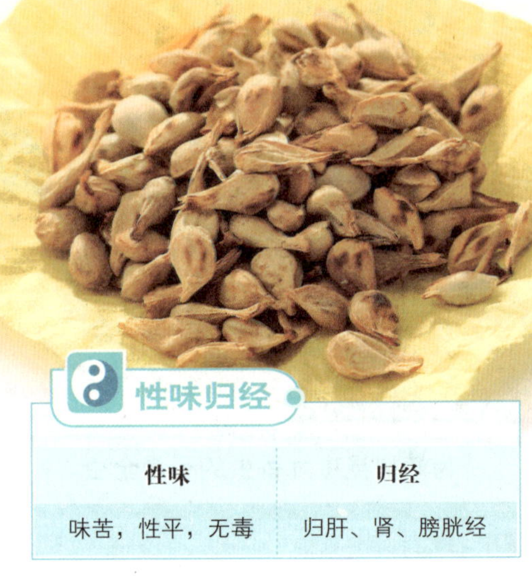

别名

橘子仁、橘子核、橘米、橘仁

药材来源

为双子叶植物药芸香科植物福橘或朱橘等多种橘类的种子。

性味归经

性味	归经
味苦，性平，无毒	归肝、肾、膀胱经

用药禁忌

正气虚弱者忌用。正气虚弱通常是由精气不足导致的，表现为精神疲惫、面色不佳、头晕眼花、饮食减少、虚弱无力等。

药材选购

橘核为多种橘类的种子，可入药。选购时以子粒均匀而饱满、白色的干品为优。

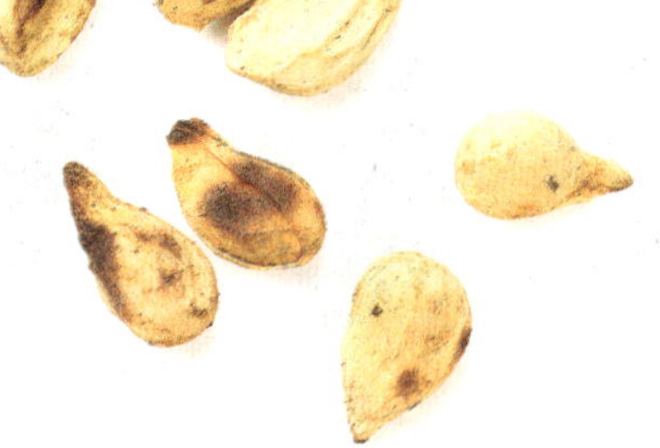

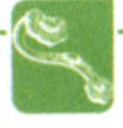

单方

主治：小肠疝气及阴核肿痛。

用法：将五钱橘核炒制后研成末，以老酒煎服或加酒糊做成丸服用。

来 源：《本草纲目》

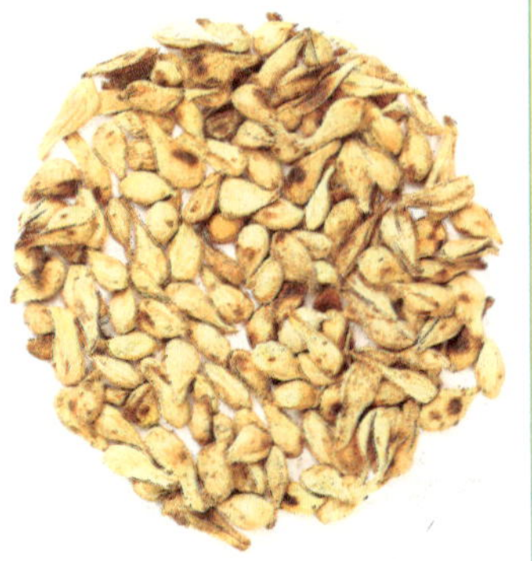

复方

主治：腰痛。

用料：橘核、杜仲各二两。

用法：将这两味中药炒、研为末。每服两钱，盐酒送下。

来源：《本草纲目》

橘络

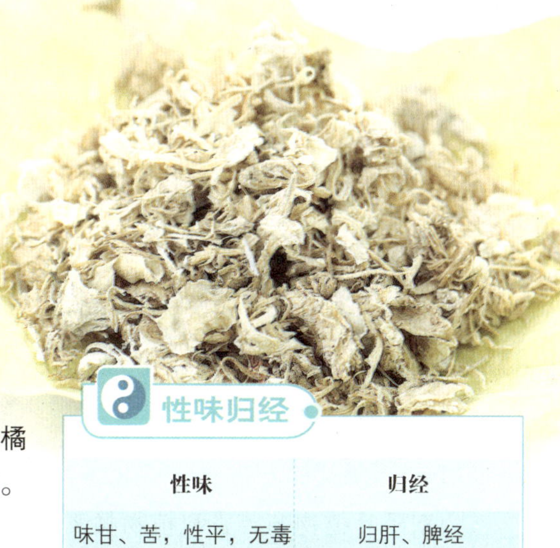

别名

橘丝、橘筋

药材来源

为双子叶植物药芸香科植物福橘或朱橘等多种橘类的果皮内层的筋络。

性味归经

性味	归经
味甘、苦，性平，无毒	归肝、脾经

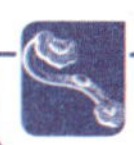

常用方

主治：风邪头痛。头目昏涨，疼痛明显者。

用料：白芷 4.5 克，蝉蜕 3 克，藁本 4.5 克，苦桔梗 6 克，薄荷 3 克，橘络 3 克。

用法：水煎，熏洗。

来源：《慈禧光绪医方选议》

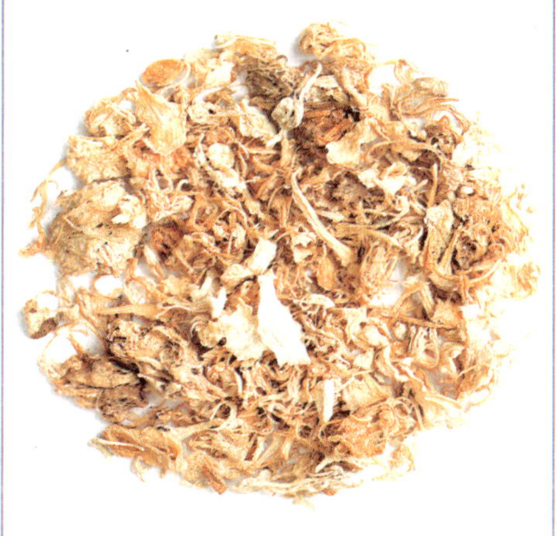

药材选购

橘络为各种橘类的果皮内层的筋络，可入药。在多种橘络中，以凤尾橘络品质最优，铲络品质最差。选购时以整齐而均匀、络长不碎、黄色的干品为优。

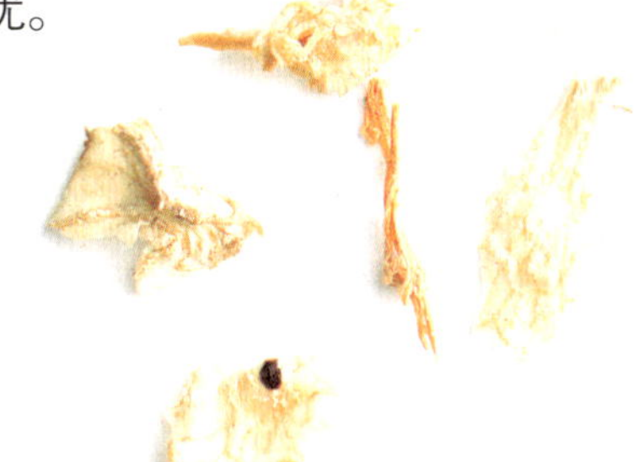

复方

主治：口渴吐酒。

用料：橘络。

用法：炒熟煎激发饮，甚效。

来源：《本草纲目》

橘皮

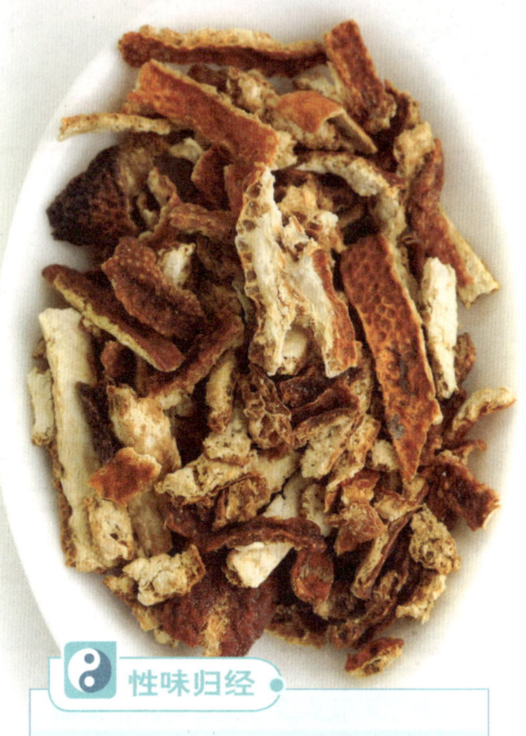

别名

陈皮、黄橘皮、红皮、广陈皮、新会皮、陈皮炭、炒陈皮

药材来源

为双子叶植物药芸香科植物橘及其栽培变种品的成熟果皮。

用药禁忌

气虚及阴虚咳嗽生痰者不宜服用。患有吐血症者要慎用。

性味归经

性味	归经
味辛，性温，无毒	归脾、肺、肝、胃、大肠经

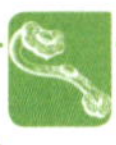

单方

主治：化食消痰。

用法：将半两橘皮微熬，研成末，水煎代茶饮服。

来源：《本草纲目》

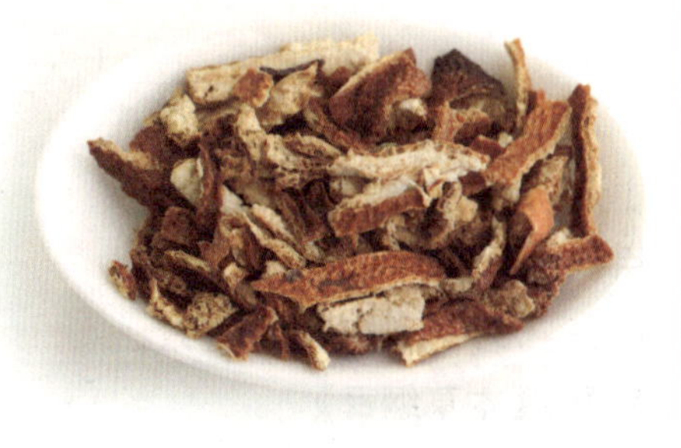

药材选购

橘皮为橘及其栽培变种品的成熟果皮，选购橘皮时以皮薄、片大、颜色娇红、表皮油润、香气较浓烈的干品为优。

复方

主治：伤寒及一切杂病，干呕，手足逆冷。

用料：橘皮四两，生姜一两。

用法：上药加水二升，煎取一升，徐徐饮服。

来源：《本草纲目》

香橼

别名

枸橼、钩缘干、香泡树

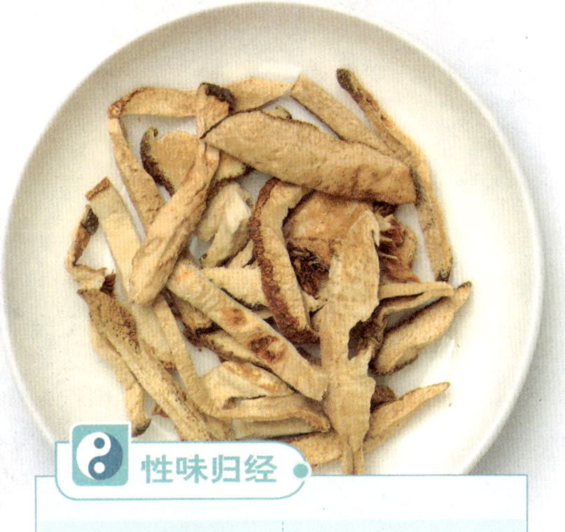

药材来源

为双子叶植物药芸香科植物枸橼或香圆的成熟果实。

性味归经

性味	归经
味辛、苦、酸，性温，无毒	归肝、肺、脾经

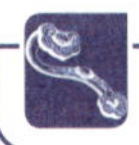

用药禁忌

阴虚血燥及孕妇气虚者慎服。

药材选购

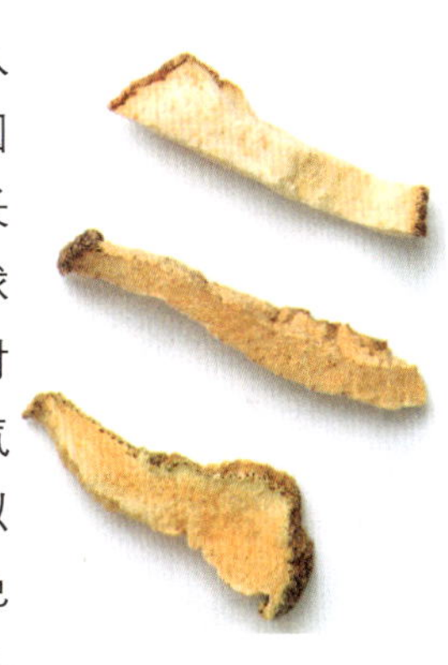

香橼以其果实入药，又分为枸橼、香圆两种，前者为圆形或长圆形片状，后者为类球形或圆形片状。选购时枸橼以片黄白色、香气浓的干品为优；香圆以个大皮粗、颜色黑绿色且香气浓郁的干品为优。

常用方

主治：气逆不欲进食或呕哕。

用料：陈香橼两个，真川贝三两（去心），当归一两五钱（炒黑），白通草（烘燥）一两，陈西瓜皮一两，甜桔梗三钱。

用法：以上药材一起研为细末，将白檀香劈碎煎成浓汁后做成丸，每次以开水送服三钱。

来源：《梅氏验方新编》

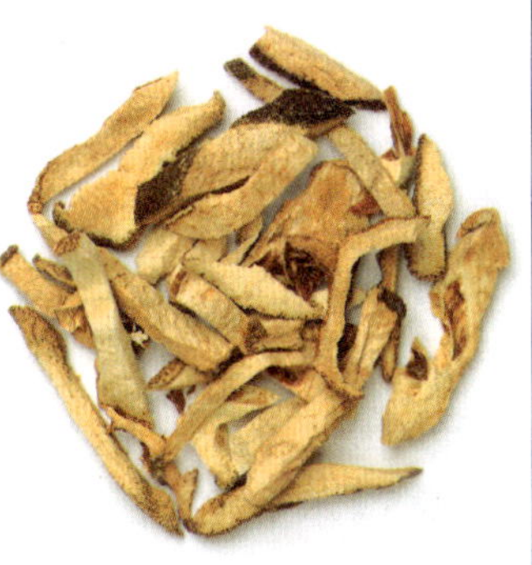

复方

主治：鼓胀。

用料：陈香橼一枚（连瓤），大核桃肉二枚（连皮），缩砂仁二钱（去膜）。

用法：以上药材各煅为散，用砂糖拌调好，每顿饭时空心服用。

来源：《本经逢原》

荔枝核

别名

荔仁、枝核、大荔核

药材来源

为无患子科植物荔枝的种子。

用药禁忌

不是由寒凝导致气滞的人禁服。

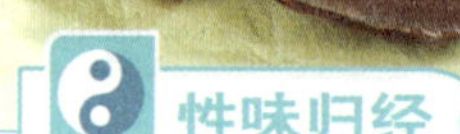

性味归经

性味	归经
味甘、涩，性温，无毒	归肝、肾、脾经

药材选购

荔枝核为荔枝的种子，可入药。种子一般为长椭圆形，选购时以颗粒大而饱满、颜色棕红、种皮有光泽的干品为优。

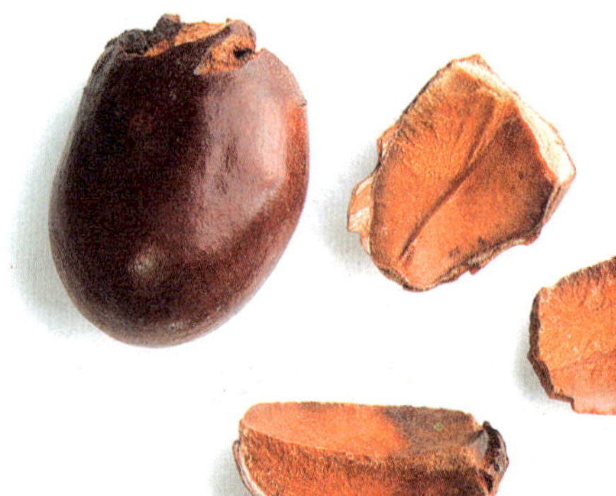

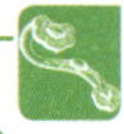

单方

主治：脾痛。

用法：将荔枝核研为末，每次用醋送服，每次服两钱。

来源：《本草纲目》

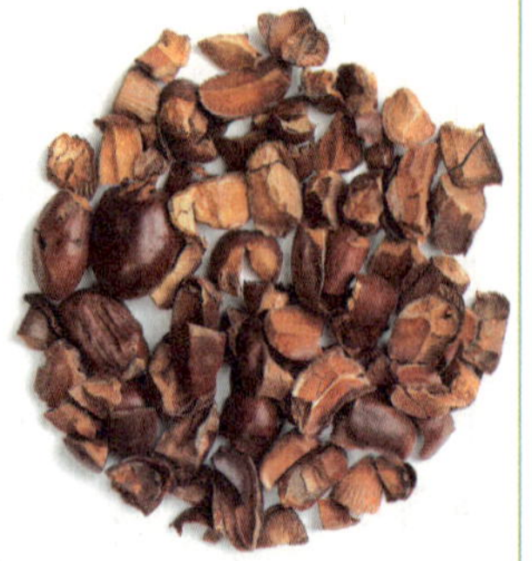

复方

主治：疝气。

用料：荔枝核(炒黑)、大茴香(炒)。

用法：荔枝核(炒黑)、大茴香(炒)等分为末。每服一钱，温酒送下。

来源：《本草纲目》

佛手花

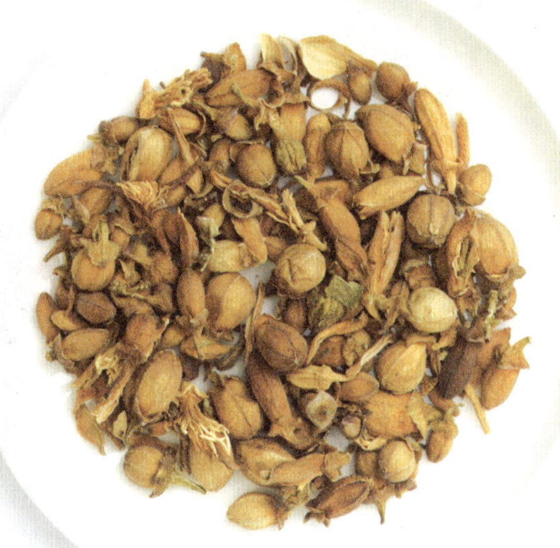

别名

佛柑花

药材来源

为芸香科植物佛手的花朵和花蕾。

用药禁忌

生于热带、亚热带。

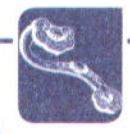

常用方

主治：胸闷气滞、消化不良、食欲不振、嗳气呕吐等症。

用法：佛手花15克，加水200毫升，煎至100毫升，去渣后放淘好的糙米100克。再加水煮成稀粥，加入少许冰糖。每日温服2次。

来源：民间验方

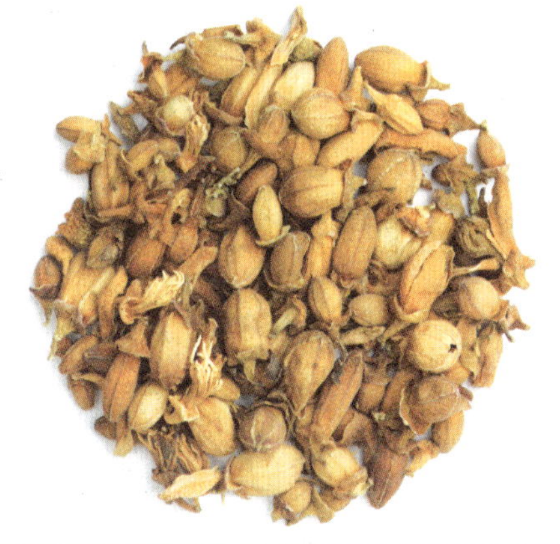

性味归经

性味	归经
味微苦，性微温	归肝、胃经

药材选购

佛手花为佛手的花朵或花蕾，可入药。选购时以朵大完整、香气浓郁的干燥花朵为优。

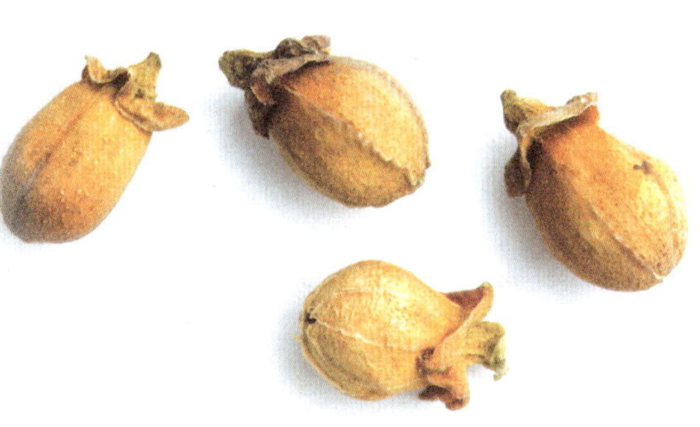

玫瑰花

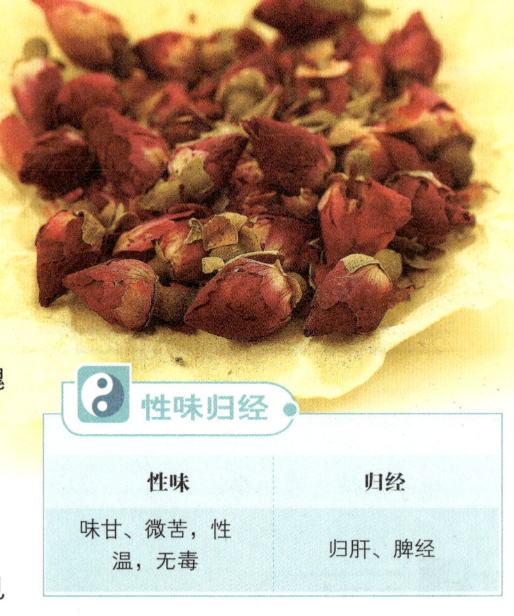

别名

徘徊花、笔头花、湖花、刺玫花

药材来源

为双子叶植物药蔷薇科植物玫瑰初放的花。

性味归经

性味	归经
味甘、微苦，性温，无毒	归肝、脾经

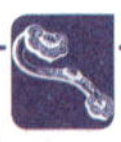

用药禁忌

阴虚火旺者慎服，阴虚火旺常见的症状有烦躁易怒、两颊潮红、性欲亢进等。

药材选购

玫瑰以其初放的花入药。选购时以花朵大而完整、花瓣厚且色紫、不露蕊、色泽鲜艳、香气浓烈的干品为优。

常用方

主治：肝郁吐血，月汛不调。

用料：玫瑰花300朵(初开者，去心、蒂)。

用法：将新汲水放砂锅内煎取浓汁，滤去渣再煎，加白冰糖500克收膏，如专调经，可用红糖收膏，瓷瓶密收，切勿泄气。早晚用开水冲服。

来源：《饲鹤亭集方》

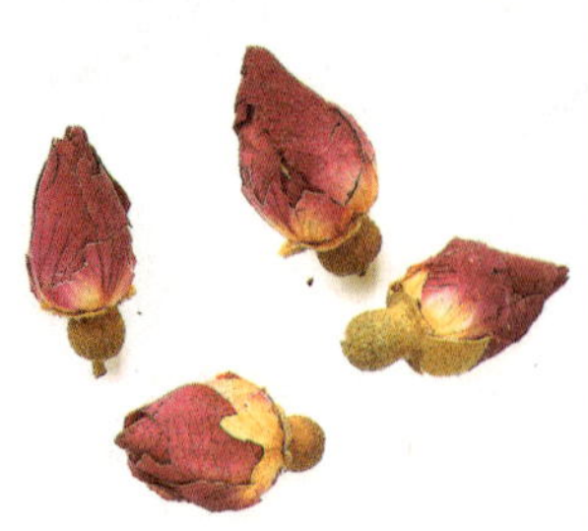

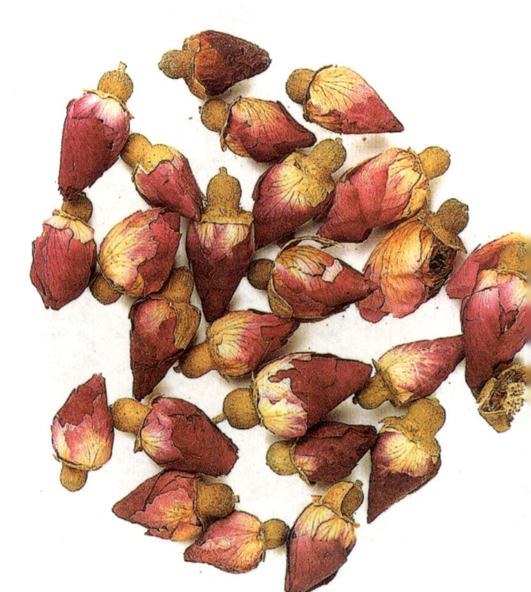

木香

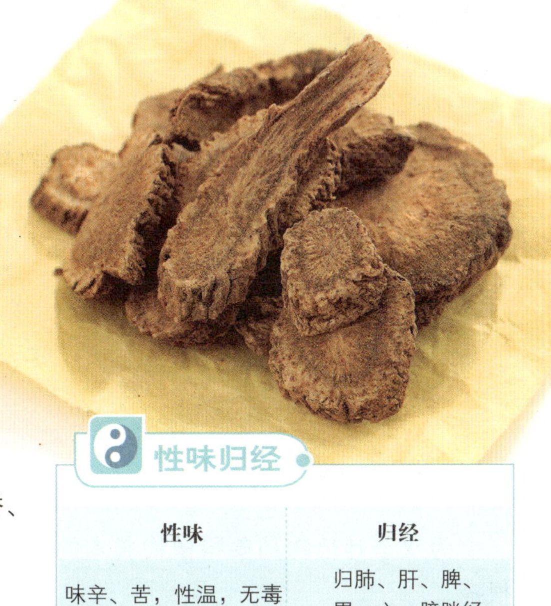

别名

蜜香、青木香、五香、五木香、南木香、广木香

药材来源

为双子叶植物药菊科植物云木香、越西木香、川木香等的根。

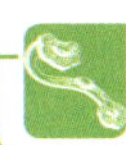

用药禁忌

凡是阴虚内热、胃气虚弱、元气虚脱的人都要禁用。

单方

主治：蛇虫咬伤。

用法：将不限量木香煎水服。

来源：《本草纲目》

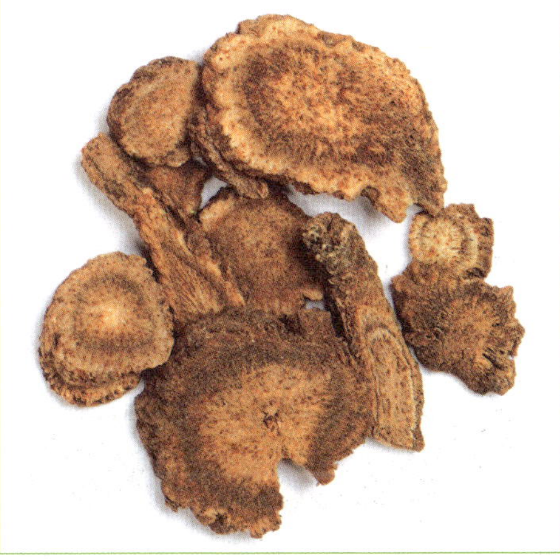

性味归经

性味	归经
味辛、苦，性温，无毒	归肺、肝、脾、胃、心、膀胱经

药材选购

木香以其根部入药，根部一般为圆柱形，选购时以根条均匀、质地坚实、色为黄棕色、香气浓郁的干品为优。

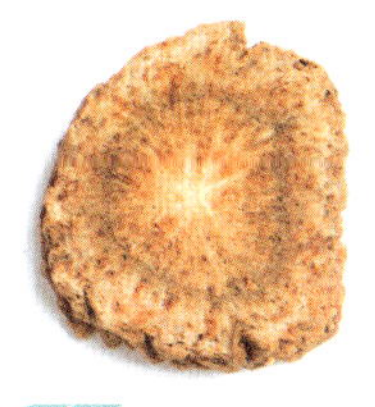

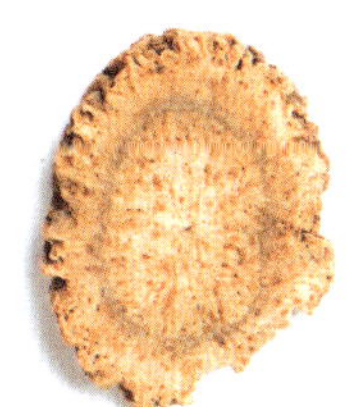

复方

主治：中气不省（闭目不语，状如中风）。

用料：木香、冬瓜子、竹沥和姜汁。

用法：将木香研细，冬瓜子煎汤灌下三钱。痰盛者，药中加竹沥和姜汁。

来源：《本草纲目》

莪术

别名

蓬术、羌七、广术、黑心姜、文术、山姜黄、绿姜

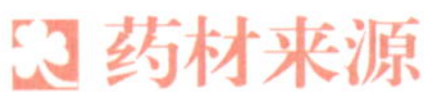

药材来源

为双子叶植物药姜科植物莪术的根茎。

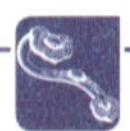

用药禁忌

月经过多以及孕妇忌服。气血两虚、脾胃薄弱无积滞的人要慎服。

常用方

主治：痰瘀互结，脾痞胁痛。

用料：芫花、半夏、天南星、莪术各30克。

用法：以上药材锉碎和匀，将苦油竹一截留节，将药放置竹内，将好醋250毫升灌入竹内，浸湿纸塞紧，却入文武火中，煨一日夜，不可著猛火，待醋干，取出药，焙干为末，糊丸梧桐子大。空腹时用热水吞服50丸。

来源：《观聚方要补》卷四引《虚实辨疑示儿仙方》

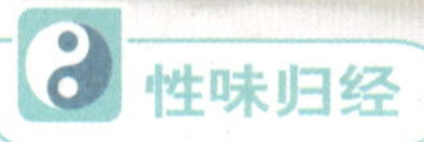

性味归经

性味	归经
味苦、辛，性温，无毒	归肝、脾、肺、心、肾经

药材选购

莪术以其根茎入药，选购时以根条均匀、质地坚实、根断面灰褐色的干品为优。

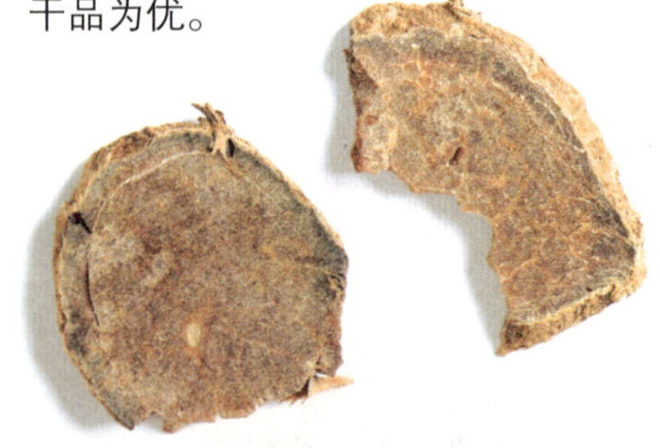

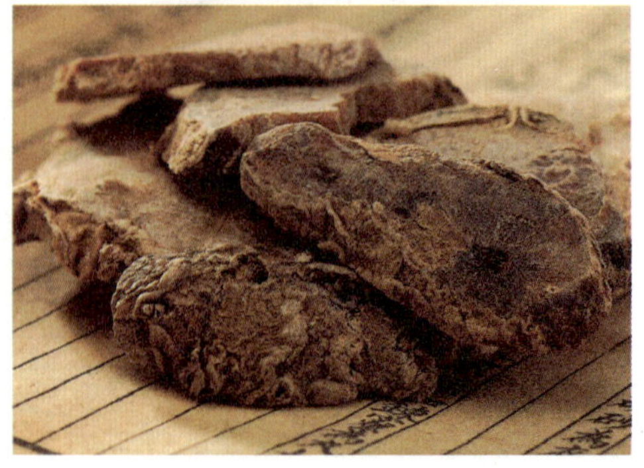

橘红

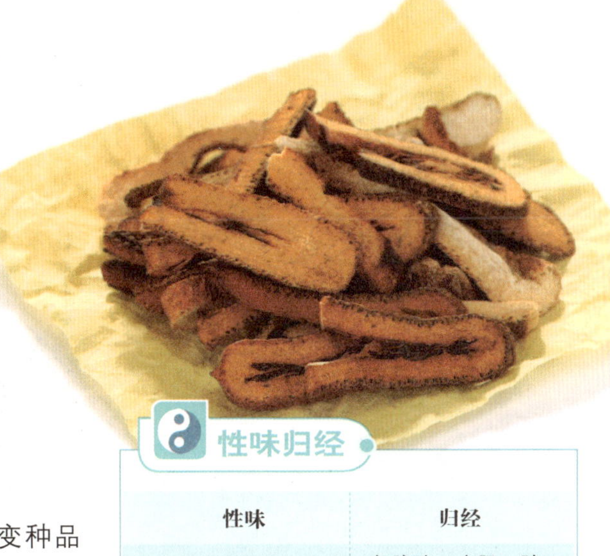

别名

芸皮、芸红

药材来源

为芸香科植物橘及其栽培变种品的外层果皮。

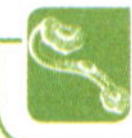

用药禁忌

阴虚燥咳及咳嗽气虚者不宜服。

单方

主治：产后脾气不利，小便不通。

用法：将橘红研为粉末，每次空心以温酒送服二钱。

来源：《校注妇人良方》

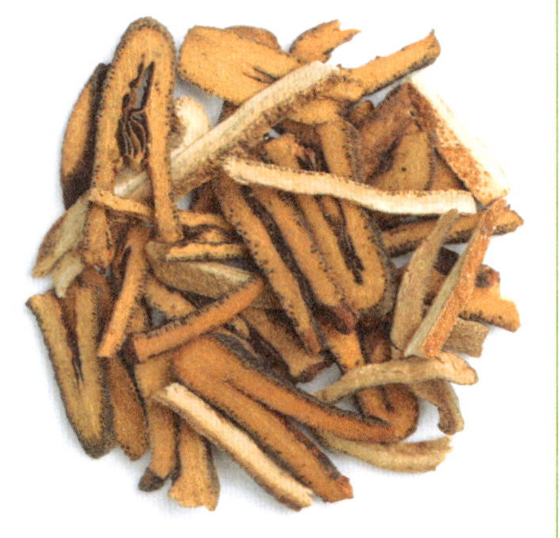

性味归经

性味	归经
味辛、苦，性温	归膀胱、小肠、肺、脾、大肠、胃经

药材选购

橘红为橘及其栽培变种品的外层果皮，可入药。一般为长条形或不规则薄片状，选购时以片大皮薄、表面油润且颜色红的干品为优。

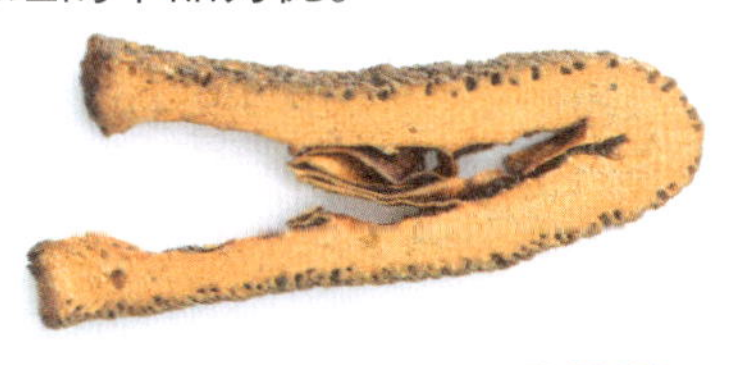

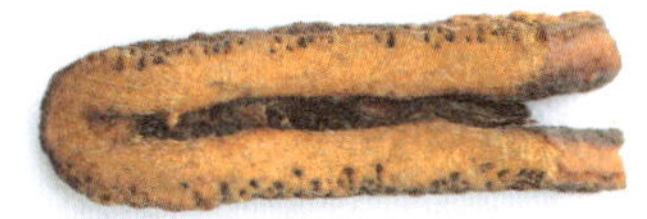

复方

主治：风痰麻木。

用料：橘红一斤，水五碗。

用法：将橘红加水煮烂，去渣，再煮至一碗，一次服下。

来源：《本草纲目》

檀香

别名

旃檀、白檀、白檀香、黄檀香、真檀、浴香

药材来源

为双子叶植物药檀香科植物檀香的心材。

用药禁忌

阴虚火盛者忌用。

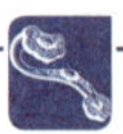

常用方

主治：心痛、胃脘痛等各种痛。

用料：丹参30克，檀香、砂仁各30克。

用法：用水220毫升，煎至160毫升服用。

来源：《时方歌括》

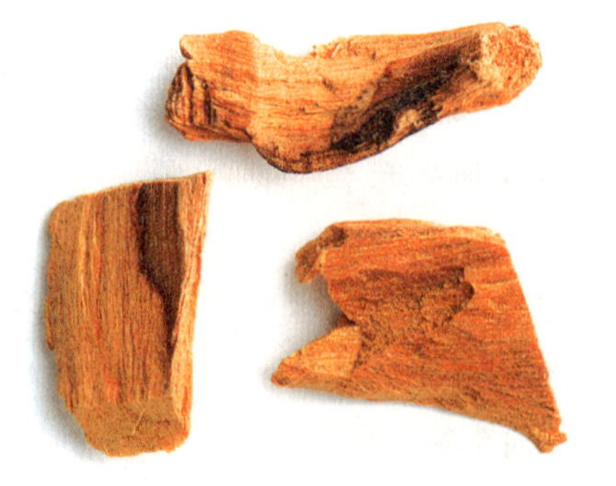

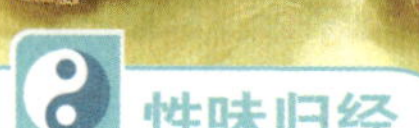

性味归经

性味	归经
味辛，性温，无毒	归脾、胃、肺、肝经

药材选购

檀香以其心材入药。一般以段出售。以黄檀香为例，选购时以质地坚实紧致、油性大、颜色黄、香味浓厚的干品为优。

复方

主治：理脾快气。

用料：青皮一斤，甘草末一两，檀香末半两。

用法：青皮一斤，晒干，焙过，研为末，加甘草末一两、檀香末半两，和匀收存。每用一二钱，放一点盐，开水送服。

来源：《本草纲目》

天仙藤

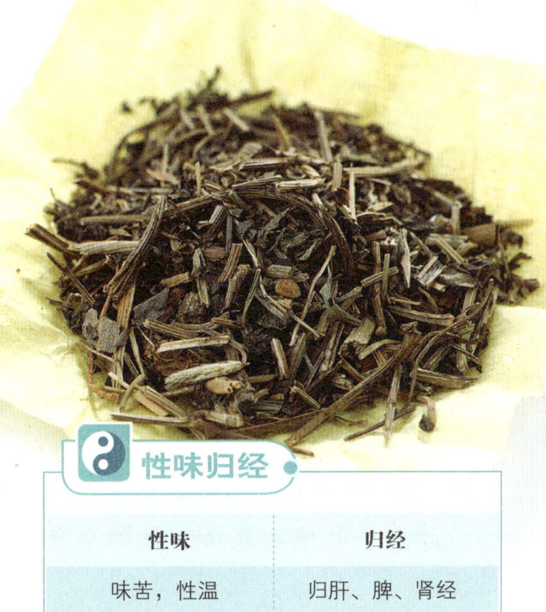

别名

都淋藤、三百两银、兜铃苗、青木香藤、香藤、臭拉秧子、痒辣菜

性味归经

性味	归经
味苦，性温	归肝、脾、肾经

药材来源

为马兜铃科植物马兜铃的茎叶。

用药禁忌

气血两虚者忌用。

药材选购

天仙藤为马兜铃的茎叶，可入药。选购时以茎细、带有叶子、颜色为青绿色的干品为优。

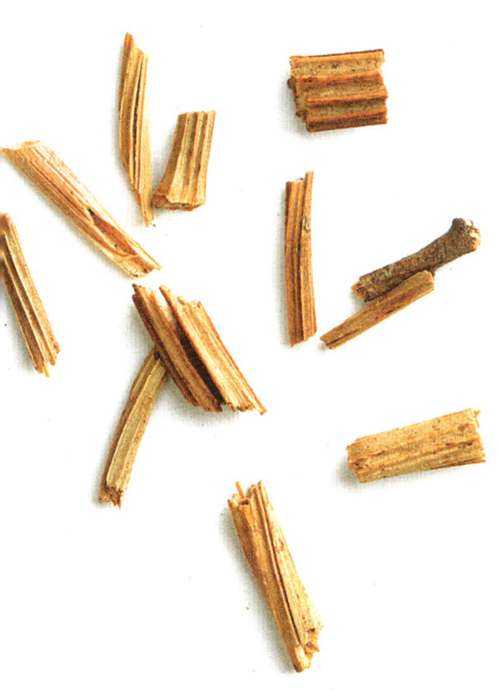

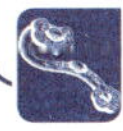

常用方

主治：产后腹痛不止及一切血气腹痛。

用料：天仙藤 150 克（炒焦）。

用法：药材研为细末，每次服用 6 克，产后腹痛用生姜、小便和酒调下，常患血气腹痛用温酒调服。

来源：《妇人大全良方》

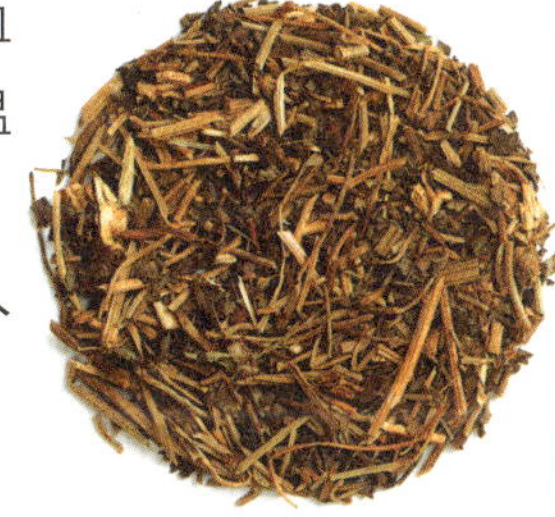

乌药

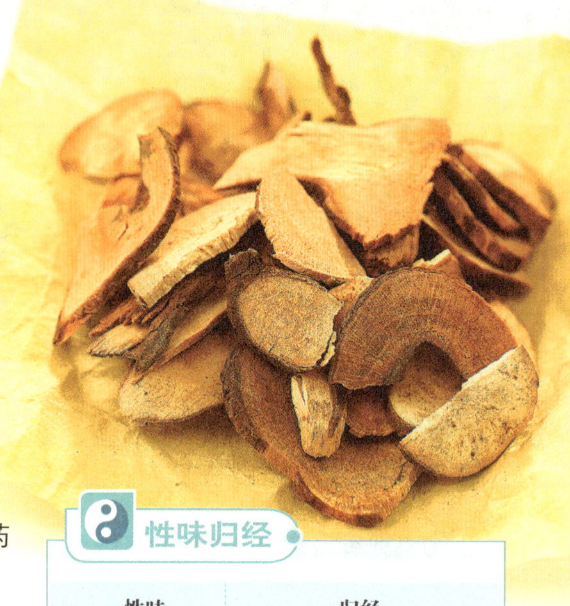

别名

旁其、矮樟、香叶子树、白叶柴、吹风散、青竹香、钱蜞柴、钱柴头

药材来源

为双子叶植物药樟科植物乌药的根。

用药禁忌

孕妇以及体虚者慎用，气虚以及有内热证者禁服。

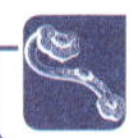

常用方

主治：血海疼痛。

用料：乌药7.5克，香附6克，当归3克，木香、甘草（炙）各1.5克。

用法：水煎服。

来源：《济阴纲目》

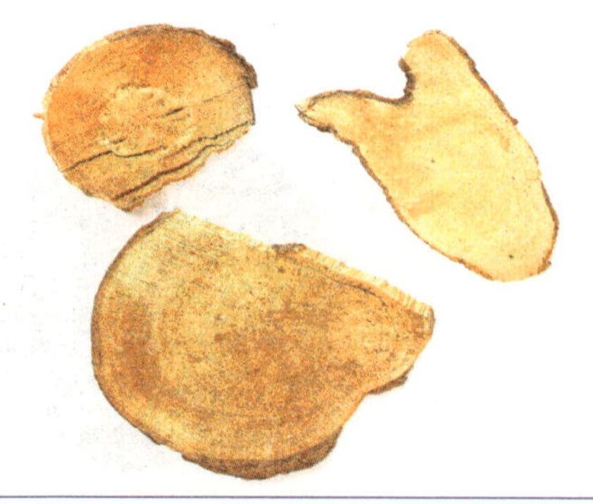

性味归经

性味	归经
味辛，性温，无毒	归脾、肺、肾、膀胱经

药材选购

乌药以其根入药。市场上分有乌药个和乌药片出售。选购时乌药个以连珠状、质地嫩、粉性大、横断面为浅棕色的干品为优。乌药片则以平整不卷、颜色较淡、没有黑斑、没有破碎的干品为优。

复方

主治：心腹刺痛。

用料：香附（去毛，焙）二十两，乌药十两，甘草（炒）一两。

用法：将这几味中药共研为末。每服二钱，盐汤送下。

来源：《本草纲目》

香附

别名

雀头香、莎草根、香附子、雷公头、香附米、三棱草根、苦羌头

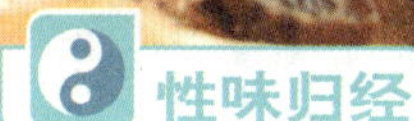

性味归经

性味	归经
味辛、微苦、甘，性平，无毒	归肝、肺、脾、胃、三焦经

药材来源

为双子叶植物药莎草科植物莎草的根茎。

用药禁忌

月经之前以及血热的人忌服，气虚无滞的人也要忌服。

药材选购

香附为莎草的根茎，可入药，选购时以根茎大、质地坚实、棕褐色、香气浓烈的干品为优。

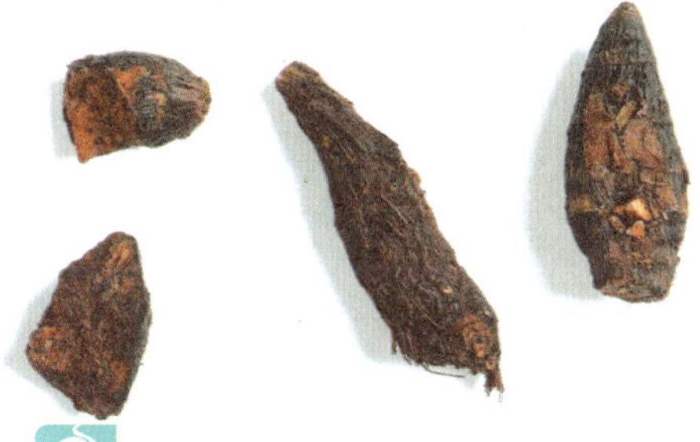

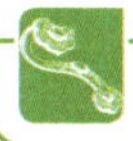

单方

主治：蜈蚣咬伤。

用法：将香附嚼烂敷在患处。

来源：《本草纲目》

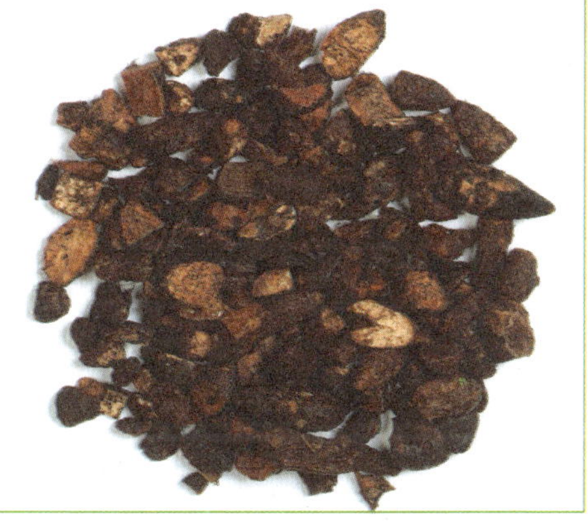

复方

主治：气郁头痛。

用料：香附（炒）四两，川芎二两。

用法：将香附（炒）、川芎共研为末。每服二钱，茶汤调下。常服可防头痛，又可明目。

来源：《本草纲目》

第八章 消食药

消食药是指能促使消化，增进食欲的药物。

消食药主要适用于宿食不消而引起的脘腹胀满，不思饮食，嗳气吞酸，恶心呕吐，大便失常，以及脾胃虚弱所致消化不良、食欲减退等。

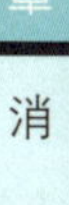

谷芽

别名

蘖米、谷蘖、稻蘖、稻芽

药材来源

为禾本科植物稻的成熟果实，经加工而发芽者。

用药禁忌

胃下垂患者禁服。

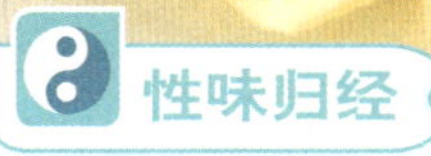

性味归经

性味	归经
味甘，性温，无毒	归脾、肝、心、肺、胃经

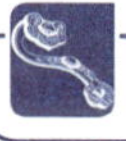

常用方

主治：秽湿着里，脘闷便泄。

用料：藿香梗6克，陈皮5克，茯苓块9克，厚朴6克，大腹皮5克，谷芽3克，苍术6克。

用法：用水一升，煎煮至400升，日再服。

来源：《温病条辨》

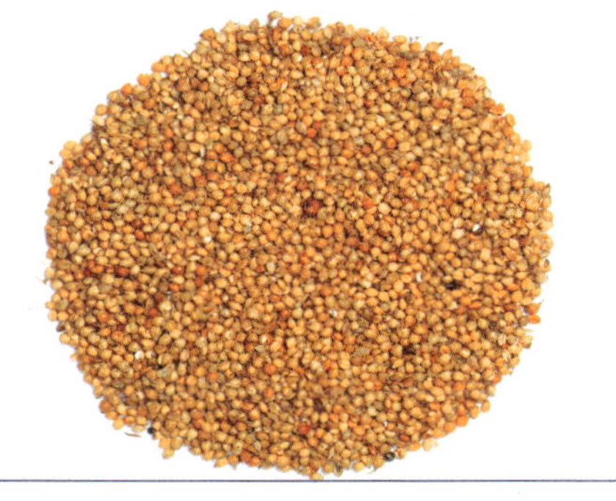

药材选购

谷芽为成熟稻子加工发芽后的成品，可入药，选购时以颗粒饱满而均匀、表面黄色且无杂质的干品为优。

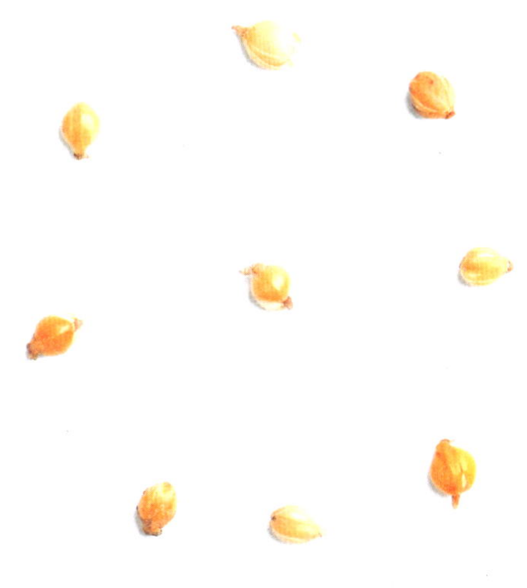

第九章 驱虫药

驱虫药是指能将肠道寄生虫杀死或驱出体外的药物。

驱虫药主要用于肠内寄生虫所引起的疾患，病人常见腹痛、腹胀、厌食或善饥多食、面黄、消瘦等。常配伍泻下药，促虫排出。常用的驱虫药有苦楝皮、使君子、槟榔、南瓜子和雷丸等。

槟榔

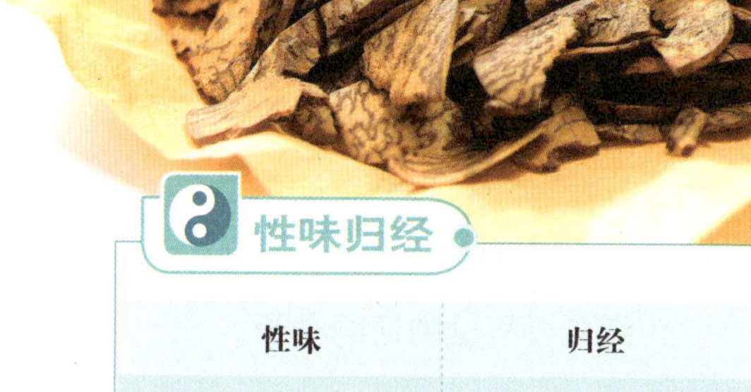

别名

白槟榔、橄榄子、槟榔仁、大腹子、大腹槟榔、青仔、槟榔玉、榔玉

性味归经

性味	归经
味苦、辛，性温，无毒	归胃、大肠经

药材来源

为棕榈科植物槟榔的种子。

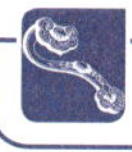

用药禁忌

过量使用容易导致发热。气虚下陷者不宜服用。

药材选购

槟榔以其种子入药，一般为圆锥形或扁圆球形。选购时以质地重而坚实、粒大、饱满且不破裂的为优。

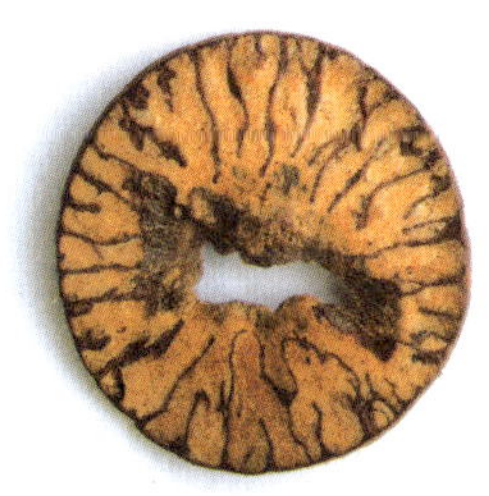

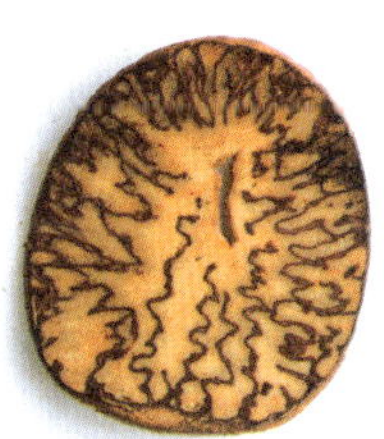

常用方

主治：血淋，小便淋漓，尿道疼痛。

用料：槟榔（1枚面裹煨熟，去面）、赤茯苓等份。

用法：以上药材研为粗末。每次15克，用水230毫升，煎至160毫升，去渣，空腹时温服。

来源：《普济方》

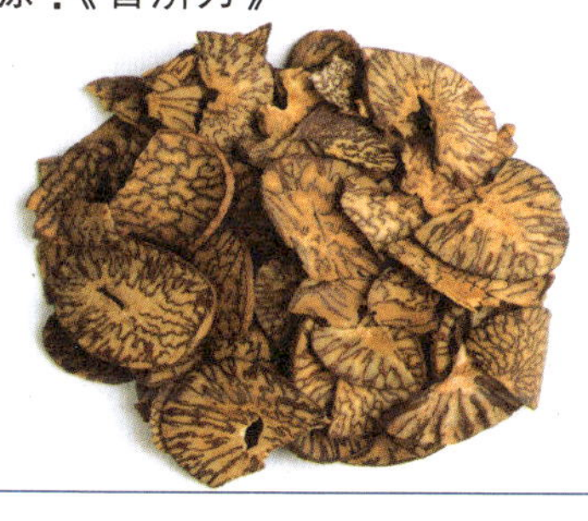

复方

主治：伤寒胸闷。

用料：槟榔、枳实等份。

用法：将以上两味共研为末。每服二钱，黄连煎汤送下。

来源：《本草纲目》

榧子

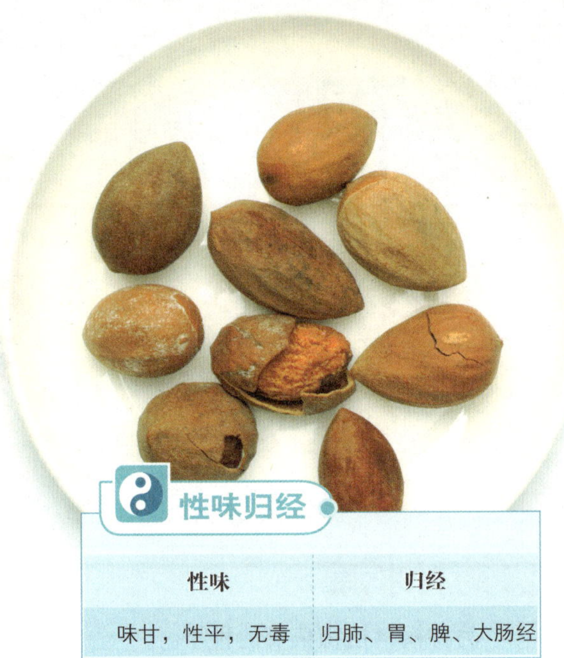

别名

榧实、玉山果、赤果、野杉、香榧、木榧

药材来源

为红豆杉科植物榧的种子。

性味归经

性味	归经
味甘，性平，无毒	归肺、胃、脾、大肠经

用药禁忌

大便不固者、脾虚泄泻者不宜服用。

药材选购

榧子为榧的种子，一般为卵圆形，可入药。选购时以种子大而完整、种壳薄、种仁黄白色、不泛油的干品为优。

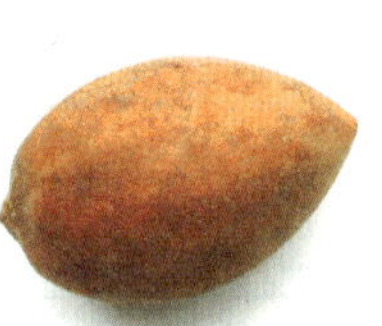

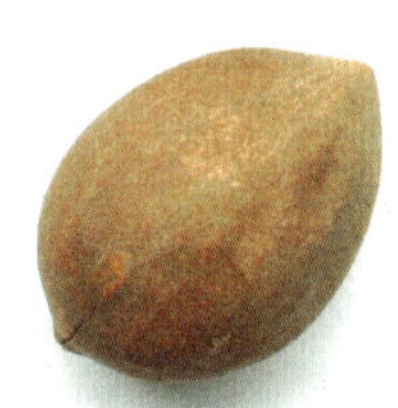

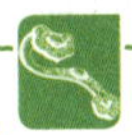

单方

主治：杀体内寄生虫。

用法：将一枚榧子去皮炒熟后吃，胃弱的人，用量减半。

来源：《本草纲目》

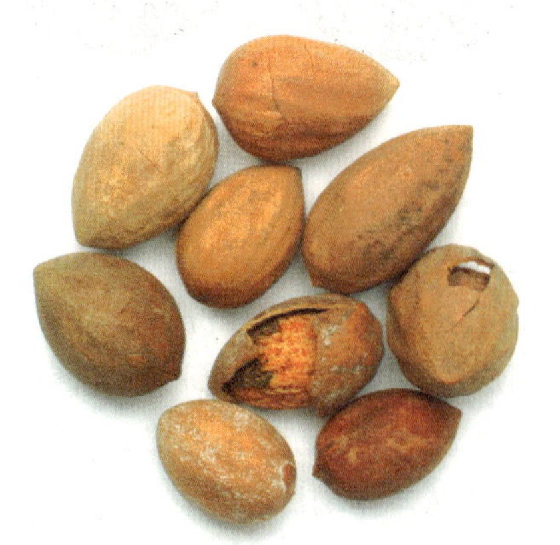

常用方

主治：虫积腹痛。

用料：细榧子 49 枚（去壳）。

用法：上药材加砂糖水 100 毫升，沙锅内煮干。熟食之。每月上旬平旦空腹服 7 枚。

来源：《景岳全书》

使君子

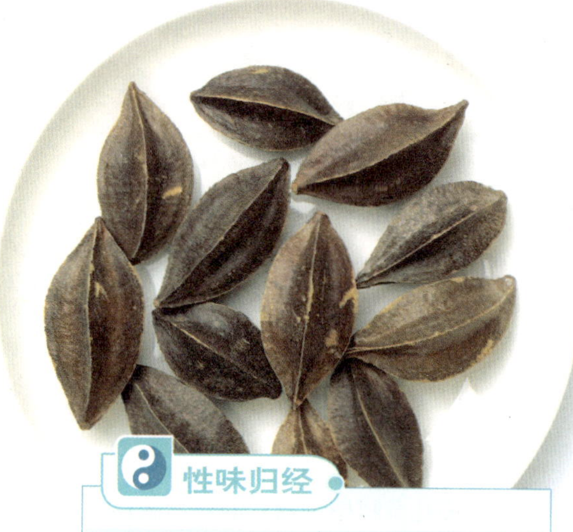

别名

留求子、史君子、五棱子、索子果、冬均子、病柑子、君子仁

性味归经

性味	归经
味甘、性温、有小毒	归脾、胃经

药材来源

为使君子科植物使君子的成熟果实。

药材选购

使君子以其成熟果实入药，其果实一般为椭圆形或卵圆形，选购时以个大饱满、表面有紫褐色光泽、仁色为白色的干品为优。

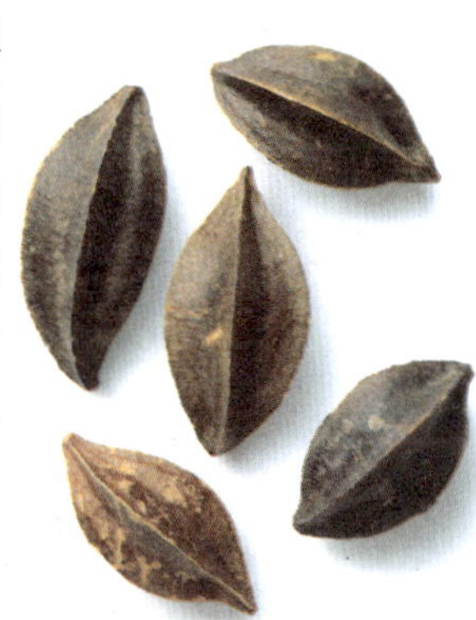

用药禁忌

服药时忌饮热茶。大量服用能引起呃逆、眩晕、呕吐等反应；脾胃虚寒者不宜多用；如果无虫积最好不要服用。

单方

主治：蛔虫病。

用法：将使君子研为粉末，五更时以米汤调服一钱。

来源：《本草纲目》

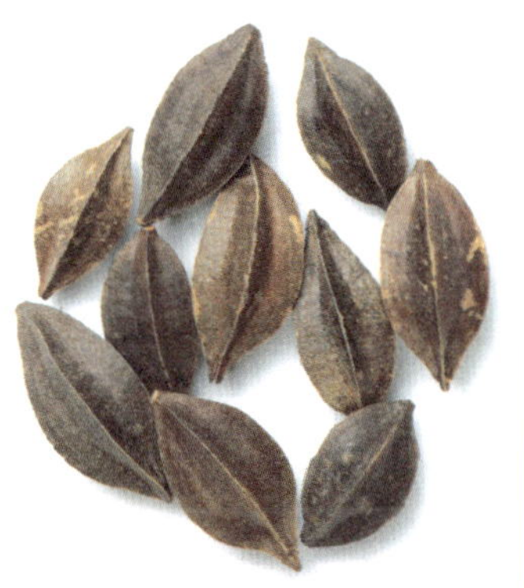

复方

主治：妇女闭经。

用料：瓜藤、使君子各半两，甘草六钱。

用法：以上药材研为粉末，每次以酒送服两钱。

来源：《本草纲目》

雷丸

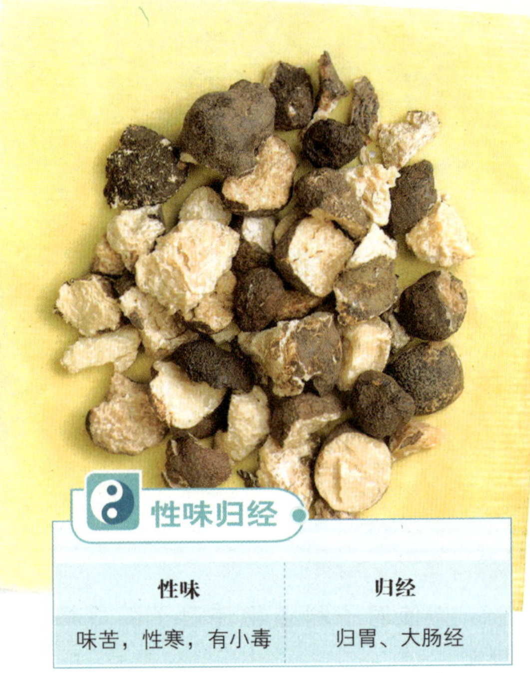

别名

竹苓、雷实、竹铃芝

药材来源

为多孔菌科植物雷丸的干燥菌核。

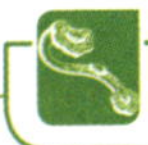

用药禁忌

有虫积而脾胃虚寒者慎服。

性味归经

性味	归经
味苦，性寒，有小毒	归胃、大肠经

单方

主治：小儿出汗有热。

用法：将四两雷丸研为粉末，加粉半斤，拌匀后敷于身上。

来源：《本草纲目》

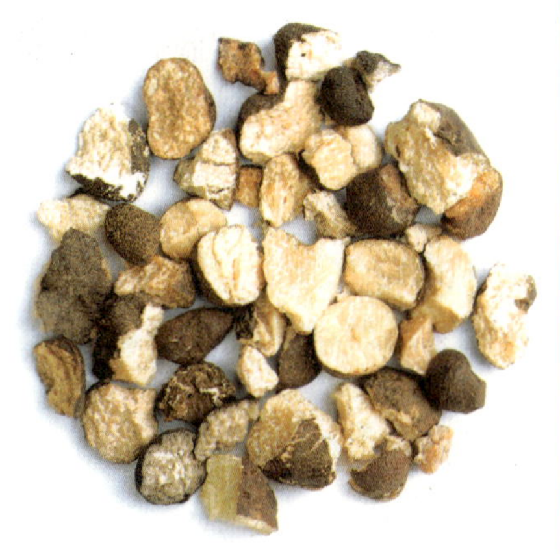

药材选购

雷丸以其干燥菌核入药，一般为球形或不规则的块状。选购时以个大而饱满、质地坚实、表面紫褐色、内部白色而没有泥沙等杂质的干品为优。

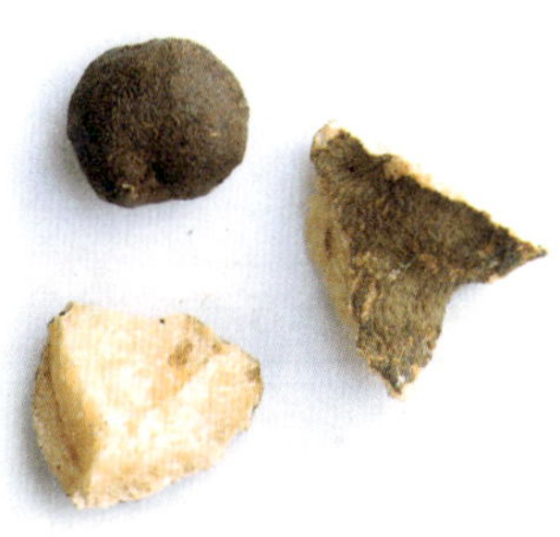

复方

主治：小儿惊悸，发热。

用料：丹参、雷丸各半两，猪油二两。

用法：将以上药材同煎几次，去掉渣子取汁，将汁搽于身上。

来源：《本草纲目》

第十章 止血药

止血药是指能促进血液凝固而使出血停止的药物。

止血药主要通过增强体内凝血因素或抑制抗凝血因素，促使凝血，以达到止血目的。中药止血药具有收敛、凝固、清营、凉血等作用，用以治疗咯血、衄血、便血、尿血及崩漏等出血证，并用于创伤性出血。

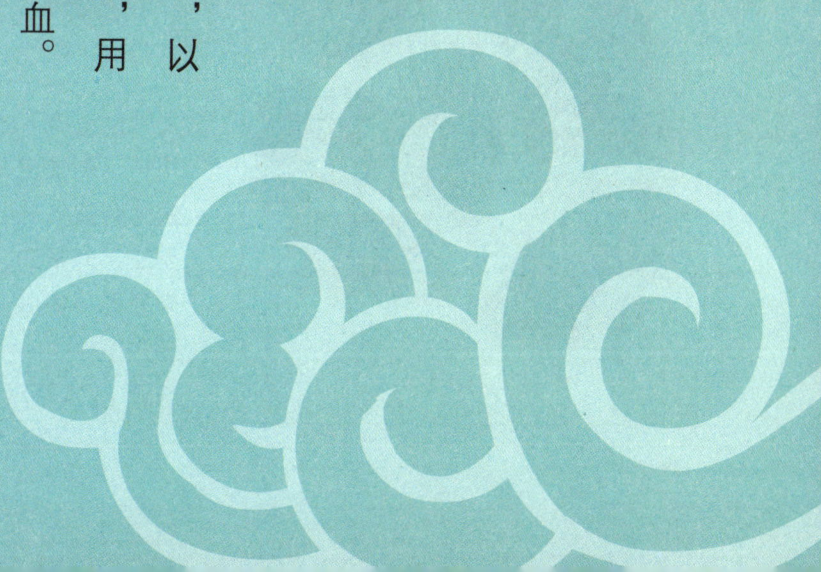

刺猬皮

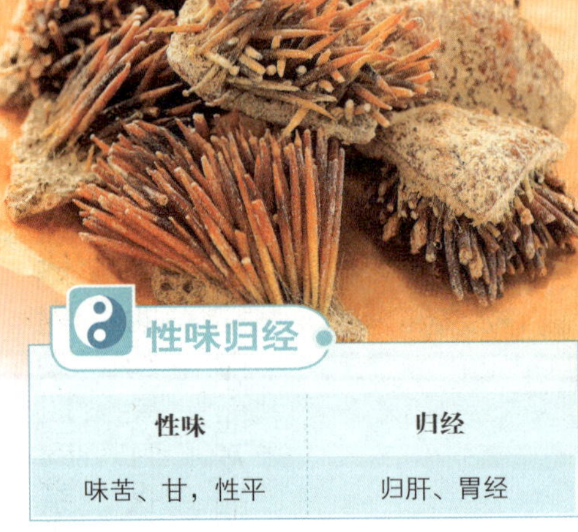

别名

猬皮、仙人衣

药材来源

为刺猬科动物刺猬或短刺猬的皮。

性味归经

性味	归经
味苦、甘，性平	归肝、胃经

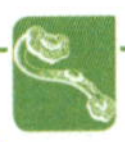

用药禁忌

妊娠期忌服。

药材选购

刺猬皮一般为多角形板刷状或直条状，外表面为灰白色、黄色或灰褐色。选购时以皮张大、皮内层无肉脂、刺毛整洁的干品为优。

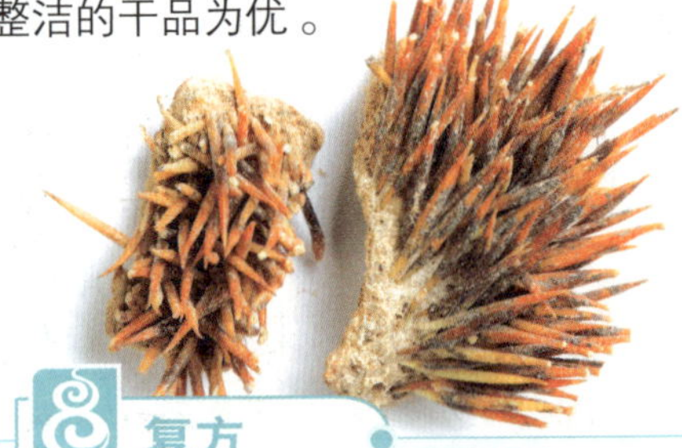

单方

主治：鼻血不止。

用法：将一块刺猬皮烧成末，取半钱以棉球裹塞到鼻中。

来源：《本草纲目》

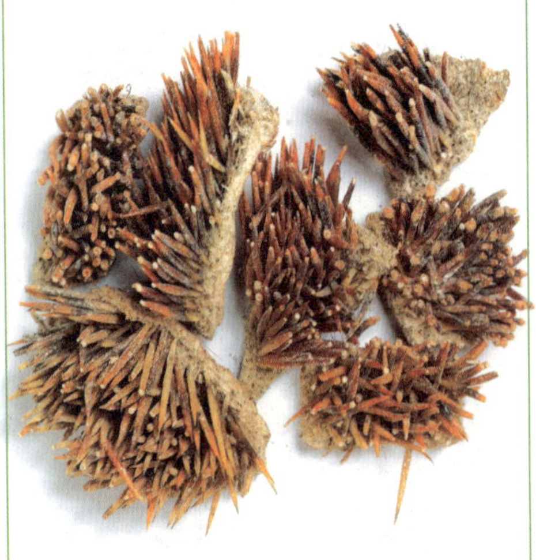

复方

主治：痔疮下血。

用料：刺猬皮、穿山甲等份，豆蔻量为刺猬皮一半。

用法：刺猬皮、穿山甲烧存性，加肉豆蔻，每服一钱，空心服，热米汤送下。

来源：《本草纲目》

大蓟

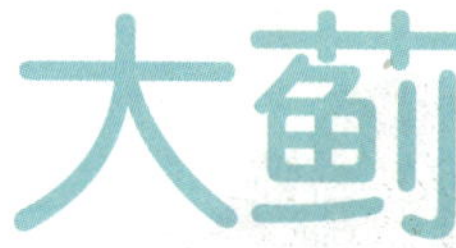

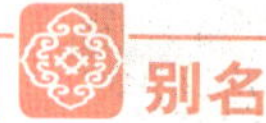

别名

野红花、驴扎嘴、马刺草、牛老虎刺、草鞋刺、刷把头、土红花、野刺菜、牛不嗅、猪妈菜、鸟不扑

性味归经

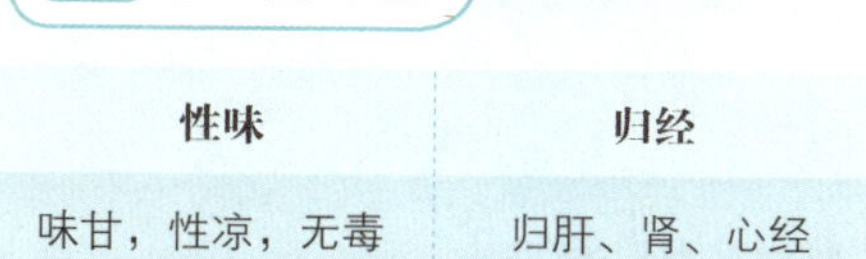

性味	归经
味甘，性凉，无毒	归肝、肾、心经

药材来源

为双子叶植物药菊科植物大蓟的全草或根。

用药禁忌

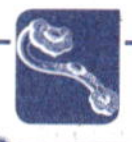

熬制的时候，忌用铁器。脾胃虚弱而无瘀滞的人不要服用。

药材选购

大蓟以全草或根入药。干燥全草选购时以颜色灰绿、干净无杂质的干品为优。干燥块根则以块根粗壮、没有须根、没有芦头的干品为优。

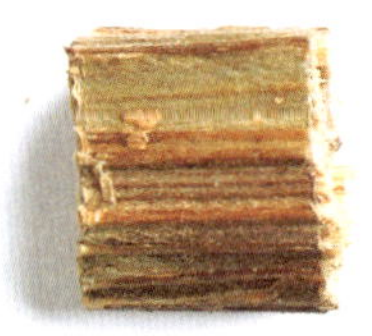

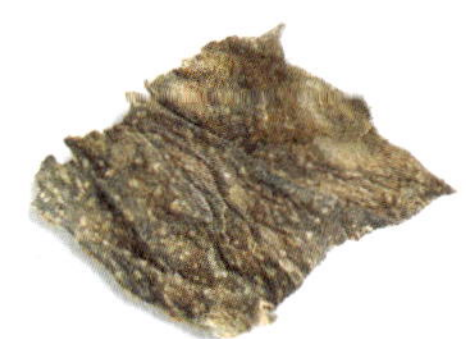

常用方

主治：饮啖辛热，热邪伤肺，肺痈吐血。

用料：大蓟根（洗）、犀牛角（以水牛角代）（镑）、升麻、桑白皮（炙）、蒲黄（炒）、杏仁（去皮、尖）、桔梗（去芦，炒）各30克，甘草（炙）15克。

用法：以上药材碎为小块，每次12克，用水230毫升，加姜5片，煎至180毫升，去渣温服，不拘时候。

来源：《重订严氏济生方》

复方

主治：疔疮恶肿。

用料：大蓟四两，乳香一两，明矾五钱。

用法：上药共研为末。每服二钱，酒送下。以出汗为见效。

来源：《本草纲目》

地榆

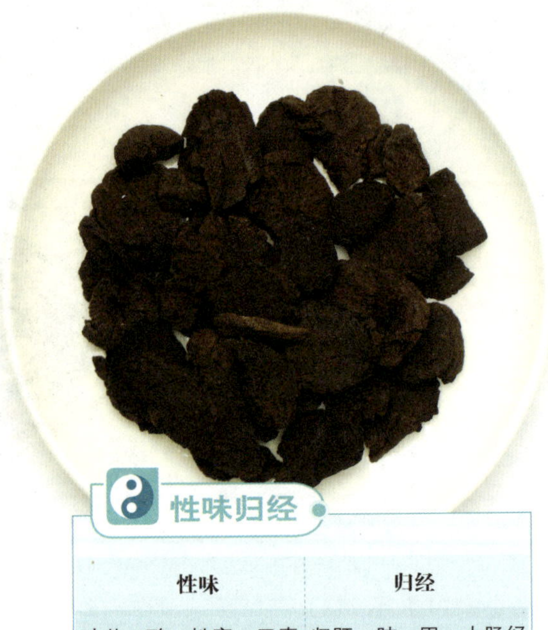

别名

白地榆、山红枣根、枣儿红、红地榆、红绣球、土儿红、山枣仁、一枝箭、紫朵苗子、小紫草、黄瓜香、血箭草

性味归经

性味	归经
味苦、酸，性寒，无毒	归肝、肺、胃、大肠经

药材来源

为双子叶植物药蔷薇科植物地榆的根及根茎。

用药禁忌

虚寒证者忌服。大面积烧伤者不宜外涂。

药材选购

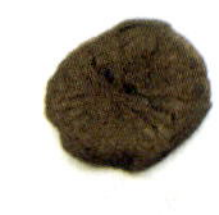

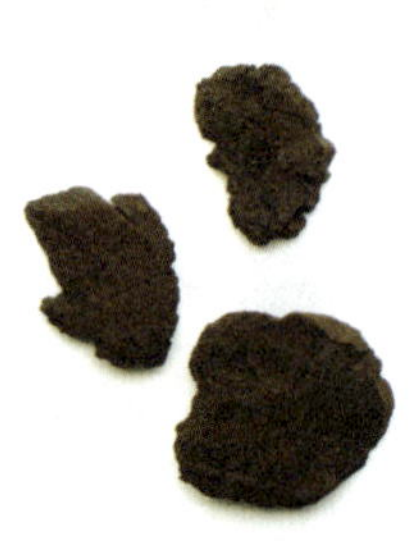

地榆以其根及根茎入药，根一般为不规则的纺锤形或圆柱形。选购时以根条粗壮、质地坚实、断面为粉红色的干品为优。

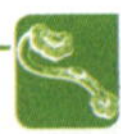

单方

主治：小儿湿疮。

用法：将地榆煎成浓汁，一天清洗疮处两次。

来源：《本草纲目》

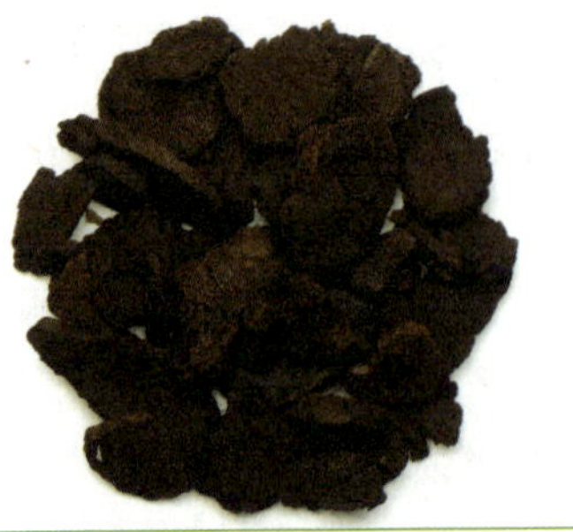

复方

主治：下血状如鸡肝，腹中绞痛难忍者。

用料：茜根、升麻、犀牛角（以水牛角代）各三两，桔梗、黄芩各一两，地榆、白荷各四两。

用法：上药捣碎，以水九升，煎取二升半，分三服。

来源：《备急千金要方》

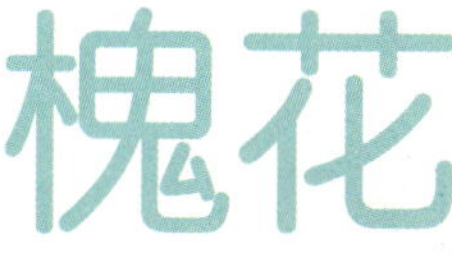

槐花

别名

槐蕊、槐、豆槐、白槐、细叶槐、金药树、护房树

药材来源

为双子叶植物药豆科植物槐的花朵或花蕾。

用药禁忌

脾胃虚寒者忌服。

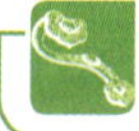

单方

主治：中风失音。

用法：将槐花炒过，三更后仰卧嚼咽。

来源：《本草纲目》

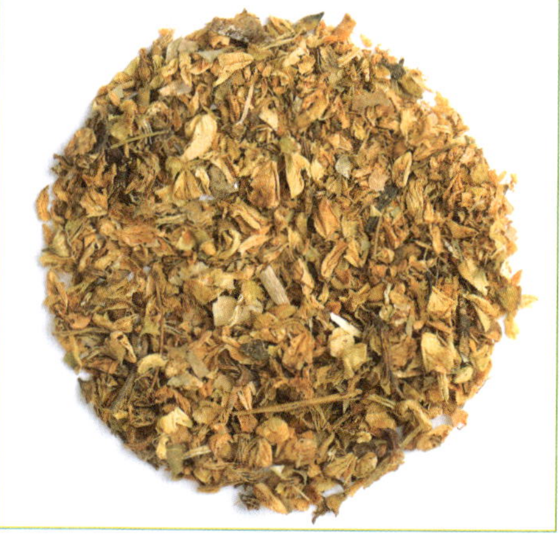

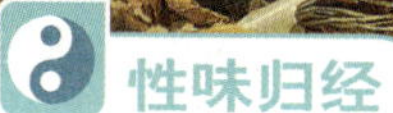

性味归经

性味	归经
味苦，性微寒	归肝、肺、心、大肠经

药材选购

槐树的花朵和花蕾都可以入药。药用花朵选购时以花朵整齐完整、颜色为黄白色、没有枝梗等杂质的干品为优。药用花蕾选购时以花蕾粗壮、花萼绿色、没有枝梗杂质的干品为优。

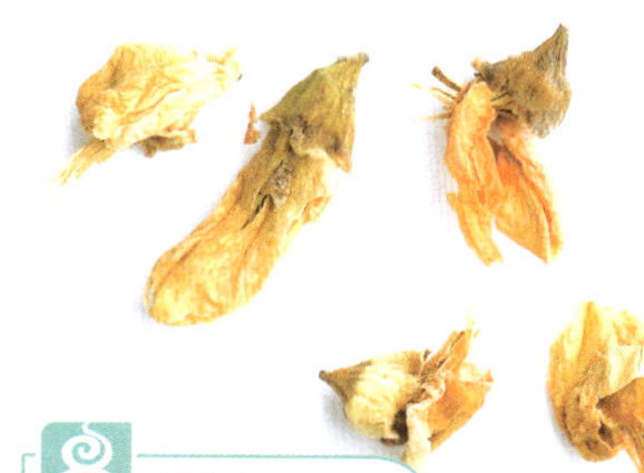

复方

主治：吐血不止。

用料：槐花，麝香。

用法：槐花烧存性，加麝香少许，研匀，糯米汤送服三钱。

来源：《本草纲目》

小蓟

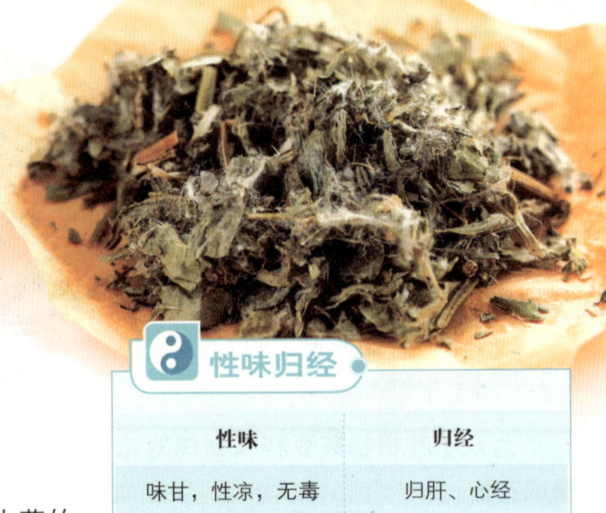

别名

千针草、刺儿菜、青青菜、枪刀菜、野红花、刺角菜、木刺艾、刺杆菜、刺刺芽、刺萝卜

性味归经

性味	归经
味甘，性凉，无毒	归肝、心经

药材来源

为双子叶植物药菊科植物小蓟的全草或根。

药材选购

小蓟以全草或根部入药。干燥全草的茎一般为圆柱状，表面紫棕色，中空。叶片比较多，皱缩卷曲，叶片暗黄绿色，表面有金黄色刺。一般用全草，而青海则多用根和茎。

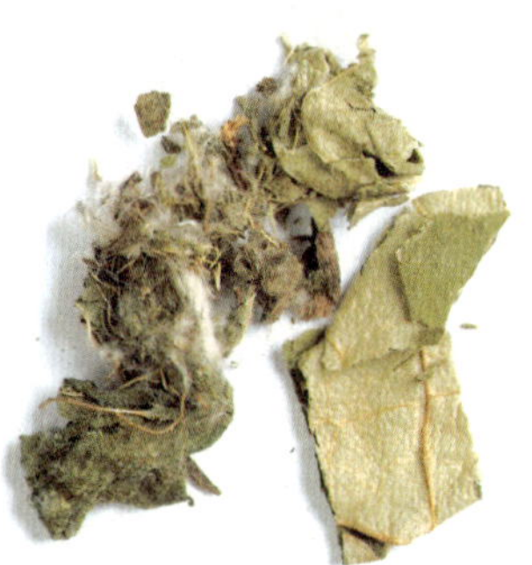

用药禁忌

脾虚泄泻、极度血虚、不思饮食者及气虚者不宜服用。

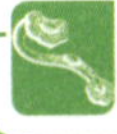

单方

主治：鼻窒，气息不通。
用法：将一把小蓟嚼烂，加水三升，煮取一升，分两次服用。
来源：《备急千金要方》

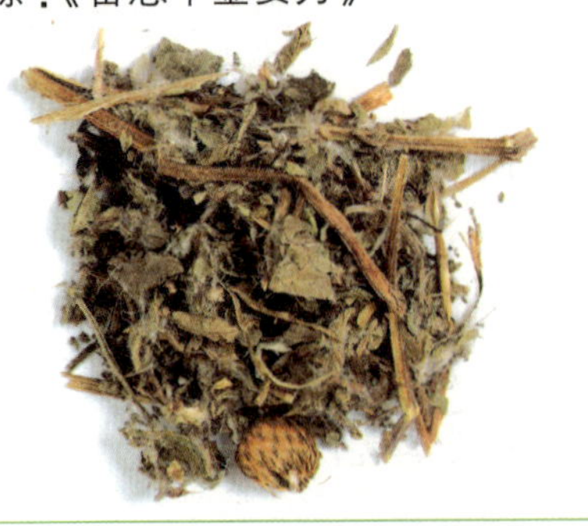

复方

主治：小产流血过多。
用料：小蓟根、叶，益母草各五两。
用法：小蓟根、叶，益母草，加水两大碗煎成一小碗，分两次服，一日服完。
来源：《本草纲目》

侧柏叶

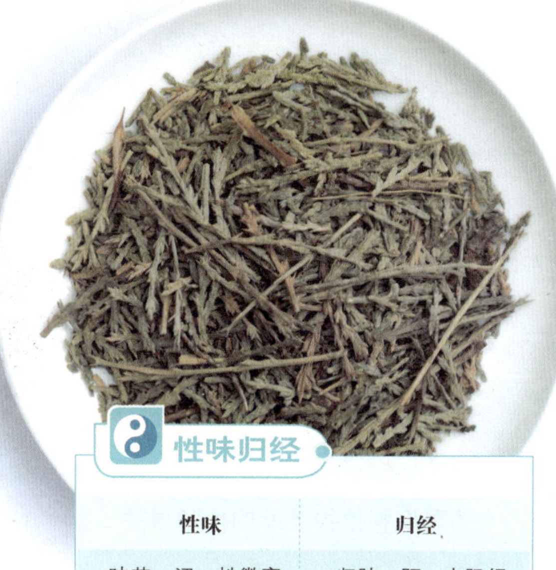

别名

柏叶、扁柏叶、丛柏叶

性味归经

性味	归经
味苦、涩；性微寒	归肺、肝、大肠经

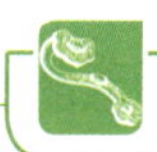

药材来源

为柏科植物侧柏的枝梢与叶。

用药禁忌

不可多服久服，可能致反胃。

药材选购

侧柏叶可入药，叶子一般为细小的鳞片状，气味清香。选购时以叶片青绿色，质地嫩且没有碎末的干品为优。

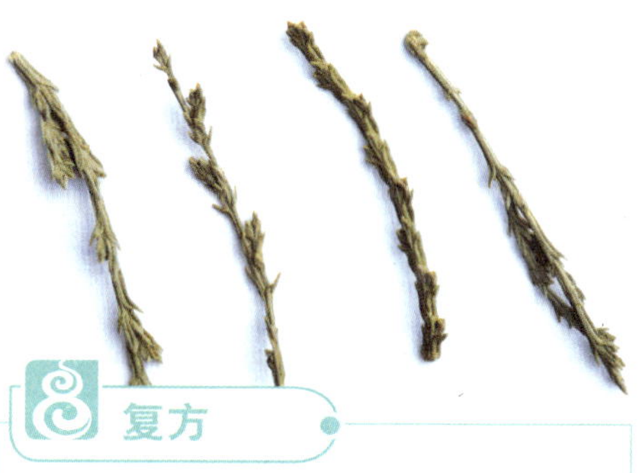

单方

主治：烫伤、烧伤。

用法：将侧柏叶捣碎，涂搽于患处，两三天后即可愈合。

来源：《本草纲目》

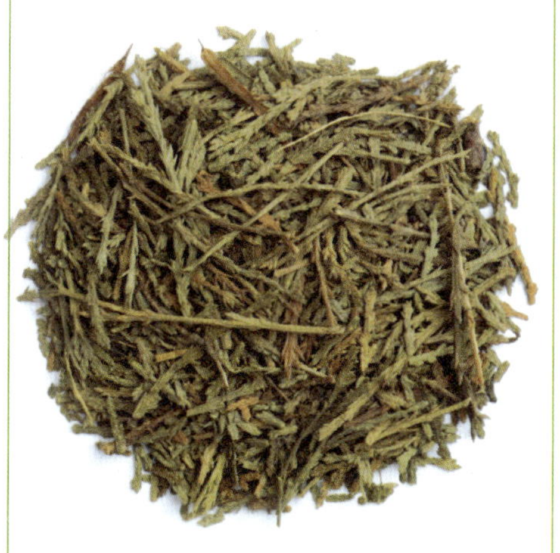

复方

主治：月经不断。

用料：侧柏叶（炙）、芍药等份。

用法：以上药材各取三钱，加水、酒各一半煎服。如是未婚，侧柏叶、木（炒至微焦）等份，研为末，每次以米汤送服二钱。

来源：《本草纲目》

苎麻根

别名

苎根、野苎根、苎麻茹

药材来源

为荨麻科植物苎麻的根和根茎。

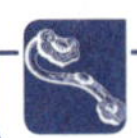

用药禁忌

脾虚泄泻者忌服，无实热者忌服。

常用方

主治：足痛，或左或右，或钉痛不移。
用料：苎麻根120克。
用法：用水酒糟250毫升，与上药共捣如泥。敷痛处，包紧。勿令吹风，以一日为度。
来源：《万氏家传点点经》

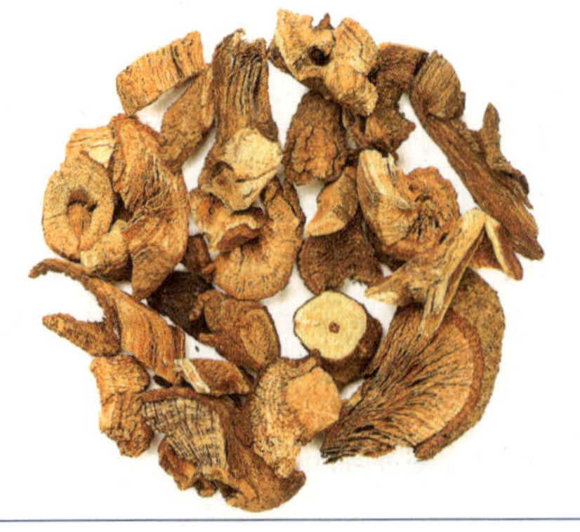

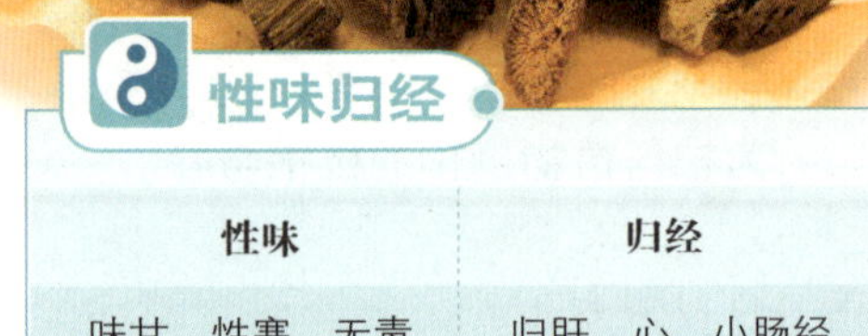

性味归经

性味	归经
味甘，性寒，无毒	归肝、心、小肠经

药材选购

苎麻根一般呈不规则的略弯曲的圆柱形，茎为绿色，有分枝，叶片为阔卵形或近圆形。

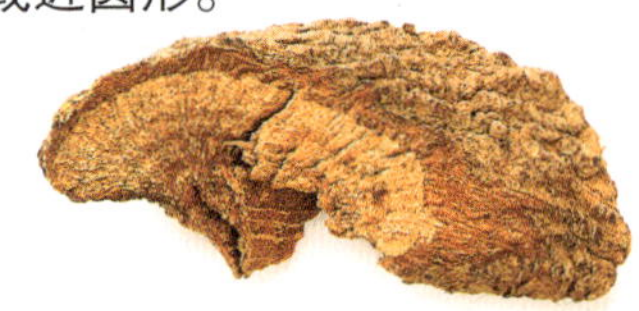

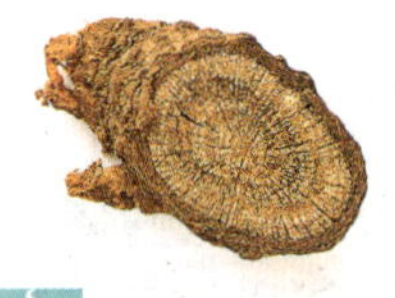

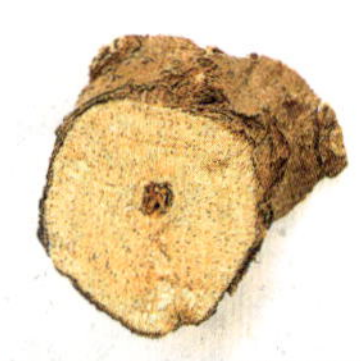

复方

主治：小便不通。
用料：苎麻根、蛤粉各半两。
用法：将苎麻根、蛤粉共研为末。每服二钱，空心服，新汲水送下。
来源：《本草纲目》

白茅根

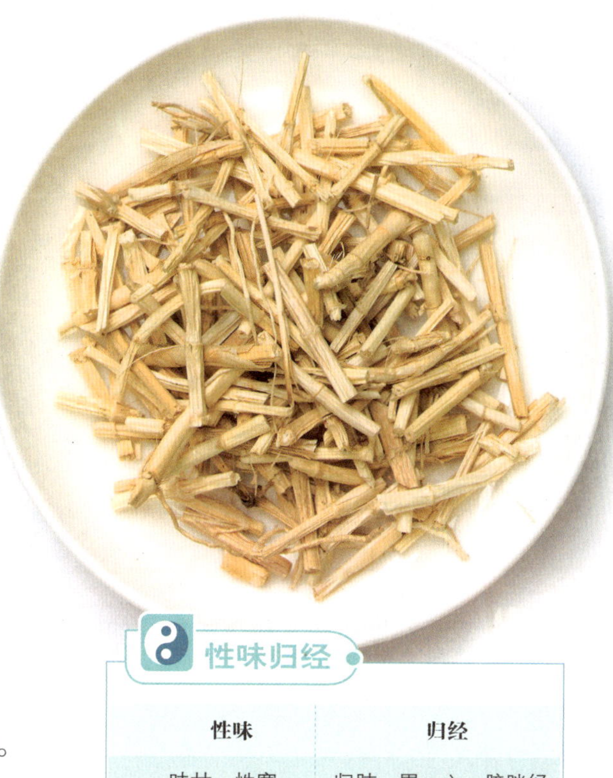

别名

茅根、兰根、茹根、地菅、地筋、兼杜、白茅菅、白花茅根

药材来源

为禾本科植物白茅的根茎。

用药禁忌

脾胃虚寒，溲多不渴者忌服。

性味归经

性味	归经
味甘；性寒	归肺、胃、心、膀胱经

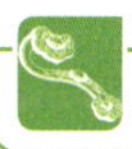

单方

主治：吐血不止。
用法：白茅根一小把，用水煎服。
来源：《千金翼方》

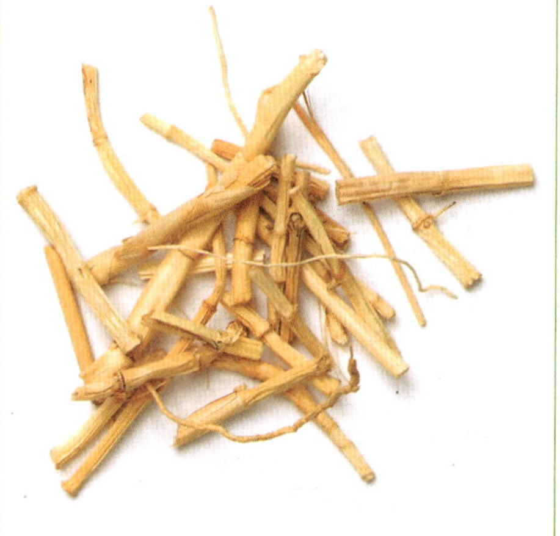

药材选购

白茅根是白茅的根茎，可入药，一般为长圆柱形，有的有分枝，长短不一。选购时以根茎条粗、颜色白、味道甜的干品为优。

复方

主治：春夏伤寒，胃冷。
用料：白茅根一升，橘皮、桂心等份。
用法：以上药材加六升水煎煮，取三升，分三次服用。
来源：《备急千金要方》

白及

别名

白根、白芨、冰球子、白乌儿头、地螺丝、羊角七、千年棕、君球子、一兜棕、白鸡儿

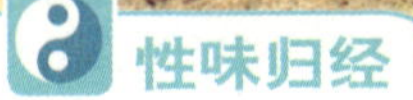

性味归经

性味	归经
味甘、涩，性微寒，无毒	归肺、胃、肝经

药材来源

为双子叶植物药兰科植物白及的块茎。

用药禁忌

肺胃有实热、肺痈初起、外感咯血者不宜服用。痈疽已溃，不宜同苦寒药一起服用。此药不可与乌头同用。

药材选购

白及以其块茎入药，一般为扁平掌状，选购时以块茎肥大而坚实、颜色白且明亮、没有须根的干品为优。

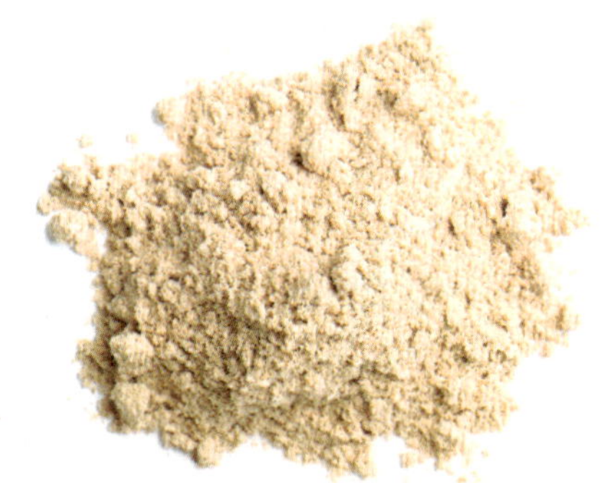

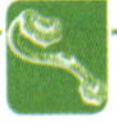

单方

主治：冬季手足皲裂。

用法：将白及研成粉末，加水调匀，填入裂口，患处不能沾水。

来源：《本草纲目》

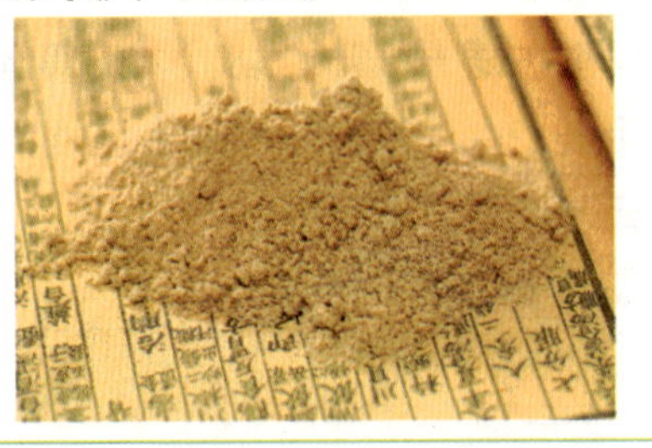

复方

主治：心气疼痛。

用料：白及、石榴皮各二钱。

用法：将白及、石榴皮研细，加炼蜜和成丸，如黄豆大。每服三丸，艾醋汤送下。

来源：《生生编》

鸡冠花

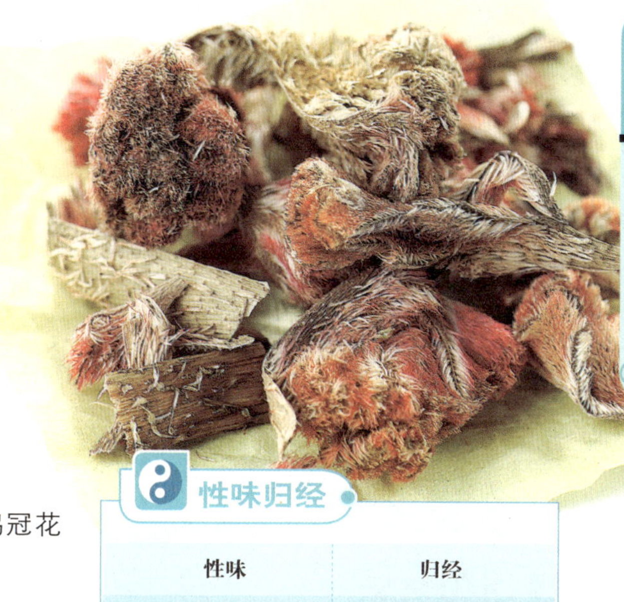

别名

鸡髻花、鸡公花、鸡角枪、鸡冠苋

药材来源

为双子叶植物药苋科植物鸡冠花的花序。

用药禁忌

湿滞未尽者，不宜早用。

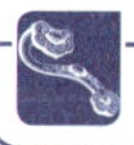

常用方

主治：肠风下血。

用料：核桃壳、蝉蜕、赤鸡冠花等份。

用法：上烧灰为末，每服一钱。空心温酒调下。

来源：《普济方》

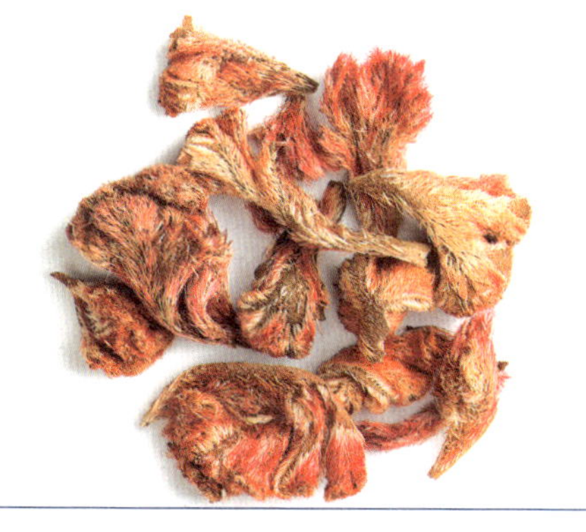

性味归经

性味	归经
味甘、涩，性凉，无毒	归肝、大肠经

药材选购

鸡冠花以其花序入药，选购时以花朵大而扁、颜色为白色 、色泽鲜艳的干品为优，红颜色的鸡冠花要次于白色鸡冠花。

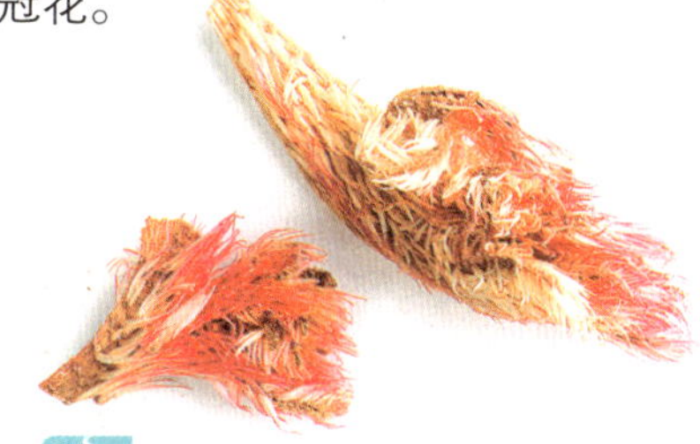

复方

主治：痔久转瘘。

用料：鸡冠花、凤眼草各一两。

用法：以上药材加水两碗煎汤，多次洗患处。

来源：《本草纲目》

藕节

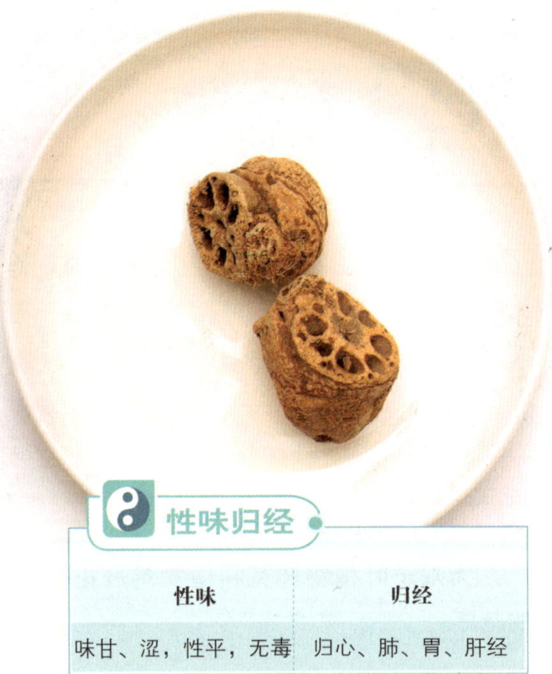

别名

光藕节、藕节疤

药材来源

为睡莲科植物莲的根茎的节部。

性味归经

性味	归经
味甘、涩，性平，无毒	归心、肺、胃、肝经

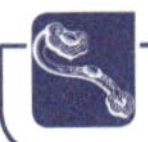

用药禁忌

煮食藕节时忌用铁器。

药材选购

藕节为莲的根茎的节部，可入药。选购时以两头白色、节部黑褐色、没有须根、没有泥土等杂质的干品为优。

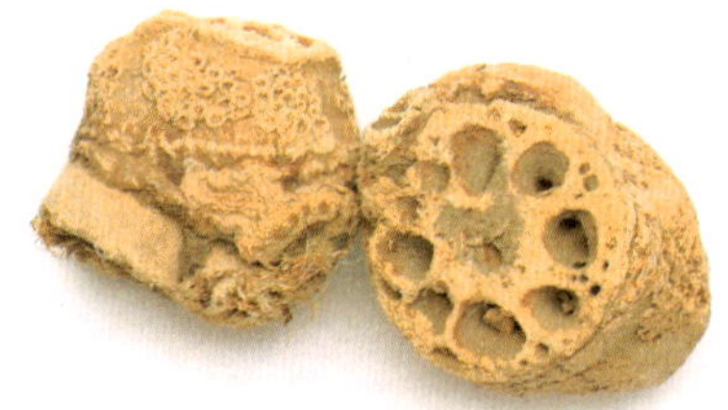

常用方

主治：泄精无常。

用料：藕节、菱角肉各 30 克，人参、白茯苓各 15 克，石莲肉 30 克。

用法：以上药材共研为末，用黄酒煮糊为丸，如梧桐子大。煅土朱为衣。每次 30 丸，温酒送下。

来源：《普济方》

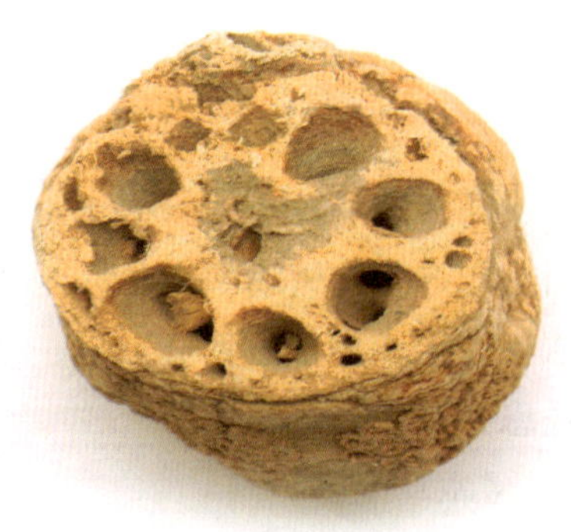

复方

主治：突然吐血。

用料：藕节、荷节、荷蒂各七个。

用法：用藕节、荷节、荷蒂各七个，以蜜少许捣烂，加水两杯煎至八成，去渣温服。

来源：《本草纲目》

仙鹤草

别名

蛇疙瘩、毛脚鸡、地仙草、蛇倒退、鸡爪沙、路边黄、泻痢草、子不离母、父子草、毛鸡草

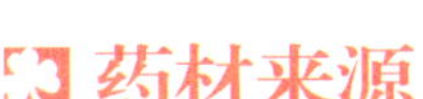

药材来源

为双子叶植物药蔷薇科植物龙芽草的全草。

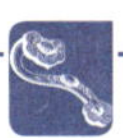

用药禁忌

非出血不止不要用。

常用方

主治：绦虫病。

用料：仙鹤草。

用法：将仙鹤草地下部分的冬芽用水洗净，趁湿搓去棕褐色的外皮，晒干，粉碎，筛取细粉即成。成人早晨空腹温水冲服冬芽全粉 50 克，小儿 25~35 克。冬芽全粉有导泻作用，故不需服泻药，一般五六小时内即可驱出绦虫。

来源：《中草药通讯》

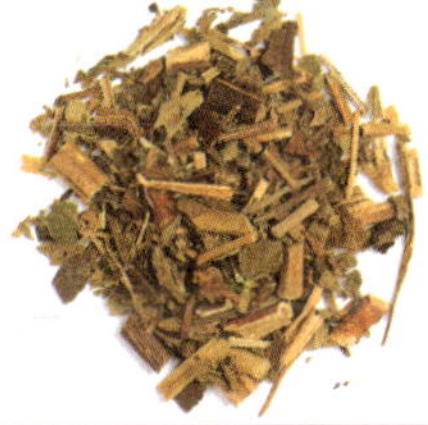

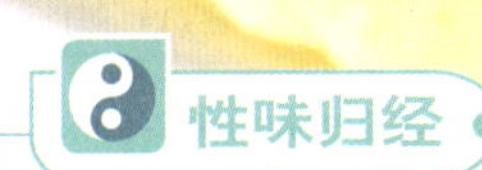

性味归经

性味	归经
味苦、涩，性平，无毒	归肺、肝、脾经

药材选购

仙鹤草以其全草入药，选购时以草梗紫红色、枝条较嫩、叶片完整的干品为优。

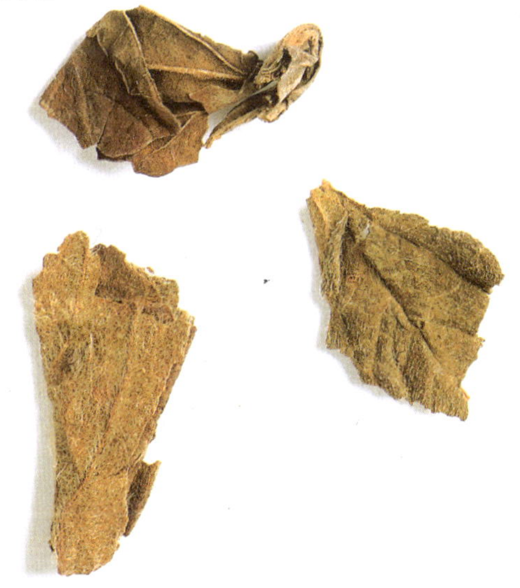

赤石脂

别名

赤符、红高岭、赤石土、吃油脂、红土

药材来源

为硅酸盐类矿物多水高岭土的一种红色块状体。

用药禁忌

有湿热积滞者忌服，孕妇慎服。

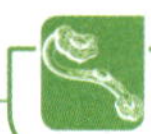

单方

主治：赤白痢。

用法：将赤石脂捣成末，以清水送服一钱。

来源：《本草纲目》

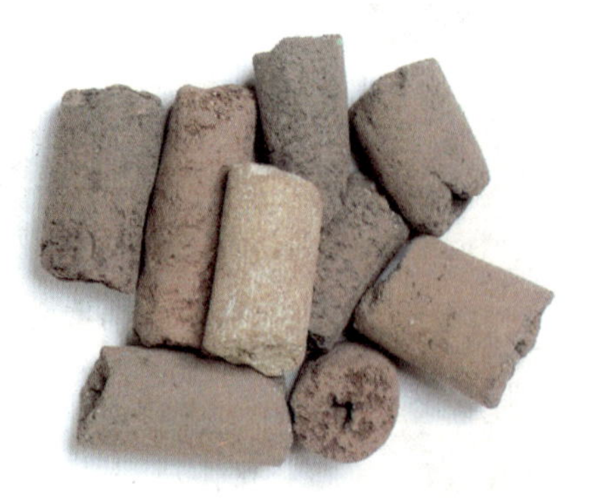

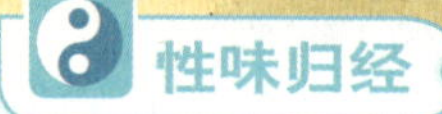

性味归经

性味	归经
味甘、涩、酸，性温，无毒	归脾、胃、心、大肠经

药材选购

赤石脂是一种红色的不规则块状集合体，可入药。选购时以表面光滑细腻、颜色红、质地软而易断且吸水力强的干品为优。

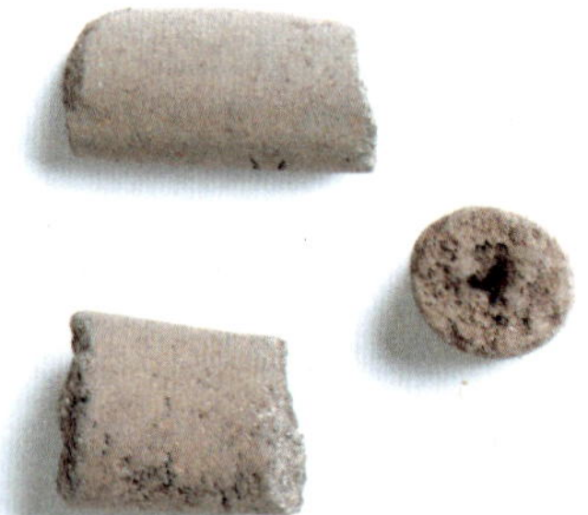

复方

主治：打伤肿痛。

用料：赤石脂、滑石、大黄等份。

用法：将以上药材一起研为粉末，以热茶洗患处后将药末敷上。

花蕊石

别名

花乳石

药材来源

为变质岩类岩石蛇纹大理岩。

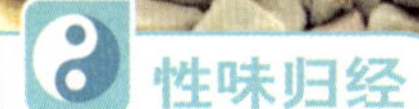

性味归经

性味	归经
味酸、涩，性平，无毒	归肝经

用药禁忌

孕妇忌用，无瘀滞者忌用。

药材选购

花蕊石为蛇纹大理岩，一般为灰白色，并有淡黄色或黄绿色彩晕相间。选购时以质地坚实、夹有黄绿色斑纹的为优。

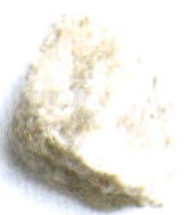

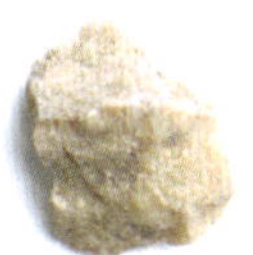

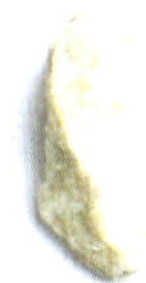

常用方

主治：咯血，吐血，衄血，二便下血；并治妇女闭经成癥瘕者。

用料：花蕊石（锻存性）9克，三七6克，血余炭（锻存性）3克。

用法：以上药材研为细末，分两次以开水送服。

来源：《医学衷中参西录》

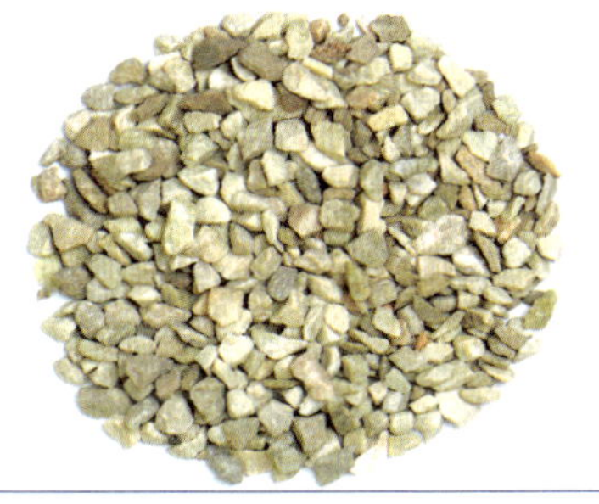

复方

主治：多年目翳。

用料：花蕊石（水飞，焙过）、防风、川芎、甘菊花、白附子、牛蒡子各一两，炙甘草半两。

用法：将以上材料共研为末，每服半钱，茶汤送下。

来源：《本草纲目》

降真香

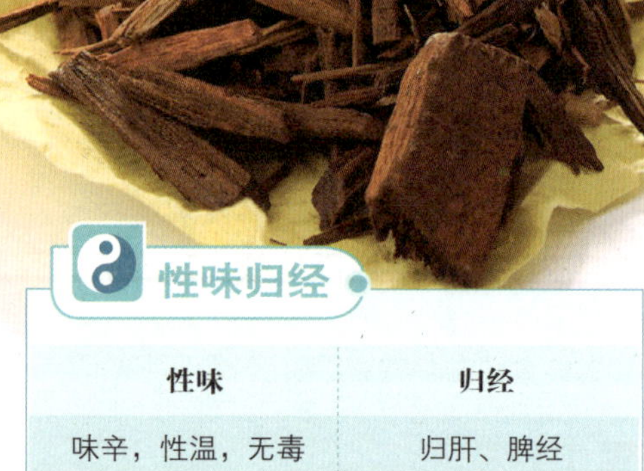

别名

紫藤香、降真、降香、降香檀

药材来源

为双子叶植物药豆科植物降香檀的根部心材。

性味归经

性味	归经
味辛，性温，无毒	归肝、脾经

用药禁忌

阴虚火盛、脉实便秘者忌服。

药材选购

降真香为降香檀的根部心材，可入药。选购时以条块结实、表面红褐色且没有黄白色外皮、烧后散发浓郁香气的干品为优。

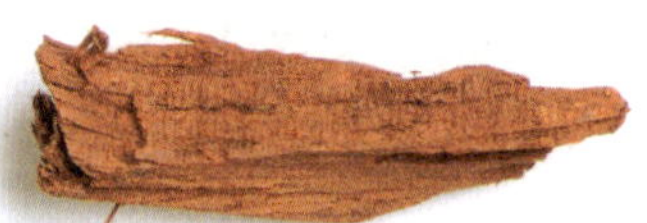

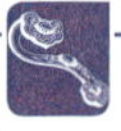

常用方

主治：下疳，牙疳，诸色疳疮。

用料：降真香 15 克（用香油滚七次），儿茶 15 克，牙末 6 克，枯矾 0.6 克，珍珠 0.6 克，龙脑 0.6 克。

用法：以上药材研为细末，瓷罐收贮，黄蜡封口，用清米泔洗净拭干，用药末搽患处。

来源：《仁术便览》

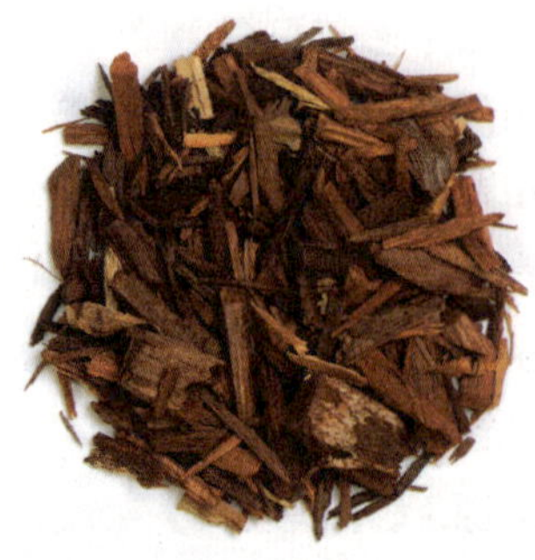

复方

主治：刀伤出血。

用料：降真香、五倍子、铜花等分。

用法：降真香、五倍子、铜花等分为末，敷伤处。

来源：《本草纲目》

蒲黄

别名

蒲厘花粉、蒲花、蒲棒花粉、蒲草黄

药材来源

为香蒲科植物长苞香蒲、狭叶香蒲、宽叶香蒲或其同属多种植物的花粉。

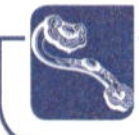

用药禁忌

妊娠期忌用。不可过量食用，凡是劳伤发热，阴虚内热，无瘀血者不要服用。

常用方

主治：心肾有热，小便不通。

用料：赤茯苓、木通、车前子、桑白皮（炒）、荆芥、灯心草、赤芍、甘草（微炒）、蒲黄（生）、滑石各等份。

用法：以上药材研末，每次6克，以葱白、紫苏煎汤调服。

来源：《袖珍方》

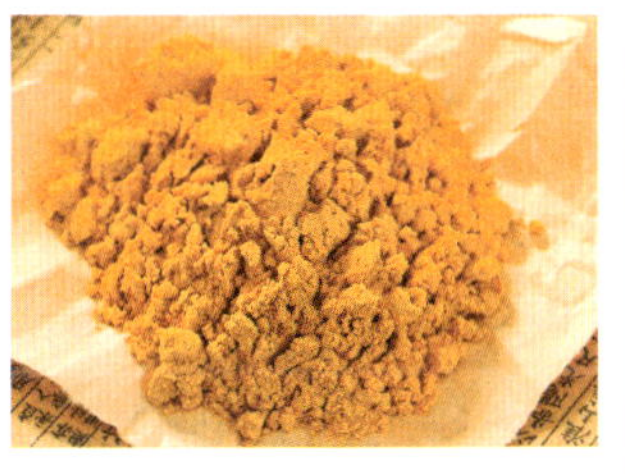

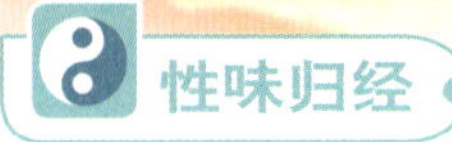

性味归经

性味	归经
味甘、辛，性平，无毒	归肝、心、脾经

药材选购

蒲黄为各种香蒲的花粉，一般为黄色，可入药。选购时以颜色鲜黄、油润感强、纯净无杂质的干品为优。

复方

主治：吐血酒客温疫中热毒干呕心烦。

用料：蒲黄、瓜蒌根、犀牛角（以水牛角代）、甘草各二两，桑寄生、葛根各三两。

用法：将所有材料捣碎，以水七升，煮取三升，分三服。

来源：《备急千金要方》

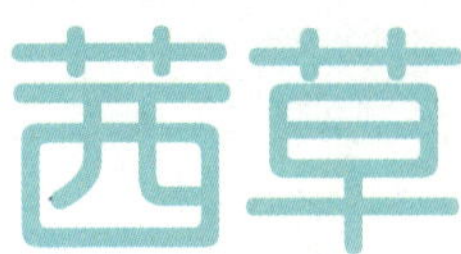

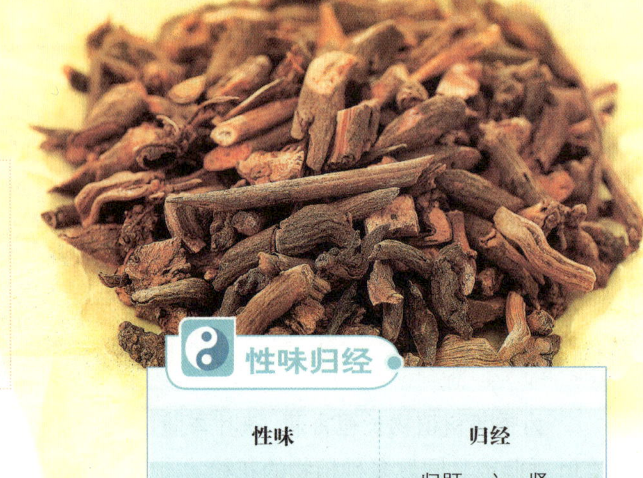

别名

茜根、活血丹、红龙须根、沙茜秧根、满江红、小活血龙、红茜根、入骨丹、红内消

性味归经

性味	归经
味苦，性寒	归肝、心、肾、脾、胃、心包经

药材来源

为茜草科植物茜草的根。

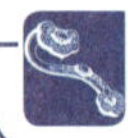

用药禁忌

脾胃虚弱者以及无瘀滞者要谨慎服用。

药材选购

茜草以其根部入药，选购时以根条粗长、根表面红棕色、内里红棕色、分枝少、细须根少、没有茎苗的干品为优。

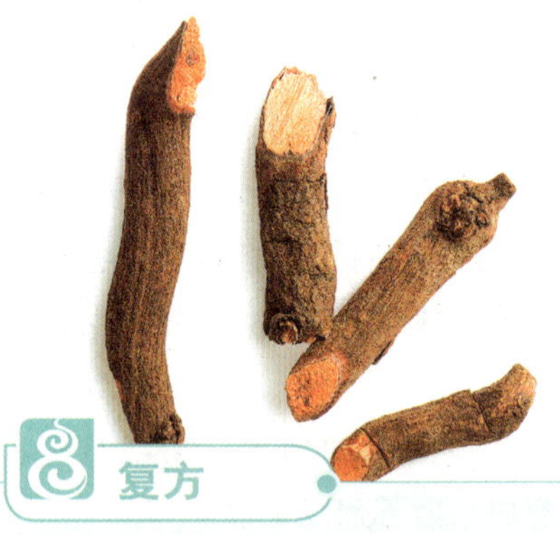

常用方

主治：喉风初起，风热壅肺，咽喉红肿疼痛，发热头痛，大便秘结，小便赤涩。

用料：小生地黄 6 克，京赤芍 2.4 克，苏薄荷 1.8 克，牡丹皮 2.4 克，桔梗 2.4 克，生甘草 1.8 克，净茜草 3 克。

用法：以上药材再加灯心草 20 根、红内消（即茜草茎，五月五日采取，阴干）3 克，与紫正散合用，开水泡药蒸服。

来源：《重楼玉钥》

复方

主治：蛊毒（吐血、下血如猪肝）。

用料：茜草、蘘荷叶各三分。

用法：用茜草根、蘘荷叶各三分，加水四升，煮成二升服。

来源：《本草纲目》

灶心土

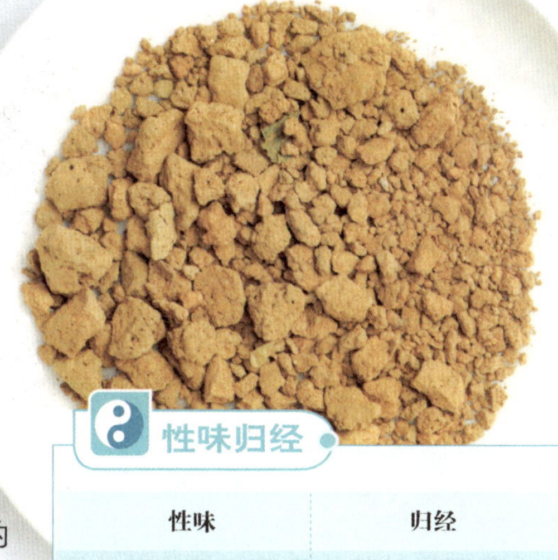

别名

灶中黄土、釜下土、釜月下土、伏龙肝

药材来源

为久经柴草熏烧的灶底中心的土块。

性味归经

性味	归经
味辛，性温，无毒	归脾、胃、肝经

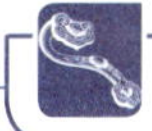

用药禁忌

阴虚吐血者不宜服用，热证呕吐反胃者也不宜服用。

药材选购

灶心土为久经熏烧的灶底中心的土块，一般为不规则的块状，可入药。选购时以块大 、颜色红褐色、质地较细软的干品为优。

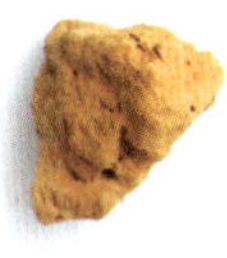

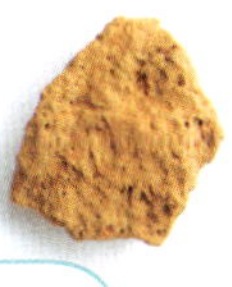

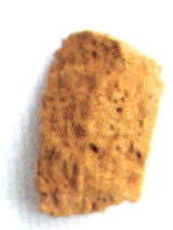

常用方

主治：赤痢腹痛，四肢羸困。

用料：灶心土、艾叶(炒)、木香、地榆、阿胶(炙令燥)、当归(切,炒)、黄连(去须，炒)、赤芍、黄芩(去黑心)各30克。

用法：以上药材捣罗为末，炼蜜为丸，如梧桐子大。每次30丸。温粥饮下，不拘时。

来源：《圣济总录》

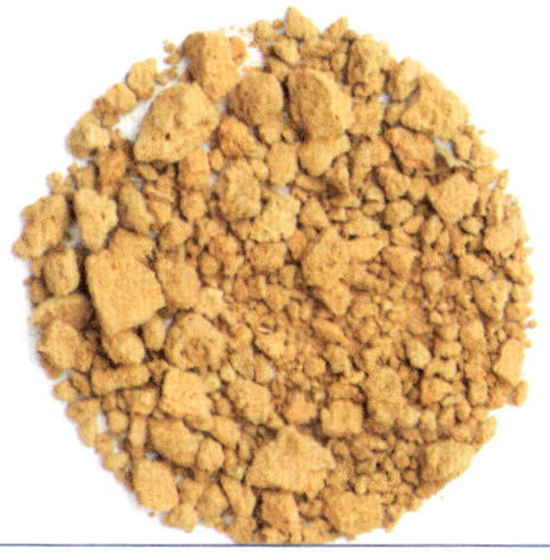

复方

主治：吐血。

用料：灶心土鸡子大两枚，桂心、干姜、当归、芍药、白芷、甘草、阿胶、川芎各一两，细辛半两，生地黄二两，吴茱萸二升。

用法：将以上十二味捣碎，以酒七升、水三升合煮，煮取三升半，去渣，纳阿胶，煮取三升，分三服。

来源：《备急千金要方》

艾叶

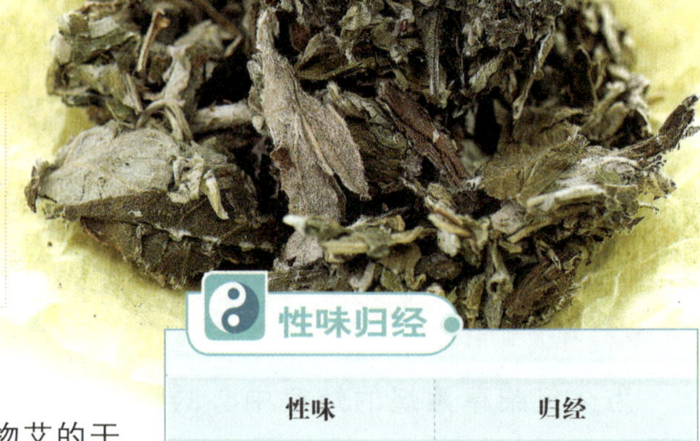

别名

艾、艾蒿、医草、香艾、野莲头、阿及艾、北艾、熟艾、白艾、鲜艾叶

性味归经

性味	归经
味苦、辛，性温，无毒	归脾、肝、肾经

药材来源

为双子叶植物药菊科植物艾的干燥叶。

用药禁忌

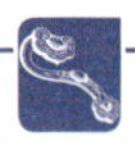

阴虚火旺、血燥生热、有失血病证者忌用。

药材选购

艾叶为植物艾的干燥叶，可入药。选购时以叶片背面灰白色、绒毛多且香气浓郁的干品为优。

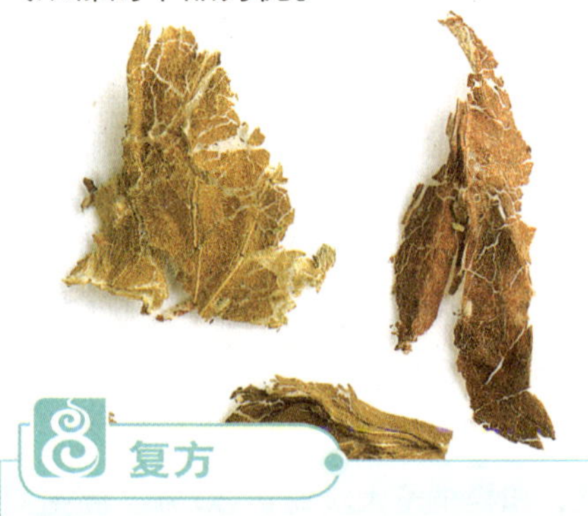

常用方

主治：妇人血海虚冷，月水不行，脐腹疼痛，筋脉拘挛，及积年癥瘕积聚。

用料：艾叶、枳壳（去瓤，取净）、肉桂（去粗皮）、附子（炮，去皮、脐）、当归（洗，焙）、赤芍、没药（研）、木香各 30 克（炮），沉香 15 克。

用法：以上药材研为细末，将艾叶并枳壳用米醋于砂锅内煮，令枳壳烂，同艾叶细研为膏，和药末为丸，如梧桐子大。每服 50 丸，温酒或米饮送下，空腹时服。

来源：《杨氏家藏方》卷十五

复方

主治：久痢。

用料：艾叶、陈皮等份。

用法：将艾叶、陈皮煎服。也可将这两味药共研为末，加酒煮烂饭成丸。每服二三十丸，盐汤送下。

来源：《本草纲目》

炮姜

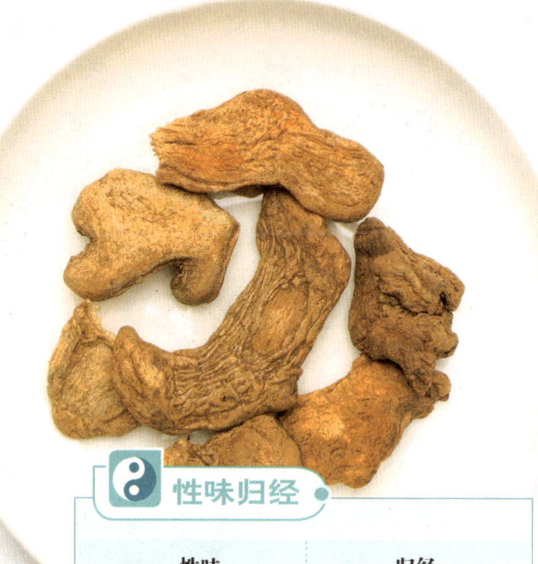

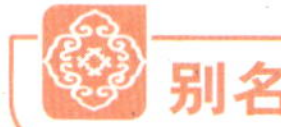

别名

黑姜

药材来源

为干姜的炮制加工品。

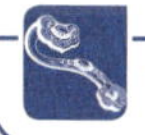

用药禁忌

妊娠期、阴虚内热证、血热妄行者忌用。

性味归经

性味	归经
味苦、涩；性温	归脾、胃、肝经

药材选购

炮姜为干姜的炮制加工品，一般为扁平、不规则的块状。选购时以质地坚实、外皮灰黄色、内层灰白色、断面粉性足、少筋脉的干品为优。

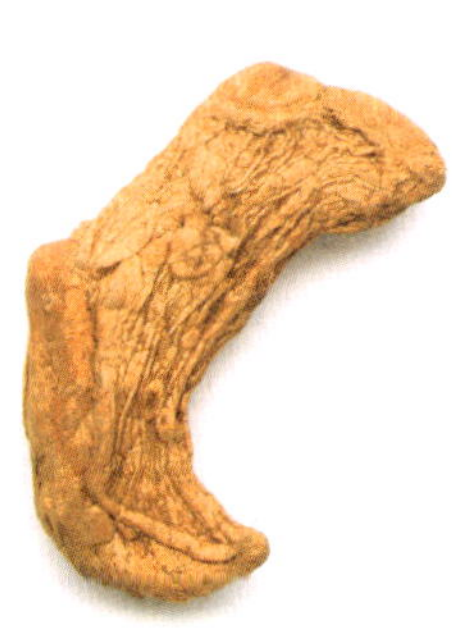

常用方

主治：唾中带血。
用料：知母、贝母、桔梗、黄柏、熟地黄、玄参、远志、天冬、麦冬各等份，炮姜减半。
用法：水煎服。
来源：《证治汇补》

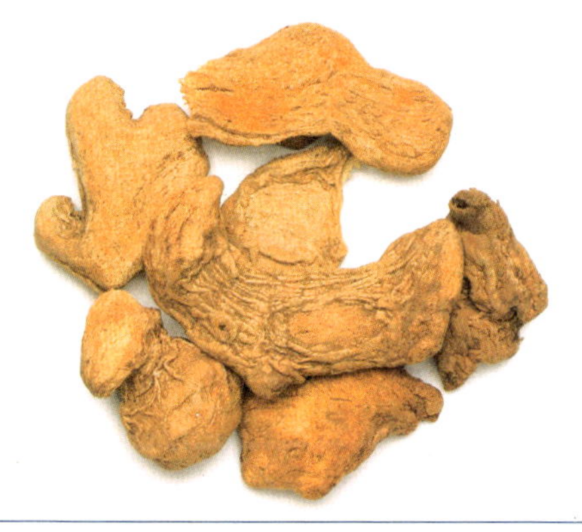

复方

主治：风热目疾（眼红或烂，畏光，眼屎多，常流泪，或痒或痛）。
用料：曾青四两，蔓荆子二两，炮姜、防风各一两。
用法：上四味共研细，经常以少许吸入鼻中，有效。
来源：《本草纲目》

第十一章 活血药

活血药，以通利血脉、促进血行、消散瘀血为主要作用的一类中药。又称活血祛瘀药、活血化瘀药。活血药物多辛散温通、善走血分，有疏通血脉、促进血行、活血化瘀、破血消症、调经止痛、散瘀消肿及化，瘀止血、祛瘀生新等作用。部分活血化瘀药还有清心安神，利尿消肿，凉血祛风，通便下乳，利胆退黄等作用。

穿山甲

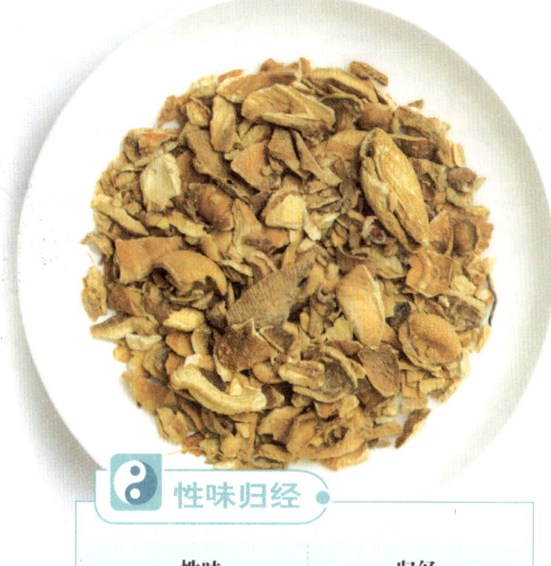

别名

鲮鲤甲、鲮鲤角、鳖鲤甲、山甲、甲片、麒麟片、鳞片、随碱片

药材来源

为鲮鲤科动物穿山甲的鳞甲。

用药禁忌

气血不足者，痈疽已溃者要谨慎服用；孕妇忌用。

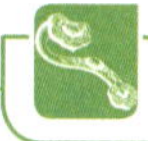

单方

主治：火眼赤痛。

用法：将一片穿山甲研为末，铺在白纸上卷成捻子，烧烟熏眼即可。

来源：《本草纲目》

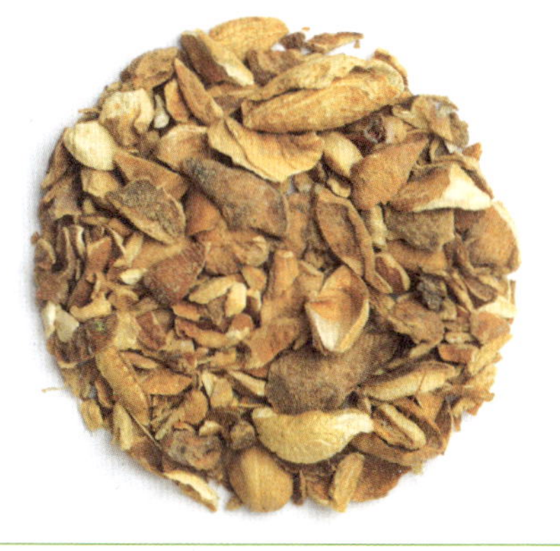

性味归经

性味	归经
味咸，性寒凉，有毒	归肝、胃经

药材选购

穿山甲为穿山甲的鳞甲，一般为扇面形、菱形或盾形。选购时以甲片均匀、颜色青黑、不带皮肉、没有腥气的干品为优。

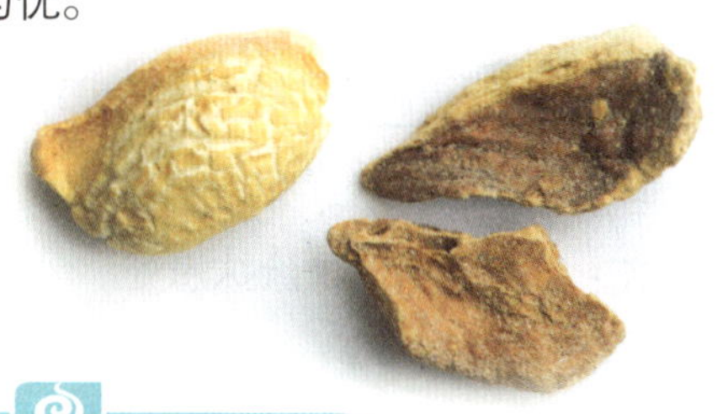

复方

主治：热疟。

用料：穿山甲一两，干枣十个。

用法：将穿山甲、干枣同烧存性，研为末，每服三钱，于发病之旨，黎明时，水送服。

来源：《本草纲目》

五灵脂

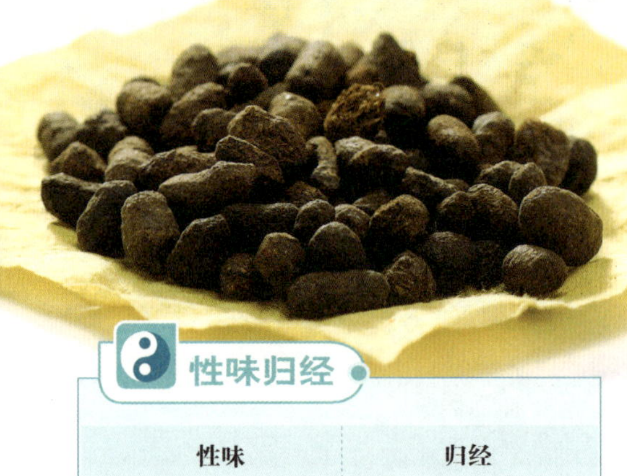

别名

灵脂米、曷旦、寒号虫粪

性味归经

性味	归经
味苦、甘，性温	归肝、心、脾经

药材来源

为鼯鼠科动物复齿鼯鼠的干燥粪便。

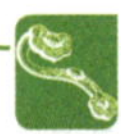

用药禁忌

不宜与人参同用。孕妇要慎用。血虚腹痛的人，血虚经闭的人，产妇失血过多发晕，心虚有火作痛的人，病属血虚无瘀滞的人均不宜服用。

药材选购

五灵脂为复齿鼯鼠的干燥粪便，有块状的，也有颗粒状的，可入药。选购时以块状、油润而有光泽、没有杂质的干品为优。

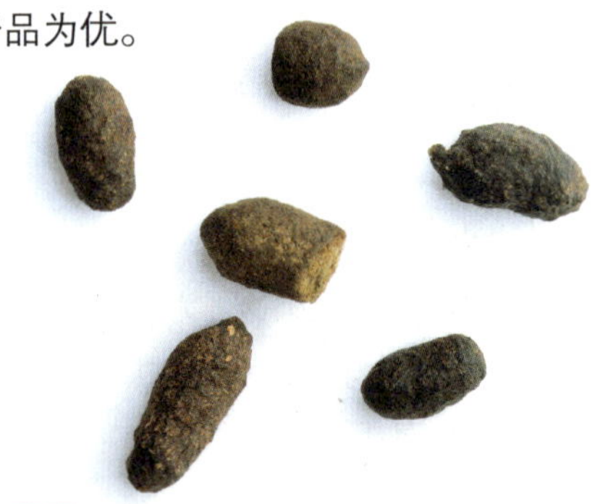

单方

主治：虫、蛇咬伤。

用法：将五灵脂研末涂抹患处。

来源：《本草纲目》

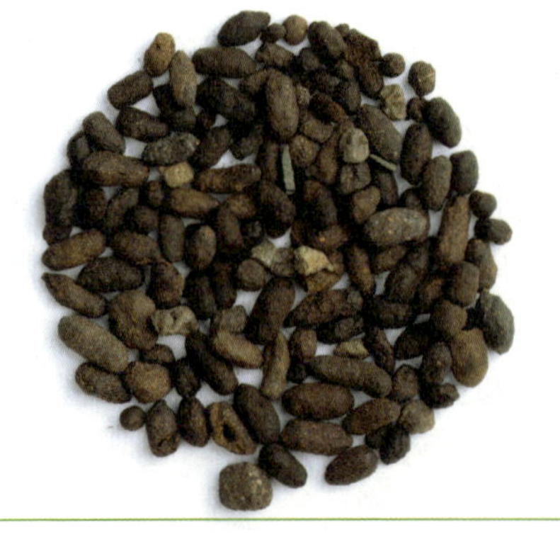

复方

主治：反胃吐食。

用料：五灵脂末、黄狗胆汁。

用法：用五灵脂末、黄狗胆汁调成丸，如龙眼大。每服一丸，好酒半碗化服。不过三服，即可见效。

来源：《本草纲目》

藏红花

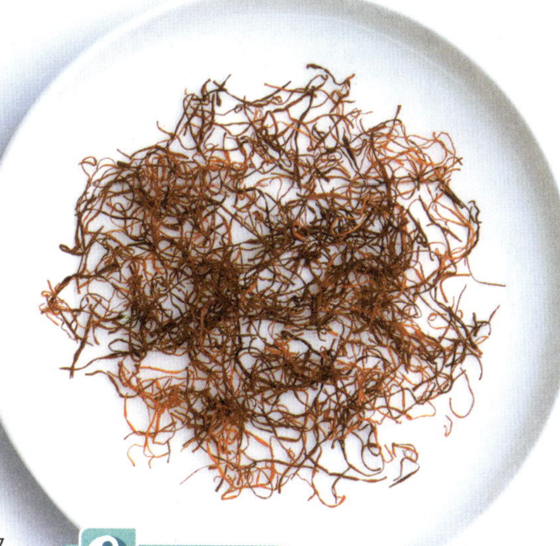

别名

金凤花子、凤仙子、西红花

药材来源

为鸢尾科植物番红花花柱的上部及柱头。

用药禁忌

孕妇禁用。

常用方

主治：风痧。邪热炽盛，高热口渴，心烦不宁，痧色鲜红或紫暗，痧点较密，小便黄少，舌质红，苔黄糙。

用料：桑叶、甘菊、薄荷、连翘、牛蒡子、赤芍、蝉蜕、紫花地丁、黄连、藏红花。

用法：水煎服。

来源：《中医儿科学》

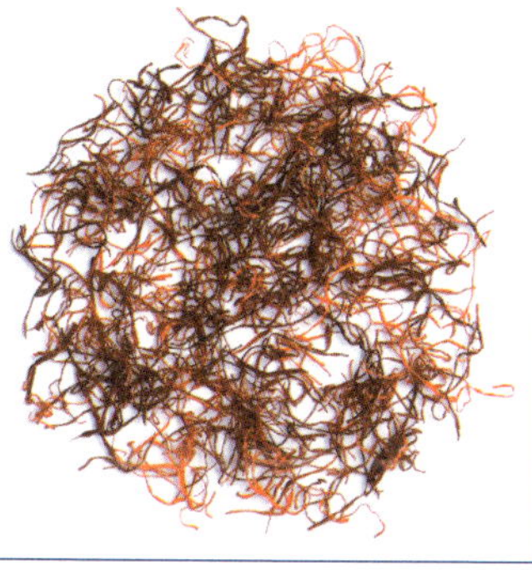

性味归经

性味	归经
味甘，性平，无毒	归心、肝经

药材选购

藏红花以其花柱的上部及柱头入药。选购时以颜色红、滋润、有光泽、黄丝少的为优。

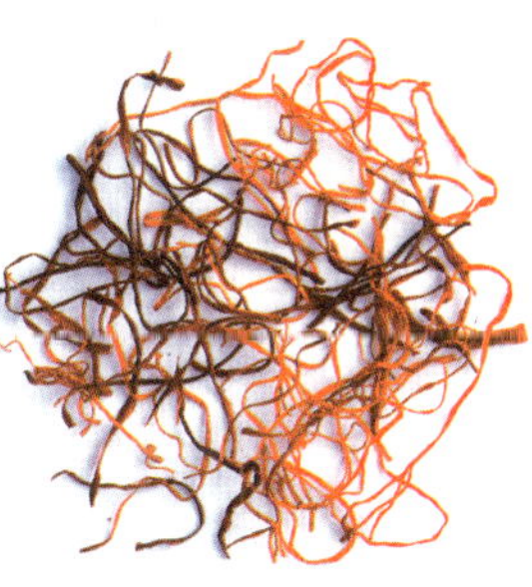

复方

主治：噎食不下。

用料：藏红花。

用法：将藏红花酒浸三夜，晒干，研为末，加酒调成丸，如绿豆大。每服八粒，温酒送下。

来源：《本草纲目》

川芎

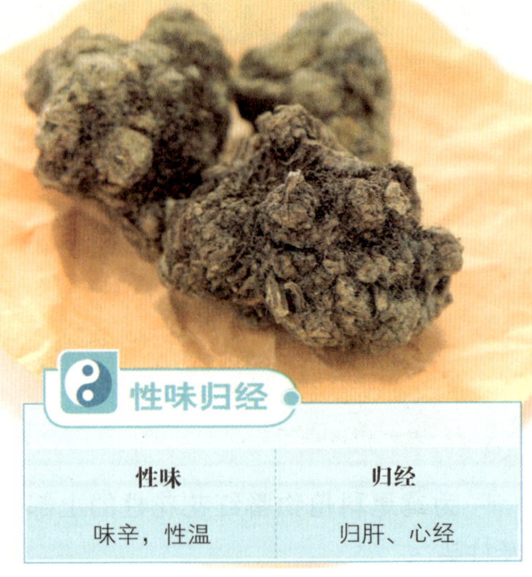

别名

京芎，贯芎，香果

性味归经

性味	归经
味辛，性温	归肝、心经

药材来源

为双子叶植物药伞形科植物川芎的根茎。

用药禁忌

孕妇要谨慎使用；阴虚火旺、气弱以及上盛下虚者忌服。若是过量使用，会出现呕吐、眩晕等症状。

药材选购

川芎以根茎入药，根茎一般为不整齐的结节状拳形团块，选购时以表面深黄棕色、质地坚实、断面类黄色、含浓烈特异清香气的干品为优。

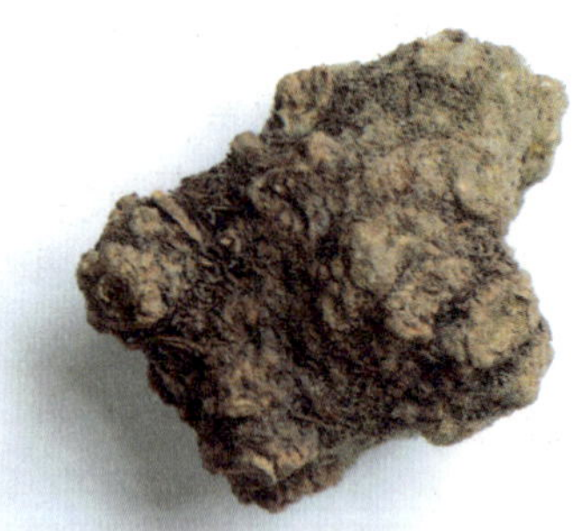

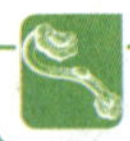

单方

主治：气虚头痛。

用法：将川芎研细，每次取 2 钱，以茶汤调服。

来源：《本草纲目》

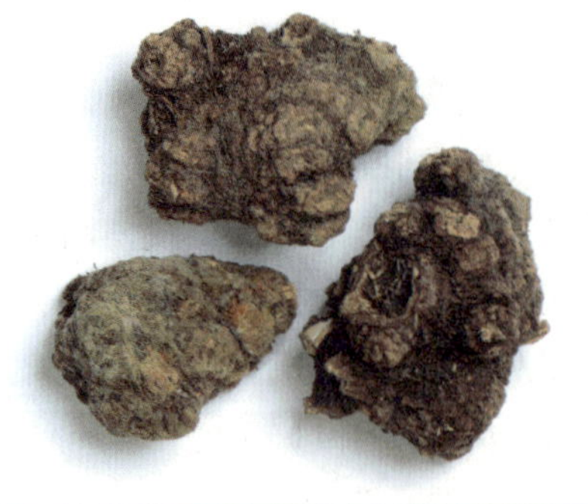

复方

主治：风热头痛。

用料：川芎一钱，茶叶二钱。

用法：将川芎、茶叶加水一盅煎至五成，饭前热服。

来源：《本草纲目》

姜黄

别名

宝鼎香

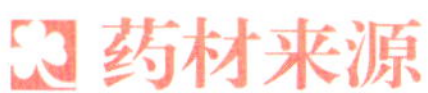

药材来源

为姜科植物姜黄的干燥根茎。

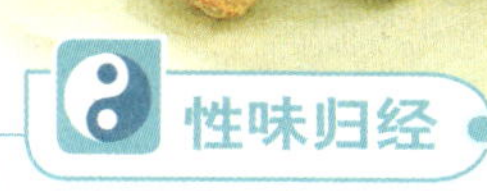

性味归经

性味	归经
味辛、苦，性温	归脾、肝、心、肺经

用药禁忌

妊娠期不宜服用；血虚无气滞血瘀者也不宜服用。

药材选购

姜黄以其根茎入药，根茎呈圆柱形、卵圆形或纺锤形等。选购时以根茎为圆柱形、根皮有皱纹、断面棕黄色、质地坚实的干品为优。

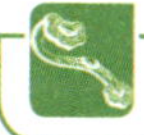

单方

主治：疮癣初发。

用法：将姜黄研成末擦患处。

来源：《本草纲目》

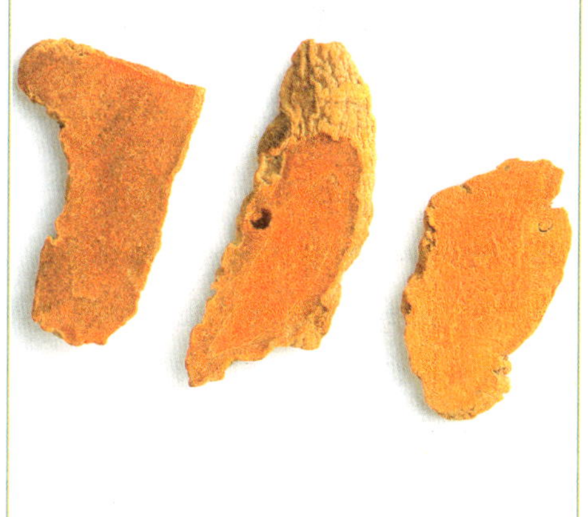

复方

主治：疮久不瘥方。

用料：芜荑、藜芦各一两，姜黄、青矾、雄黄各一分，苦参、沙参各三分，附子一枚。

用法：将以上八味下筛，先以盐汁洗疮，去痂，干拭敷之，小儿一炊久剥去之，大人半日才剥，再敷，不过三四度愈。

来源：《备急千金要方》

急性子

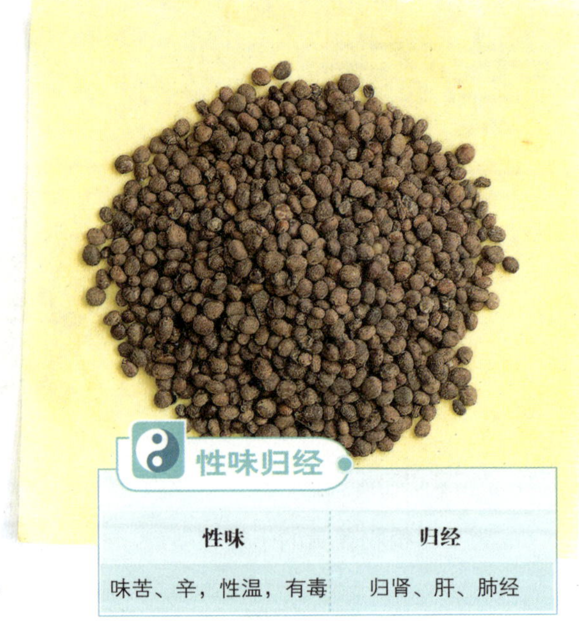

别名

金凤花子、凤仙子

药材来源

为凤仙花科植物凤仙的种子。

用药禁忌

内无瘀积及孕妇忌服。

性味归经

性味	归经
味苦、辛，性温，有毒	归肾、肝、肺经

药材选购

急性子为凤仙的种子，可入药。种子为扁圆形或扁圆卵形，选购时以颗粒饱满的干燥种子为优。

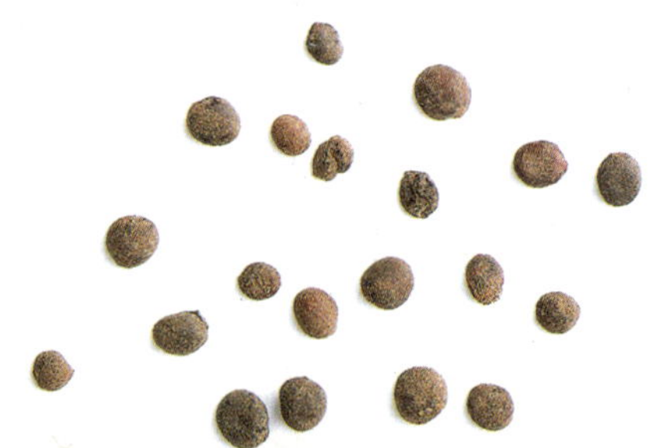

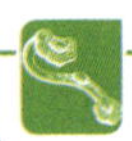

单方

主治：月经困难。

用法：用急性子三两，研细后加蜜调和成丸，每天三次，每次服用一钱，每次以三钱当归煎汤送服。

来源：《现代实用中药》

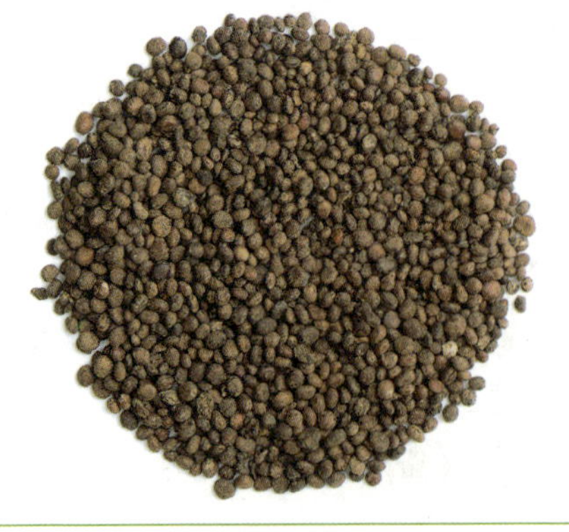

常用方

主治：噎食不下。

用法：急性子用酒浸泡三个晚上，晒干，研为粉末，加酒调和成绿豆大的丸。每次以温酒送服八丸，切记不可多服。

来源：《摘元方》

没药

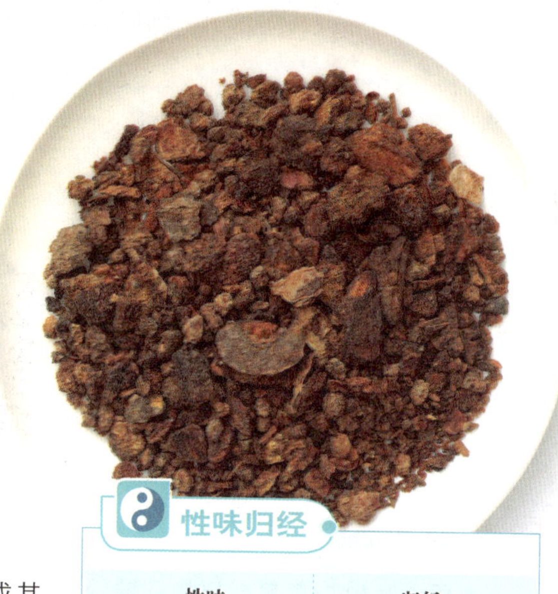

别名

末药

药材来源

为橄榄科灌木或乔木没药树或其他同属植物皮部渗出的油胶树脂。

性味归经

性味	归经
味苦、辛，性平	归肝、脾、心、肾经

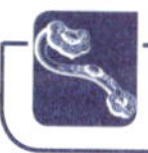用药禁忌

若与乳香配伍，用药都要相应减少。没药味苦，胃弱者多服易导致呕吐，所以用量不要太多，慎用。孕妇以及无瘀滞者不宜服用。

药材选购

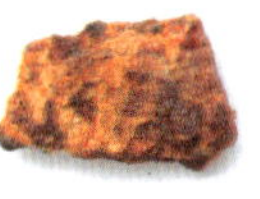

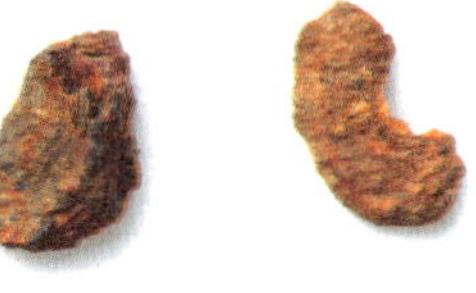

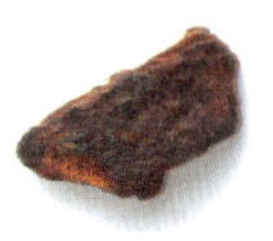

没药以没药树或其他同属植物皮部渗出油胶树脂入药，一般为不规则的颗粒状或黏结成团块。选购时以团块大、颜色为棕红色、香气浓郁、杂质少的干品为优。

常用方

主治：经寒血瘀，腹中坚痛，月经不调，脉紧涩滞。

用料：蓬莪术(炮)30克，当归(焙)、延胡索、五灵脂、肉桂、高良姜(炒)、蒲黄(炒)各23克，甘草、没药各15克。

用法：上药研为细末，每次以温酒调服下9克。

来源：《女科百问》

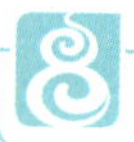复方

主治：关节疼痛。

用料：没药末半两，虎胫骨(以狗骨代)(酥炙，研末)三两。

用法：将以上两味和匀，每服二钱，温酒调下。

来源：《本草纲目》

水红花子

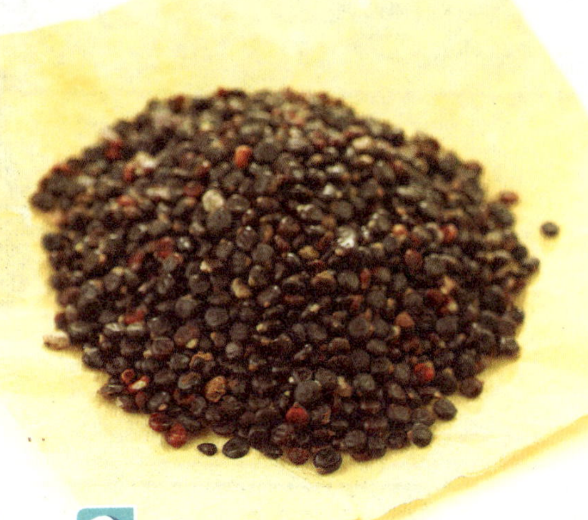

别名

水荭子、荭草实、河蓼子、川蓼子、水红子、炒水红花子

药材来源

为双子叶植物药蓼科植物红蓼的干燥成熟果实。

用药禁忌

脾胃虚弱者、血分无瘀滞者禁用。

性味归经

性味	归经
味咸，性寒，无毒	归肝、胃、脾经

药材选购

水红花子为红蓼的干燥成熟果实，可入药。由于品种比较多，选购时根据品种的不同进行选购。如水荭子，选购时以果实饱满充实、颜色红黑的干品为优。

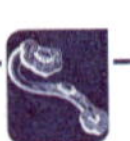

常用方

主治：肠覃，诸积，痞块。

用料：阿魏15克(酒煮)，麝香3克，雄黄9克，野水红花子120克，神曲(炒)、人参、白术(生)各30克，肉桂15克。

用法：药材捣散，每次9克，用3个去皮的荸荠捣烂和药，早晚各一服，用砂仁汤过口。

来源：《张氏医通》

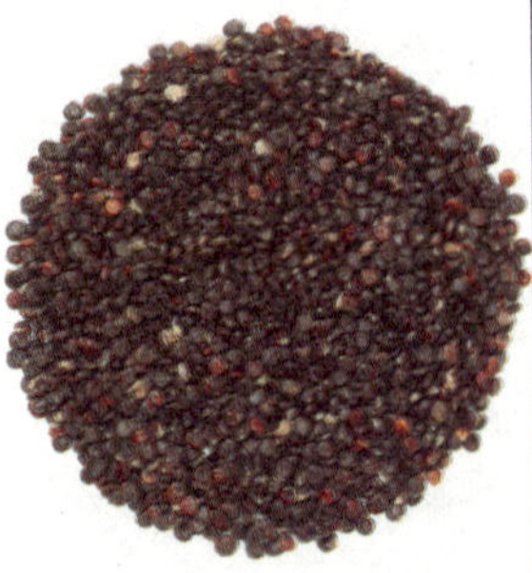

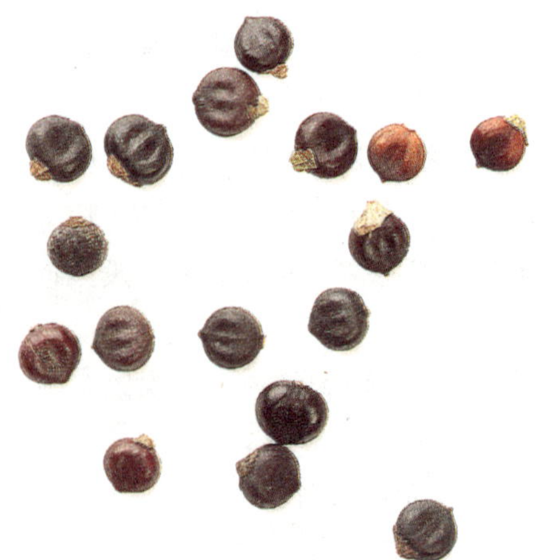

延胡索

别名

延胡、玄胡索、元胡

药材来源

为双子叶植物药罂粟科植物延胡索的块茎。

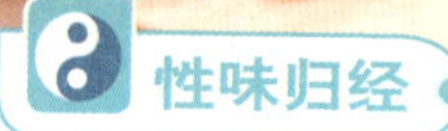

性味归经

性味	归经
味辛、苦，性温，无毒	归肝、心、脾经

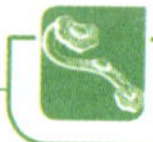

用药禁忌

血热气虚者及孕妇忌服。

药材选购

延胡索以其块茎入药，干燥块茎一般为不规则的扁球形。选购时以块茎大而饱满、质地坚实、茎表面黄色、内部亮黄色的干品为优。

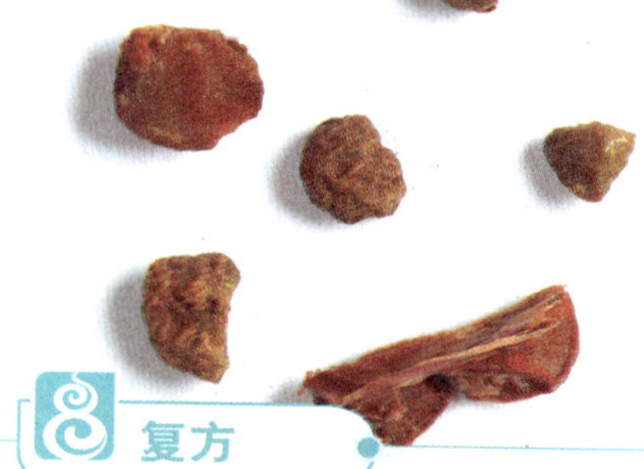

单方

主治：下痢腹痛。

用法：将三钱延胡索研末，以米汤送服。

来源：《本草纲目》

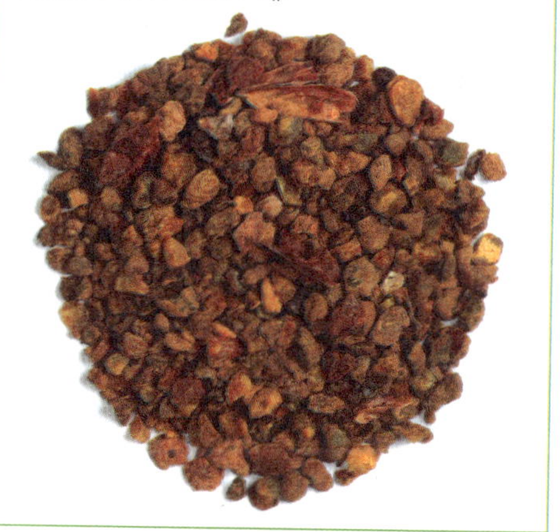

复方

主治：咳嗽。

用料：延胡索一两，朴硝七钱半。

用法：将药材研末，每次服用二钱，以软糖和药一起含咽。

来源：《本草纲目》

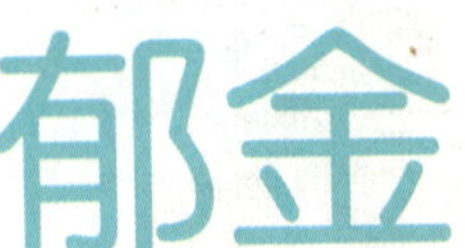

郁金

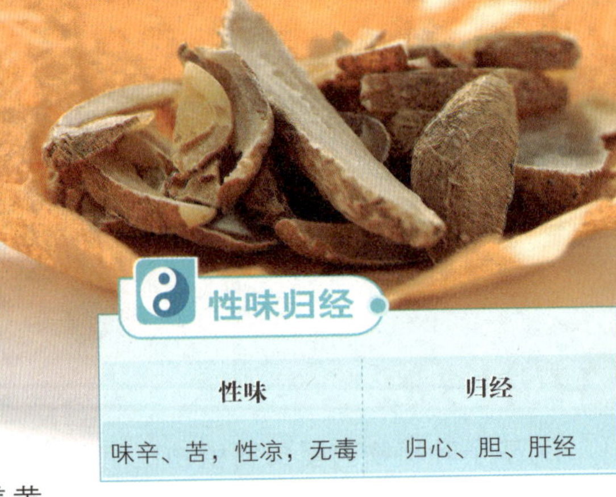

别名

玉金、姜黄、黄郁、马蒁

性味归经

性味	归经
味辛、苦，性凉，无毒	归心、胆、肝经

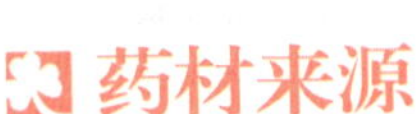

药材来源

为双子叶植物药姜科植物姜黄、温郁金或广西莪术或蓬莪术的块根。

药材选购

郁金以其块根入药，品种较多，如黄郁金、黑郁金、白丝郁金。选购时根据品种的不同进行选购。如黄郁金，选购时以块根大而肥满、外皮皱纹细、断面橙黄色的干品为优。

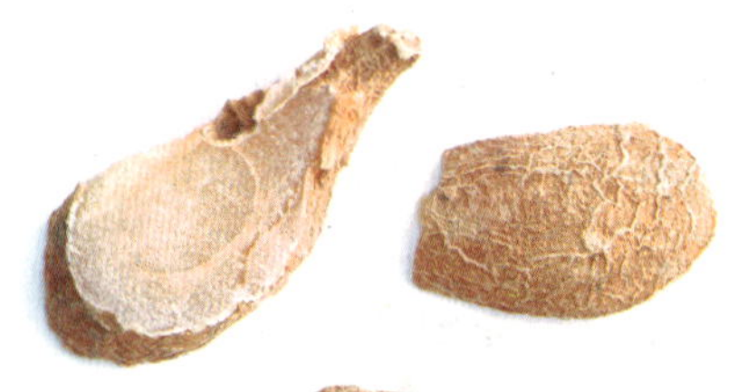

用药禁忌

孕妇不宜服用，阴虚失血以及无气滞血瘀的人不要服用。

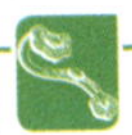

单方

主治：鼻血、吐血。

用法：将郁金研成细末，每次以水送服2钱，还不痊愈再服一次。

来源：《本草纲目》

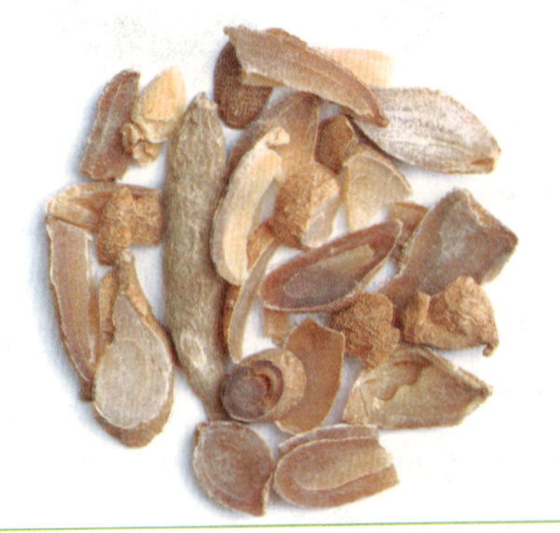

复方

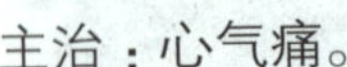

主治：心气痛。

用料：郁金、附子、干姜等份。

用法：将以上几味研末，加醋糊做成丸，如梧子大。朱砂为衣。每服三十丸。男用酒、女用醋送下。

来源：《本草纲目》

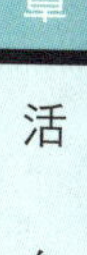

儿茶

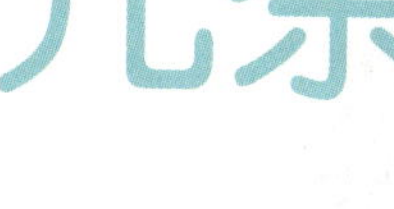

别名

乌爹泥、乌垒泥、乌丁泥

药材来源

为豆科合欢属植物儿茶树的去皮枝、干的干燥浸膏。

性味归经

性味	归经
味苦、涩，性凉	归心、肺经

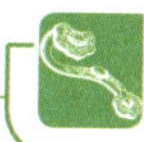

用药禁忌

有寒湿之证者禁服。

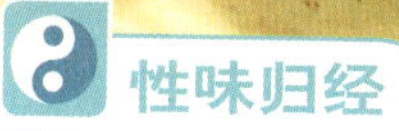

药材选购

儿茶为其枝、干煎汁浓缩而成的干燥浸膏，一般为方形块状或不规则形。选购时以表面黑色且略带红色、有光泽、在火上烧能发泡的干品为优。

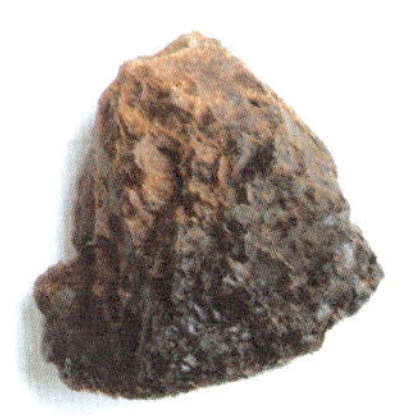

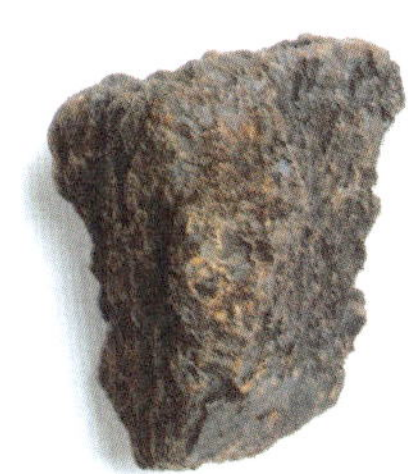

单方

主治：鼻渊。
用法：将儿茶研成末，吹入鼻孔。
来源：《本草纲目》

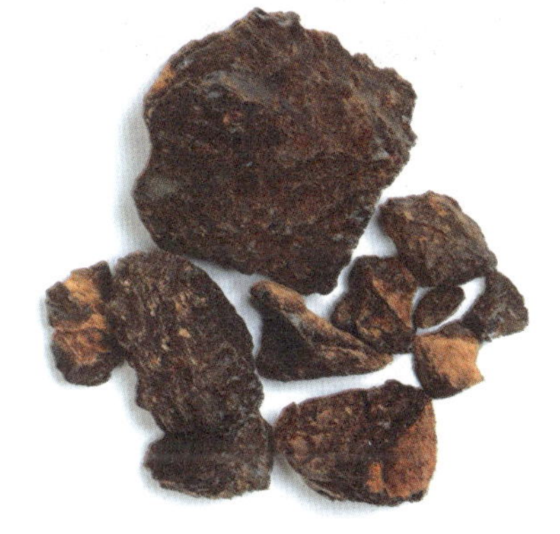

复方

主治：牙疳口疮。
用料：儿茶、硼砂等份。
用法：将以上药材研末搽患处。
来源：《本草纲目》

骨碎补

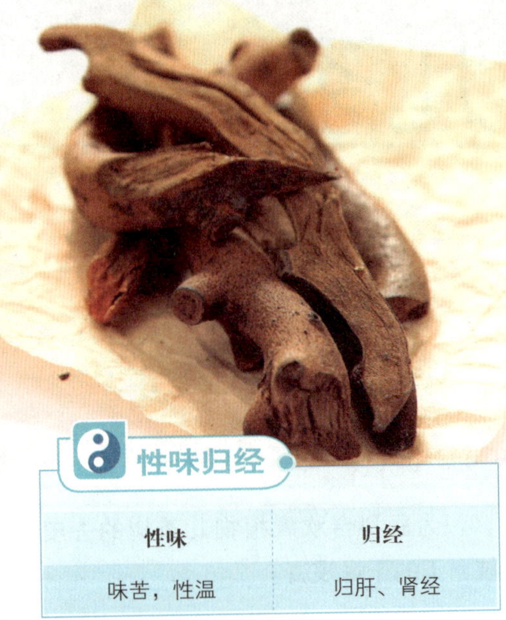

别名

猴姜、石毛姜、过山龙、肉碎补、石碎补、飞来风、飞蛾草、大叶骨碎补、华南骨碎补

性味归经

性味	归经
味苦，性温	归肝、肾经

药材来源

为蕨类植物药水龙骨科植物槲蕨或中华槲蕨的干燥根茎。

药材选购

骨碎补为槲蕨等的干燥根茎，可入药。选购时应根据品种的不同进行选择。如槲蕨，其根茎一般为扭曲的扁平长条状，选购时以根茎粗壮、扁平的干品为优。

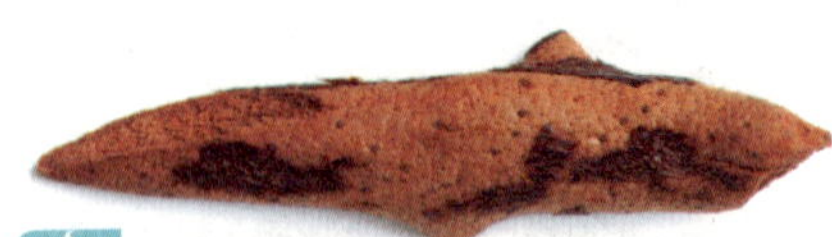

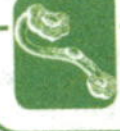

用药禁忌

不适合与风燥药配伍；阴虚者、无瘀滞者不宜服用。

单方

主治：虚气攻牙，齿痛出血。

用法：将二两骨碎补锉细，慢火炒黑，研为末，用以擦齿，良久吐出，咽下亦可。

来源：《本草纲目》

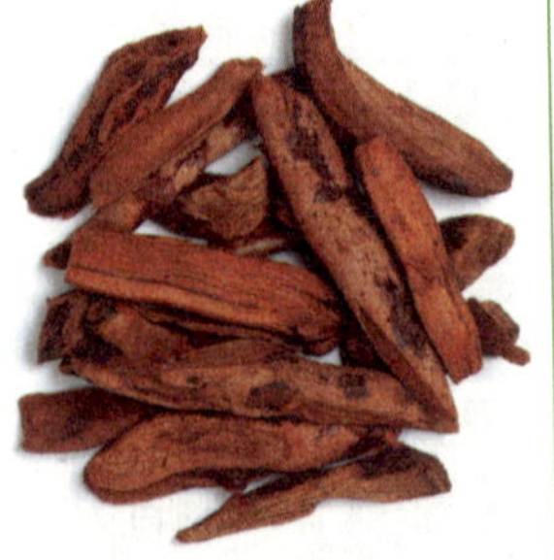

复方

主治：长久泻痢。

用料：骨碎补，猪肾。

用法：将骨碎补研为末，放入猪肾中煨熟吃下，即止。

来源：《本草纲目》

苏木

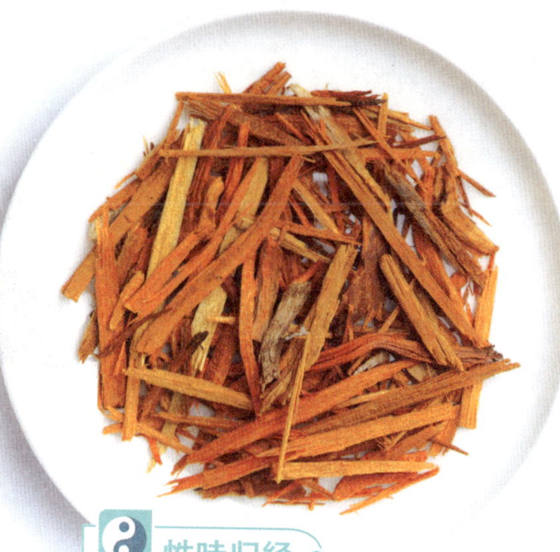

别名

苏枋、苏方、苏方木、窊木、棕木、赤木、红柴

药材来源

为双子叶植物药豆科植物苏木的干燥心材。

性味归经

性味	归经
味甘、咸，性平	归心、肝、胃、脾经

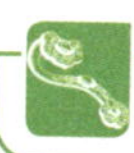

用药禁忌

孕妇不宜服用。血虚无瘀者不宜服用。大便不实者忌服。熬制忌用铁器。

药材选购

苏木以其干燥的心材入药，其心材一般为圆柱形的长条状。选购时以粗大、坚实、颜色红黄的干品为优。

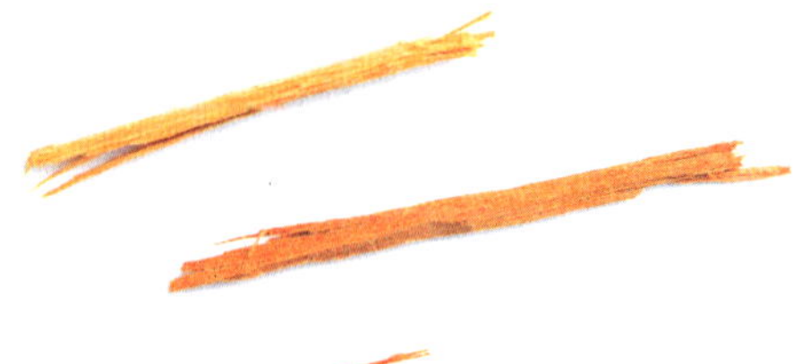

单方

主治：破伤风。

用法：将三钱苏木研成末，以酒送服。

来源：《本草纲目》

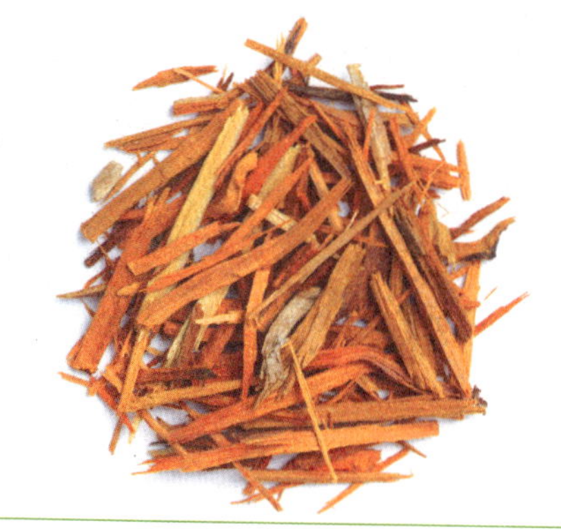

复方

主治：脚气肿痛。

用料：苏木、鹭鸶藤等份。

用法：将苏木、鹭鸶藤锉细，加淀粉少许，水煎，先熏后洗。

来源：《本草纲目》

土鳖虫

别名

地鳖虫、地乌龟、簸箕虫、土鳖、土王八、地团鱼

药材来源

为鳖蠊科昆虫地鳖或冀地鳖的雌虫干燥体。

用药禁忌

孕妇不要服用。

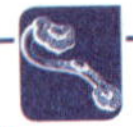

常用方

主治：跌打损伤。
用料：土鳖虫（焙干）、乳香（去油）、没药（去油）、血竭各3克，生半夏（大者）、当归（酒浸）、巴豆霜、砂仁、雄黄、香甜瓜子各1.5克。
用法：所有药材研为细末，收贮听用。每服0.24克，好酒调下，小儿0.09克。
来源：《疡医大全》

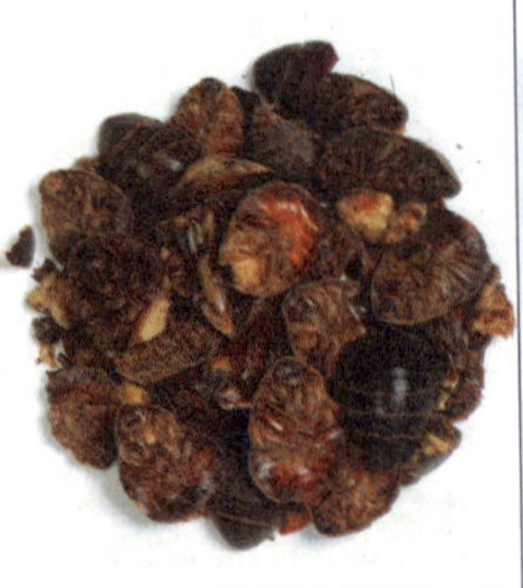

性味归经

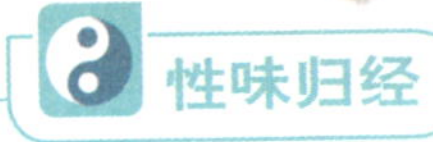

性味	归经
味咸，性寒；有小毒	归肝经

药材选购

土鳖虫为地鳖或冀地鳖的雌虫干燥体，可入药。选购时以虫体完整、表面油润、有光泽、无泥沙等杂质的干品为优。

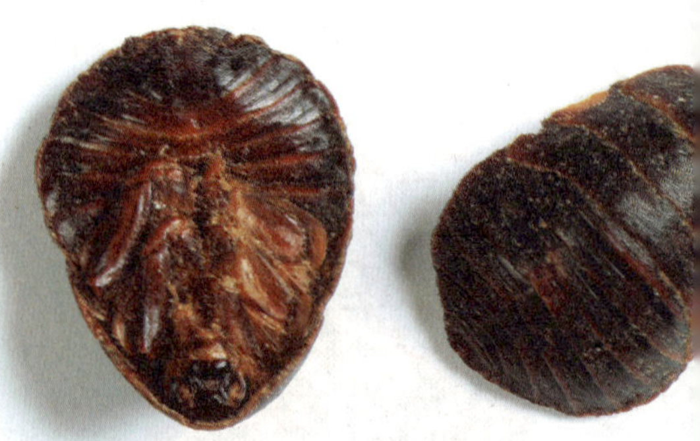

茺蔚子

别名

益母草子、苦草子、小胡麻、野黄麻、六角天麻、茺玉子

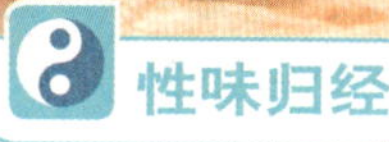

性味归经

性味	归经
味甘，性凉	归心包、肝、肺、脾经

药材来源

为双子叶植物药唇形科植物益母草的果实。

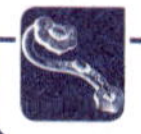

用药禁忌

熬制的时候，忌用铁器。孕妇，肝血不足者，瞳子散大者忌服。

药材选购

茺蔚子为益母草的果实，可入药。果实一般为三棱形，表面灰棕色。选购时以粒大而饱满、没有杂质的干品为优。

常用方

主治：肝虚风邪所致目偏视。

用料：白蒺藜（炒，去刺）、车前子、牛蒡子、茺蔚子各30克。

用法：以上药材研为细末，炼蜜为丸，如梧桐子大。每服40~50丸，空腹时用白滚汤送下。

来源：《眼科金镜》

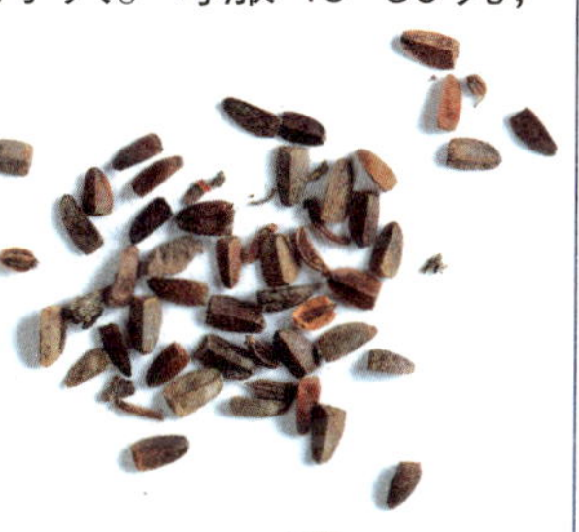

复方

主治：眼暗。

用料：青葙子、桂心、葶苈子、杏仁、细辛、茺蔚子、枸杞子、五味子各一两，茯苓、黄芩、防风、地肤子、泽泻、决明子、麦冬、葳蕤仁各一两六铢，车前子、菟丝子各二两，干地黄二两，兔肝一具。

用法：将以上二十味末之，蜜丸，饮下二十丸，如梧子，日再，加至三十丸。

来源：《备急千金要方》

月季花

别名

四季花、斗雪红、月贵花、月记、月月开、月光花、四季春、月月红

性味归经

性味	归经
味甘，性温	归肝、肾经

药材来源

为双子叶植物药蔷薇科植物月季花半开放的花。

用药禁忌

不宜久服，孕妇及脾胃虚弱者慎服。

药材选购

月季花花朵一般为圆球形，颜色为紫色或粉红色。选购时以半开放、不散瓣、颜色为紫红色、气味清香的干品为优。

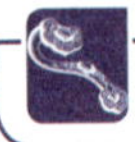

常用方

主治：气滞血瘀、闭经、痛经诸症。

用料：月季花3~5朵，黄酒10克，冰糖适量。

用法：将月季花洗净，加水150克，文火煎至100克，去渣，加冰糖及黄酒适量。

来源：《泉州本草》

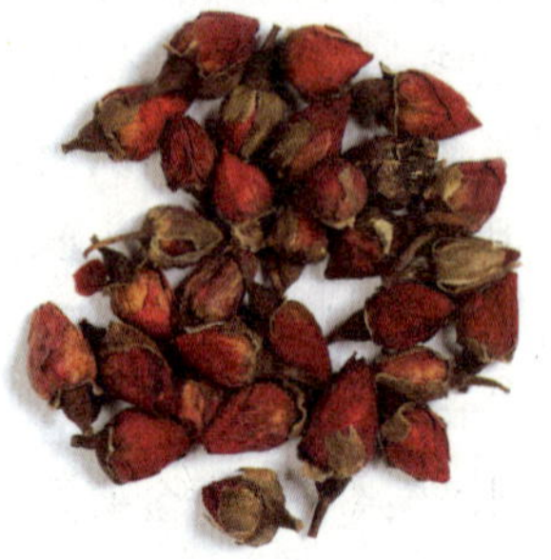

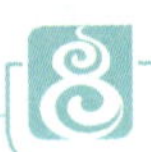

复方

主治：大风疠疾。

用料：凌霄五钱，地龙（焙）、僵蚕（炒）、全蝎（炒）各七个。

用法：将以上所有材料共研为末，每服二钱，温酒送下。以出臭汗为效。

来源：《本草纲目》

凌霄花

别名

紫葳、茇华

药材来源

为紫葳科植物紫葳的花。

用药禁忌

孕妇、气血虚弱者禁服。

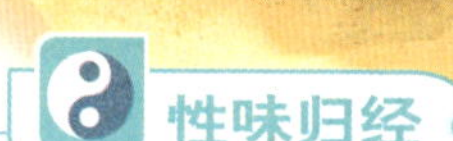

性味归经

性味	归经
味辛，性寒	归肝经

药材选购

凌霄花为紫葳的花，可入药。选购时以花朵大而完整、花瓣颜色棕黄、没有花梗的干品为优。

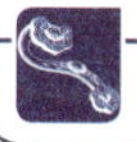

常用方

主治：风湿兼热，致生诸癣，久不愈者。

用料：凌霄花、黄连、白矾各 7.5 克，雄黄、天南星、羊蹄根各 15 克。

用法：以上药材研为细末，用生姜汁调药，抓破患处，以药涂之。如癣不痒，只用清油调药，立效。

来源：《证治准绳·疡医》

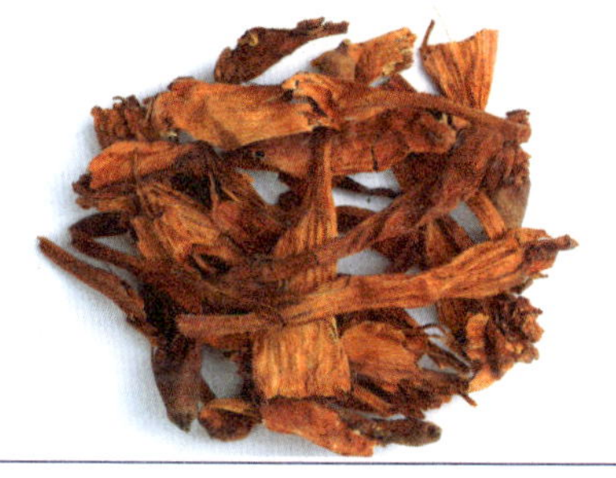

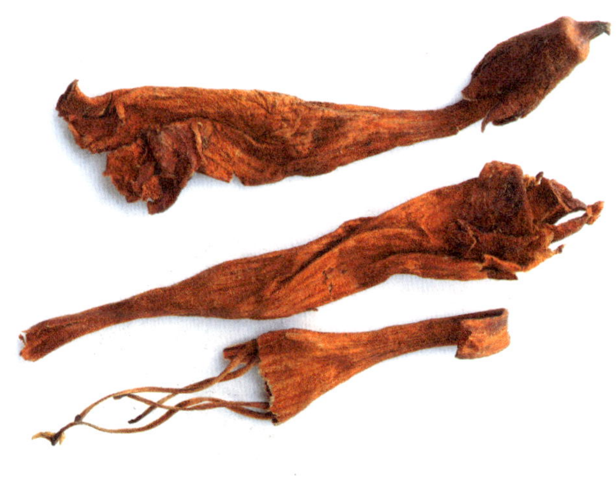

益母草

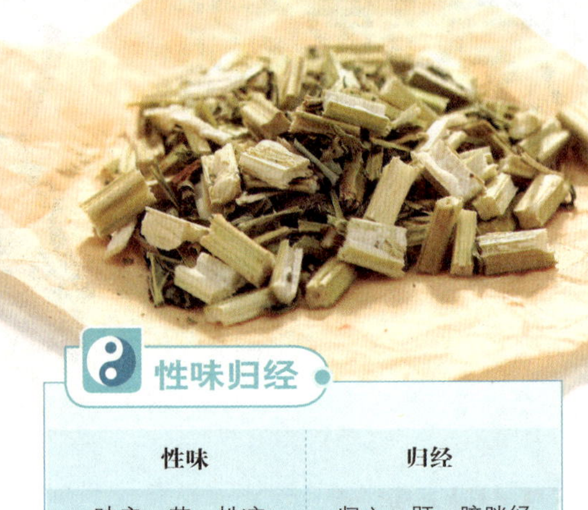

别名

益母、土质汗、野天麻、红花艾、坤草、枯草、苦草、田芝麻棵、小暑草

性味归经

性味	归经
味辛、苦，性凉	归心、肝、膀胱经

药材来源

为双子叶植物药唇形科植物益母草的全草。

药材选购

益母草以全草入药，干燥全草为黄绿色。选购时以茎直、质地嫩、颜色绿、没有杂质的干品为优。

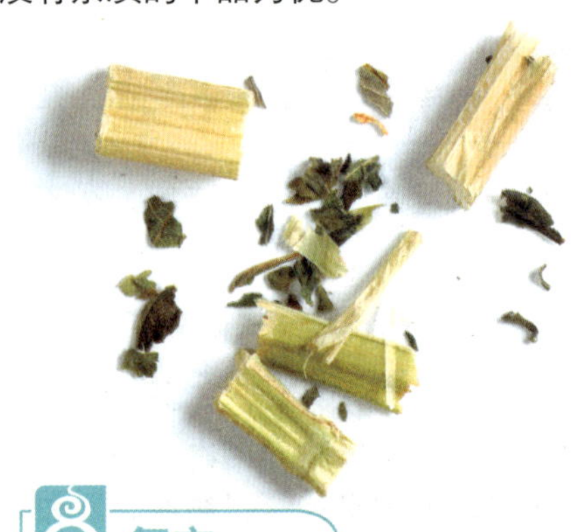

用药禁忌

熬药忌用铁器。孕妇、阴虚血少者禁服。

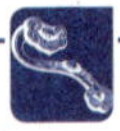

常用方

主治：妇人血崩属于血虚有火者。

用料：当归、川芎、白芍（酒炒）、熟地黄（姜汁炒）、条芩、陈皮、香附（醋炒）、阿胶（蛤粉炒）各3克，益母草、白术（去芦）各4.5克，玄参、蒲黄（炒）、甘草各1.2克。

用法：上锉一剂。水煎，空腹时服。

来源：《万病回春》

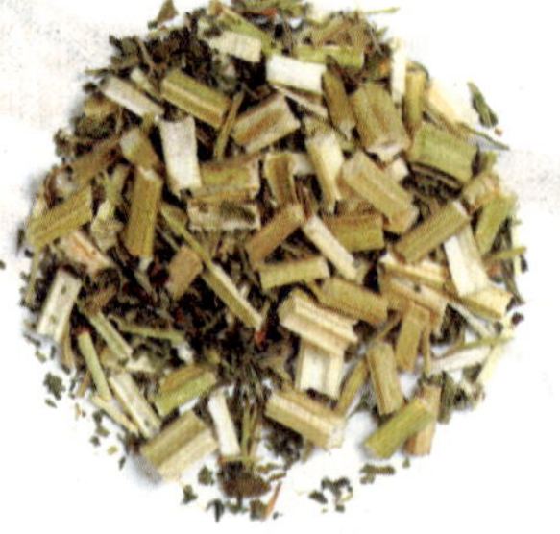

复方

主治：赤白痢。

用料：益母草（晒干）、陈盐梅（烧存性）等份。

用法：上两味研为末。每服三钱，白痢以干姜汤、赤痢以甘草汤下。此方名“二灵散”。

来源：《本草纲目》

红花

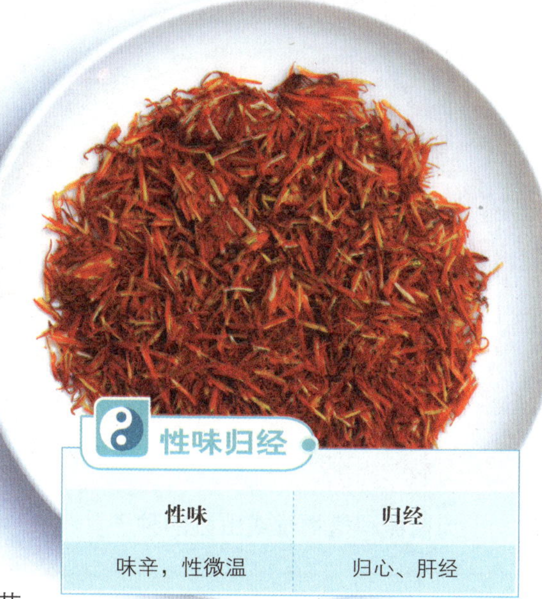

别名

红蓝花、刺红花、草红花、黄蓝、红蓝、红花草、红花菜。

性味归经

性味	归经
味辛，性微温	归心、肝经

药材来源

为双子叶植物药菊科植物红花的花。

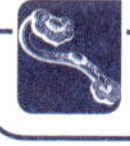

用药禁忌

孕妇及月经过多者禁服。

药材选购

红花花朵为管状花，可入药。选购时以花瓣长、颜色鲜红、质地柔润、无枝叶的丁品为优。

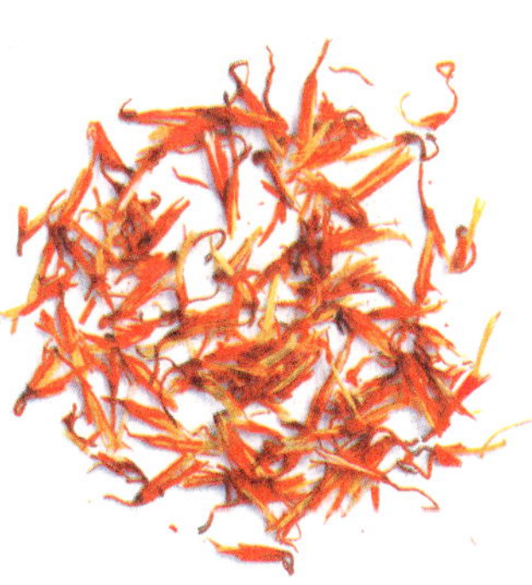

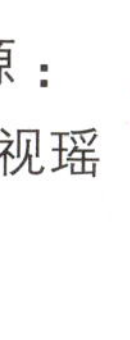

常用方

主治：眼胞肿硬，内生疙瘩。

用料：当归、大黄、栀子、黄芩、红花（以上俱酒洗，微炒）、赤芍、甘草、白芷、防风、生地黄、连翘等份。

用法：以上药材研末，每次9克，水煎，空腹时服。

来源：《审视瑶函》

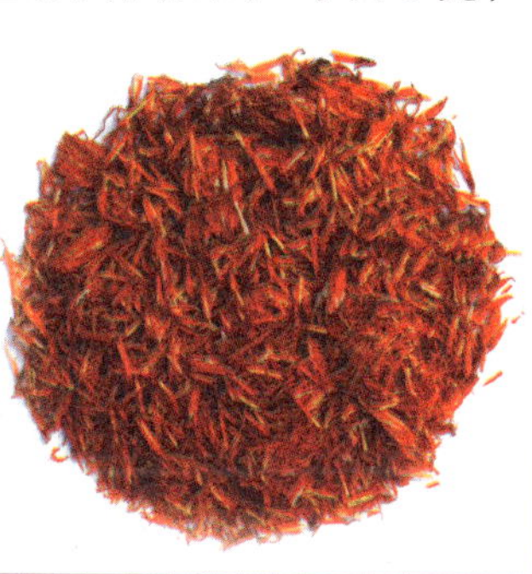

复方

主治：耳出水。

用料：红花三钱半，枯矾五钱。

用法：上药共研为末，先用棉花把耳擦净，然后把药末吹入耳内。无花则用枝叶为末亦可。有的处方只用红花一味，不用枯矾。

来源：《本草纲目》

桃仁

别名

桃核仁

药材来源

为蔷薇科植物桃或山桃的种子。

用药禁忌

孕妇禁服。血燥虚者慎用。此药不宜用过量。

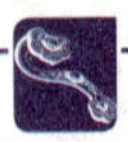

常用方

主治：妇人月水不通，属瘀血者，小腹时时作痛，或少腹板急。

用料：红花、当归、桃仁、香附、延胡索、赤芍、川芎、乳香、丹参、青皮、生地黄。

用法：水煎服。

来源：《陈素庵妇科补解》

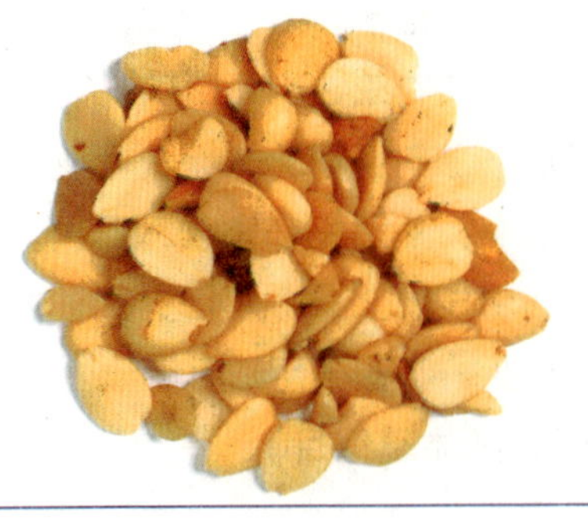

性味归经

性味	归经
味苦、甘，性平，有小毒	归心、肝、大肠、脾经

药材选购

桃仁为桃或山桃的种子，一般为扁平长卵形，可入药。选购时以颗粒饱满而均匀、整齐而不破碎的干品为优。

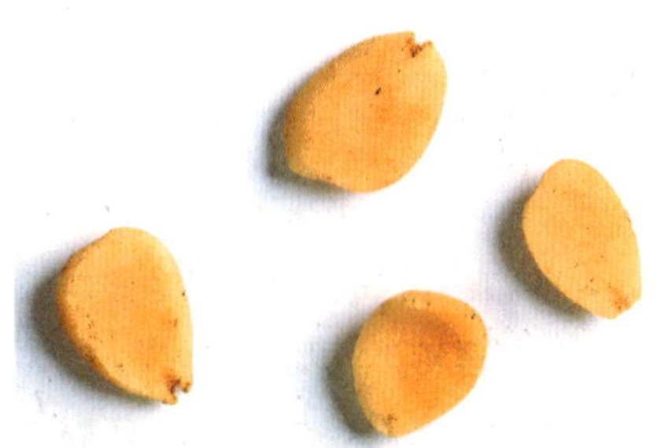

复方

主治：上气喘急。

用料：杏仁、桃仁各半两。

用法：将杏仁和桃仁去皮，炒研，加水调生面和成丸，如梧子大。每服十丸，姜蜜汤送下。以微泻为度。

来源：《本草纲目》

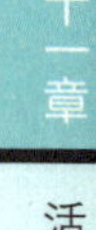

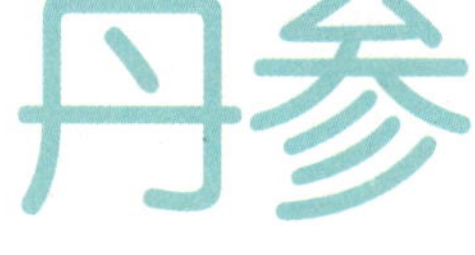

丹参

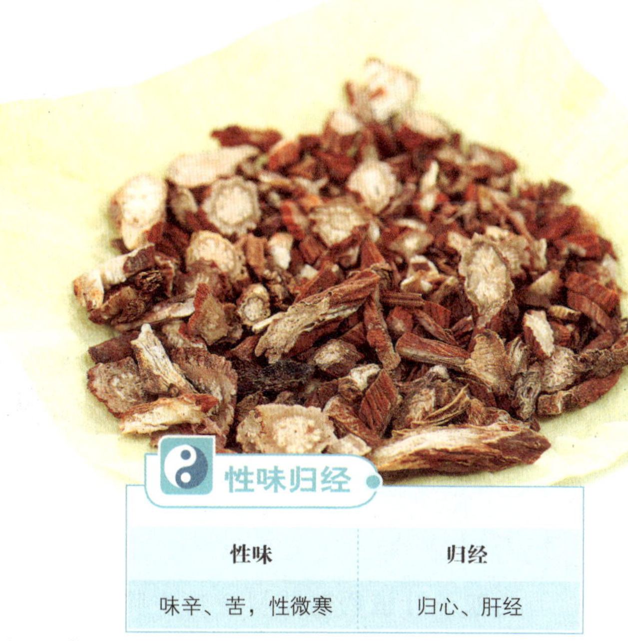

别名

木羊乳、山参、紫党参、山红萝卜、山苏子根、大红袍、蜜罐头、血参根、朵朵花根、奔马草

性味归经

性味	归经
味辛、苦，性微寒	归心、肝经

药材来源

为双子叶植物药唇形科植物丹参的根。

药材选购

丹参以其根部入药，选购时以根条粗壮、根内紫黑色、且有菊花状白点的干品为优。

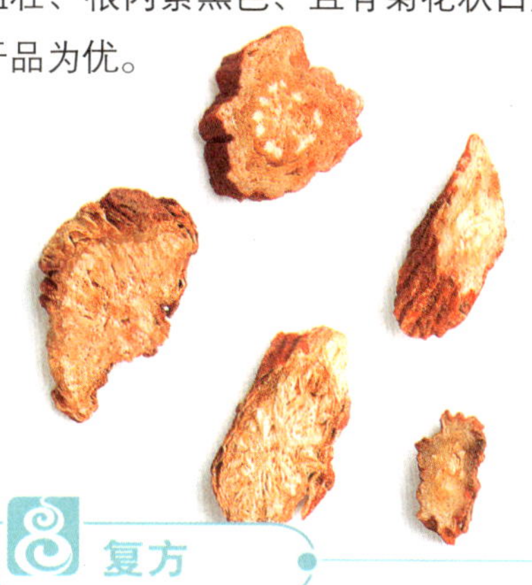

用药禁忌

不宜与藜芦一起用。忌醋。无瘀血者慎用。

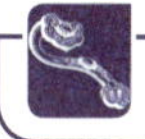

常用方

主治：心痛、胃脘诸痛。

用料：丹参30克，檀香、砂仁各30克。

用法：加水220毫升，煎至160毫升服。

来源：《时方歌括》

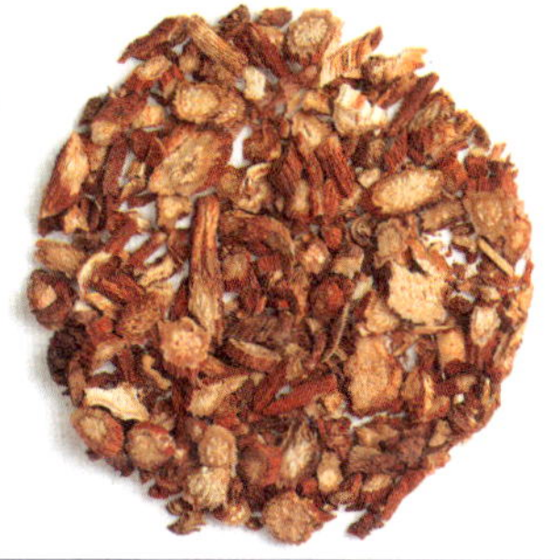

复方

主治：腰痛并冷痹。

用料：丹参、杜仲、牛膝、续断各三两，桂心、干姜各二两。

用法：上六味为末，蜜丸如梧子大，每服二十丸，日三夜一。

来源：《备急千金要方》

牛膝

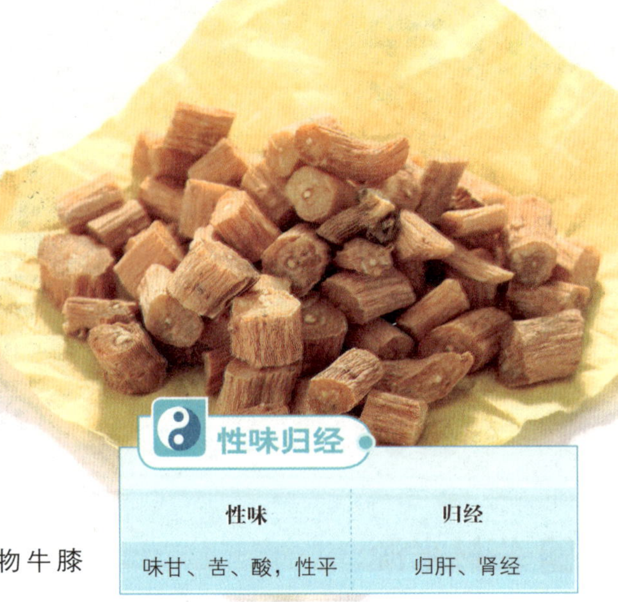

别名

百倍、牛茎、铁牛膝、红牛膝、粘草子根、牛胳膝盖、接骨丹、牛盖膝头

药材来源

为双子叶植物药苋科植物牛膝的根。

用药禁忌

凡是月经过多，梦遗失精，中气下陷，脾虚泄泻，下元不固，以及孕妇都不宜服用。

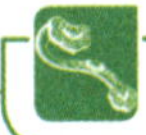

单方

主治：牙齿疼痛。

用法：将牛膝研末含漱，也可以用牛膝烧灰敷到患处。

来源：《本草纲目》

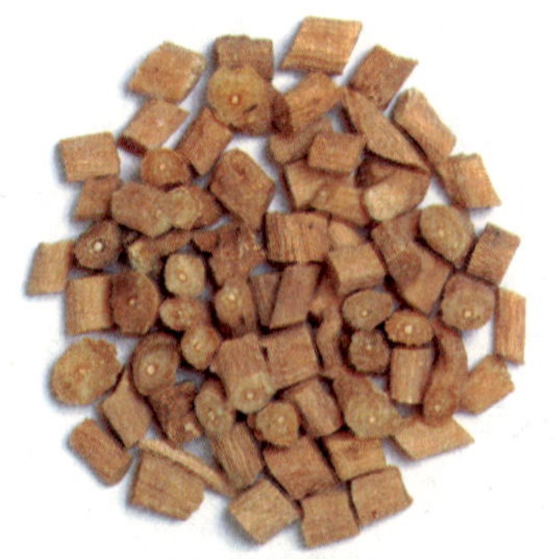

性味归经

性味	归经
味甘、苦、酸，性平	归肝、肾经

药材选购

牛膝以其根部入药，其根呈细长的圆柱形，选购时以根条粗长、根皮细致紧密、颜色淡黄的干品为优。

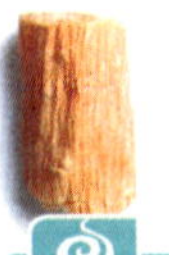

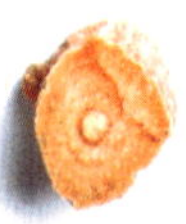

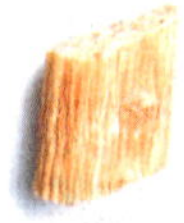

复方

主治：手臂不收，髀脚疼弱，或有拘急挛缩，即四肢风。

用料：秦艽、牛膝、附子、桂心、五加皮、天冬各三两，巴戟天、杜仲、石南、细辛各二两，独活五两，薏苡仁一两。

用法：将以上诸味捣碎，以酒二斗渍之，得气味，可服三合，渐加至五六合，日三夜一。

来源：《备急千金要方》

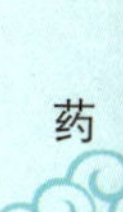

泽兰

别名

小泽兰、地瓜儿苗、红梗草、风药、奶孩儿、蛇王草、蛇王菊、草泽兰

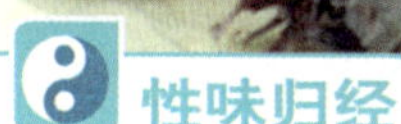

性味归经

性味	归经
味苦、辛，性微温	归肝、脾、小肠经

药材来源

为双子叶植物药唇形科植物地瓜儿苗的茎叶。

药材选购

泽兰为地瓜儿苗的茎叶，可入药。选购时以茎短叶多、颜色绿、质地嫩、不破碎的干品为优。

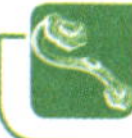

用药禁忌

血虚便秘者忌服。

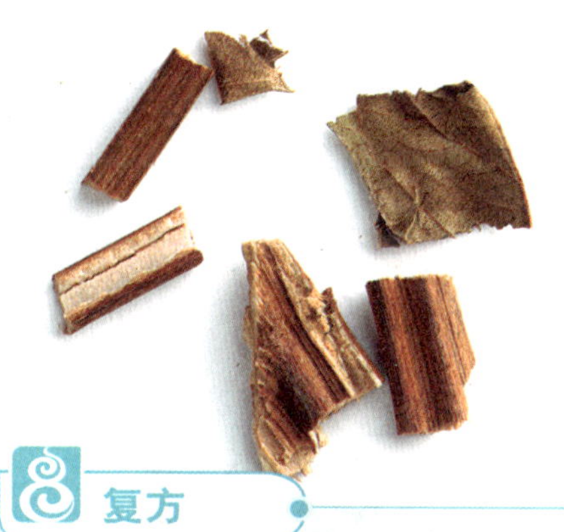

单方

主治：小儿褥疮。

用法：大人先将泽兰心嚼烂，用它把疮周围封起来，很有效果。

来源：《本草纲目》

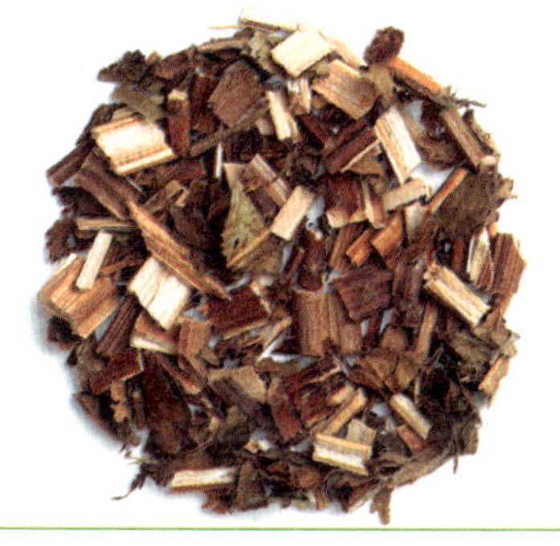

复方

主治：产后水肿，血虚浮肿。

用料：泽兰、防己等份。

用法：将以上材料共研为末，每服二钱，醋汤送下。

来源：《本草纲目》

王不留行

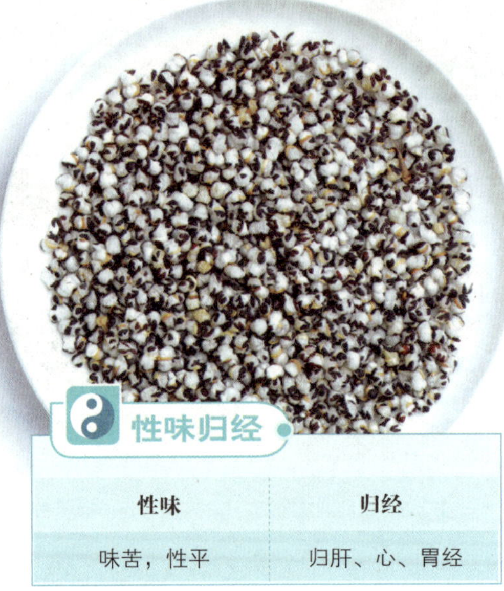

别名

奶米、大麦牛、不母留

性味归经

性味	归经
味苦，性平	归肝、心、胃经

药材来源

为双子叶植物药石竹科植物麦蓝菜的成熟种子。

药材选购

王不留行为麦蓝菜的成熟种子，形状类似球形，可入药。选购时以个大而饱满、粒均匀、颜色乌黑而没有杂质的干品为优。

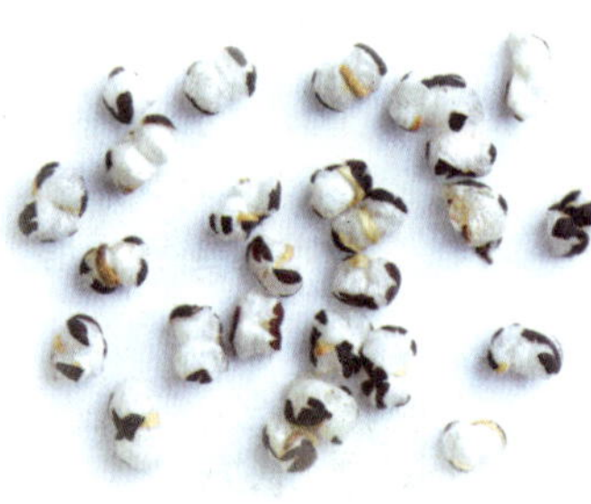

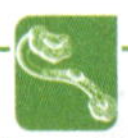

用药禁忌

失血病人，崩漏病人均不可服用。孕妇禁服。

单方

主治：大便后下血。

用法：将王不留行研为末，每次以水送服一钱。

来源：《本草纲目》

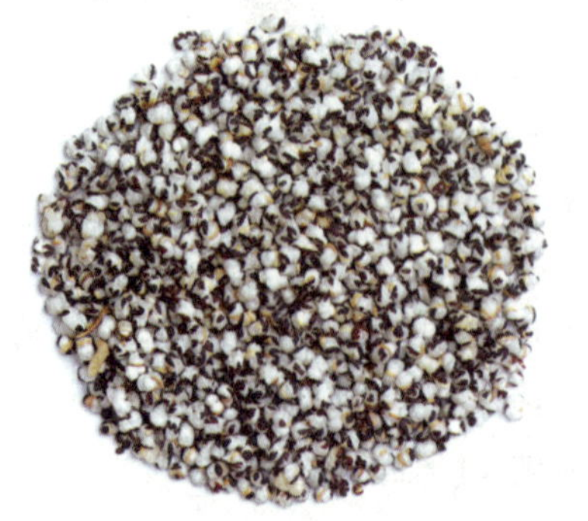

复方

主治：小儿身上下百疮不瘥。

用料：苦参八两，地榆、黄连、王不留行、独活、艾叶各三两，竹叶二升。

用法：将以上原料捣碎，以水三斗，煮取一斗以浴儿疮上，浴讫敷黄连散。

来源：《备急千金要方》

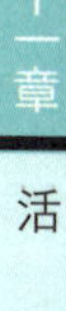

干漆

别名

漆渣、漆底、漆脚

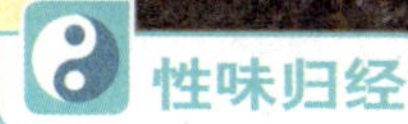

性味归经

性味	归经
味辛，性温，有毒	归肝、脾、胃、大肠、小肠经

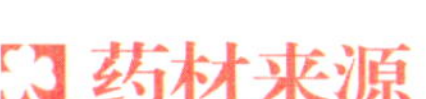

药材来源

为双子叶植物药漆树科植物漆树的树脂经加工后的干燥品。

用药禁忌

体虚无瘀者、孕妇要慎用。

药材选购

干漆为漆树的树脂经加工后的干燥品，形状为不规则的块状。选购时以块完整、坚硬、颜色黑、漆臭味重的干品为优。

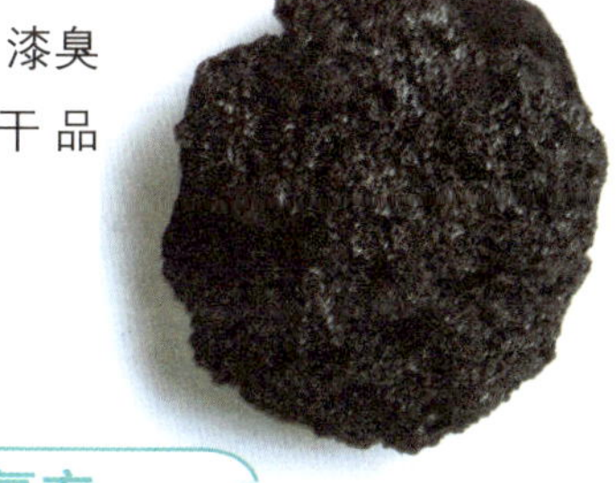

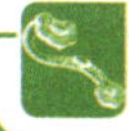

单方

主治：喉痹。

用法：用干漆烧烟，以筒吸烟入喉。

来源：《本草纲目》

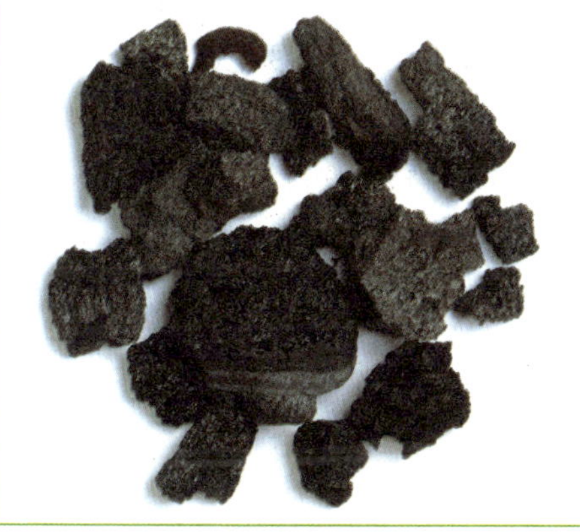

复方

主治：补益方。

用料：干漆、柏子仁、山茱萸、酸枣仁各一两。

用法：将以上四味共研为末，做蜜丸，如梧子大，每服十四丸，加至二十丸，日两次。

来源：《备急千金要方》

卷柏

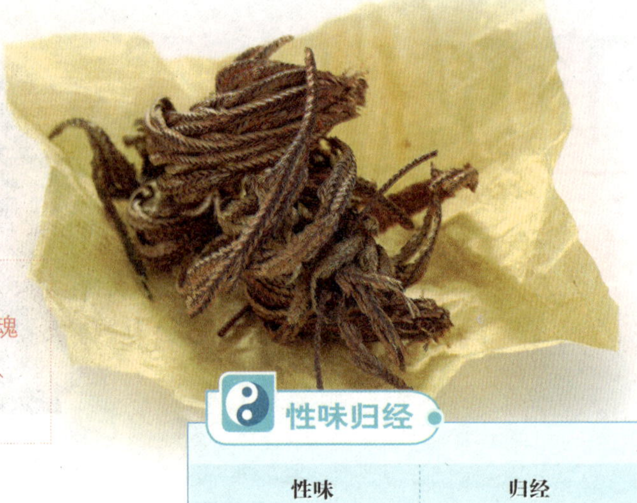

别名

长生草、还魂草、九死还魂草、见水还阳草、佛手草、万年青、卷柏叶、卷柏炭

药材来源

为卷柏科植物卷柏的全草。

药材选购

卷柏以全草入药，其干燥全草一般卷缩成团。选购时以枝叶为绿色、叶片多且完整的干品为优。

单方

主治：皮中动淫淫如有虫啄，疹痒搔之生疮，甚者狂走。

用料：茵芋、乌头、石南叶、防风、蜀椒、女萎、附子、细辛、独活、卷柏、桂心、天雄、秦艽、防己各一两，踯躅花二两。

用法：将这十五味药捣碎，年轻人服用不用怎么熬，年老人略微熬之。清酒二斗渍之，冬七日，春秋五日，初服一合，不知加至二合，宁从少起，日再，以微痹为度。

来源：《备急千金要方》

性味归经

性味	归经
味辛，性平，无毒	归脾、心、肝经

用药禁忌

妊娠期忌服。

复方

主治：妇人气血不足，子藏虚冷，以致怀孕之后，胎不坚固，多次堕胎。

用料：卷柏、钟乳粉、鹿角胶（捣碎、炒令黄燥）、紫石英（细研，水飞过）、阳起石（细研，水飞过）、桑螵蛸（微炒）、熟干地黄、禹余粮（烧，醋淬七遍以上）各30克，杜仲（去粗皮，炙微黄，锉）、当归（锉，微炒）、桂心、桑寄生、牛膝（去苗）、五味子、蛇床仁、牡丹皮各23克。

用法：以上药材捣罗为末，炼蜜和丸，如梧桐子大。每服30丸，空腹时用温酒送下。

来源：《太平圣惠方》

水蛭

别名

至掌、虮、马蜞、马蛭、蜞、马蟥、马鳖、红蛭、蚂蝗蜞、黄蜞

药材来源

为水蛭科动物日本医蛭、宽体金线蛭、茶色蛭等的全体。

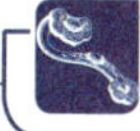

用药禁忌

体弱血虚、孕妇、妇女月经期及有出血倾向者禁服。

常用方

主治：产后血晕。

用料：水蛭（炒）、虻虫（去翅足，炒）、没药、麝香各一钱。

用法：将以上药材同研为粉末，以四物汤调服。

来源：《本草纲目》

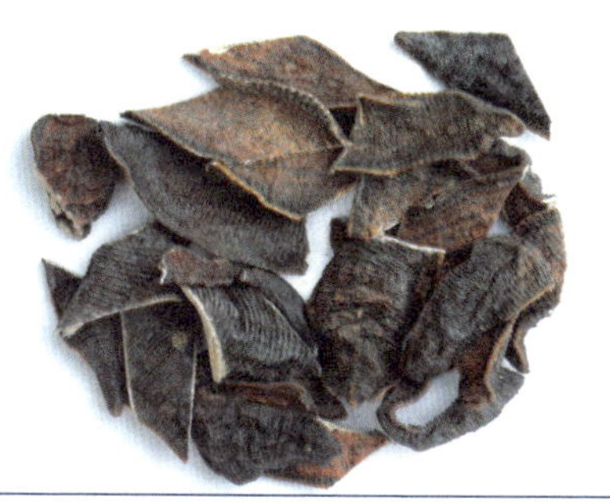

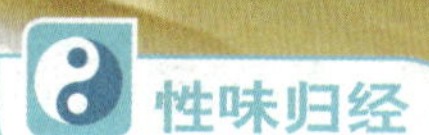

性味归经

性味	归经
味咸、苦，性平，有毒	归肝、膀胱经

药材选购

水蛭分有三种，一种为扁长圆柱形；一种为宽水蛭，扁平纺锤形；一种为长条水蛭，长扁平形。选购时三者皆以体整齐、颜色为黑棕色、没有杂质的为优。

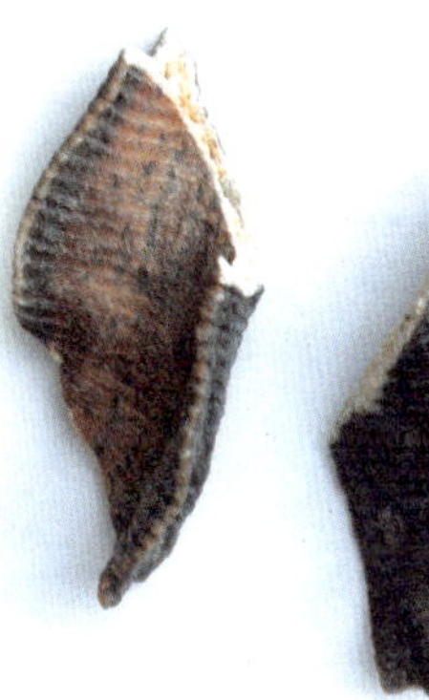

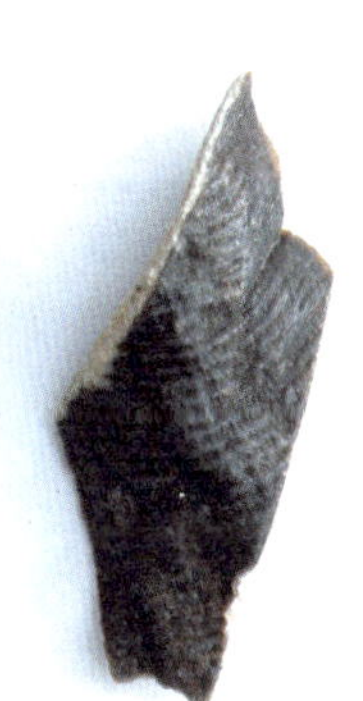

复方

主治：坠跌内伤。

用料：水蛭、麝香各一两。

用法：将以上药材锉碎，烧出烟，研为末。以酒送服一钱。

来源：《本草纲目》

第十二章 化痰止咳平喘药

化痰药是指以祛痰或消痰为主的药物。

化痰药主要用于痰多咳嗽、咳痰不爽以及与痰有关的如瘿瘤瘰疬等证。

能缓和或制止咳嗽和喘息的药物称为止咳平喘药。

止咳平喘药主要用于治疗症见咳嗽、气喘的多种疾患。

芥子

别名

辣菜子、炒芥子、芥辣子

药材来源

为双子叶植物药十字花科植物白芥的种子。

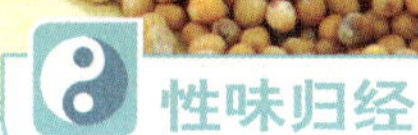

性味归经

性味	归经
味辛，性温，无毒	归肺经

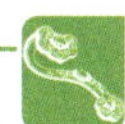

用药禁忌

不可过量食用，多食容易目昏、泄气、伤精。阴虚火旺者，肺虚咳嗽者忌服。

药材选购

芥子为白芥的种子，呈圆球形，可入药。选购时以种粒大而饱满、颜色为白色、纯净的干品为优。

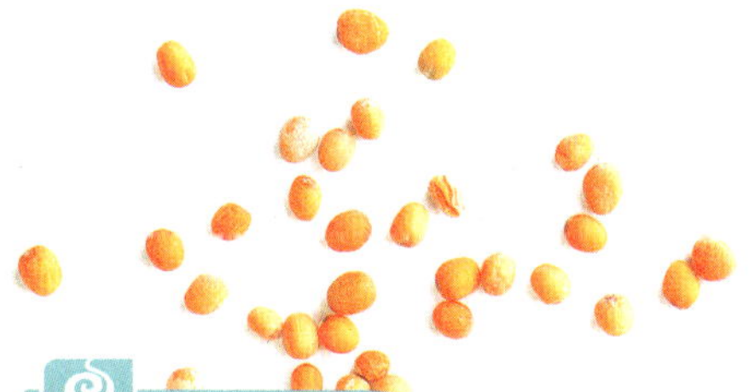

单方

主治：反胃上气。

用法：将芥子研末，取一二钱，以酒送服。

来源：《本草纲目》

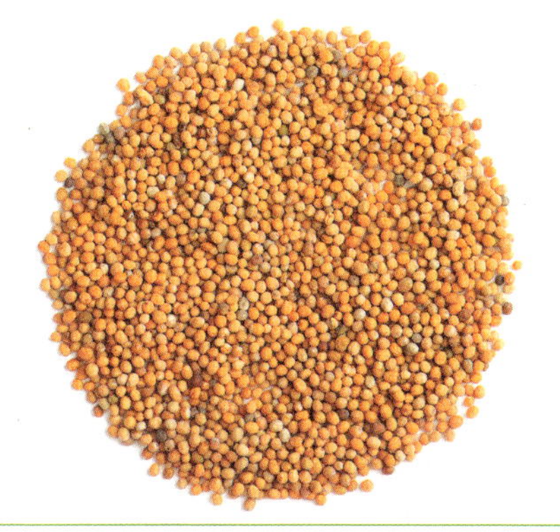

复方

主治：热痰烦晕。

用料：芥子、大戟、甘遂、芒硝、朱砂等份。

用法：将芥子、大戟、甘遂、芒硝、朱砂研为末，加糊做成丸，如梧子大。每服二十丸，姜汤送下。此方名“白芥丸”。

来源：《本草纲目》

白前

别名

石蓝、嗽药、柳叶白前、水杨柳、大鹤瓢、水柳

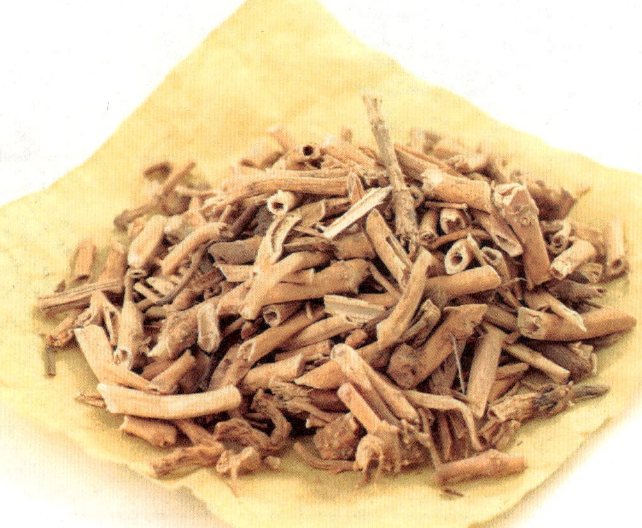

药材来源

为双子叶植物药萝藦科植物柳叶白前或芫花叶白前的根及根茎。

性味归经

性味	归经
味辛、甘，性微温，无毒	归肺、肝经

用药禁忌

凡咳逆上气，由于气虚气不归元，而不由于肺气因邪客壅滞者禁用。

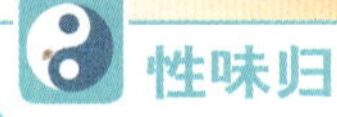

药材选购

白前又分为柳叶白前和芫花叶白前，以其根茎入药。选购时皆以根茎粗大、须根长、没有泥土等杂质的干品为优。

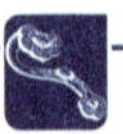

常用方

主治：久嗽咯血。

用料：白前、桔梗、桑白皮各三两（炒过），甘草一两（炙）。

用法：以上药材加水六升，煮成一升，分三次服下，服用时忌食猪肉、白菜。

来源：《本草纲目》

复方

主治：肺实热。

用料：枸杞根皮二升，石膏八两，白前、杏仁各三两，橘皮、白术各五两，赤蜜七合。

用法：以上药材捣碎，以水七升煮取二升，去渣下蜜，煮三沸，分三服。

来源：《备急千金要方》

桔梗

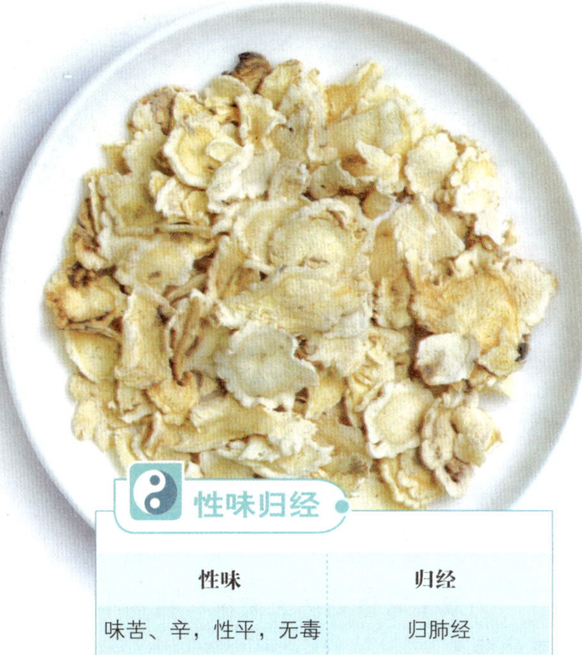

别名

白药、利如、梗草、大药、包袱花、四叶菜、沙油菜、山铃铛花

性味归经

性味	归经
味苦、辛，性平，无毒	归肺经

药材来源

为桔梗科植物桔梗的根。

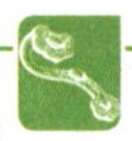

用药禁忌

阴虚久嗽、咯血、气逆者均忌服。

药材选购

桔梗以其根部入药，选购时以根条粗壮、质地坚实均匀、色洁白、味比较苦的干品为优。根条不均匀、中空、颜色灰白的为次品。

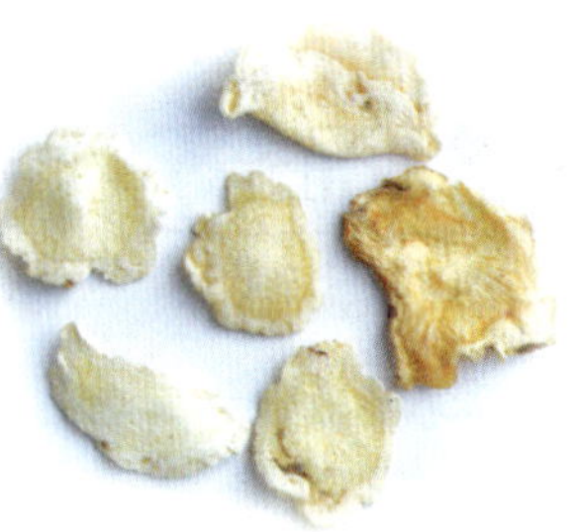

单方

主治：喉痹、毒气。

用法：桔梗二两，加水三升，煮取一升，顿服。

来源：《备急千金要方》

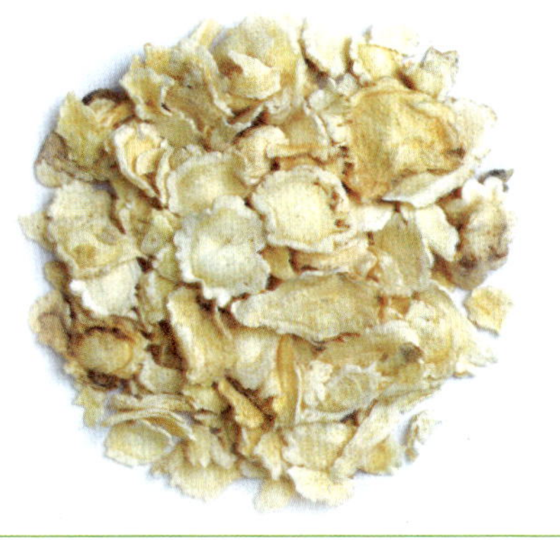

复方

主治：心腹蕴蕴然痛。

用料：芍药六两，黄芩、朴硝、桔梗、柴胡各四两，当归、升麻各三两。

用法：将以上七味捣碎，以水八升，煮取二升半，分三服。

来源：《备急千金要方》

半夏

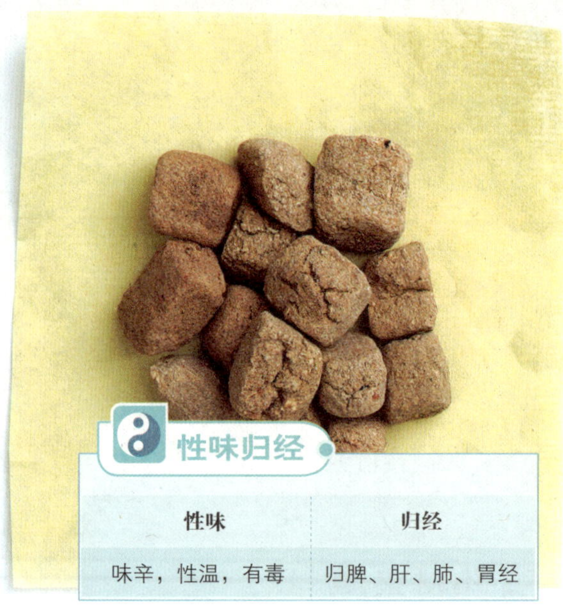

别名

地文、水玉、守田、示姑、羊眼半夏、和姑、蝎子草、地珠半夏

性味归经

性味	归经
味辛，性温，有毒	归脾、肝、肺、胃经

药材来源

为双子叶植物药天南星科植物半夏的块茎。

药材选购

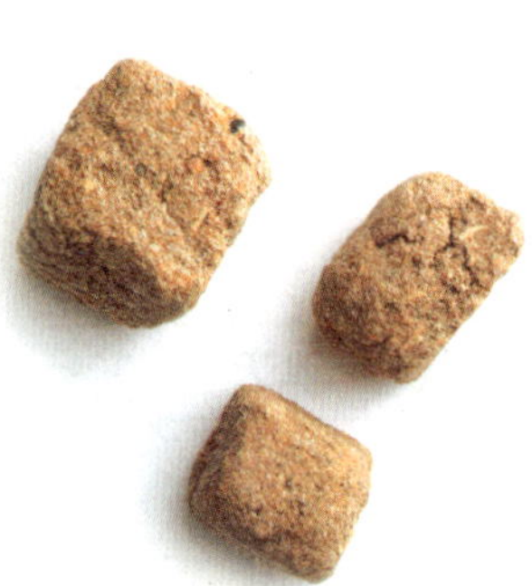

半夏以其块茎入药，其干燥块茎一般为圆球形或半圆球形。选购时以个大而质坚、皮净、颜色白、粉性足的干品为优。

用药禁忌

一切血证及阴虚燥咳、津伤口渴者及孕妇忌服。

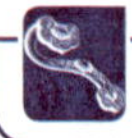

常用方

主治：热痰咳嗽。

用料：半夏、天南星各一两，黄芩一两半。

用法：以上药材一起研为末，加姜汁浸，蒸饼做成丸，如梧子大。每次饭后以姜汤送服五十至七十丸。

来源：《本草纲目》

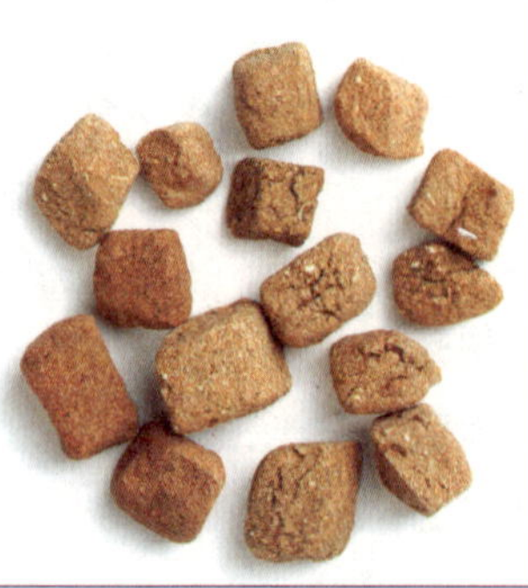

复方

主治：痰饮饮食不消、干呕。

用料：泽泻、杏仁、枳实各一两，茯苓、柴胡、生姜、半夏、芍药各三两，人参、旋覆花、橘皮、细辛各一两。

用法：以上药材捣烂，以水九升煮取二升七合，分三次服用，每天三次。

来源：《备急千金要方》

川贝母

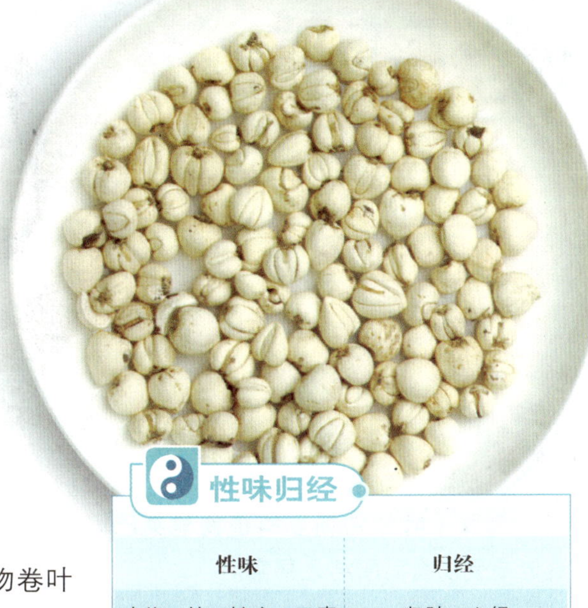

别名

虻、黄虻、贝母、空草、贝父、药实、苦花、苦菜、勤母

药材来源

为双子叶植物药百合科植物卷叶贝母、乌花贝母或棱砂贝母等的鳞茎。

性味归经

性味	归经
味苦、甘，性凉，无毒	归肺、心经

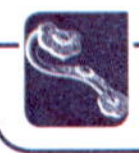

用药禁忌

脾胃虚寒及有湿痰者不宜服用。

药材选购

川贝母的商品主要有松贝、青贝、炉贝，以其鳞茎入药。选购时松贝以质地坚实、颗粒整齐且均匀、顶端不开裂、颜色白且粉性足的干品为优；青贝以粒小均匀、色洁白、粉性足者为佳；炉贝以质坚实、色白者为佳。

常用方

主治：伤风、咳嗽。

用料：川贝母（去心）三分，款冬花、麻黄（去根节）、杏仁（汤浸，去皮、尖，双仁，炒研）各一两，甘草（炙，锉）三分。

用法：以上药材捣烂，筛去粗渣，加水、生姜煎好去渣服用。

来源：《圣济总录》

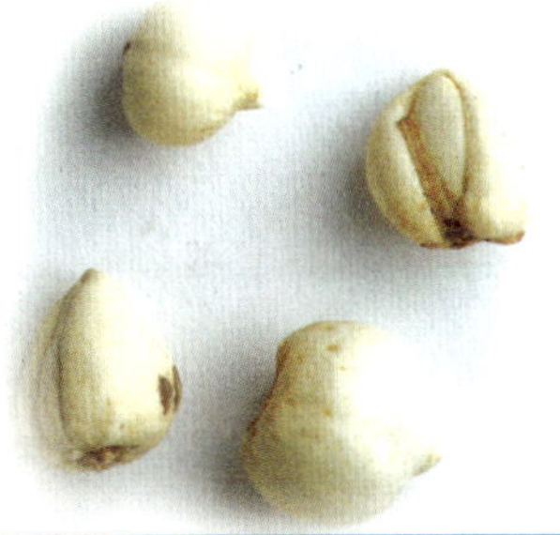

复方

主治：肺热咳嗽多痰，咽喉中干。

用料：川贝母（去心）一两半，甘草（炙）三分，杏仁（汤浸去皮、尖，炒）一两半。

用法：以上药材捣烂研为末，炼成蜜丸，含于口中。

来源：《圣济总录》

猪牙皂

别名

皂荚、鸡栖子、皂角、猪牙皂角、牙皂

药材来源

为双子叶植物药豆科植物皂荚已衰老或受伤害后所结之果实。

用药禁忌

体弱者及孕妇忌服。

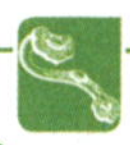

单方

主治：咽喉肿痛。

用法：将牙皂一挺炙黄刮去皮、子用米醋浸炙七次不要太焦，然后研为末，每次吹入咽喉少许。

来源：《圣济总录》

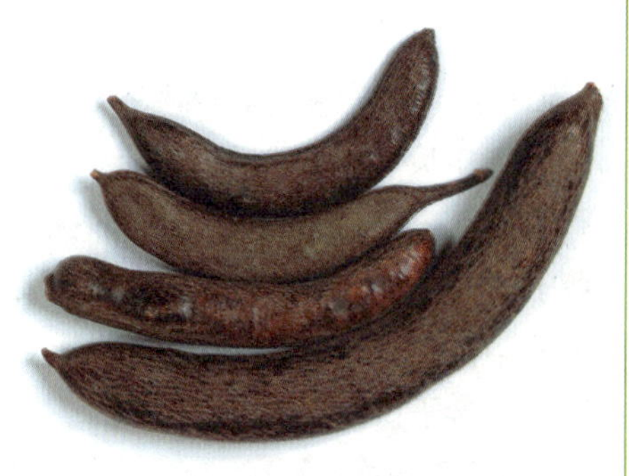

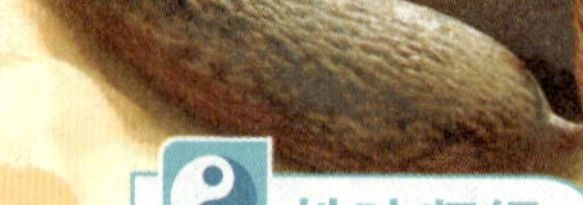

性味归经

性味	归经
味辛、咸，性温，有毒	归肺、胃、肝、大肠经

药材选购

猪牙皂一般为圆柱形，略扁，选购时以个小饱满、色紫黑、有光泽、无果柄、质坚硬、肉多而黏、断面淡绿色者为优。

复方

主治：大便风秘。

用料：蒺藜子（炒）一两，猪牙皂（去皮、酥炙）五钱。

用法：将以上药材一起研为粉末，每次以盐茶汤送服一钱。

来源：《本草纲目》

竹茹

别名

竹皮、淡竹茹、麻巴、竹二青、水竹、甘竹、金竹花、光苦竹、荆竹、罗汉竹

药材来源

为禾本科植物淡竹的茎秆除去外皮后刮下的中间层。

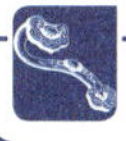

用药禁忌

脾虚泄泻者，寒痰咳喘者，胃寒呕逆者忌服。

常用方

主治：胃热呕吐。

用料：栀子 9 克，陈皮 6 克，竹茹 5 克。

用法：水煎，加姜汁冲服。

来源：《杂病源流犀烛》

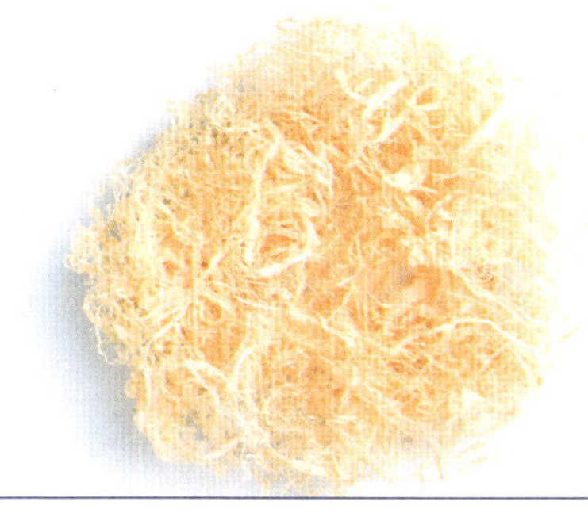

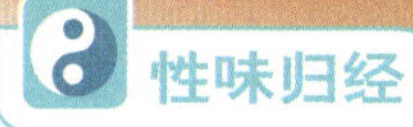

性味归经

性味	归经
味甘，性微寒，无毒	归胃、肺经

药材选购

竹茹为淡竹的茎秆去皮后刮下的中间层，一般为不规则的丝条卷曲成团或长条形薄片。选购时以体轻、质地柔韧、有弹性的干品为优。

复方

主治：妊娠恶阻呕吐，食不下。

用料：青竹茹、橘皮各十八铢，茯苓、生姜各一两，半夏三十铢。

用法：将以上五味捣碎，以水六升煮，取三升半，分三服，不瘥频作。

来源：《备急千金要方》

皂荚

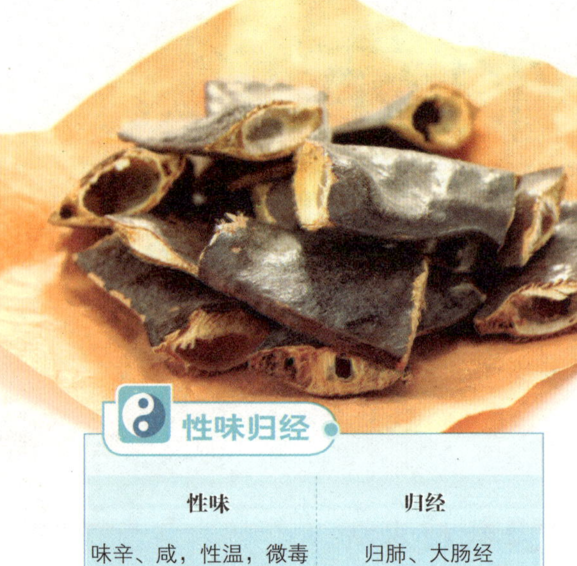

别名

鸡栖子、皂角、大皂荚、长皂荚、悬刀、长皂角、大皂角

性味归经

性味	归经
味辛、咸，性温，微毒	归肺、大肠经

药材来源

为双子叶植物药豆科植物皂荚的果实。

药材选购

皂荚以其果实入药，荚果一般为扁长条形。选购时以荚果大而饱满、质地坚实的干品为优。

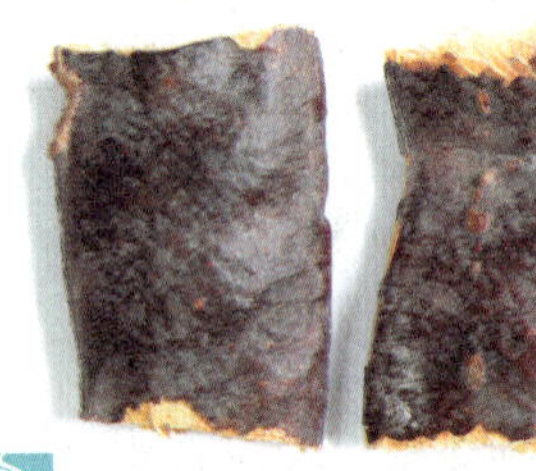

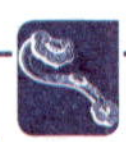

用药禁忌

妊娠期忌服。气虚阴亏及有出血倾向者忌用。

常用方

主治：痰浊壅肺，咳逆上气，时时吐浊，但坐不得眠。

用料：皂荚112克(刮去皮,酥炙)。

用法：将药材研末，和蜜为丸，如梧桐子大。以枣膏和汤服3丸，日三夜一服。

来源：《金匮要略》

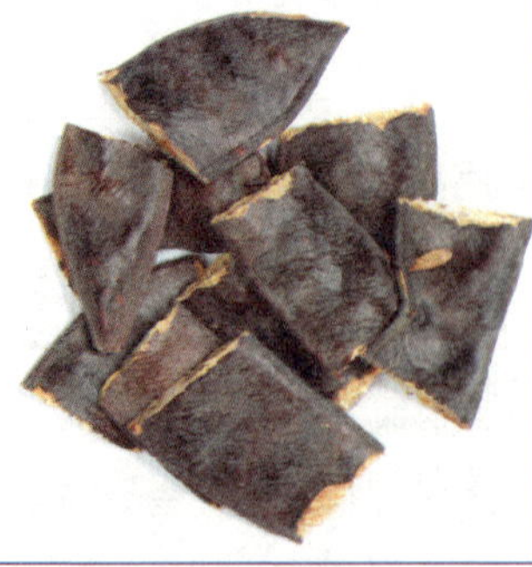

复方

主治：小儿遗尿。

用料：瞿麦、龙胆、皂荚、桂心各半两，鸡肠草一两，车前子一两六铢，石韦半两，人参一两。

用法：将以上八味共研末，和蜜为丸，每食后服如小豆大五丸，日三，加至六七丸。

来源：《备急千金要方》

海藻

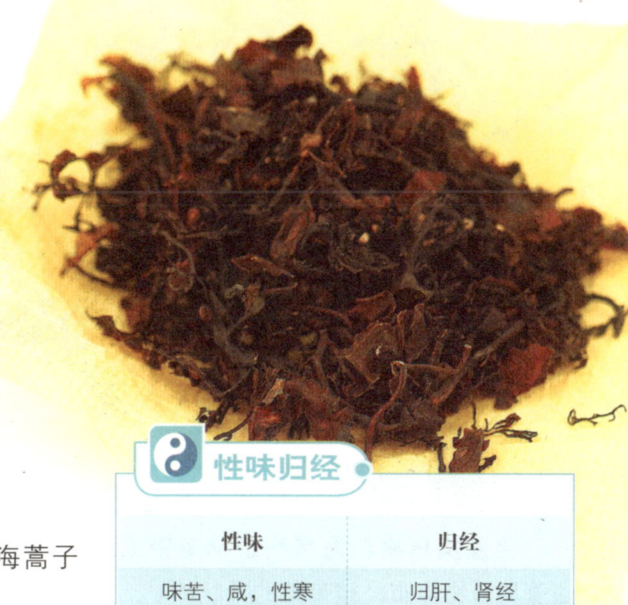

别名

落首、海萝、乌菜、海带花

性味归经

性味	归经
味苦、咸，性寒	归肝、肾经

药材来源

为马尾藻科植物羊栖菜或海蒿子的全草。

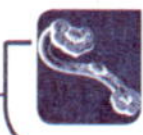

用药禁忌

脾胃虚弱者，气血两亏者忌服。此药不宜与甘草同用。

药材选购

海藻以全草入药，又分为小叶海藻、大叶海藻。小叶海藻一般为黑棕色、表面有白色盐霜、质脆易碎。大叶海藻叶大，分枝多。

常用方

主治：气瘿。

用料：海藻、昆布（各酒洗晒干）等份。

用法：以上药材研末，炼蜜为丸，如杏仁大。稍稍咽汁。另外将海藻洗净切碎，油、醋煮熟，作菜常食。

来源：《证治准绳·疡医》

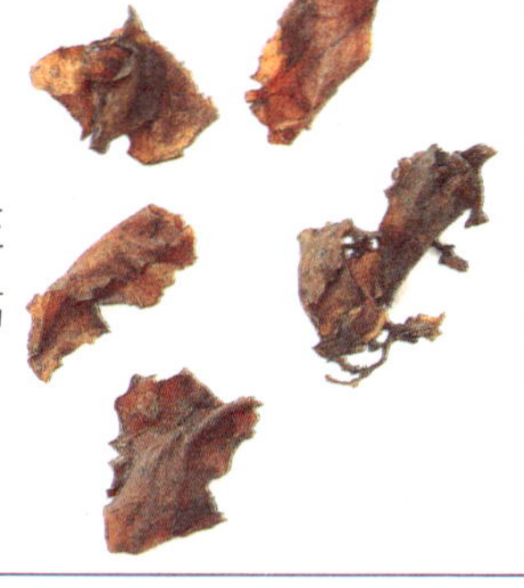

复方

主治：咳嗽上气。

用料：麦冬十分，昆布、海藻、干姜、细辛各六分，海蛤、蜀椒、桂心各四分。

用法：将以上八味，末之，蜜丸饮服如梧子十丸，加至二十丸，日三服，有人风虚中冷，中满上气，喉中如吹管声，吸吸气上欲咳，服此方，得瘥。

来源：《备急千金要方》

昆布

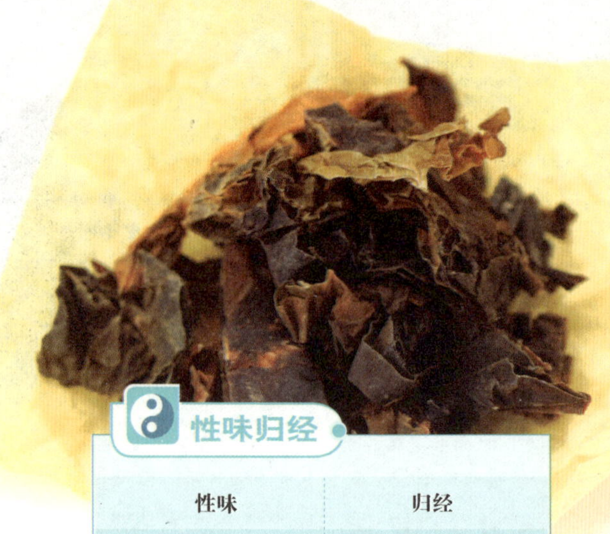

别名

海昆布、海带、鹅掌菜、掌叶昆布、黑菜、裙带菜

性味归经

性味	归经
味咸，性寒，无毒	归肝、胃、肾、脾经

药材来源

为藻类植物药海带科植物海带或翅藻科植物昆布、裙带菜的叶状体。

药材选购

昆布为海带或昆布、裙带菜的叶状体，可入药。海带的干燥叶状体为绿褐色或黑褐色、表面附有白霜。质地比较厚，有腥气味。昆布、裙带菜的干燥叶状体为黑色，表面也有白霜，但质地比较薄。

用药禁忌

不要长期服用，长期服用容易消瘦。妊娠期禁用。脾胃虚寒者忌服。

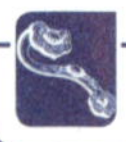

复方

主治：妇人胸中伏气。

用料：昆布、海澡、芍药、桂心、人参、白石英、款冬花、桑白皮各二两，茯苓、钟乳石、柏子仁各二两半，紫菀、甘草各一两，干姜一两六铢，吴茱萸、五味子、细辛各一两半，杏仁一百枚，橘皮、苏子各五合。

用法：将以上二十味共研为末。和蜜为丸，如梧子大，酒服二十丸，日再，加至四十丸。

来源：《备急千金要方》

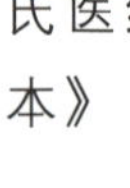

常用方

主治：马刀疮。虚痰入络，项侧胀硬，形如长蛤，其核坚硬者。

用料：昆布、香附、夏枯草、川贝母、玄参、牡蛎、半夏、芥子、忍冬、甘草等份。

用法：以上药材研末，每次6~9克，以温开水送服。

来源：《顾氏医经读本》

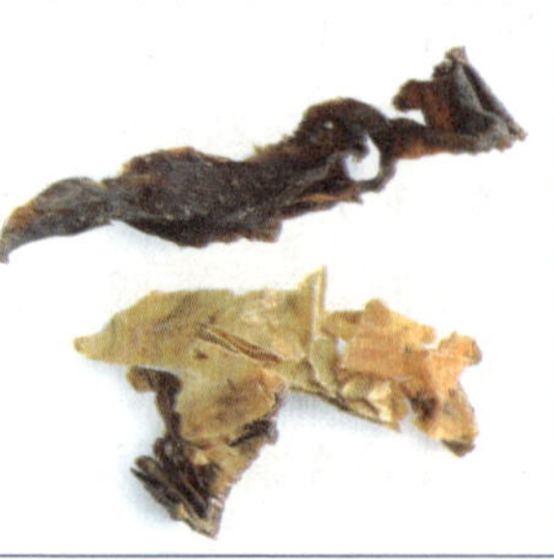

木蝴蝶

别名

千张纸、兜铃、三百两银药、玉蝴蝶、云故纸、破布子

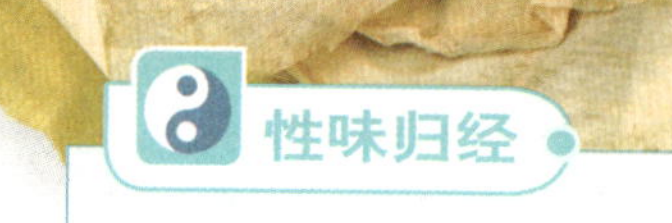

性味归经

性味	归经
味苦，性寒，无毒	归肺、肝、胃、脾经

药材来源

为紫葳科植物木蝴蝶的种子。

用药禁忌

脾胃虚弱者慎服。

药材选购

木蝴蝶以其种子入药，种子一般为类椭圆形，选购时以大而完整、颜色白、干燥的干品为优。

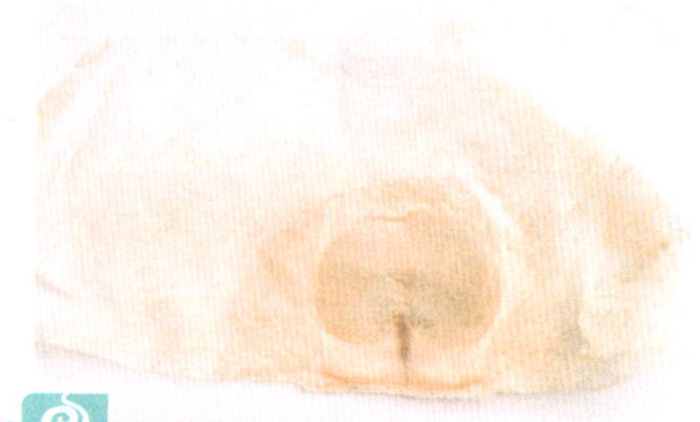

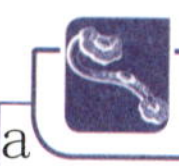

常用方

主治：肝气痛。

用法：将二三十张木蝴蝶焙干研细，以好酒调服。

来源：《本草纲目拾遗》

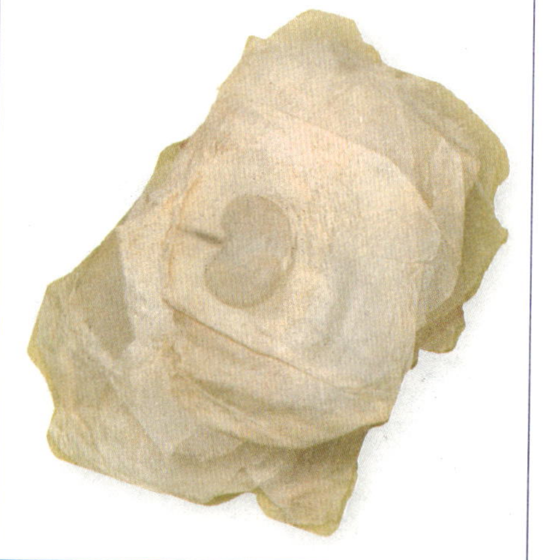

复方

主治：急性气管炎、百日咳等。

用料：木蝴蝶一钱，胖大海（安南子）三钱，桔梗一钱五分，甘草一钱，桑白皮三钱，款冬花三钱。

用法：以上药材加水煎制，加三两冰糖使之溶于药液后制成糖浆，每天服用几次。

来源：《现代实用中药》

罗汉果

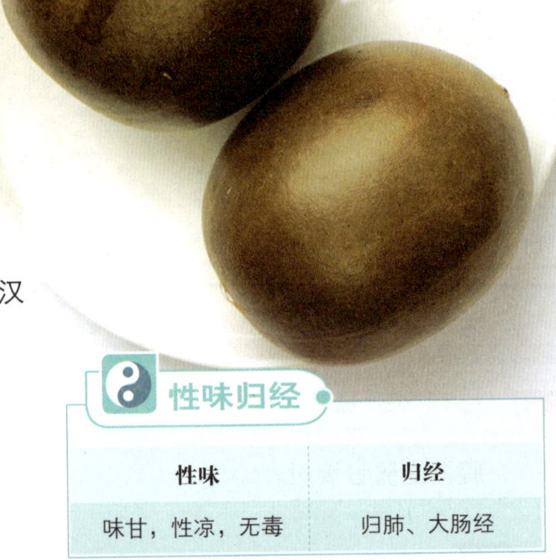

别名

拉汗果、假苦瓜

药材来源

为双子叶植物药葫芦科植物罗汉果的果实。

性味归经

性味	归经
味甘，性凉，无毒	归肺、大肠经

用药禁忌

脾胃虚弱者忌服。

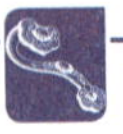

常用方

主治：百日咳。
用料：罗汉果 1 个，柿饼 15 克。
用法：水煎服。

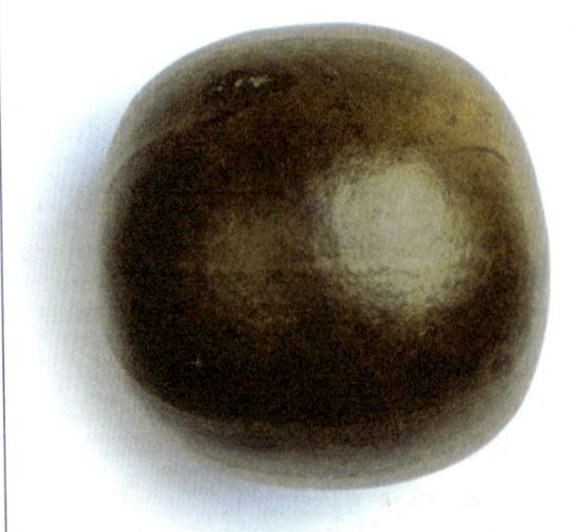

药材选购

罗汉果以果实入药，果实呈圆形或长圆形。选购时以个大而完整、颜色为黄褐色、摇起来不响的干品为优。

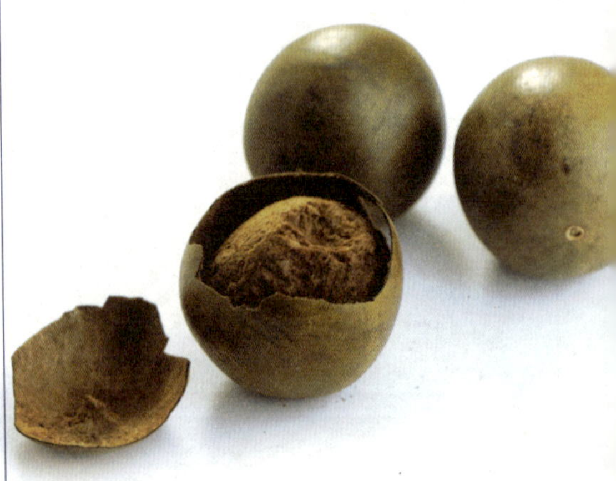

白果

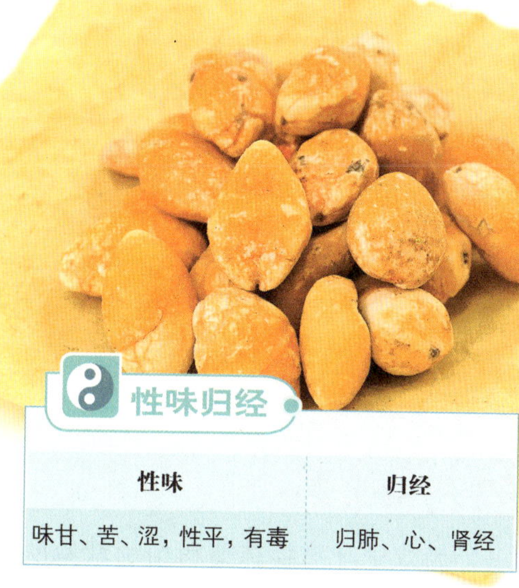

别名

灵眼、佛指甲、佛指柑、鸭脚、公孙树、鸭掌树、银杏、白果仁

性味归经

性味	归经
味甘、苦、涩，性平，有毒	归肺、心、肾经

药材来源

为银杏科植物银杏的种子。

药材选购

白果为银杏的种子，可入药。一般为倒卵形或椭圆形。选购时以粒大饱满、外壳和内里都为白色的干品为优。

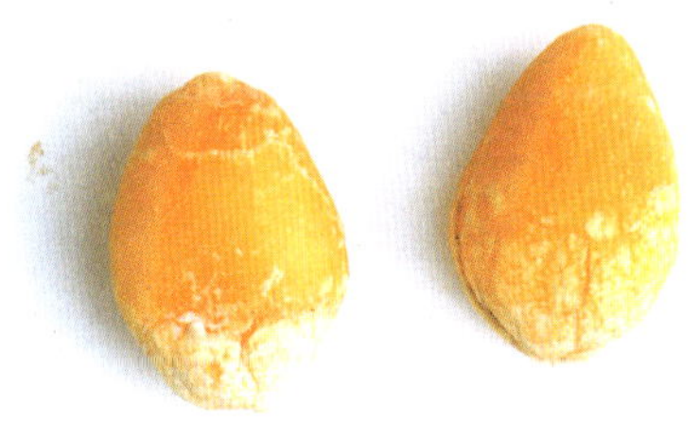

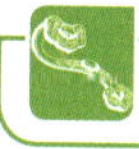

用药禁忌

不宜多食，多食易腹胀，小孩多食容易昏厥，发惊引疳。不宜和鳗鲡鱼同食，容易患软风。有实邪的人不要服用。

单方

主治：手足皲裂。

用法：将生白果嚼烂，每夜涂擦裂处。

来源：《本草纲目》

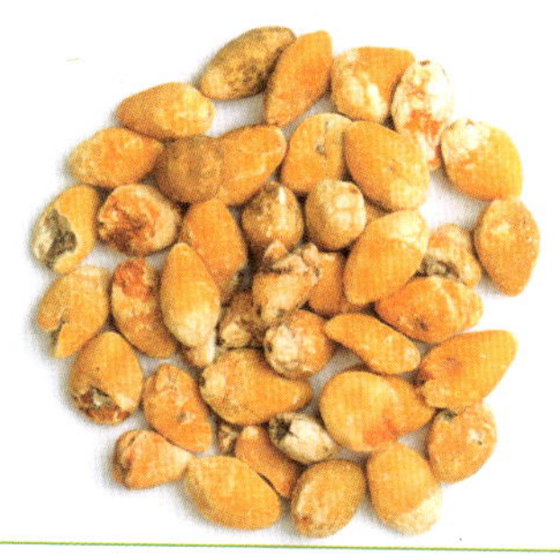

复方

主治：咳嗽失声。

用料：白果四两，白茯苓、桑白皮各二两，黑豆半升（炒），蜜半斤。

用法：将以上材料一起煮熟，晒干为末，以乳汁半碗拌湿，九蒸九晒，做成丸，如绿豆大，每服三五十丸，开水送下。极效。

来源：《本草纲目》

紫菀

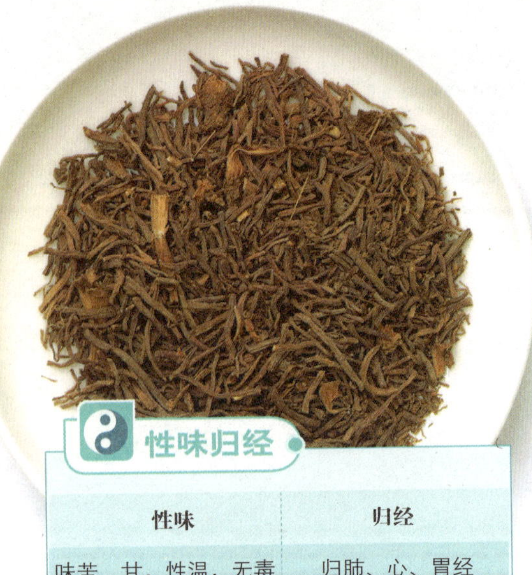

别名

青菀、返魂草根、夜牵牛、紫菀茸

性味归经

性味	归经
味苦、甘，性温，无毒	归肺、心、胃经

药材来源

为双子叶植物药菊科植物紫菀的根及根茎。

药材选购

紫菀以其根茎入药，根茎一般为圆形的疙瘩头状。选购时以根茎长、质地柔润、紫色、没有茎苗的干品为优。

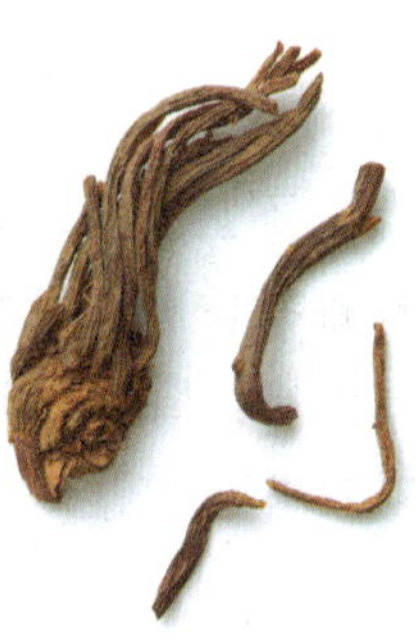

用药禁忌

有实热者忌服。

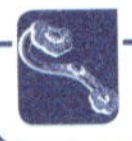

常用方

主治：伤寒后肺痿劳嗽，唾脓血腥臭，连连不止，渐将羸瘦。

用料：紫菀一两，桔梗一两半（去芦头），天冬一两（去心），贝母一两（煨令微黄），百合三分，知母三分，生干地黄一两半。

用法：以上药材捣筛为散，每服四钱，以水一中盏，煎至六分，去渣，温服。

来源：《太平圣惠方》

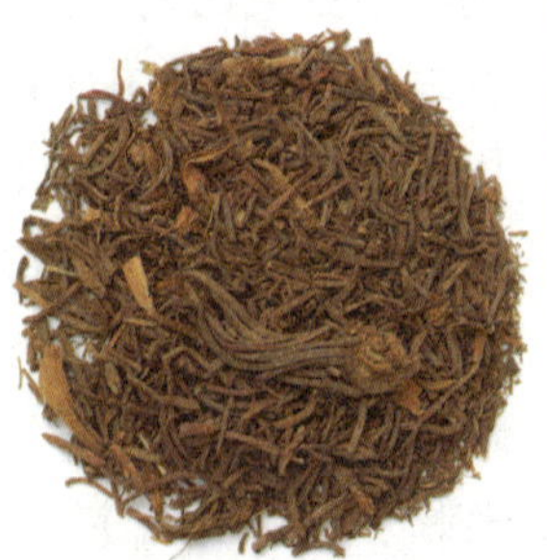

复方

主治：少小胁下有气内痛，喘逆气息难，往来寒热，羸瘦不食。

用料：马通中粟十八铢，杏仁、紫菀、细辛各半两，石膏、秦艽、半夏、茯苓、五味子各六铢。

用法：将以上九味研末，做蜜丸，服如小豆十丸，日三服，不知加至二十丸。

来源：《备急千金要方》

款冬花

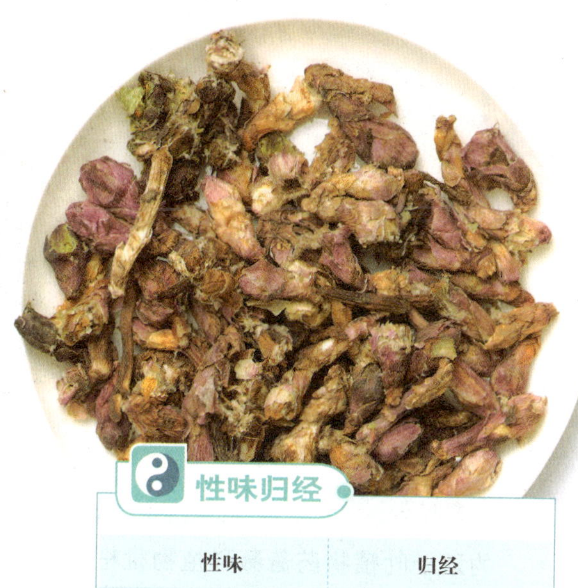

别名

冬花、款花、看灯花、艾冬花、九九花、款冬、菟奚、颗冻

性味归经

性味	归经
味辛，性温，无毒	归肺、心经

药材来源

为双子叶植物药菊科植物款冬的花蕾。

药材选购

款冬花为款冬的花蕾，可入药。一般为整齐的棍棒状，选购时以朵大、没有花梗、颜色紫红的干品为优。

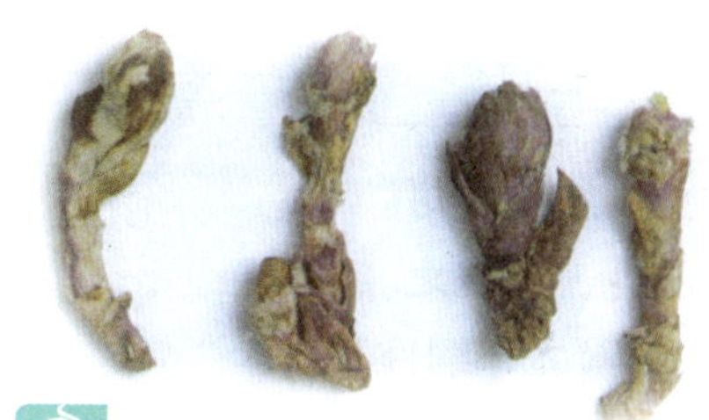

用药禁忌

肺火燔灼、肺气焦满、阴虚劳嗽者禁用。

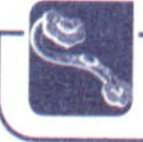

常用方

主治：痰嗽带血。

用料：款冬花、百合（蒸焙）等份。

用法：以上药材分别先蒸后焙干后，取等份研为末，加蜜做成如龙眼大的丸，每天临睡时嚼服一丸，以姜汤送下。

来源：《本草纲目》

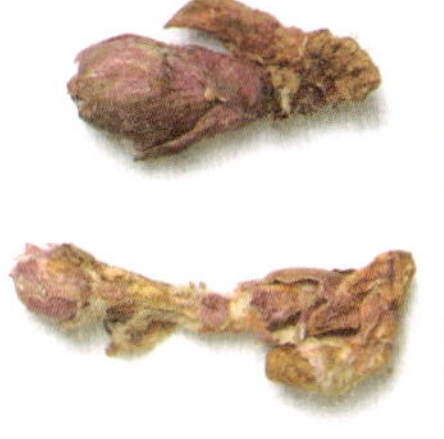

复方

主治：肺热咳嗽。

用料：枇杷叶、木通、款冬花、紫菀、杏仁、桑白皮等份，大黄减半。

用法：以上药材一同研末，加蜜调匀做成丸，饭后和临睡前各含化一丸。

来源：《本草纲目》

枇杷叶

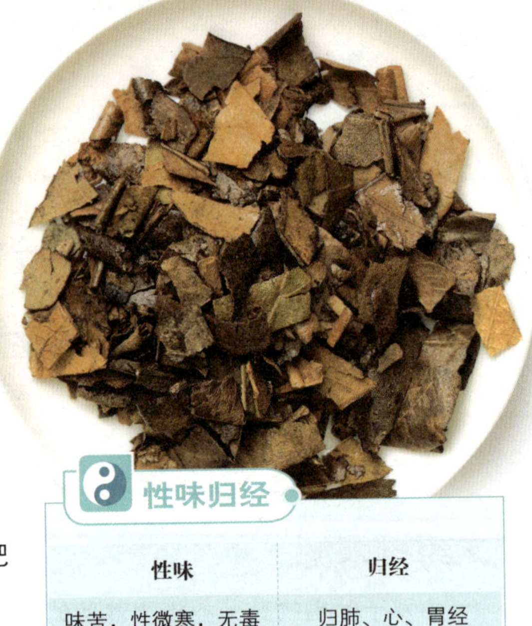

别名

巴叶、蜜枇杷叶、炙枇杷叶

药材来源

为双子叶植物药蔷薇科植物枇杷的叶。

性味归经

性味	归经
味苦，性微寒，无毒	归肺、心、胃经

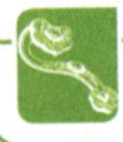

用药禁忌

肺感风寒咳嗽者，胃寒呕吐者均忌服。

药材选购

枇杷叶一般为长椭圆形或倒卵形，选购时以叶片完整、颜色灰绿色的干品为优。

单方

主治：痘疮溃烂。

用法：煎汤洗之。

来源：《本草纲目》

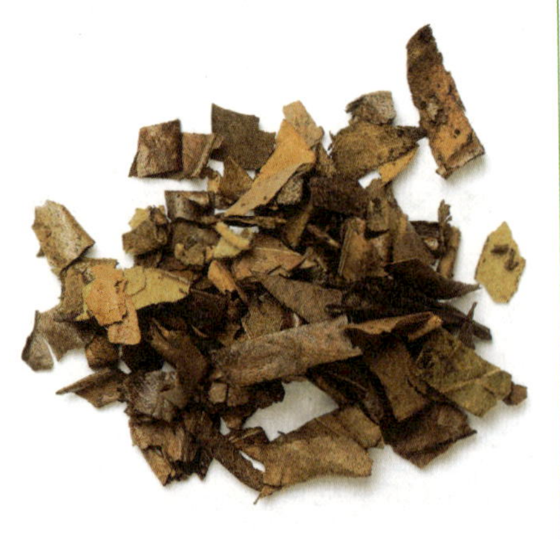

复方

主治：呕哕。

用料：人参一两，大麻子八合（一作胡麻仁），橘皮一分，枇杷叶八两。

用法：上药共捣为末，以水一斗煮枇杷叶，取五升下药，煮取三升纳大麻子，稍饮之。

来源：《备急千金要方》

苦杏仁

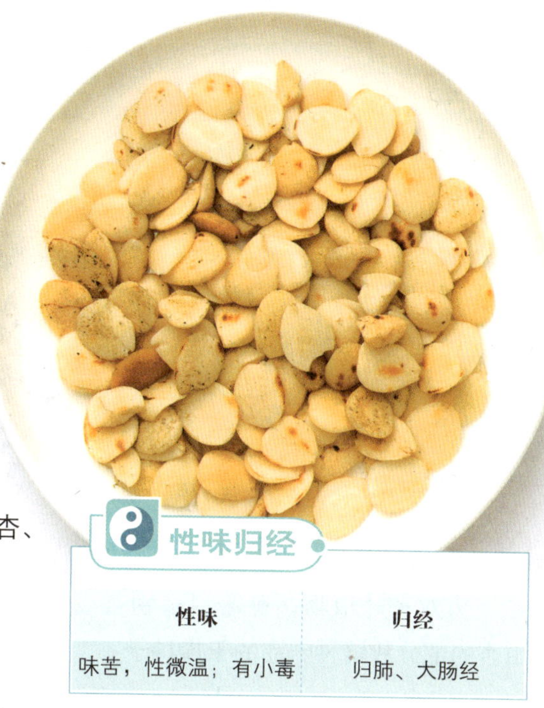

别名

杏子，木落子，杏梅仁

药材来源

为蔷薇科植物山杏、西伯利亚杏、东北杏或杏的干燥成熟种子。

性味归经

性味	归经
味苦，性微温；有小毒	归肺、大肠经

用药禁忌

内服，不宜过量，过量容易中毒；婴儿慎用；阴虚咳嗽、大便溏泄者忌用。

药材选购

苦杏仁为杏的干燥成熟种子，可入药。选购时以颗粒大而饱满、均匀、不发油的干品为优。

常用方

主治：伏暑在上焦，内迫气分，舌白烦渴，心中胀闷，小便短赤。

用料：苦杏仁6克，广郁金6克，滑石9克，黄芩4.5克，半夏3克，橘红3克，瓜蒌皮4.5克。

用法：水煎服。

来源：《暑病证治要略》

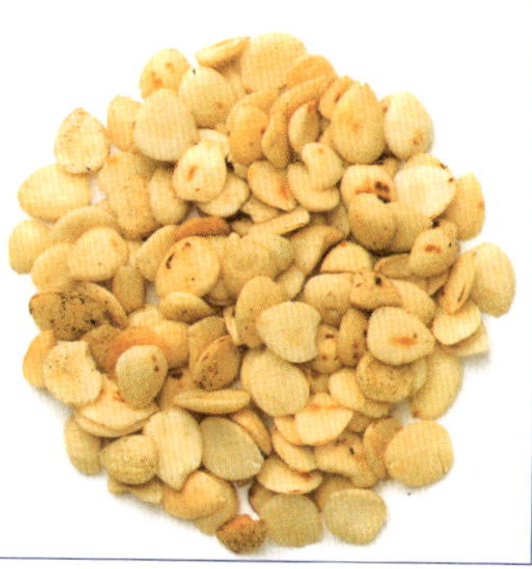

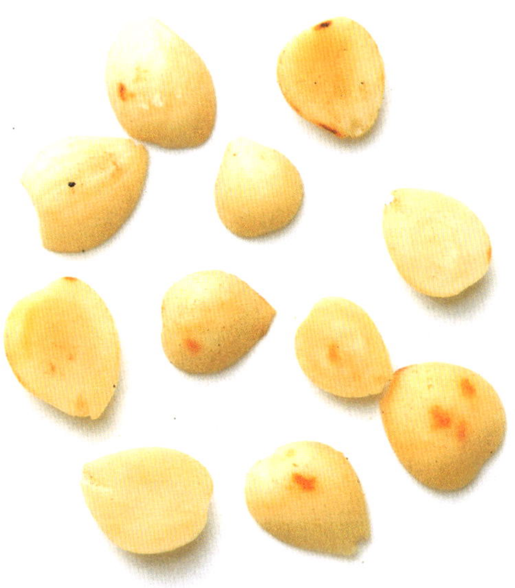

甜杏仁

别名

杏仁核、杏子、木落子、杏梅仁、白杏仁、光杏仁、杏仁泥

药材来源

为双子叶植物药蔷薇科植物杏或山杏的部分栽培种味甜的干燥种子。

用药禁忌

风寒初起，咳嗽，痰湿较重者忌服。

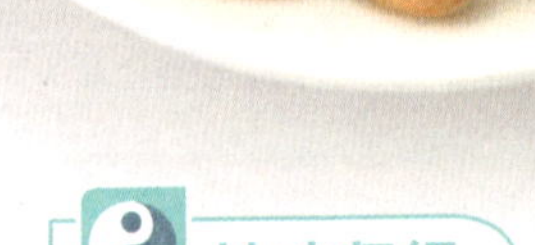

性味归经

性味	归经
味甘，性平，无毒	归肺、大肠经

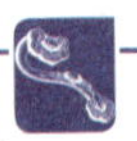

常用方

主治：秋燥发热，汗出，咳痰不爽，鼻衄口干。

用料：沙参、天花粉、地骨皮、知母、甜杏仁、玉竹、玄参、甘草、连翘、枇杷叶、西瓜翠衣。

用法：水煎服。

来源：《六因条辨》

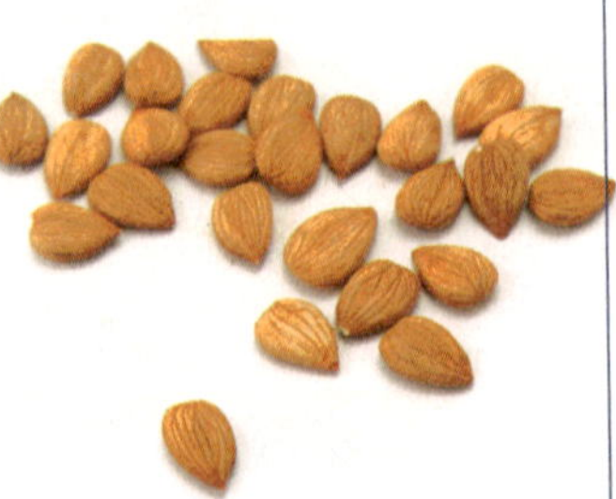

药材选购

甜杏仁为杏或山杏的味甜的干燥种子，可入药。选购时以颗粒大而饱满、整体肥厚均匀、不发油的干品为优。

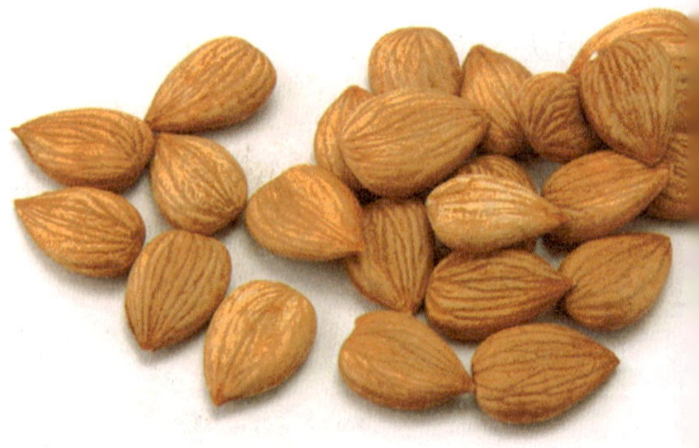

桑白皮

别名

桑根白皮、桑根皮、桑皮、白桑皮

药材来源

为桑科植物桑除去栓皮的根皮。

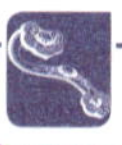

用药禁忌

风寒咳嗽者，小便多者，肺虚火衰者忌服。

常用方

主治：肺经热甚，喘嗽痰多。

用料：桑白皮、半夏、苏子、杏仁、贝母、栀了、黄芩、黄连各 2.4 克。

用法：以上药材用水 400 毫升，加生姜 3 片，煎至 320 毫升，口服。

来源：《古今医统》

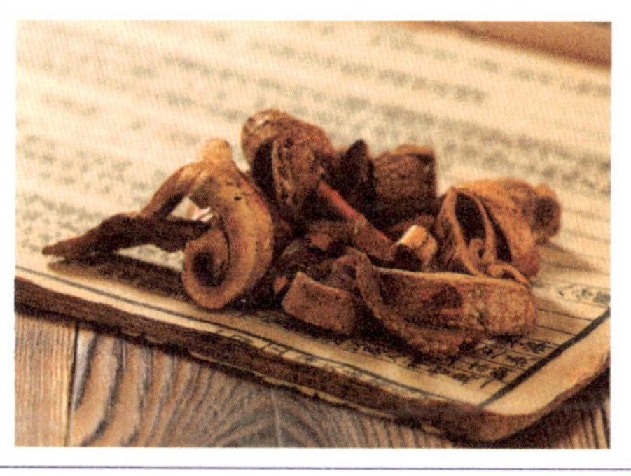

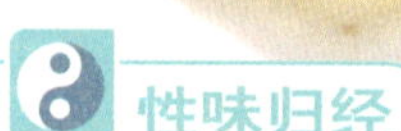

性味归经

性味	归经
味甘，性寒，无毒	归肺、脾、大肠经

药材选购

桑白皮为桑去栓皮后的根皮，一般为扭曲的卷筒状、槽状或板片状，可入药。选购时以皮厚而柔韧、颜色白的干品为优。

复方

主治：久嗽咯血。

用料：白前、桔梗、桑白皮各三两（炒过），甘草一两（炙）。

用法：将上药加水六升，煮成一升，分三次服下。忌食猪肉、白菜。

来源：《本草纲目》

第十二章 安神药

凡以安神定志为主要功效的药物称为安神药。安神药分为重镇安神和养心安神两类。前者为质地沉重的矿石类物质，多用于心悸失眠、惊痫发狂、烦躁易怒等阳气躁动、心神不安的实证；后者为植物药，具有养心滋肝作用，用于心肝血虚、心神失养所致的心悸怔忡、失眠多梦等神志不宁的虚证，并常与补血养心药同用，以增强疗效。

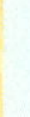
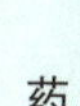

柏子仁

别名

柏实、柏子、柏仁、侧柏子

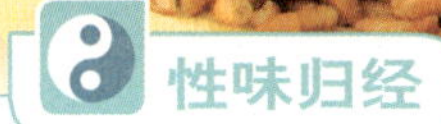

性味归经

性味	归经
味甘，性平，无毒	归心、肾、大肠经

药材来源

为柏科植物侧柏的种仁。

用药禁忌

痰多、便溏者不可服用。

药材选购

柏子仁为侧柏的种仁，可入药。选购时以种仁饱满、表面黄白色、油性大而不泛油、没有皮壳杂质的干品为优。

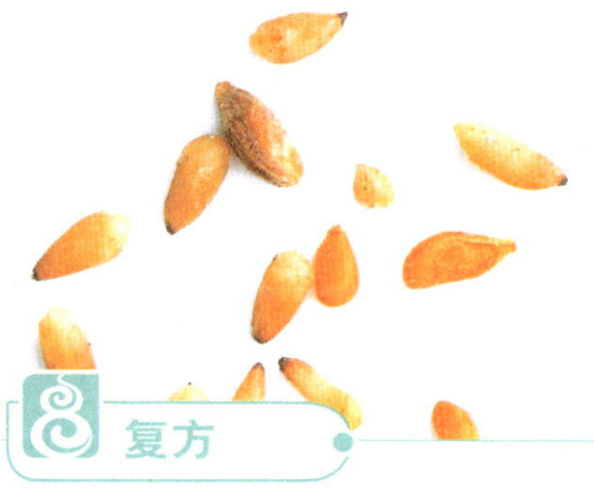

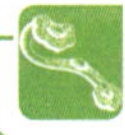

单方

主治：小儿夜啼，惊痫腹满，大便青白色。

用法：将柏子仁研为细末，温水调服一钱。

来源：《本草纲目》

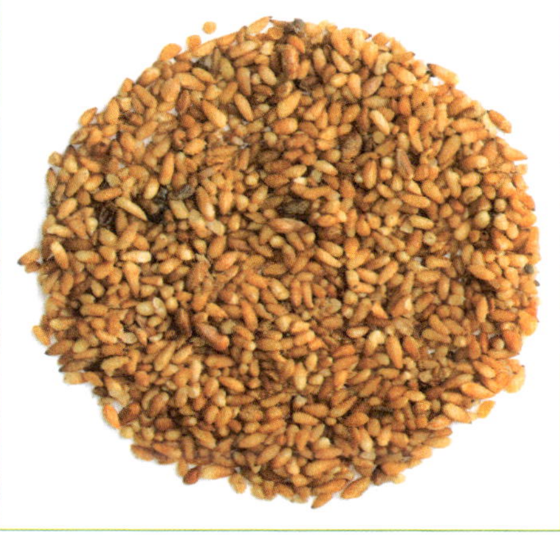

复方

主治：老年便秘。

用料：柏子仁、松子仁、大麻仁等份。

用法：将以上三味药共研为末，加蜜、蜡做成丸，如梧子大。每服二三十丸，饭前服，少黄丹汤调下。一天服两次。

来源：《本草纲目》

磁石

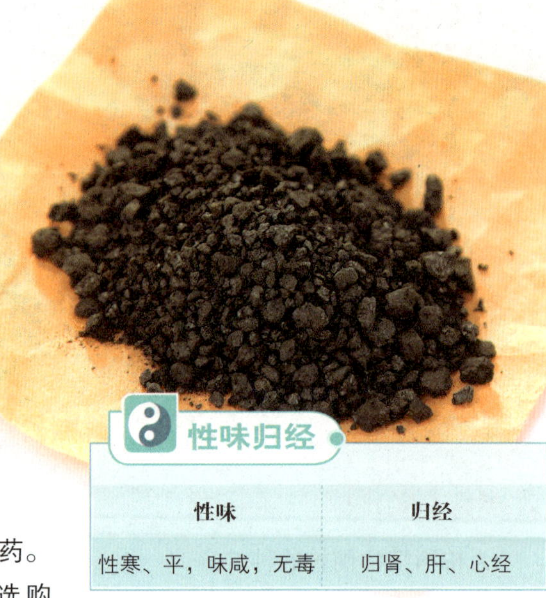

别名

玄石、磁君、慈石、处石、元武石、吸铁石、吸针石

药材来源

磁石为磁铁矿的矿石，可入药。一般为不规则的块状，棱角多。选购时以颜色黑、有光泽、吸铁能力强的矿石为优。

用药禁忌

脾胃虚弱者慎用，同时此药不宜长期、大量服用。

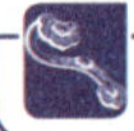

常用方

主治：上盛下虚，头晕目眩，耳鸣耳聋。

用料：沉香 15 克（别研），磁石（火煅，醋淬七次，细研，水飞）、胡芦巴（炒）、川巴戟天（去心）、阳起石（煅，研）、附子（炮，去皮、脐）、椒红（炒）、山茱萸（取肉）、山药（炒）各 30 克，青盐（别研）、甘菊花（去枝，萼）、蔓荆子各 15 克。

用法：以上药材研为细末，酒煮米糊为丸，如梧桐子大。每服 70 丸，空腹时用盐汤送下。

来源：《重订严氏济生方》

性味归经

性味	归经
性寒、平，味咸，无毒	归肾、肝、心经

药材选购

磁石是一种氧化物类矿物磁铁。正常的磁石是铁黑色或暗蓝靛色，氧化严重的磁石略带褐色。有隐约的金属光泽。测试真假磁石的方法简单，如果是块状的磁石可以吸起中号缝衣针 3~5 枚且首尾连到一起。如果是粉末状的磁石可以迅速吸附到铁制品上。

复方

主治：肾热背急挛痛，耳脓血出，或生肉塞之，不闻人声。

用料：磁石、白术、牡蛎各五两，甘草一两，生麦冬六两，生地黄汁一升，芍药四两，葱白一升，大枣十五枚。

用法：将以上九味捣碎，以水九升，煮取三升，分三服。治肾热，面黑，目白，肾气内伤，耳鸣吼闹短气，四肢疼痛，腰背相引。

来源：《备急千金要方》

合欢花

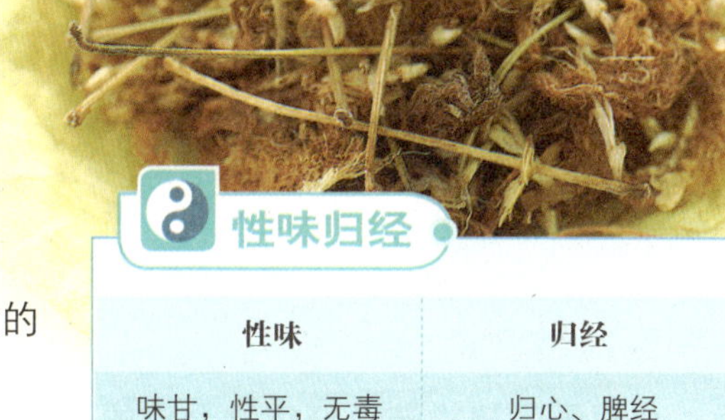

别名

夜合花、乌绒

药材来源

为双子叶植物药豆科植物合欢的花或花蕾。

用药禁忌

阴虚津伤者慎用。

单方

主治：咽喉疼痛。

用法：取合欢花 10 克煎汤，每日 2 次服用。

来源：《民间验方》

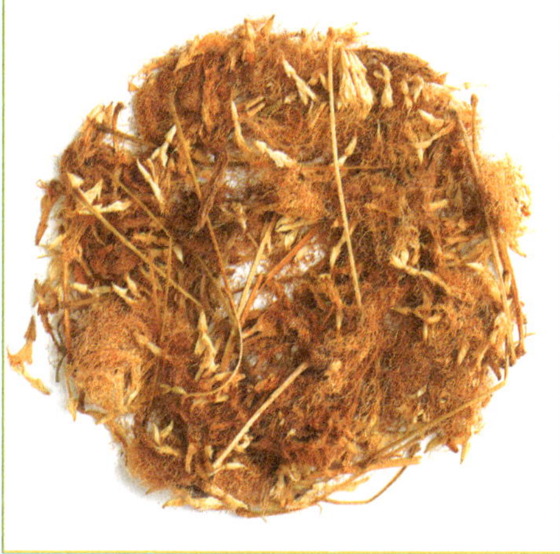

性味归经

性味	归经
味甘，性平，无毒	归心、脾经

药材选购

合欢花以其花朵或花蕾入药，合欢花的干燥花序一般为团块状，小花颜色为淡黄褐色或绿黄色，花冠为筒状，花萼为绿黄色，花丝比较细。

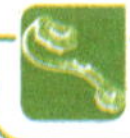

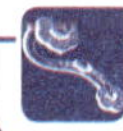

常用方

解郁合欢汤

主治：所欲不遂，郁极火生，心烦意乱，身热而躁。

用料：合欢花 6 克，郁金 6 克，沉香 1.5 克，当归 6 克，白芍 3 克，丹参 6 克，柏子仁 6 克，栀子 4.5 克，柴胡 3 克，薄荷 3 克，茯神 6 克，红枣 5 枚，橘饼 12 克。

用法：水煎服。

来源：《医醇剩义》卷二

合欢皮

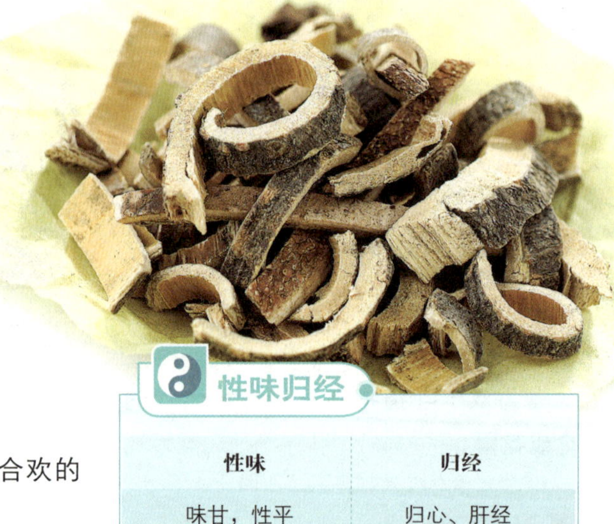

别名

合昏皮、夜台皮、合欢木皮、青堂、黄昏、合昏、夜合、萌葛、乌赖树、宜男

性味归经

性味	归经
味甘，性平	归心、肝经

药材来源

为双子叶植物药豆科植物合欢的树皮。

用药禁忌

溃疡病及胃炎患者慎服；风热自汗、外感不眠者禁服；孕妇慎用。

药材选购

合欢皮为合欢树的树皮，一般为筒状或半筒状，可入药。选购时以皮薄而均匀、皮嫩且光滑柔润的干品为优。

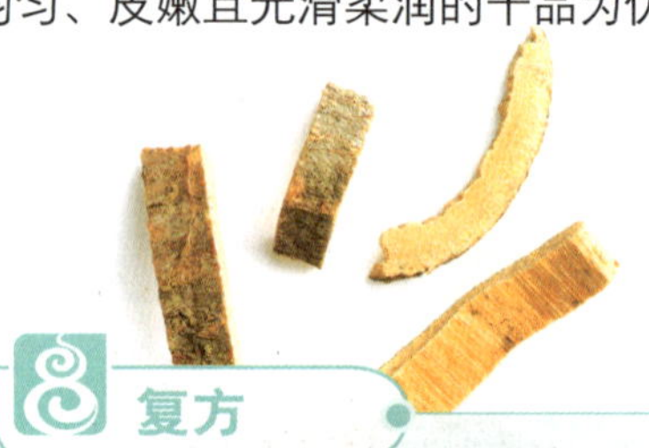

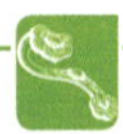

单方

主治：肺痈。

用法：取一巴掌大的合欢皮，加水三升，煮成一半，分两次服用。

来源：《本草纲目》

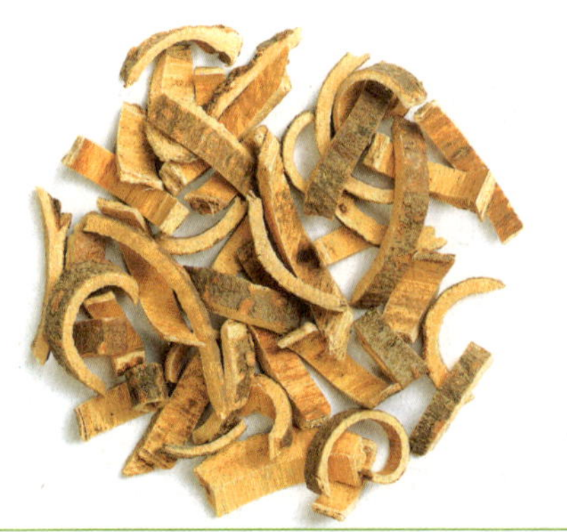

复方

主治：跌打损伤。

用料：合欢皮四两，芥菜子（炒）一两。

用法：将合欢皮粗皮去掉，炒成黑色，取四两，与芥菜子（炒）一两，共研为末，每服二钱，卧时服，温酒送下，另以药末敷伤处，能助接骨。

来源：《本草纲目》

琥珀

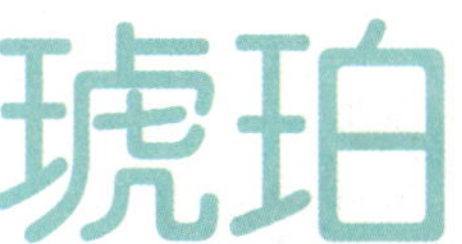

别名

虎珀、虎魄、江珠、琥魄、血珀、琥珀屑、黑琥珀、煤珀

药材来源

为古代松科植物的树脂埋藏地下经久凝结而成的碳氢化合物。

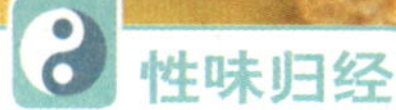

性味归经

性味	归经
味甘，性平，无毒	归心、肝、小肠、膀胱、肺、脾经

用药禁忌

凡是阴虚内热，小便少而不利，火炎水涸者不要服用。

药材选购

琥珀质地一般比较脆，可入药。选购时以块整齐、颜色红且明亮、质脆且易碎的干品为优。块比较碎且小，质地较硬、颜色暗棕色的为次品，不要选购。

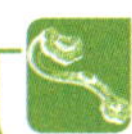

单方

主治：不便尿血。

用法：将琥珀研为粉末，每次以灯心汤送服下二钱。

来源：《本草纲目》

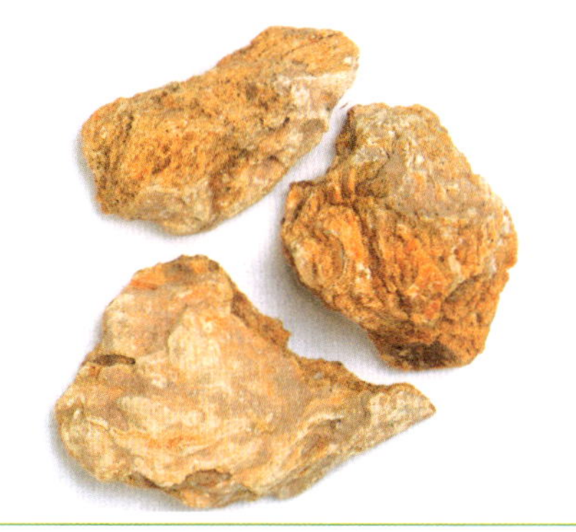

复方

主治：癥瘕气块，产后血晕闷绝，儿枕痛。

用料：琥珀一两，鳖甲一两，京三棱一两，延胡索半两，没药半两，大黄五分。

用法：将以上中药一起熬捣为散。每服一两匙，空心服，酒送下。一天服两次，有特效。此方名“琥珀散”。

来源：《本草纲目》

酸枣仁

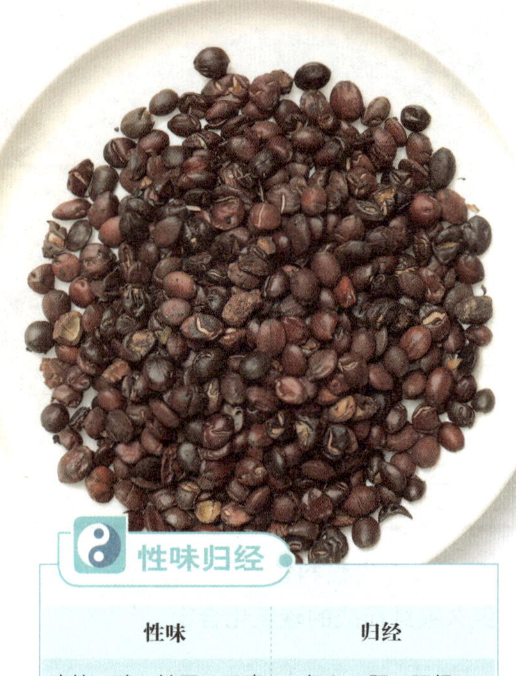

别名

枣仁、酸枣核、酸枣、棘、山枣、野枣

药材来源

为鼠李科植物酸枣的种子。

用药禁忌

凡是肝、胆、脾三经有实热者忌服，患有滑泄症者忌服。

性味归经

性味	归经
味甘、酸，性平，无毒	归心、肝、胆经

药材选购

酸枣仁为酸枣的种子，可入药。选购时挑选那些种仁饱满、表面深红色或紫褐色，有光泽，断面浅黄色，有油性的干品为优。

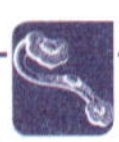

常用方

主治：消渴，口干舌燥。

用料：酸枣仁 90 克，酸安石榴子（干子）30 克，葛根、覆盆子各 45 克，乌梅 50 枚，麦冬 60 克，茯苓、瓜蒌根各 50 克，桂心 18 克，乌梅 50 枚。

用法：以上药材研为末，蜜丸如酸枣大。频频含化，不限昼夜，以口中生津液为度。

来源：《备急千金要方》

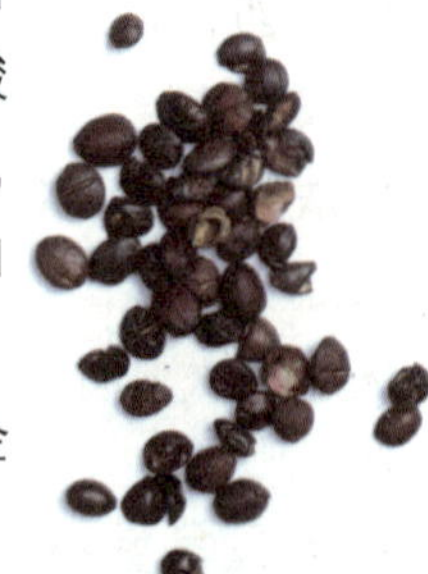

复方

主治：虚烦不眠。

用料：酸枣仁二升，知母、干姜、茯苓、川芎各二两，甘草（炙）一两。

用法：先以水一斗煮酸枣仁，得汁七成，再放入其余各药同煮，最后得汁三成，分次服下。此方名“酸枣仁汤”。

来源：《本草纲目》

远志

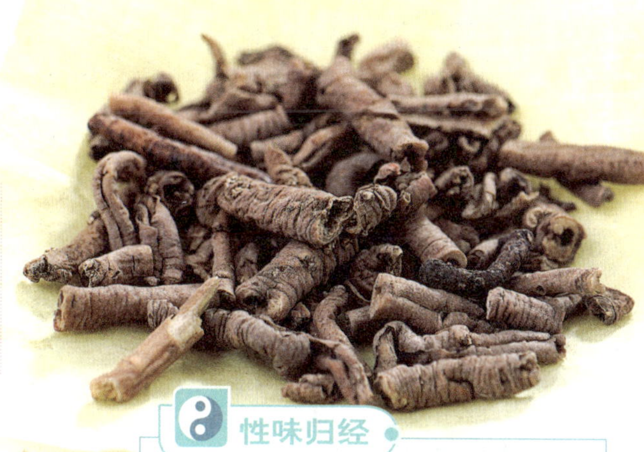

别名

苦远志、细叶远志、山茶叶、光棍茶、米儿茶、燕子草、十二月花

药材来源

为远志科植物细叶远志的根。

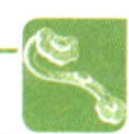

用药禁忌

患有胃溃疡及胃炎者要谨慎服用。

性味归经

性味	归经
味苦、辛，性温，无毒	归心、肺、脾、肾经

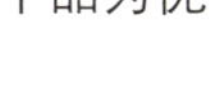

药材选购

远志有很多种，其中苦远志为细叶远志的根皮，甜远志为宽叶远志的根皮，远志筒为抽去木心后的远志的根皮。远志筒以筒粗、肉厚、颜色黄的干品为优。

单方

主治：善忘症。

用法：将远志研为末，冲服。

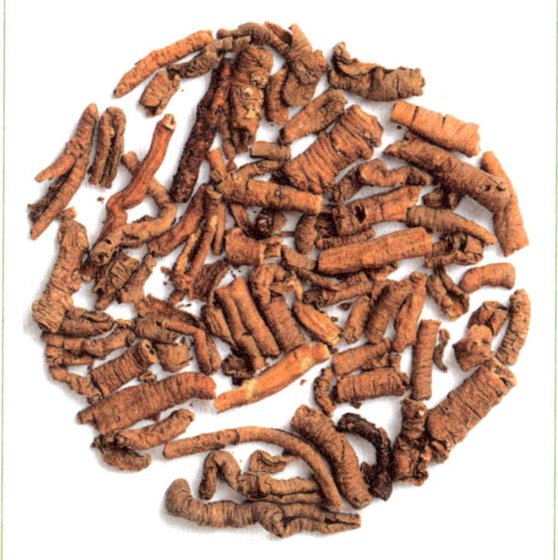

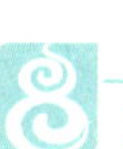

复方

主治：心气不足，心痛惊恐。

用料：远志、蒲黄（一方用菖蒲）、人参、茯苓各四两。

用法：将以上四味捣碎，以水一斗，煮取三升半，分三服。

来源：《备急千金要方》

珍珠

别名

真朱、真珠、蚌珠、珠子、濂珠

药材来源

为珍珠贝科动物珍珠贝等贝类动物珍珠囊中形成的无核珍珠。

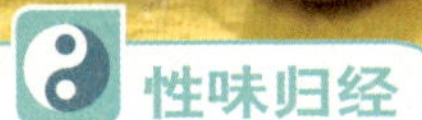

性味归经

性味	归经
味甘、咸，性寒	归心、肝经

用药禁忌

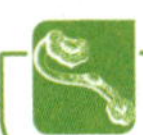

无实热者忌服。

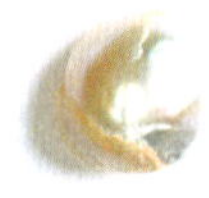

药材选购

珍珠母一般呈圆球形、矩圆形或不规则的球形，可入药。选购时以粒大而圆、表面平滑细腻、珠光闪耀、断面有层纹的干品为优。

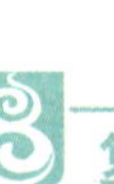

单方

主治：安神。

用法：将珍珠研末，做成如豆大的小团，以蜂蜜调服。一天服三次。

来源：《本草纲目》

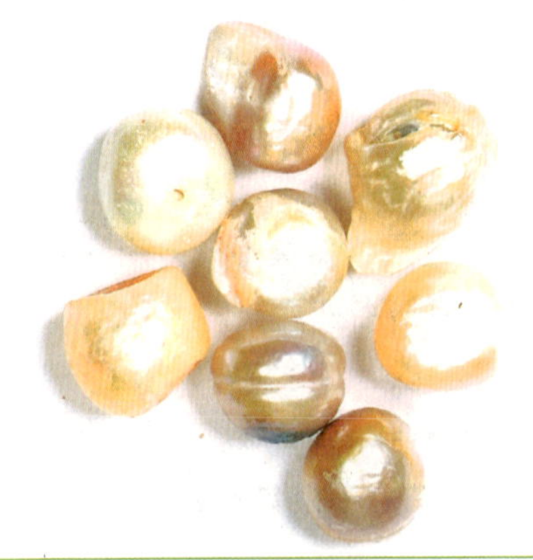

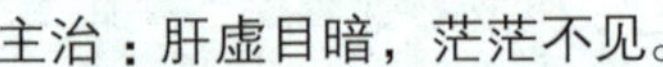

复方

主治：肝虚目暗，茫茫不见。

用料：珍珠末一两，白蜜二合，鲤鱼胆两枚。

用法：将以上材料和匀，煎过，滤取汁，频频点眼。

来源：《本草纲目》

紫石英

别名

紫鹤、紫萼、鸡骨丹、红玉簪、石玉簪、棱子草、耳叶七、化骨莲、白鹤仙、氟石

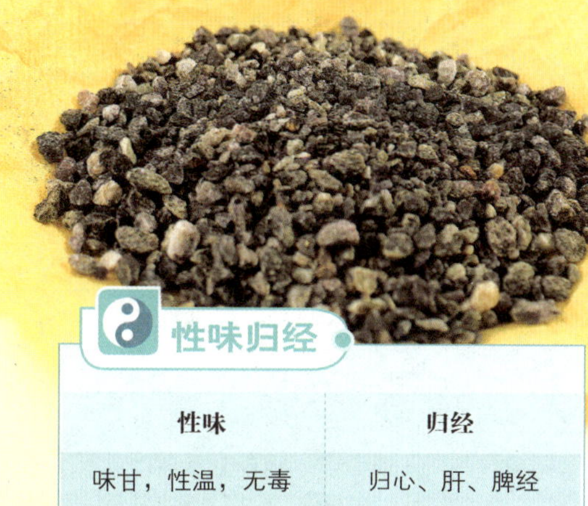

性味归经

性味	归经
味甘，性温，无毒	归心、肝、脾经

药材来源

为卤化物类矿物萤石的矿石。

用药禁忌

阴虚火旺者忌服；血热者忌服。

药材选购

紫石英为萤石的矿石，一般为不规则的块状，可入药。选购时以块整齐、颜色紫、质地坚实的干品为优。

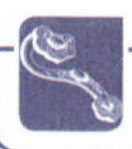

常用方

主治：虚劳，夜多异梦，失精，虚竭至甚。

用料：紫石英 60 克（细研，水飞过），朱砂 30 克（细研，水飞过），柏子仁 60 克，龙骨 60 克，人参 60 克（去芦头），桑螵蛸 60 克（微炒），麝香 15 克（细研），肉苁蓉 30 克（酒浸一宿，刮去皱皮，炙干）。

用法：以上药材捣为粉末，研入朱砂、紫石英、麝香令匀，炼蜜和捣二三百杵，丸如梧桐子大。空腹时，用温酒送下 20 丸。

来源：《太平圣惠方》

复方

主治：大人风引，小儿惊厥，日数十发，医所不药者。

用料：紫石英、滑石、白石脂、凝水石、石膏、赤石脂各六两，甘草、桂心、牡蛎各三两。

用法：以上药材下筛为散，盛以苇囊，悬于高凉处，欲用取三指。撮以新汲井水三升煮取一升二合，大人顿服，未百日儿服一合，还不能服用的以绵沾着口中，热多者每天服用四五次。

来源：《备急千金要方》

第十四章 平肝息风药

息风止痉药是指具有息肝风、止痉挛抽搐功效的药物。息风止痉药主入肝经，主治温热病热极动风、肝阳化风及血虚生风等所致的眩晕欲仆、项强肢颤、痉挛抽搐等症。

平抑肝阳药是指以平肝潜阳为主要作用，主治肝阳上亢病证的药物。平抑肝阳药具有平肝潜阳或平抑肝阳的功效，以及清肝热、安心神的作用，主治肝阳上亢之头晕目眩、头痛、耳鸣和肝火上攻之面红目赤、头痛头昏、烦躁易怒等证。

石决明

别名

鳆鱼甲、千里光、真海决、海决明、海南决、关海决、鲍鱼壳

性味归经

性味	归经
味咸，性寒	归肝经

药材来源

为鲍科动物杂色鲍、皱纹盘鲍、耳鲍、羊鲍等的贝壳。

用药禁忌

脾胃虚寒者慎服；消化不良、胃酸缺乏者禁服。

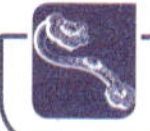

常用方

主治：眩晕。

用料：石决明八钱，菊花四钱，枸杞子四钱，桑叶三钱。

用法：以上药材水煎服。

来源：《山东中草药手册》

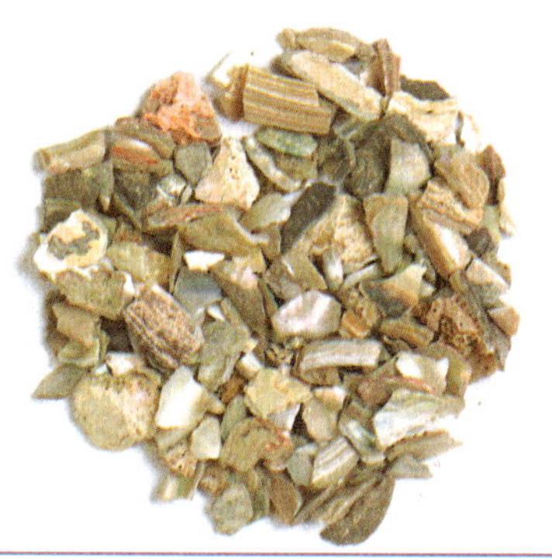

药材选购

石决明一般为椭圆形贝壳，大小不一，表面灰棕色。选购时以个大壳厚、壳外表面洁净、内表面有彩色光泽的干品为优。

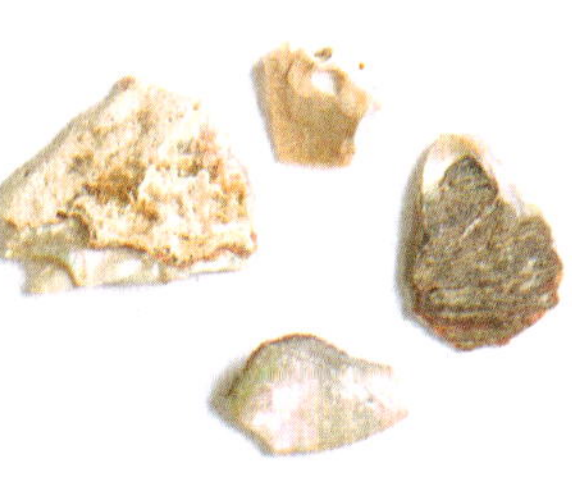

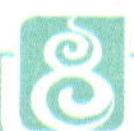

复方

主治：风毒气攻入头，眼昏暗，头目不利。

用料：石决明、羌活（去芦头）、草决明、菊花各一两，甘草（炙，锉）半两。

用法：以上药材捣罗为散，每次以水煎二钱，饭后、临睡时以温水送服。

来源：《圣济总录》

珍珠母

别名

珠牡、珠母、明珠母

药材来源

为蚌科动物三角帆蚌和褶纹冠蚌的蚌壳或珍珠贝科动物珍珠贝、马氏珍珠贝等贝类动物贝壳的珍珠层。

用药禁忌

胃寒者忌服。

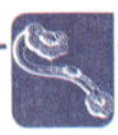

常用方

主治：心、肝、肾虚损诸证。如失眠，阴虚阳亢的高血压，阴虚火旺的头痛、癫痫、诸痛、瘿瘤、瘰疬，肝虚血少的肝炎。

用料：珍珠母 60 克，龙骨 30 克，酸枣仁 9 克，五味子 6 克，女贞子、熟地黄各 15 克，白芍 12 克。

用法：水煎服。

来源：《临症见解》

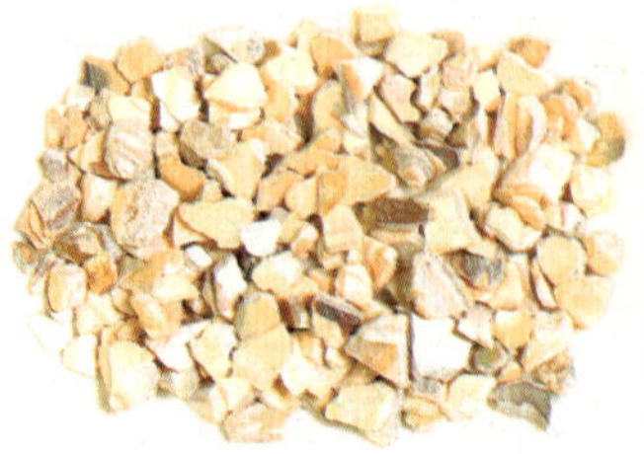

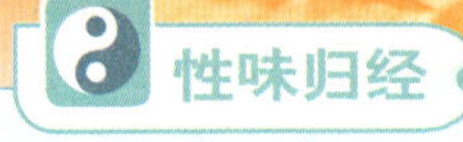

性味归经

性味	归经
味咸，性寒，无毒	归心、肝经

药材选购

珍珠母为各种河蚌贝壳的珍珠层，可入药。一般为不规则的片状。选购时以片大、质地酥松、颜色白、不碎的干品为优。

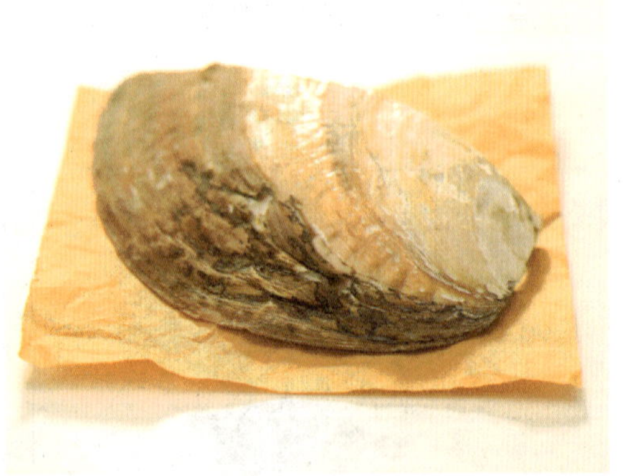

紫贝齿

别名

紫贝、阿拉伯绶贝、绶贝、研螺、文贝、贝齿、贝子、宝贝、猪仔螺

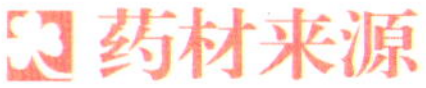

药材来源

为宝贝科动物蛇首眼球贝、山猫或可拉伯绶贝等的贝壳。

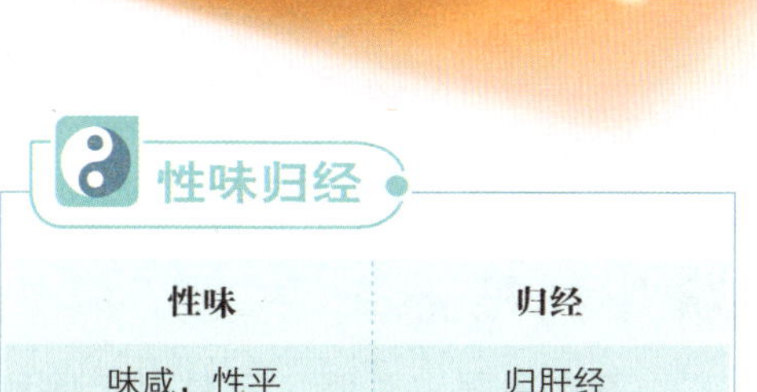

性味归经

性味	归经
味咸，性平	归肝经

用药禁忌

无热邪者忌服；脾胃虚弱者慎服。

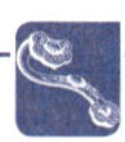

常用方

主治：妇女情志失调，肝郁化火，经前情绪不宁，坐卧不安，烦躁易怒，甚则怒而发狂，月经量多，口苦唇干，舌质红，脉弦数。

用料：紫贝齿、青龙齿、灵磁石、朱砂、琥珀末、紫丹参、九节菖蒲、仙半夏。

用法：水煎服。

来源：《裘笑梅妇科经验》

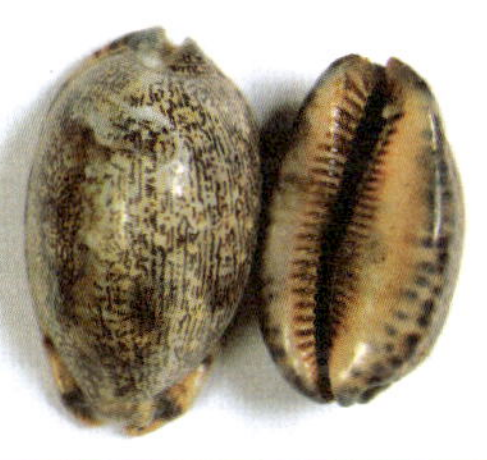

药材选购

紫贝齿为蛇首眼球贝、山猫或可拉伯绶贝等的贝壳，一般为长卵圆形，以壳面为淡褐色、壳口狭长，壳内蓝紫色的干品为优。

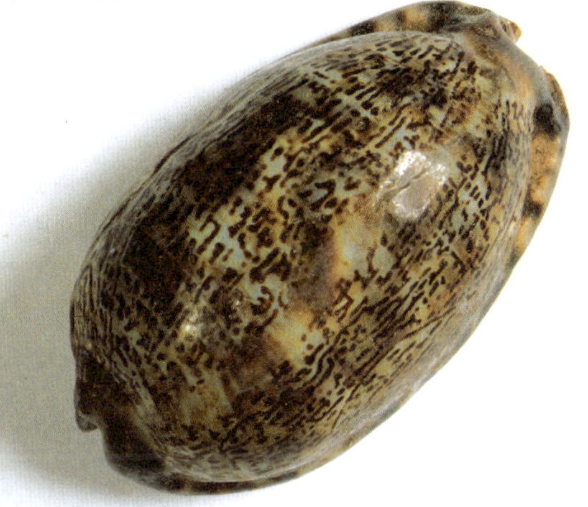

牡蛎

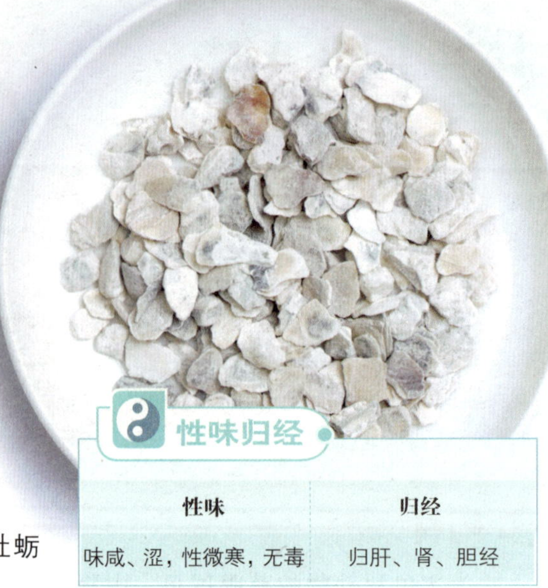

别名

蛎蛤、古贲、海蛎子壳、海蛎子皮、左壳

性味归经

性味	归经
味咸、涩，性微寒，无毒	归肝、肾、胆经

药材来源

为牡蛎科动物近江牡蛎、长牡蛎或大连湾牡蛎等的贝壳。

药材选购

牡蛎以其贝壳入药，一般为不规则的卵圆形、三角形或长圆形。选购时以壳大而整齐、里面光洁无杂质的干品为优。

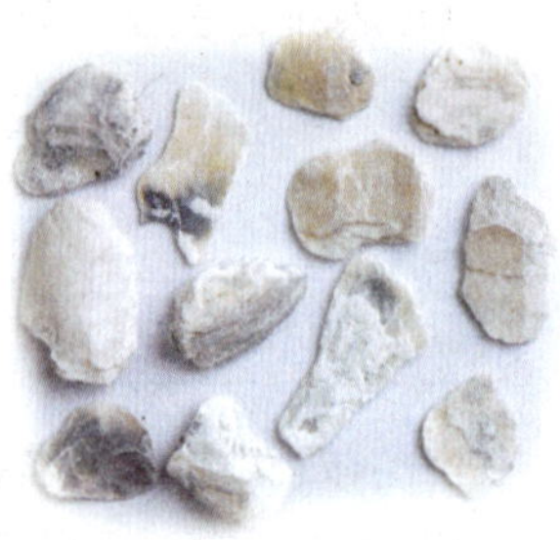

用药禁忌

不宜多服、久服，容易引起便秘和消化不良。

常用方

主治：牝疟多寒者。

用料：牡蛎1.2克（熬），麻黄12克（去节），甘草9克（炙），蜀漆9克（若无，用常山代之）。

用法：上四味，切。以水先洗蜀漆三遍去腥，用水500毫升，煮蜀漆、麻黄（去沫），取400毫升，再加入牡蛎、甘草二味，再次煎取150毫升，去渣。温服75毫升。得吐后，勿更服。

来源：《外台秘要》

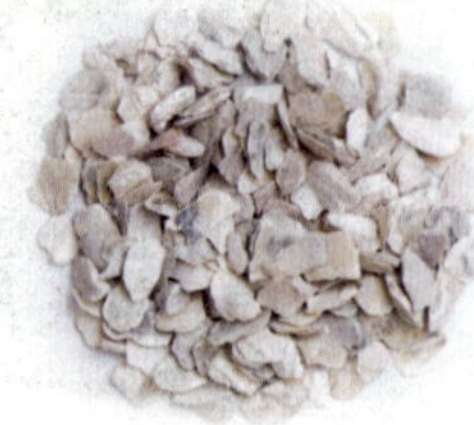

复方

主治：少小伤寒。

用料：莽草半斤，牡蛎四两，雷丸三十枚，蛇床子一升，大黄一两。

用法：将以上五味捣碎，以水三斗，煮取一斗半，适寒温以浴儿，避眼及阴。

来源：《备急千金要方》

壁虎

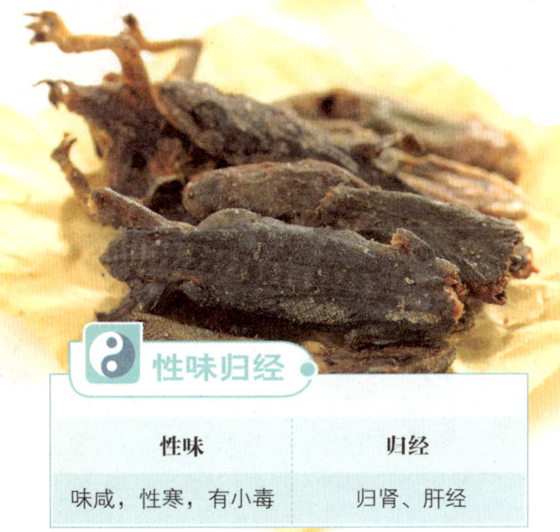

别名

守宫、炉搪、蝎虎、壁宫、辟宫子、地塘虫、天龙、爬壁虎

性味归经

性味	归经
味咸，性寒，有小毒	归肾、肝经

药材来源

为壁虎科动物无蹼壁虎或其他几种壁虎的全体。

用药禁忌

血虚气弱者，非关风痰风毒所感者要谨慎使用。

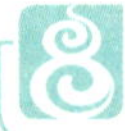

药材选购

壁虎有很多种，比较常见的是无蹼壁虎。无蹼壁虎全长大概 12 厘米左右，头比较宽，头部、身体的背面有细鳞覆盖，躯干部圆鳞交错纵横，胸部鳞成覆瓦状，而且鳞比较大。

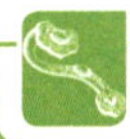

单方

主治：痈疮疼痛。

用法：将壁虎焙干，研为末，调油敷涂患处。

来源：《本草纲目》

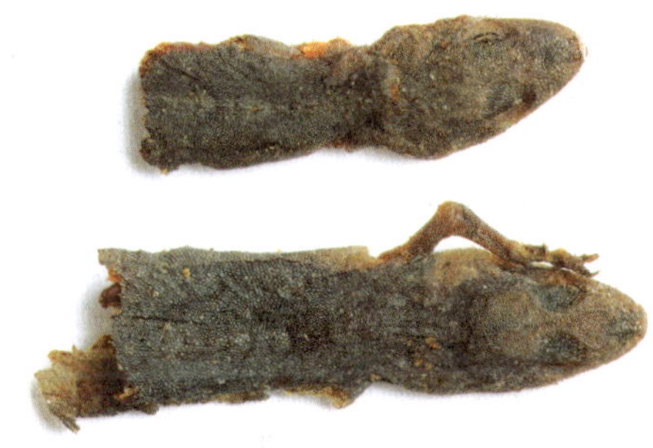

复方

主治：破伤中风，症见筋急口噤，身如角弓反张。

用料：壁虎（炙干，去足）七个，天南星（酒浸三日，晒干）一两，腻粉半钱。

用法：将壁虎、天南星、腻粉共研为末，以薄面糊调成丸，如绿豆大。每取七丸，以酒送下。不久，汗出。再服药一次，出汗一次即愈。或在本方中加白附子一两，蜜调成丸亦可。此方名“守宫丸”。

来源：《本草纲目》

蚯蚓

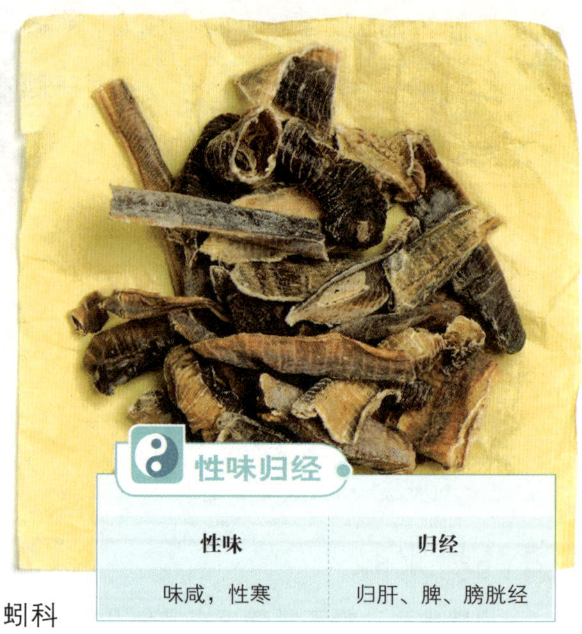

别名

蚓、附蚓、寒蚓、引无、曲蟮、土龙、地龙子、地龙、虫蟮

药材来源

为钜蚓科动物参环毛蚓或正蚓科动物背暗异唇蚓等的全体。

性味归经

性味	归经
味咸，性寒	归肝、脾、膀胱经

用药禁忌

脾胃虚弱者慎用；因脾肾虚导致腹胀者，阴虚成劳瘵者均忌服。

药材选购

蚯蚓以其全体入药，又称地龙，又分为广地龙、土地龙。广地龙呈长条薄片状，土地龙呈弯曲的圆柱形，选购时皆以条大而肥壮、不碎、无泥沙的干品为优。

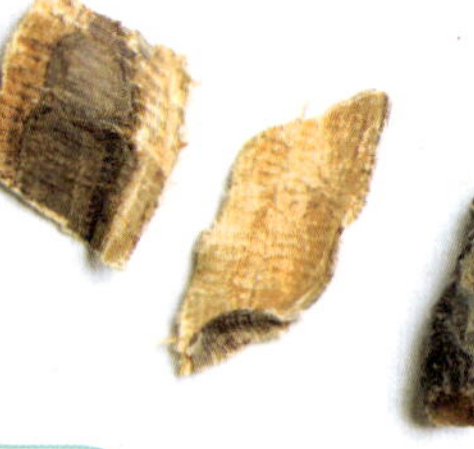

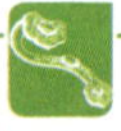

单方

主治：风赤眼痛。

用法：将十条蚯蚓烧为末，每次以茶送服三钱。

来源：《本草纲目》

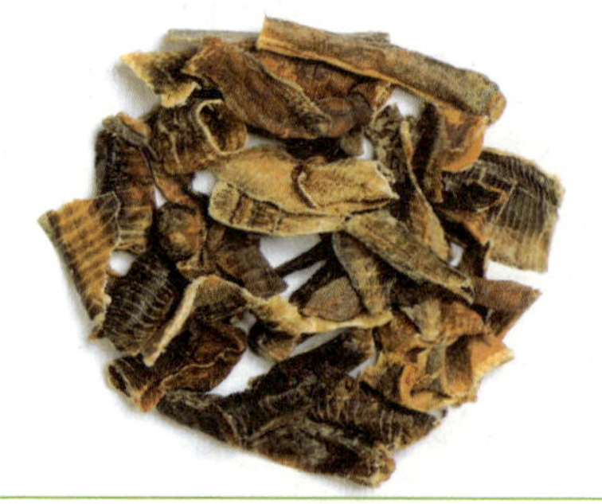

复方

主治：风热头痛。

用料：蚯蚓、姜汁、半夏饼、赤茯苓等份。

用法：将蚯蚓炒过，研细，加姜汁、半夏饼、赤茯苓，各药等分为末。每取三分至五分，以生姜荆芥汤送服。

来源：《本草纲目》

白附子

别名

禹白附、牛奶白附、野半夏、野慈菇、鸡心白附、麻芋子

药材来源

为天南星科植物独角莲的块茎。

用药禁忌

血虚生风、内热生惊及孕妇禁服。

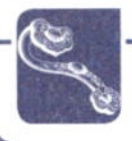

常用方

主治：龋齿及虫痛。

用料：白附子、知母、细辛各六铢，川芎、高良姜各十二铢。

用法：以上药材研为粉末，以面团裹上敷于牙齿上，一天敷两次。

来源：《备急千金要方》

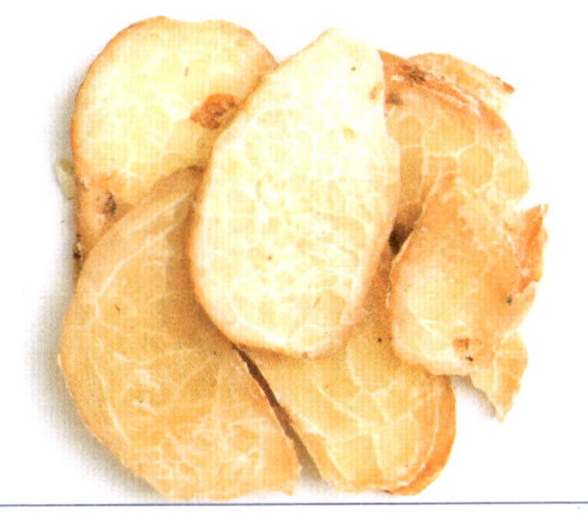

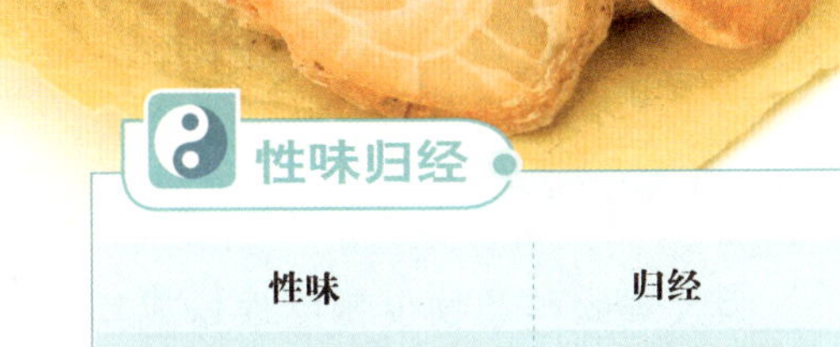

性味归经

性味	归经
味辛、甘；性温；有毒	归胃、肝经

药材选购

白附子以其块茎入药，其块茎为卵圆形或椭圆形，选购时以块茎个大、质地坚实、颜色白而粉性足的干品为优。

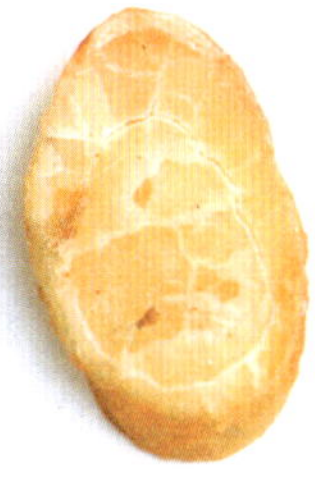

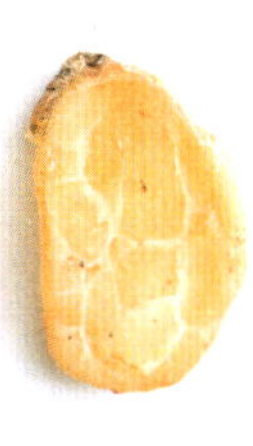

复方

主治：风痰眩晕。

用料：白附子（炮，去皮、脐）半斤，朱砂二两二钱半，龙脑一钱。

用法：以上药材一起研为粉末，加入粟米饭做成小豆大的丸，饭后每次以茶或酒送服三十丸。

来源：《本草纲目》

蜈蚣

别名

卿蛆、吴公、天龙、百脚、嗷高姆

药材来源

为大蜈蚣科动物少棘巨蜈蚣或其近缘动物的干燥全虫。

用药禁忌

蜈蚣有毒，不宜用量过大。孕妇以及血虚生风者禁用。

药材选购

蜈蚣以其干燥全虫入药，一般为扁平的长条形。选购时以完整、体长、头部红色、足部红棕色、虫体黑绿的干品为优。

单方

主治：耳出脓。

用法：将蜈蚣研末吹耳朵。

来源：《本草纲目》

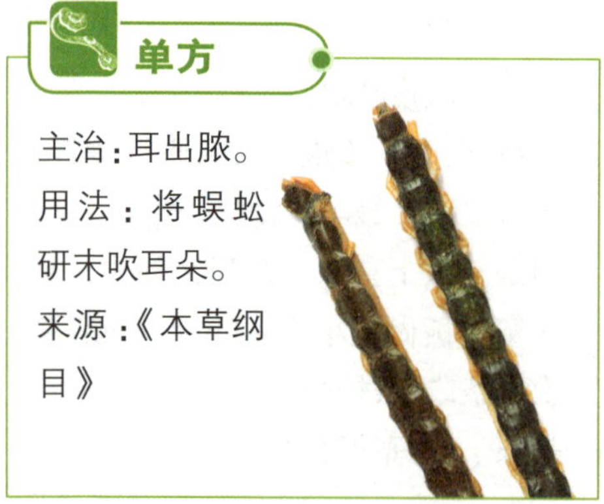

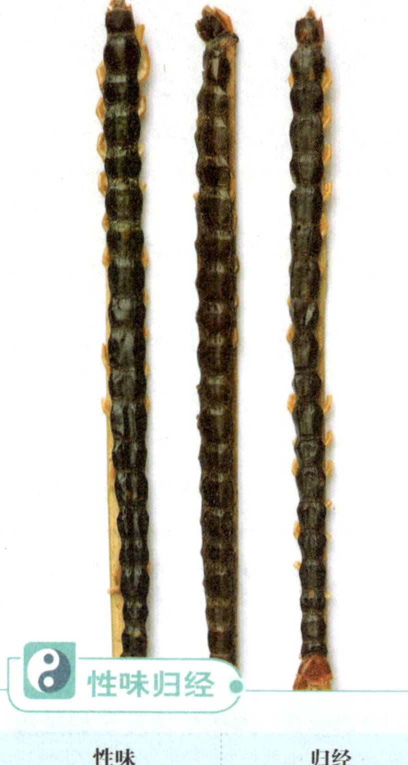

性味归经

性味	归经
味辛，性温，有毒	归肝、心经

复方

主治：恶疰邪气，往来心痛彻背，或走入皮肤移动不定，苦热，四肢烦痛，羸羸乏短气。

用料：蜈蚣一枚，牛黄一分，大黄二两，朱砂、人参各三分，细辛、鬼臼、当归、桂心、干姜各一两，黄芩、麝香各半两，附子四枚 。

用法：将以上十三味捣碎，以水一斗煮取三升，去渣，下牛黄、麝香末，分三服。

来源：《备急千金要方》

第十五章 开窍药

开窍药是指以苏醒神志为主要功效的药物。

开窍药适用于因邪气壅盛蒙蔽心窍所致的窍闭神昏证。窍闭证的表现主要为神志昏迷、牙关紧闭、握拳等，因同时出现其他症状又可分为热闭和寒闭。热闭治疗应以开窍药与清热解毒药伍用，称为凉开法。寒闭多用辛温行气药。

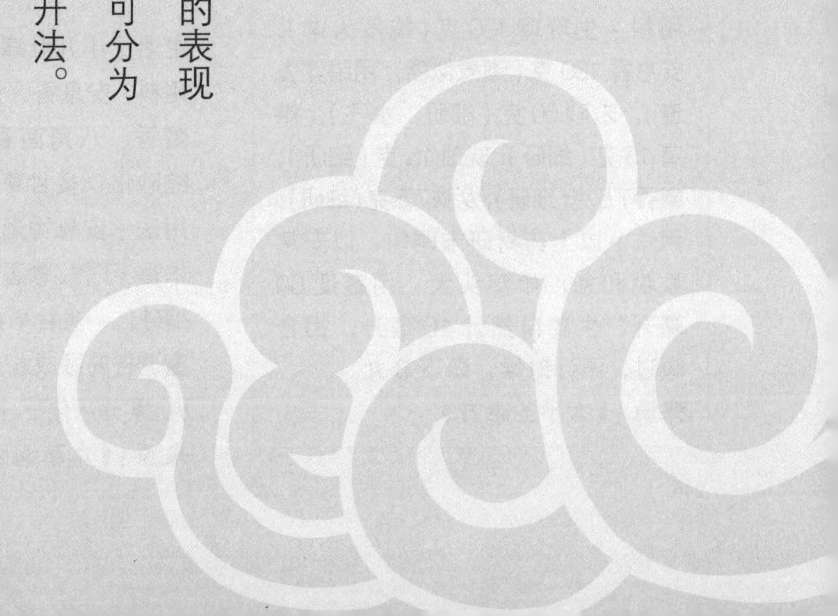

安息香

别名

息香、水息香

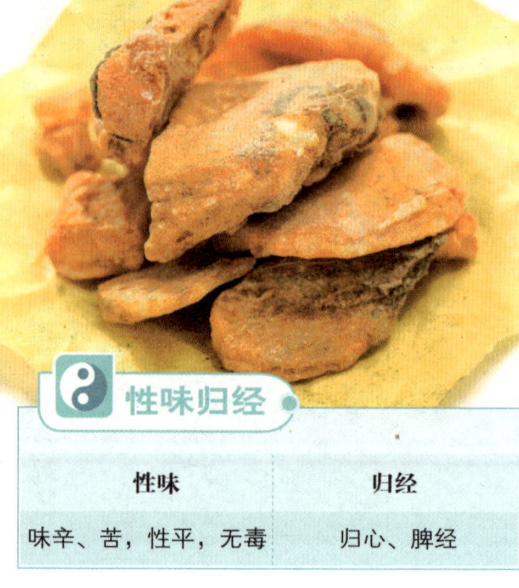

药材来源

本品为安息香科植物白花树的干燥树脂。

性味归经

性味	归经
味辛、苦，性平，无毒	归心、脾经

药材选购

安息香以其树脂入药，又分为苏门答腊安息香和越南安息香。苏门答腊安息香一般为红棕色或灰棕色的团块，质地比较坚脆，加热即可软化。越南安息香为微扁圆的泪滴状物或团块，表面黄棕色，内面乳白色。

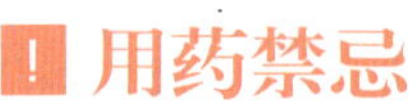

用药禁忌

凡是气虚少食，阴虚阳亢的人不要使用。

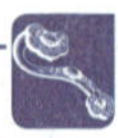

常用方

主治：急风及中恶，神志不清，面色发青，四肢逆冷。

用料：生玳瑁150克（捣罗为末），安息香150克（酒煮似糊，用绢滤去渣），朱砂60克（细研，水飞），雄黄15克（细研），琥珀15克（细研），麝香7.5克（细研），龙脑7.5克（细研）。

用法：以上药材研末调匀，以安息香糊和丸，如鸡头大。用童便60毫升、生姜自然汁10毫升，相合暖过，不计时候，研下3丸。

来源：《太平圣惠方》

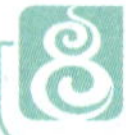

复方

主治：小儿肚痛。

用料：安息香、沉香、木香、丁香、藿香、八角茴香各三钱，香附子、缩砂仁、炙甘草各五钱。

用法：安息香酒蒸成膏，另将沉香、木香、丁香、藿香、八角茴香、香附子、缩砂仁、炙甘草共研为末，以膏和炼蜜调各药做成丸，如芡子大。每服一丸，紫苏汤化下。此方名“安息香丸”。

来源：《本草纲目》

冰片

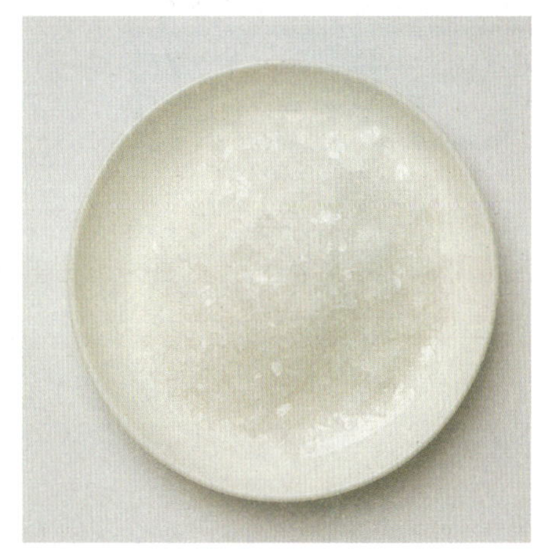

别名

龙脑香、梅花脑子、梅花片脑、片脑、梅花脑、冰片脑、梅片、梅冰

药材来源

为龙脑香科植物龙脑香树脂的加工品，或为樟脑、松节油等用化学方法合成的制成品。

用药禁忌

孕妇要谨慎使用，气血虚者忌服。

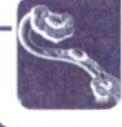

常用方

主治：慢性溃疡，烫伤疮面。
用料：鸡蛋、黄油、冰片。
用法：取鸡蛋 10 个（或更多），煮熟去蛋白，用蛋黄干炸炼油。每 30 克油加入冰片 1.5~3 克，密封贮存备用，用时外搽皮损疮面。
来源：《赵炳南临床经验集》

性味归经

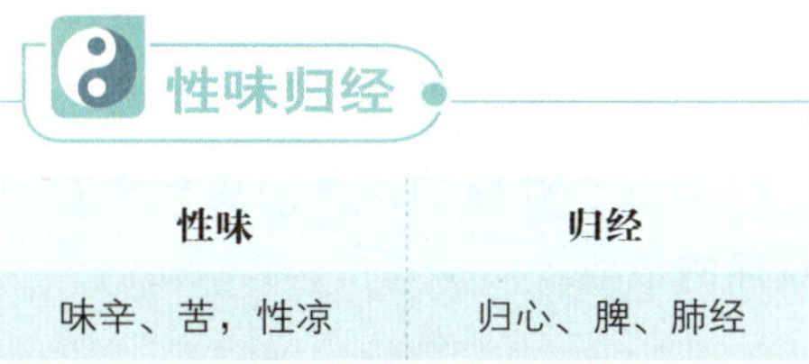

性味	归经
味辛、苦，性凉	归心、脾、肺经

药材选购

冰片是一种加工制成品，又可分为龙脑冰片和机制冰片。龙脑冰片一般呈半透明块状、片状或颗粒状结晶体。选购时以片大且薄、质地松软、颜色洁白、含纯正清香气味的干品为优。

复方

主治：风热喉痹。
用料：灯心草一钱，黄柏五分（并烧存性），白矾七分，冰片三分。
用法：为末，每以一二分吹患处。
来源：《本草纲目》

石菖蒲

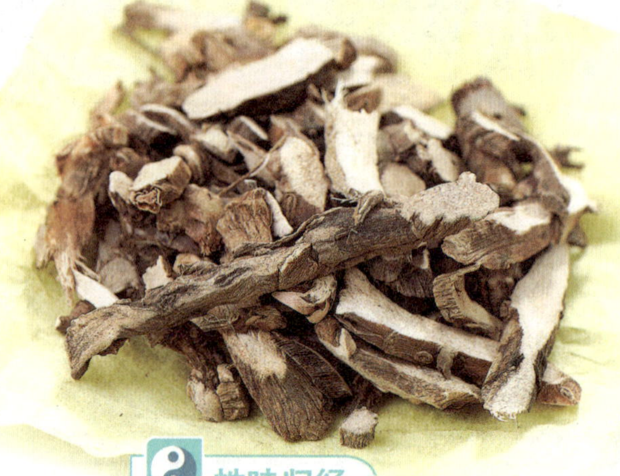

别名

菖蒲、木蜡、阳春雪、望见消、水剑草、石蜈蚣、野韭菜、水蜈蚣、香草

药材来源

为双子叶植物药天南星科植物石菖蒲的根茎。

用药禁忌

阴虚火旺、烦躁多汗、咳嗽吐血、滑精者均不宜服用。不宜用铁器炮制，容易导致人吐逆。不宜与麻黄、地胆配伍。忌羊肉以及饴糖。

性味归经

性味	归经
味辛、苦，性微温，无毒	归心、胃、脾、膀胱经

药材选购

石菖蒲以其根茎入药，其干燥根茎呈扁圆柱形，选购时以根条粗长、肥厚、断面类白色 、纤维性弱的干品为优。

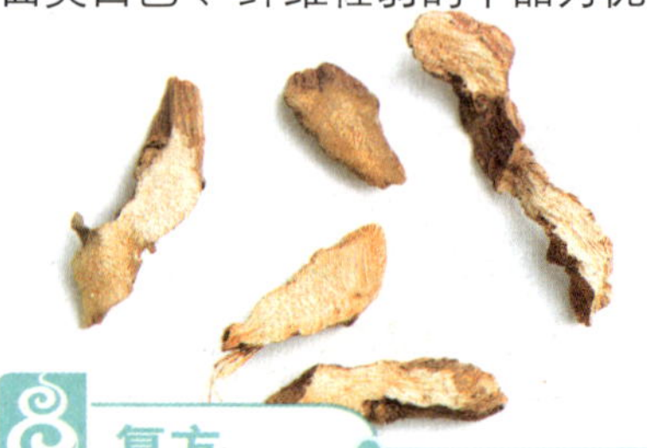

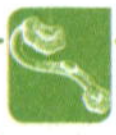

单方

主治：痈疽。

用法：将生石菖蒲捣烂贴在疮上，如果疮干燥，则将石菖蒲研成末，加水调匀后涂抹在患处。

来 源：《本草纲目》

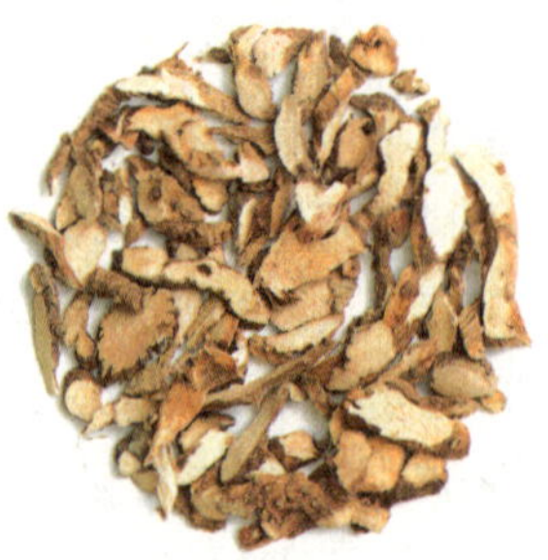

复方

主治：赤白带下。

用料：石菖蒲、补骨脂（破故纸）等份。

用法：将石菖蒲、破故纸共炒为末。每服二钱，更以石菖蒲泡酒调服。一天服一次。

来源：《本草纲目》

第十六章 补虚药

凡能补益正气，增强体质，提高抗病能力，治疗虚症为主的药物，称为补虚药，亦称补养药或补益药。

补虚药除有“补可扶弱”的功能外，还可配伍祛邪药，用于邪盛正衰或正气虚弱而病邪未尽的证候，以起到“扶正祛邪”的作用，达到邪去正复的目的。

若身体健康，并无虚弱表现者，不宜滥用，以免导致阴阳平衡失调。

西洋参

别名

西洋人参、洋参、西参、花旗参、广东人参

药材来源

为双子叶植物药五加科植物西洋参的根。

用药禁忌

脾胃虚寒的人，例如稍微不注意就会腹泻、腹痛，手脚发凉，不敢吃凉食的人，不宜服用西洋参。

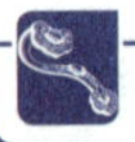

常用方

主治：骨折中、后期。

用料：西洋参3克（或党参15克），黄芪9克，当归6克，川芎4.5克，熟地黄15克，白芍9克，枸杞子15克，淮山药15克，续断9克，砂仁3克，三七4.5克，补骨脂9克，骨碎补9克，木瓜9克，甘草3克。

用法：水煎服。

来源：《林如高正骨经验》

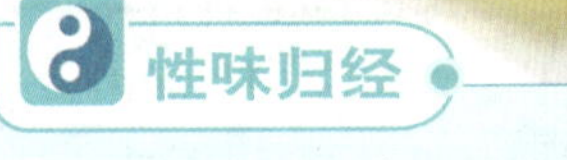

性味归经

性味	归经
味甘、微苦，性凉	归心、肺、胃经

药材选购

西洋参以其根部入药，又分为粉光西洋参和原皮西洋参。选购时两种都以根条均匀、质地坚实、表面横纹紧密、气味清香的干品为优。

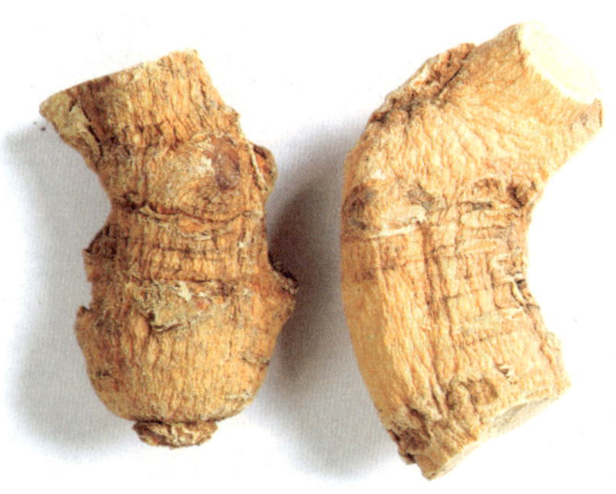

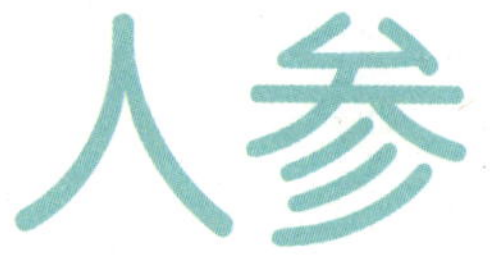

人参

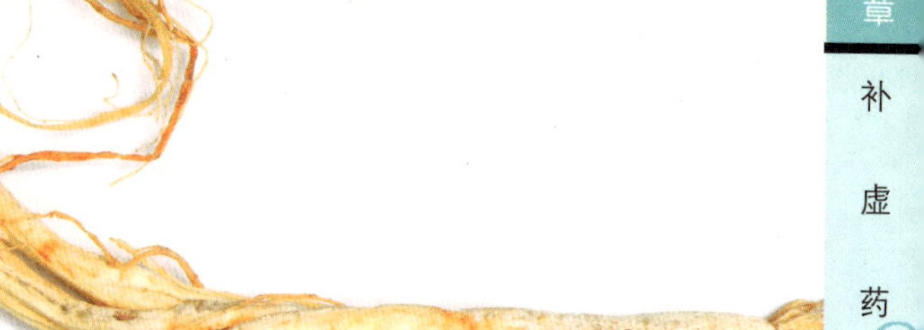

地精、神草

药材来源

为双子叶植物药五加科植物人参的干燥根。

用药禁忌

实证、热证而正气不虚者忌服。表证及阴虚火旺者慎用。有出血倾向者禁用或慎用。

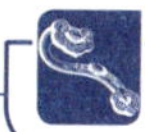

常用方

主治：正气亏虚，膀胱气弱，小便不利。

用料：人参、车前子。

用法：以上两味药材，水煎服。

来源：《症因脉治》

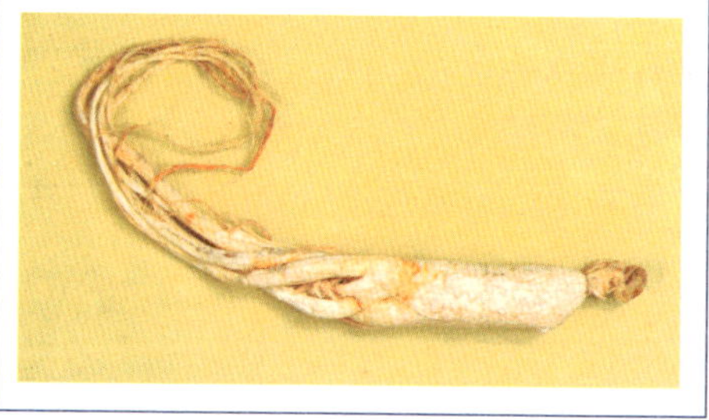

性味归经

性味	归经
味甘、微苦，性温，无毒	归脾、心、肺经

药材选购

人参以其根部入药，又分园参与野山参。选购时园参以身较长、枝条大、根茎长的干品为优。野山参则以枝大、纹细、茎长、有圆芦及珍珠点的干品为优。

复方

主治：气满腹胀。

用料：半夏一升，生姜一斤，人参一两半，橘皮三两。

用法：将以上四味捣碎，以水七升煮取三升，去渣分三服，日三，一方无人参。只三味。

来源：《备急千金要方》

山药

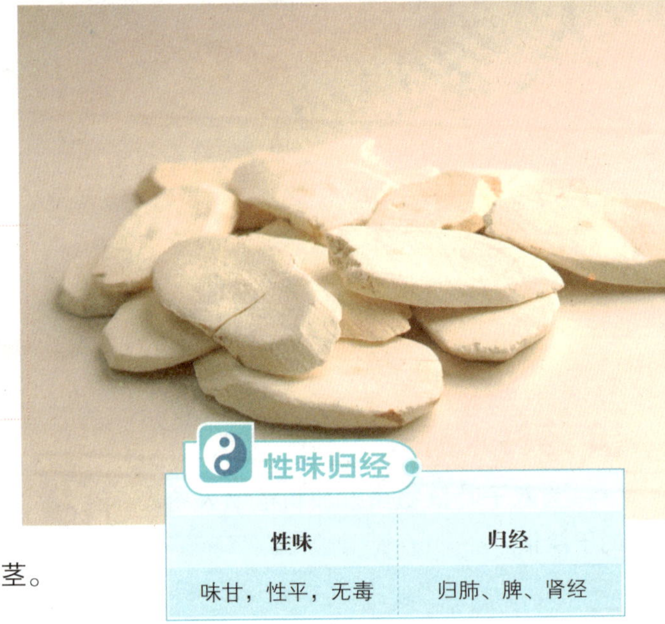

别名

薯蓣、山芋、薯药、淮山药、蛇芋、野山豆、九黄姜、白药子

性味归经

性味	归经
味甘，性平，无毒	归肺、脾、肾经

药材来源

为薯蓣科植物薯蓣的块茎。

用药禁忌

大便燥结者不宜食用，有实邪者禁服。湿盛中滞而有积滞者忌服。

药材选购

山药为薯蓣的块茎，可食用也可入药，品种较多。如毛山药、光山药。选购时毛山药以质地硬实、表皮黄白色、带粉质、断面白色的干品为优。光山药以质坚实，粉性足，洁白的为优。

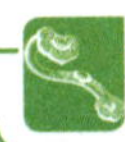

单方

主治：心腹虚胀，手足厥逆，不思饮食。

用法：将山药半生半炒，为末，每次以米汤送服 2 钱，一天服两次。

来源：《本草纲目》

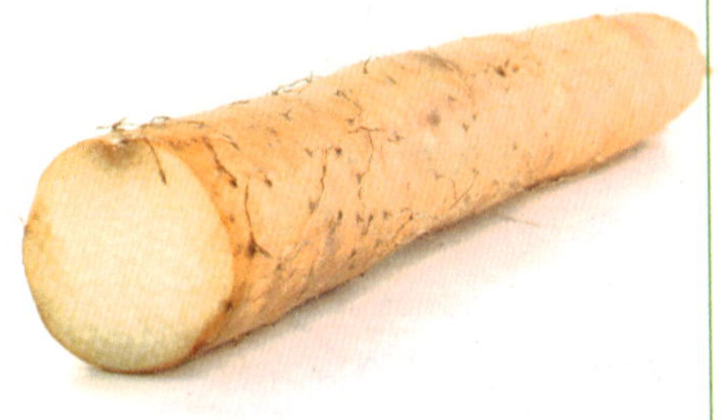

复方

主治：头目有风，牵引目睛疼痛，偏视不明。

用料：山药三两，细辛二两半，秦艽、天雄各二两，独活、桂心、山茱萸各二两半。

用法：上七味中药下筛，酒服方寸匕，日三服。

来源：《备急千金要方》

太子参

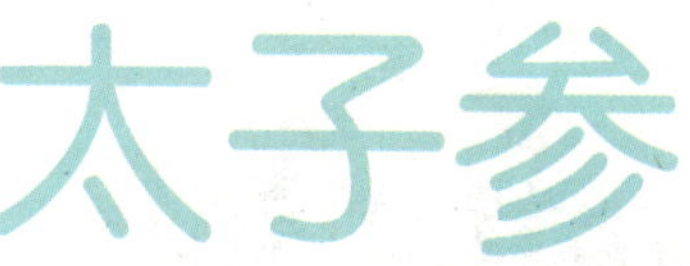

别名

孩儿参、童参

药材来源

为双子叶植物药石竹科植物异叶假繁缕的块根。

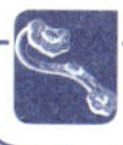

用药禁忌

有高血压以及肾炎、胃炎的患者要少食。

常用方

主治：寒热错杂，胃气上逆，呃声低怯，下肢欠温，口干，舌红苔薄，脉细。

用料：赭石 24 克，陈皮 15 克，旋覆花、竹茹、太子参各 12 克，丁香、柿蒂、天冬、麦冬、甘草、枇杷叶各 9 克。

用法：水煎服。

来源：《中医治法与方剂》

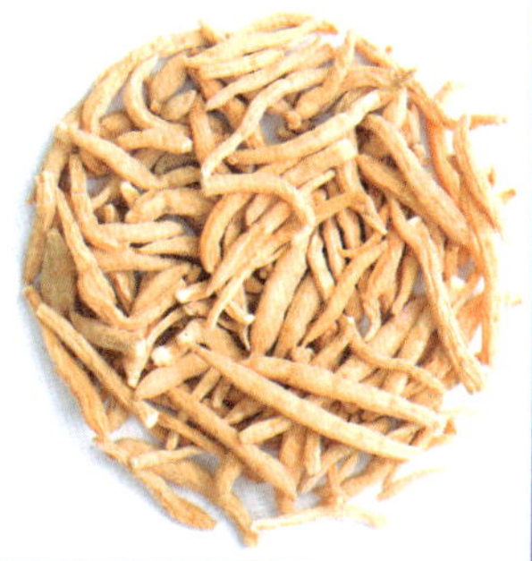

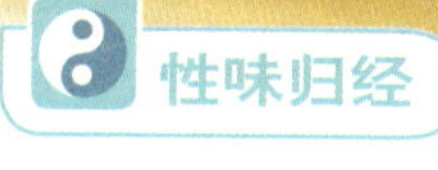

性味归经

性味	归经
味甘、微苦，性微温，无毒	归肺、心、脾经

药材选购

太子参为异叶假繁缕的块根。选购时以块根肥润、根皮黄白色、无须根的干品为优。

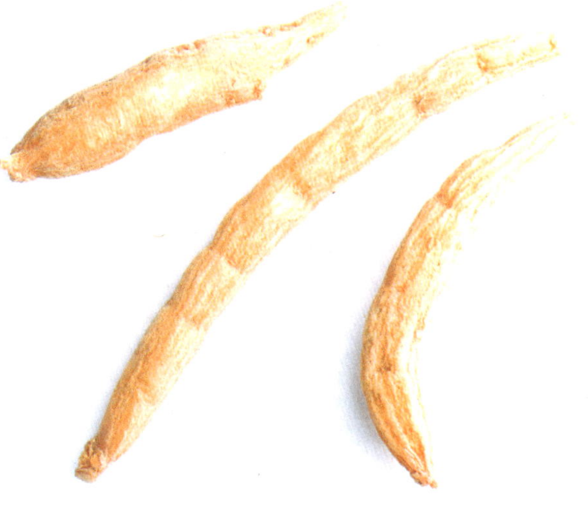

白术

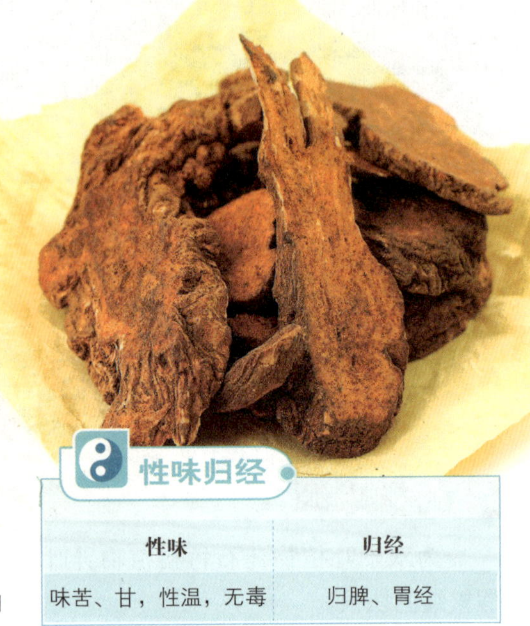

别名

山蓟、山芥、山姜、山精、山连、冬白术、白大寿、杨枹蓟、冬术、焦白术

性味归经

性味	归经
味苦、甘，性温，无毒	归脾、胃经

药材来源

为双子叶植物药菊科植物白术的根茎。

药材选购

白术以其根茎入药，选购时以块根个大、表面灰黄、断面黄白色，质地坚实且无空心的干品为优。

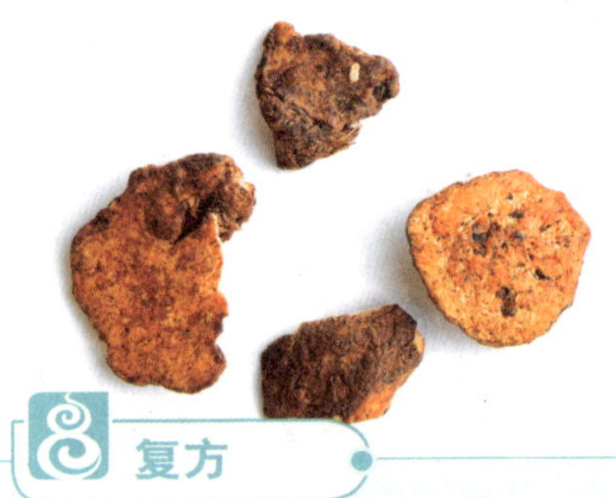

用药禁忌

气滞胀闷、阴虚燥渴者忌服。

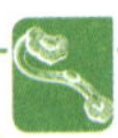

单方

主治：皮疹。

用法：将白术研成细末，每次以酒送服 1 茶匙。

来源：《本草纲目》

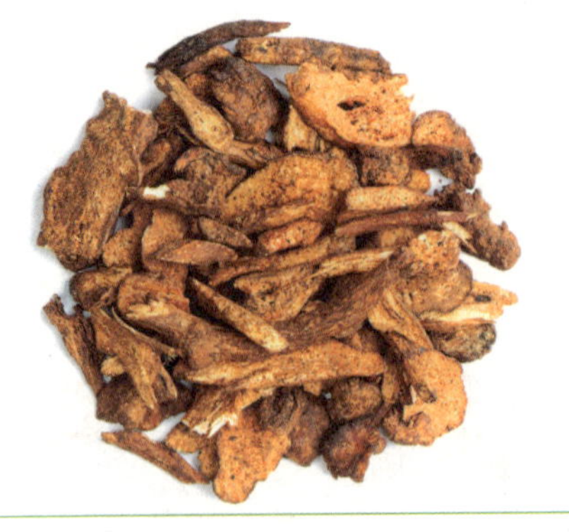

复方

主治：脾虚泄泻。

用料：白术五钱，芍药一两。

用法：白术、芍药共研为末，加米饭做成丸，如梧子大，每服五十丸，米汤送下。一天服两次，冬月加肉豆蔻煨为末。

来源：《本草纲目》

白扁豆

别名

南扁豆、沿篱豆、蛾眉豆、羊眼豆、茶豆、南豆、小刀豆、树豆、藤豆

药材来源

为豆科植物扁豆的白色种子。

性味归经

性味	归经
味甘，平	归脾、胃经

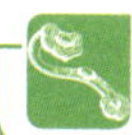

用药禁忌

患热病的人，患冷气病的人，患疟疾的人不可食用。生扁豆有一定毒性，加热后其毒性可以减弱。

药材选购

扁豆种子有白色、黑色、红褐色等，用以入药的主要是白色种子。选购时以种粒饱满、质地坚实、颜色为白色的干品为优。

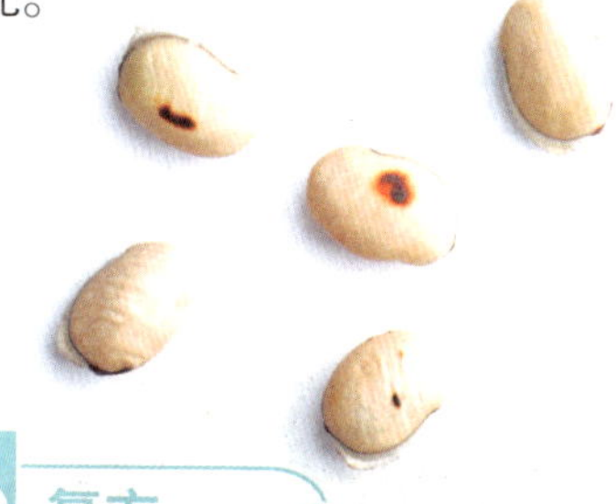

单方

主治：赤白带下（白带异常）。

用法：将白扁豆炒为粉末，每次以米汤送服2钱。

来源：《本草纲目》

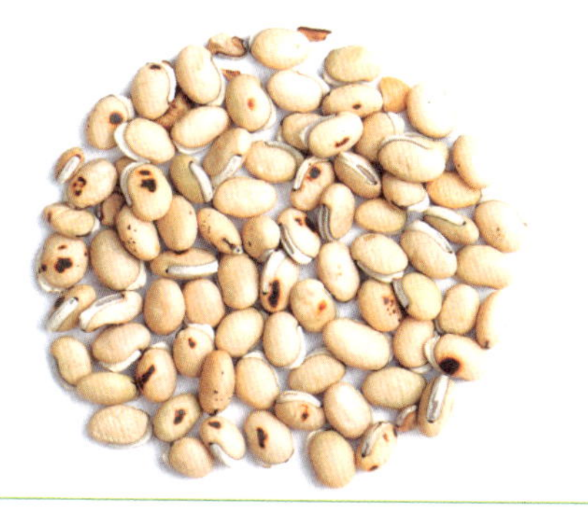

复方

主治：霍乱吐利。

用料：白扁豆、香薷各一升。

用法：将以上两味中药加水六升煮成二升，分次服。

来源：《本草纲目》

扁豆花

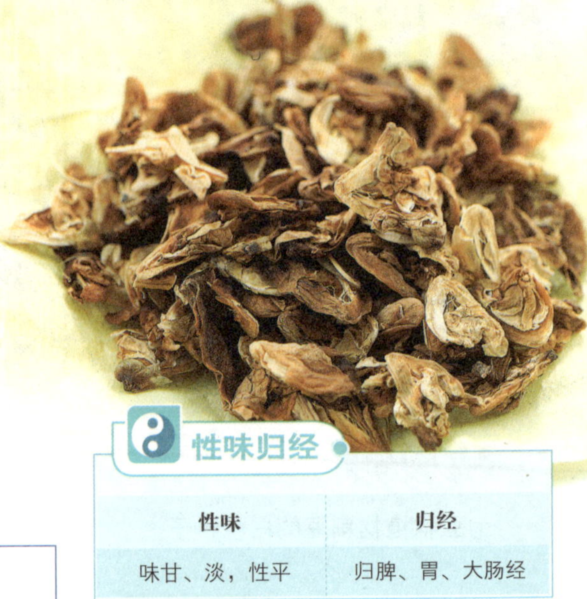

别名

南豆花

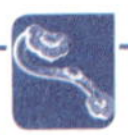

药材来源

豆科扁豆属植物扁豆的花。

性味归经

性味	归经
味甘、淡，性平	归脾、胃、大肠经

常用方

主治：暑温初起，夏感寒邪，恶寒发热，身重酸痛，面赤口渴，胸闷不舒，汗不出，舌苔白腻，脉浮而数者。

用料：香薷 6 克，金银花 9 克，鲜扁豆花 9 克，厚朴 6 克，连翘 6 克。

用法：以水一升，煮取 400 毫升，先服 200 毫升，得汗止后服，不汗再服，服尽不汗，再作服。

来源：《温病条辨》

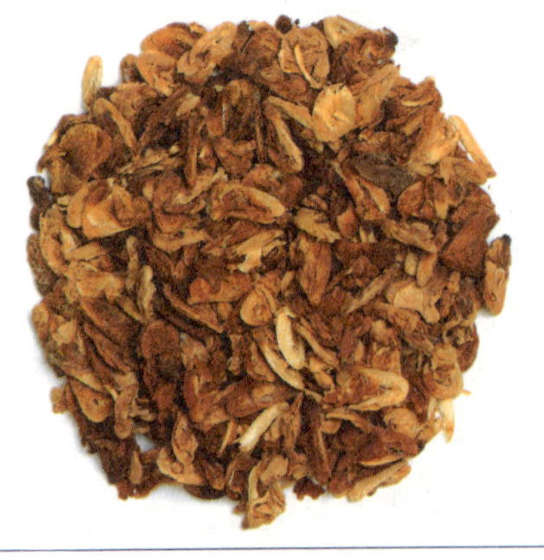

药材选购

扁豆花为扁豆的花朵，可入药。选购时以花朵大而完整、花体软且轻、花瓣为白色的干品为优。

复方

主治：泻痢。

用料：白扁豆花适量，猪脊肉一条，葱一根，胡椒七粒。

用法：将白扁豆花（正开放者），择净，不要用水洗，只以滚水烫过，和猪脊肉、葱、胡椒，加酱汁一起拌匀，用烫花的水和面，包成小馄饨，炙熟食下。

来源：《本草纲目》

大枣

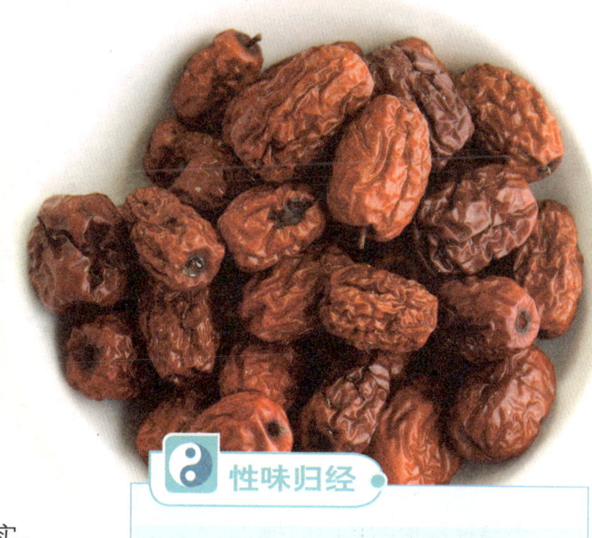

别名

干枣、美枣、良枣、红枣、枣、刺枣

药材来源

为鼠李科植物枣的成熟果实。

用药禁忌

凡是有湿痰、积滞、齿病、虫病的人，不宜服用。

常用方

主治：历节疼痛。

用料：大枣 15 枚，黄芪 12 克，附子 6 克，生姜 6 克，麻黄 6 克，甘草 3 克。

用法：以上六味药捣为小块，用水 700 毫升，煮取 300 毫升，每服 100 毫升，一日三次。

来源：《备急千金要方》

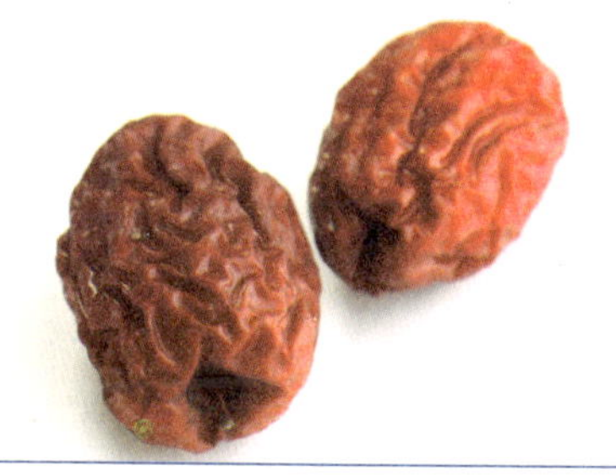

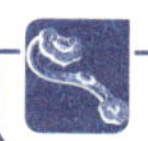

性味归经

性味	归经
味甘，性温，无毒	归脾、胃经

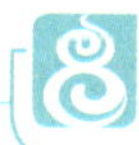

药材选购

大枣以其成熟果实入药，果实一般呈卵圆形或椭圆形。选购时以果实个大饱满、果肉厚、果皮紫红色且油润的干品为优。

复方

主治：风冷脚痹疼痛，挛弱不可屈伸。

用料：乌头、细辛、蜀椒各一两，甘草、秦艽、附子、桂心、芍药各二两，干姜、茯苓、防风、当归各三两，独活四两，大枣二十枚。

用法：将以上各味中药捣碎，用水一斗二升，煮取四升，分五次服用，若热毒多服益佳。

来源：《备急千金要方》

党参

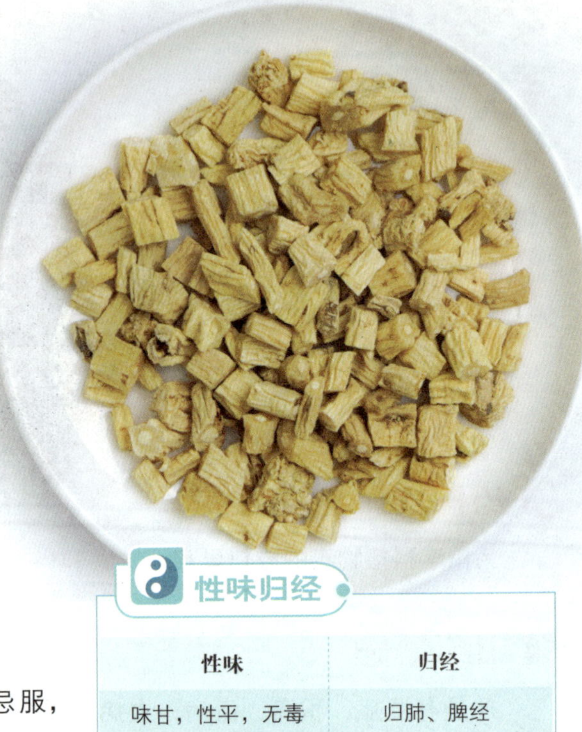

别名

上党人参、黄参、狮头参、中灵草

药材来源

为桔梗科植物党参的根。

用药禁忌

有实邪、气滞、肝火盛者忌服，邪盛而正不虚者不宜服用。

性味归经

性味	归经
味甘，性平，无毒	归肺、脾经

药材选购

党参以其根部入药，又分为西党、东党、潞党。选购时西党以根条粗壮肥大、根皮紧密细致且横纹较多、味甜的干品为优。东党则以根条肥厚、根皮黄色、皮紧皱纹多的干品为优。

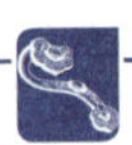

常用方

主治：中虚气滞，饮食不化，呕恶胀满，胃痛，腹鸣泄泻。

用料：党参、白术、茯苓、制香附各60克，生姜、半夏、陈皮、炙甘草各30克，春砂仁45克（香砂六君丸）。

用法：水泛为丸，每次服用6~9克。

来源：《重订通俗伤寒论》

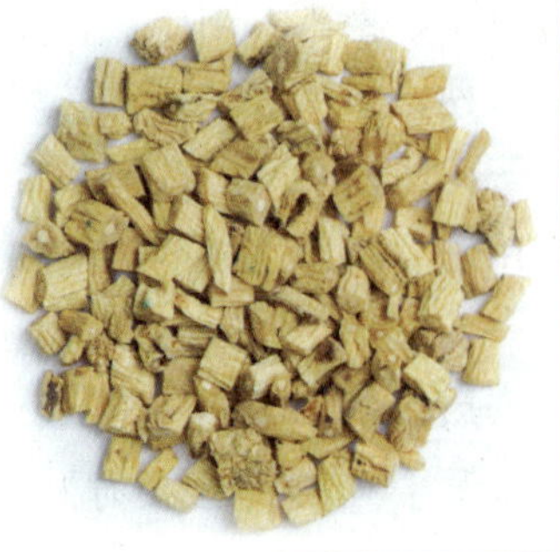

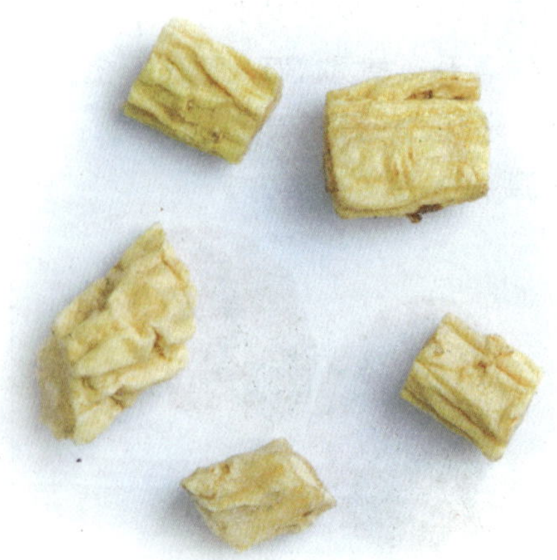

蜂蜜

别名

石蜜、食蜜、蜜、白蜜、白沙蜜、蜜糖、沙蜜、蜂糖、蜡蜂

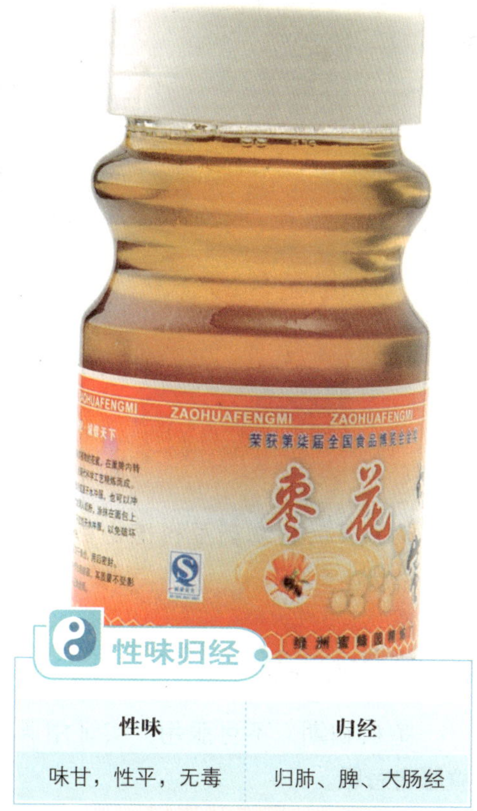

药材来源

为蜜蜂科昆虫中华蜜蜂等所酿的蜜糖。

用药禁忌

大便不实的人，中满痞胀的人，痰湿内蕴的人禁服。

性味归经

性味	归经
味甘，性平，无毒	归肺、脾、大肠经

单方

主治：隐疹作痒。

用法：将不限量的蜂蜜以酒调服。

来源：《本草纲目》

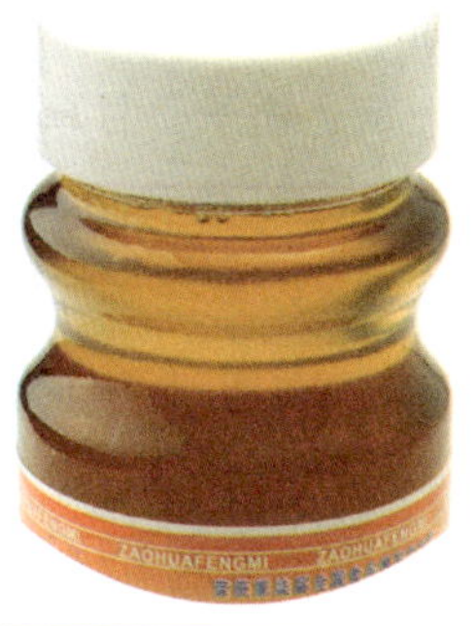

药材选购

蜂蜜即为蜜蜂所酿的蜜糖，可入药。选购时以液体黏稠、有油性而水分小、味甜不酸、气味芳香、无杂质的为优。也可用木棒挑起，蜜汁丝状往下流不断的即为优质品。

复方

主治：反胃。

用料：蜂蜜，萝卜。

用法：用蜂蜜煎萝卜细细嚼咽。

来源：《本草纲目》

甘草

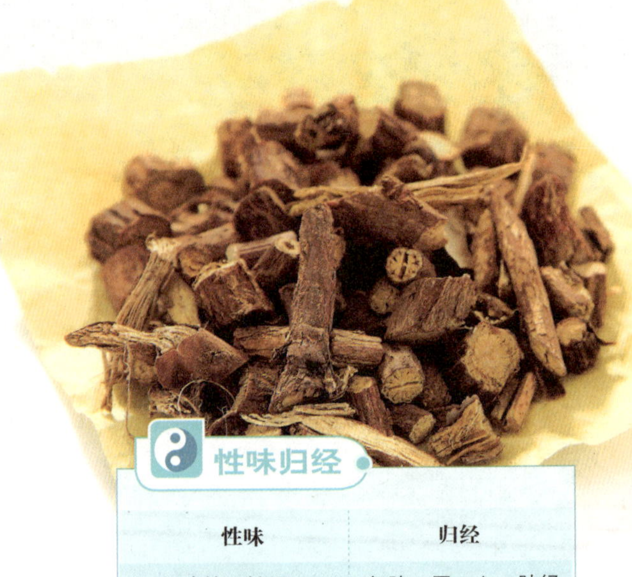

别名

美草、蜜草、国老、甜根子、棒草、蜜甘草、炙甘草、光果甘草、黄甘草

药材来源

为双子叶植物药豆科植物甘草的根及根状茎。

用药禁忌

痢疾初期，不可服用。实证中满腹胀者忌服。

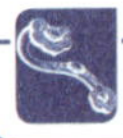

常用方

主治：疔疮。

用料：白菊花 120 克，甘草 120 克。

用法：水煎服，渣再煎服。重者不过二剂即消。

来源：《医学心悟》

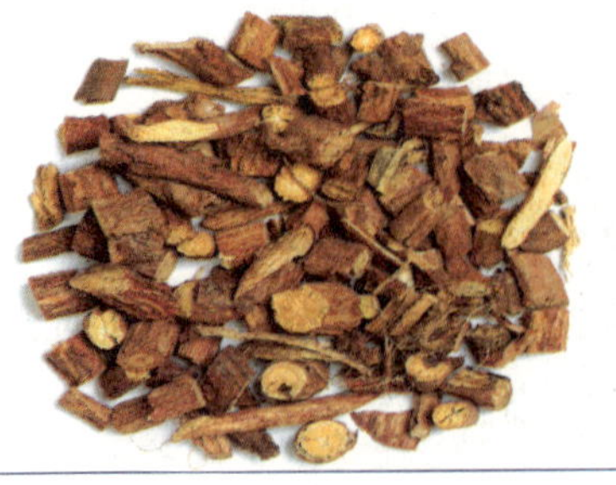

性味归经

性味	归经
味甘，性平	归脾、胃、心、肺经

药材选购

甘草以根及根茎入药，选购时以根皮紧致、质地坚实、有皱沟、皮红棕色、断面黄白色、粉性足的干品为优，而根皮粗糙、粉性小、皮灰棕色、断面深黄色的则是次品。

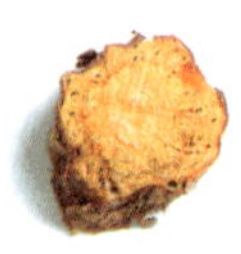

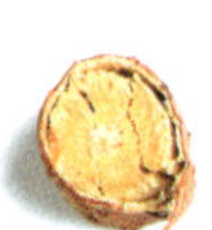

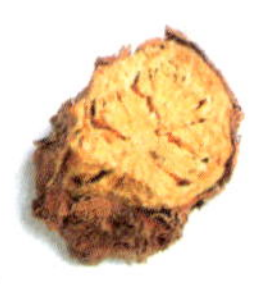

复方

主治：鼻血不止。

用料：干地黄、栀子、甘草等份。

用法：将以上三味中药下筛，酒服方寸匕，日三，如鼻疼者加豉一合，鼻有风热者，以葱涕和服如梧子五丸。

来源：《备急千金要方》

黄芪

别名

独椹、蜀脂、百本、王孙、百药锦、独根、二人抬、黄耆

药材来源

为双子叶植物药豆科植物黄耆或内蒙黄耆等的干燥根。

用药禁忌

肾病不宜随意使用黄芪。表实邪盛、内有积滞、阴虚阳亢、疮疡阳证实证等忌用。

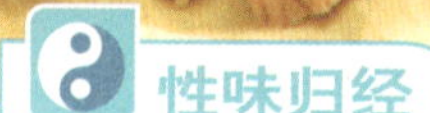

性味归经

性味	归经
味甘，性微温，无毒	归肺、脾经

药材选购

黄芪以根部入药，根一般为圆柱形。选购时以根条粗长、根皮皱纹较少、质地坚、粉性足、味甜的干品为优。不要选购那些根小、质松、顶端空心的干品。

常用方

主治：诸虚不足，肢体劳倦，胸中烦悸，唇口干燥，面色萎黄，不能饮食；或先渴而欲发疮疖，或病痈疽后而渴者。

用料：黄芪（去芦，蜜炙）180克，甘草30克。

用法：以上药材碎为小块，每次6克，用水150毫升，加大枣1枚，煎至100毫升，去渣温服，不定时服用。

来源：《太平惠民和剂局方》

复方

主治：气极虚皮毛焦，津液不通，虚劳百病，气力损。

用料：黄芪四两，人参、白术、桂心各二两，大枣十枚，附子三十铢，生姜八两。

用法：将以上中药捣小块，以水八升煮取三升，去渣分四服，一方不用附子。

来源：《备急千金要方》

灵芝

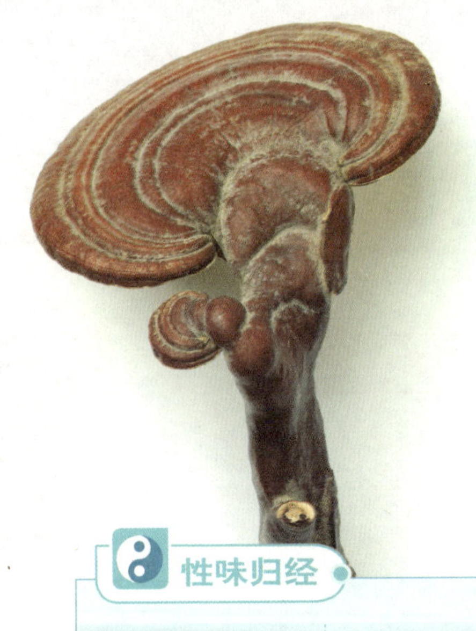

别名

三秀、茵、芝、灵芝草、木灵芝、菌灵芝

性味归经

性味	归经
味甘，性平，无毒	归心、脾、肾经

药材来源

为多孔菌科真菌灵芝、紫芝等的子实体。

药材选购

灵芝以其子实体入药，选购时以皮壳坚实、皮紫褐色、有光泽的干品为优。

复方

主治：泻血脱肛。

用料：灵芝（石耳）五两（炒），白枯矾一两，密陀僧半两。

用法：将以上三味共研为末，加蒸饼做成丸，如梧子大。每服二十丸，米汤送下。

来源：《本草纲目》

用药禁忌

有实证的人慎服。实证表现为面红气粗、肿胀、腹痛、便秘、脉实大有力。

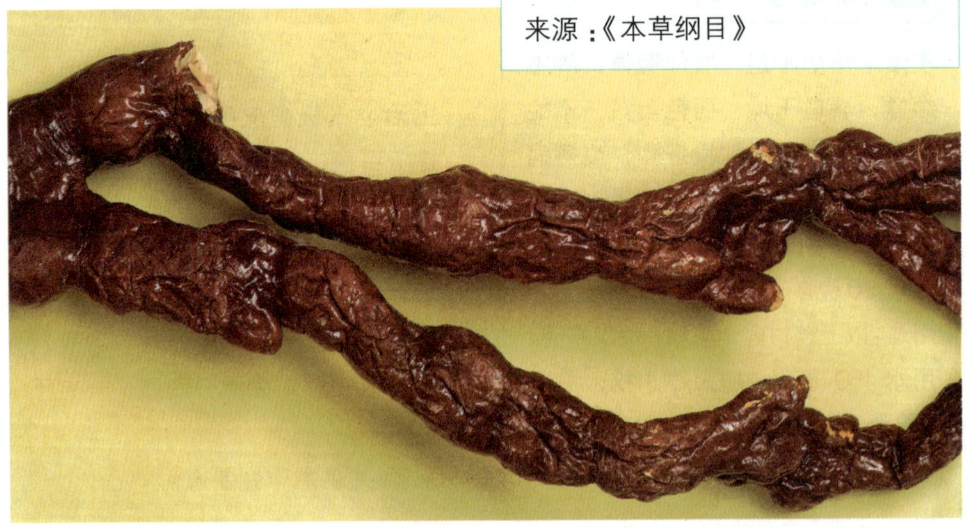

钟乳石

别名

石钟乳、钟乳、芦石、夏石、黄石砂、卢布、夏乳根

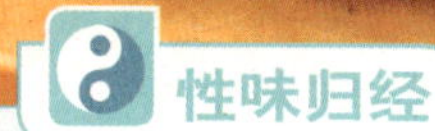

性味归经

性味	归经
味甘，性温	归肺、肾、胃经

药材来源

为碳酸盐类矿物钟乳石的矿石。

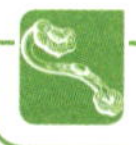

用药禁忌

阴虚火旺、肺热咳嗽者禁服。

单方

主治：吐血损肺。

用法：将钟乳石研成粉，每次以糯米汤送服2钱。

来源：《本草纲目》

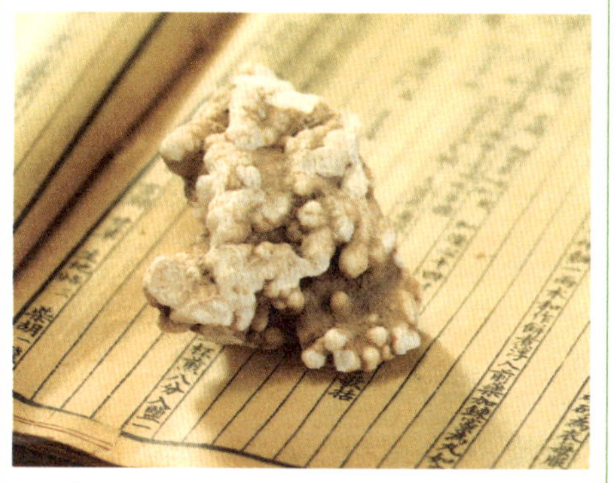

药材选购

钟乳石为碳酸盐类矿石，可入药。钟乳石一般呈圆柱形或圆锥形，选购时以表面白色、质地坚硬、断面平整，且滴加盐酸能产生大量气泡的成品为优。

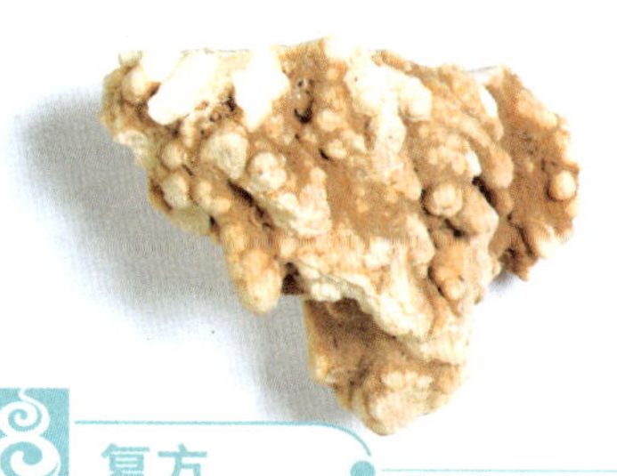

复方

主治：妇人无乳汁。

用料：石钟乳、白石脂各六铢，通草十二铢，桔梗半两切，消石六铢（一方用滑石）。

用法：将以上五味捣碎，以水五升煮三沸，三上三下，去渣，纳消石令烊分服。

来源：《备急千金要方》

紫河车

别名

胞衣、人胞、混沌皮、仙人衣、混沌衣、混元丹、胎衣

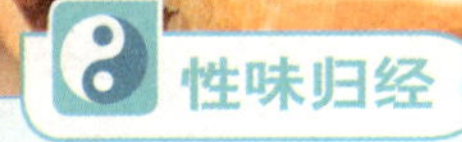

性味归经

性味	归经
味甘、咸，性温，无毒	归肺、肝、肾、心、脾经

药材来源

为健康人的胎盘。

药材选购

紫河车即为胎盘，可入药，干燥的胎盘一般为不规则的类圆形或椭圆形碟状。选购时以整齐洁净、黄色或紫红色的干品为优。

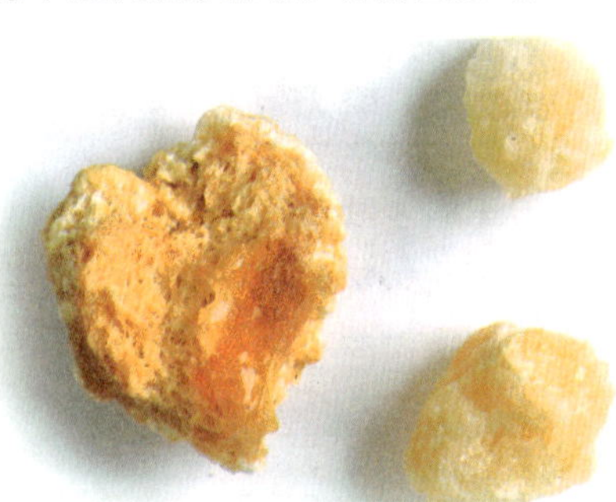

用药禁忌

凡有表邪及实证者禁服，脾虚湿困纳呆者慎服。

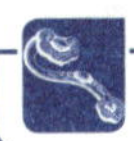

常用方

主治：妇女骨蒸劳损。

用料：紫河车一具，山药二两，人参一两，白茯苓半两。

用法：将紫河车洗净，煮熟切细后焙干，研为末，加入山药、人参、白茯苓，一起研细，调入酒和成丸。以麝香调养7天后每次以温盐汤送服下三到五丸。

来源：《本草纲目》

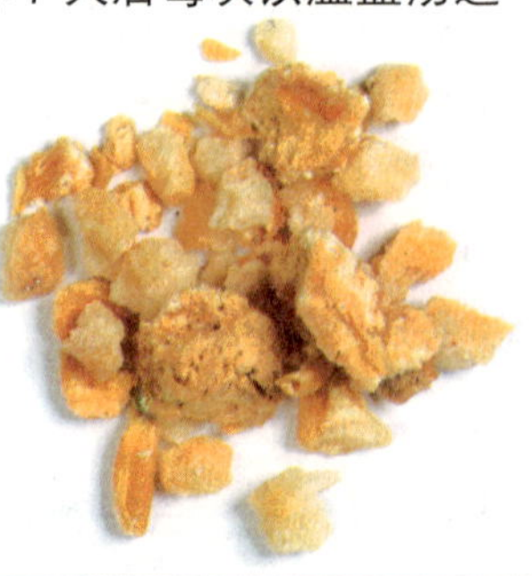

复方

主治：五劳七伤，吐血虚瘦。

用料：紫河车，白茯苓末。

用法：将紫河车洗净至清汁流出，用酒煮烂后捣烂成泥，加入白茯苓末，和成梧子大的丸，每次以米汤送服下百丸。

来源：《本草纲目》

补骨脂

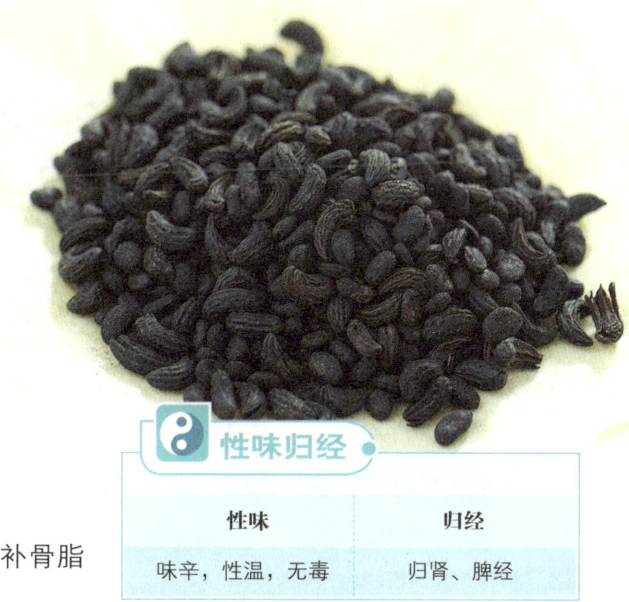

别名

胡韭子、婆固脂、破故纸、胡故子、吉固子、怀故子、故子、黑故子

药材来源

为双子叶植物药豆科植物补骨脂的果实。

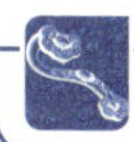

用药禁忌

阴虚火旺以及大便秘结者忌服。

常用方

主治：纵欲无度，下元虚败，手脚沉重，夜多盗汗。

用料：补骨脂 120 克（炒香），菟丝子 120 克（酒蒸），胡桃肉 30 克（去皮），乳香、没药、沉香（各研）各 7.5 克。

用法：炼蜜为丸，如梧桐子大。每服 20 ~ 30 丸，空腹时用盐汤或温酒送下。

来源：《本草纲目》卷十四引《太平惠民和剂局方》

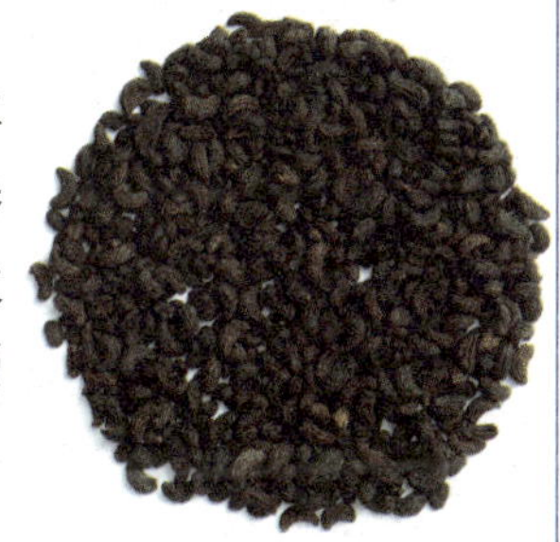

性味归经

性味	归经
味辛，性温，无毒	归肾、脾经

药材选购

补骨脂以果实入药，果实一般呈椭圆形或略似肾形，选购时以颗粒大而饱满、质地坚实、颜色黑且无杂质的干品为优。

复方

主治：水泻久痢。

用料：补骨脂（破故纸）（炒）一两，粟壳（炙）四两。

用法：将以上两味药共研为末，加炼蜜做成丸，如弹子大。每服一丸，姜枣煎汁送下。

来源：《本草纲目》

蚕蛹

别名

小蜂儿

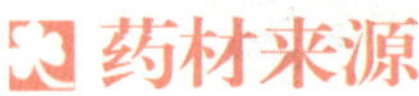

药材来源

为蚕蛾科昆虫家蚕蛾的蛹。

用药禁忌

有脚气之人不宜服用，被病狗咬过的人不要服用。

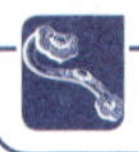

常用方

主治：小儿疳积。
用料：蚕蛹，蜂蜜。
用法：将蚕蛹炒熟，调蜜吃。
来源：《泉州本草》

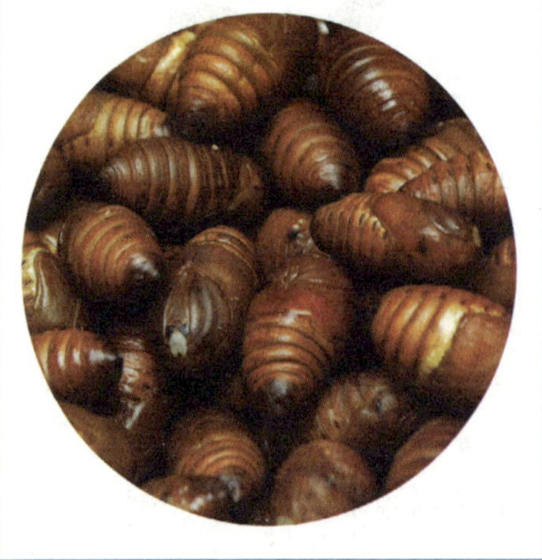

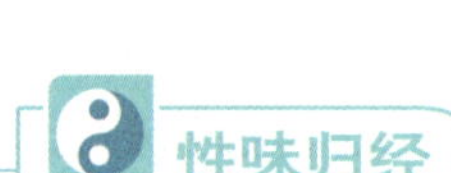

性味归经

性味	归经
味甘、辛，咸，性温	归脾、胃经

药材选购

蚕蛹为蚕蛾的蛹，可入药。蚕结茧后一般经过 4 天左右就会变成蛹，蚕蛹个体呈纺锤形，头部较小，有复眼和触角。蚕蛹一开始为淡黄色，变硬以后为黄色、黄褐色或褐色。

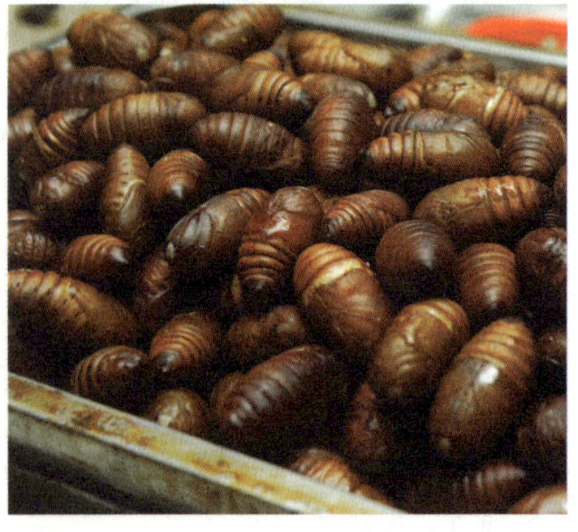

鹿衔草

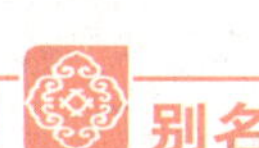

别名

破血丹、纸背金牛草、大肺筋草、红肺筋草、鹿寿茶

药材来源

为鹿蹄草科植物鹿蹄草或圆叶鹿蹄草等的全草。

用药禁忌

孕妇及内有湿热者忌服。

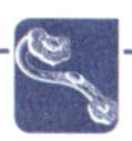

常用方

主治：慢性风湿性关节炎，类风湿关节炎。

用料：鹿蹄草、白术各四钱，泽泻三钱。

用法：将以上药材水煎服用。

来源：《陕甘宁青中草药选》

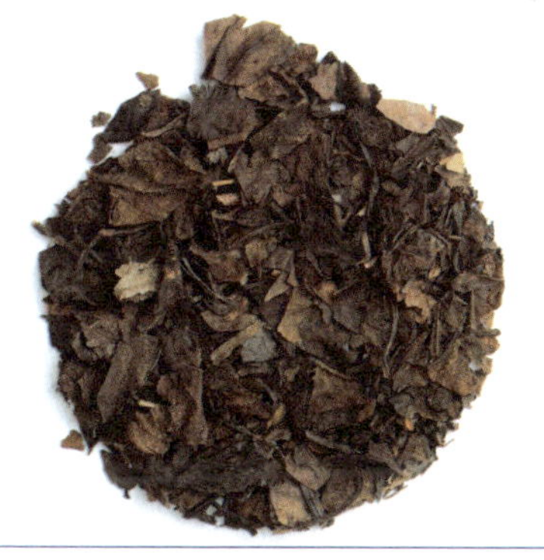

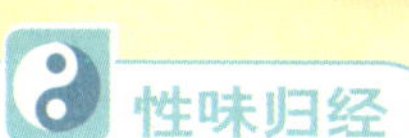

性味归经

性味	归经
味甘、苦，性温	归肝、肾经

药材选购

鹿衔草以其干燥全草入药，选购时以紫褐色或紫红色、没有杂质的干品为优。

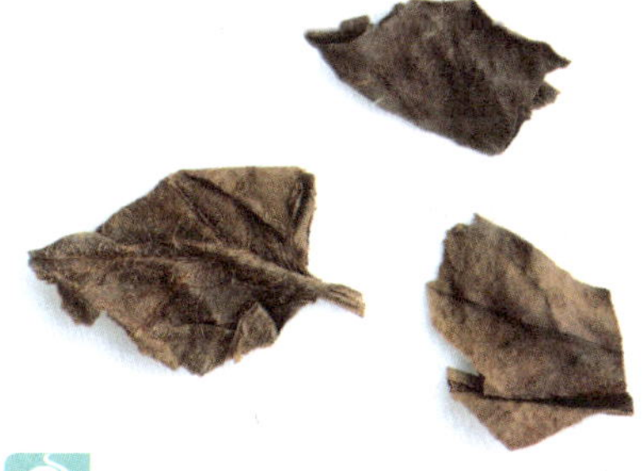

复方

主治：肺结核咯血。

用料：鹿衔草、白及各四钱。

用法：将以上药材水煎服用。

来源：《山西中草药》

杜仲

别名

思仙、思仲、石思仙、丝连皮、丝楝树皮、扯丝皮、丝棉皮

性味归经

性味	归经
味甘、微辛，性温，无毒	归肝、肺、肾经

药材来源

为杜仲科植物杜仲的树皮。

药材选购

杜仲以其树皮入药，一般为板片状或卷片状，选购时以皮大而厚、糙皮刮净、外皮黄棕色、内面光滑且为褐黑色、折断时白丝较多的干品为优。

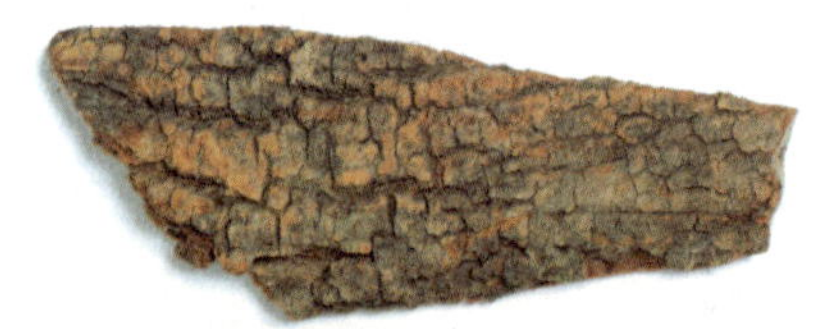

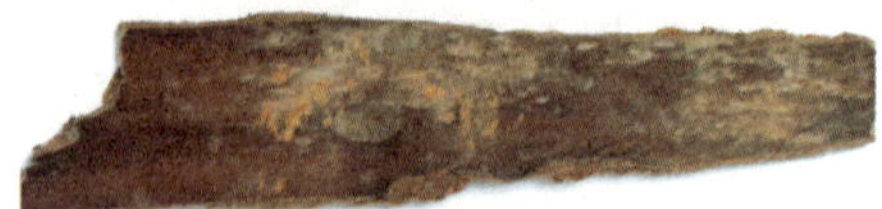

用药禁忌

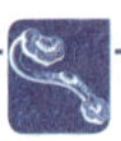

肾虚火炽的人不宜服用，内热、精血燥的人禁服。

常用方

主治：肾虚腰痛，脉虚大。

用料：杜仲、龟甲、黄柏、知母、枸杞子、五味子、当归、芍药、黄芪、补骨脂（破故纸）各30克。

用法：加入蜂蜜和猪脊髓调匀和成梧桐子大的丸，每次服80丸，空腹时用盐汤送下。

来源：《医学入门》

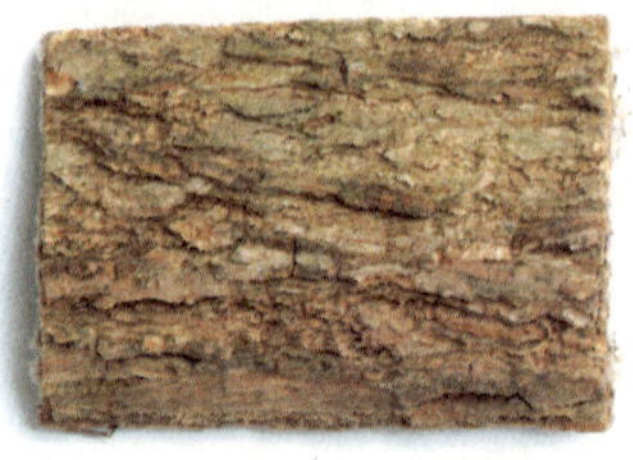

复方

主治：止汗。

用料：杜仲、牡蛎等份。

用法：将以上两味药下筛，夜卧以水服五钱匕。

来源：《备急千金要方》

胡芦巴

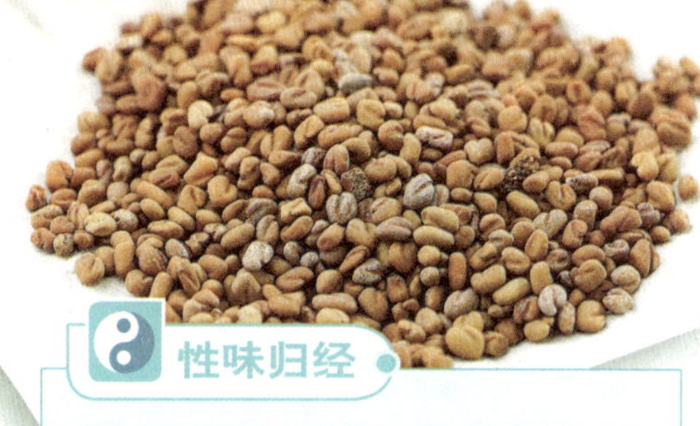

别名

苦豆、芦巴、胡巴、季豆、小木夏、香豆子

药材来源

为双子叶植物药豆科植物胡芦巴的种子。

性味归经

性味	归经
味苦，性温	归肾、胃、心、肝、膀胱经

药材选购

胡芦巴以其种子入药，一般为斜方形或矩形，表面黄绿色或黄棕色，质地较坚硬不易破碎。

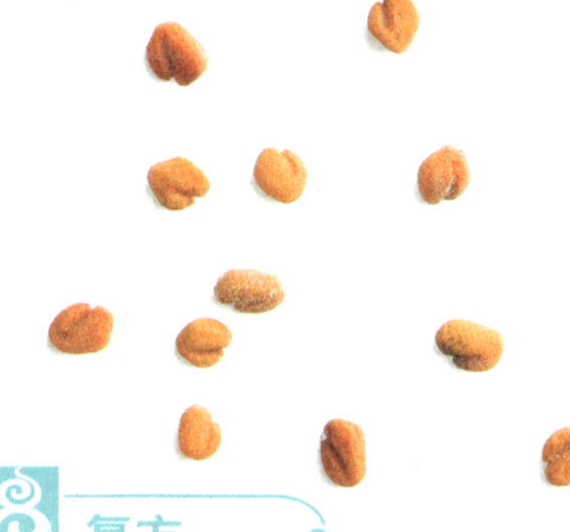

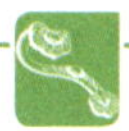

单方

主治：小肠气痛。

用法：将胡芦巴炒过，研成细末，每次以茴香酒送服2钱。

来源：《本草纲目》

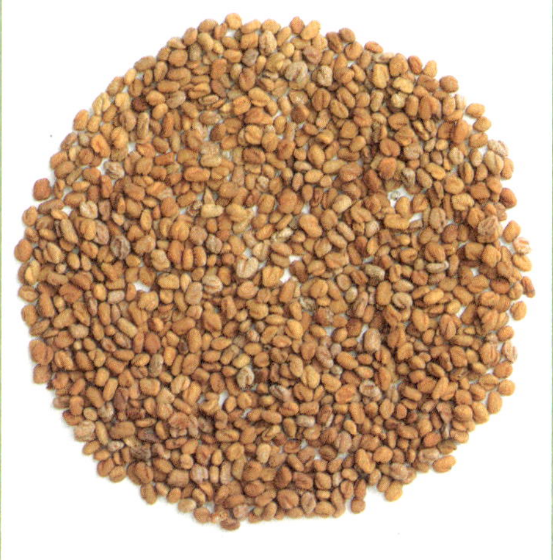

复方

主治：肾脏虚冷，腹胁胀满。

用料：胡芦巴（炒）二两，熟附子、硫黄各七钱五分。

用法：将以上药材一同研为末，加酒和成丸，每次以盐汤送服三十到四十丸。

来源：《本草纲目》

鹿角

别名

斑龙角、鹿角

药材来源

为鹿科动物梅花鹿或马鹿已骨化的老角。

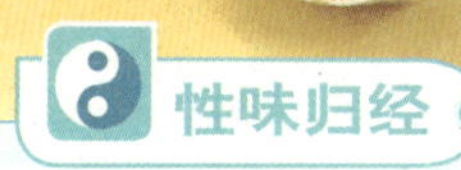

性味归经

性味	归经
味咸，性温，无毒	归肝、肾、心经

用药禁忌

阴虚阳亢的人不要服用，胃火牙痛的人也不宜服用。

药材选购

梅花鹿与马鹿的角皆可入药，一般都是用已骨化的老角。选购梅花鹿角时以角表面黄棕色或灰棕色、枝端灰白色、顶部为白色或灰黄色且有光泽的干品为优。

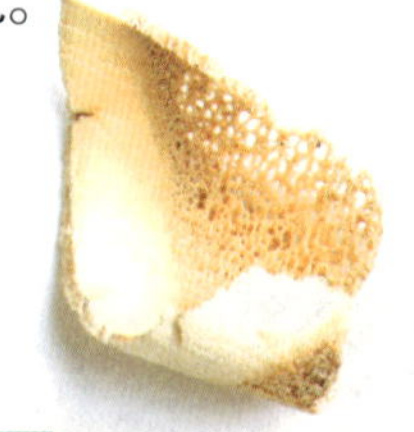

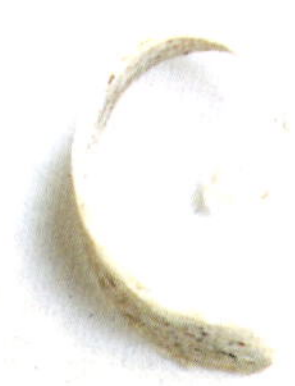

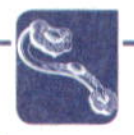

常用方

主治：妇人乳痈或疮，久不愈，出脓疼痛不可忍。

用料：鹿角60克，甘草15克。

用法：以上药材研末过筛，用鸡子黄加湿，调敷患处，每天三次。

来源：《备急千金要方》

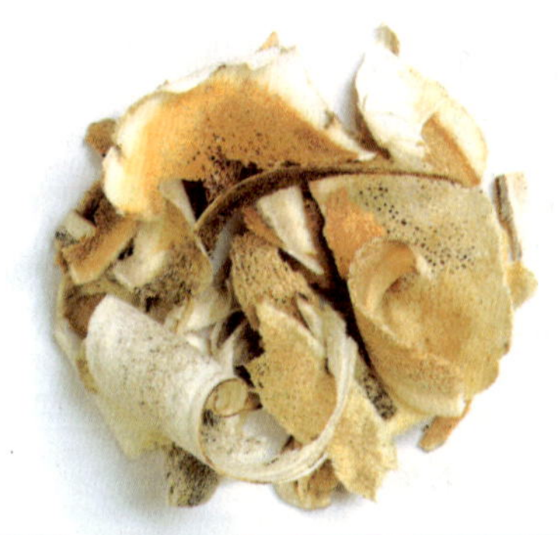

复方

主治：少小吐痢。

用料：血余炭（乱发）半两（烧），鹿角六铢。

用法：将以上两味中药共研为末，米汁服一寸匕，日三服。

来源：《备急千金要方》

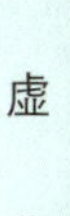

鹿角胶

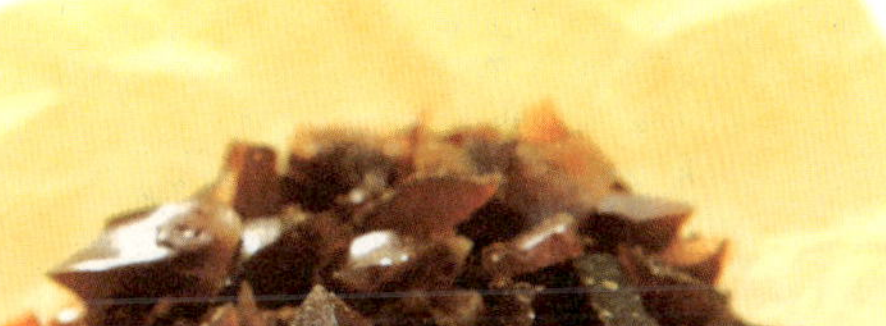

别名

白胶、鹿胶

药材来源

为鹿科动物梅花鹿或马鹿的角煎熬而成的胶块。

用药禁忌

肾虚有火、上焦痰热以及胃家有火者不宜服用。

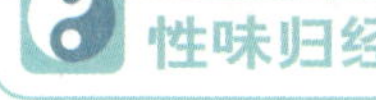

性味归经

性味	归经
味甘、咸，性温，无毒	归肝、肾、肺、脾经

药材选购

鹿角胶为鹿角熬制成的胶块，可入药。选购时以棕黄色、半透明且切面整齐而平滑、没有腥臭气的干品为优。

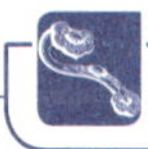

常用方

主治：房劳，小便尿血。

用料：鹿角胶15克，血余炭（油头发灰）、没药（另研）各9克，白茅根汁适量。

用法：以上药材研末，用白茅根汁打糊为丸，如梧桐子大。每服50丸，空腹时盐汤送下

来源：《重订严氏济生方》

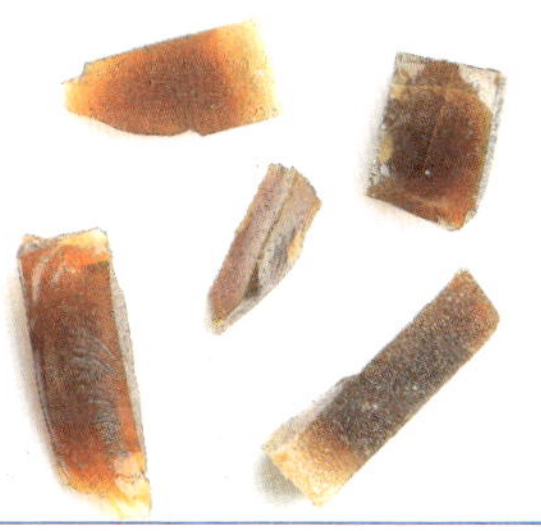

复方

主治：头目眩冒，心中烦郁，惊悸狂癫。

用料：山药二十八分，桂心、大豆黄卷、鹿角胶各七分，当归、神曲、人参、干地黄各十分，防风、黄芩、麦冬、芍药、白术各六分，甘草二十分，柴胡、桔梗、茯苓、杏仁、川芎各五分，白蔹、干姜各三分，大枣一百枚取膏。

用法：将以上所有中药（除大枣）共研为末，和白蜜、枣膏，丸如弹丸，先食服一丸，日三服。

来源：《备急千金要方》

仙茅

别名

独茅根、茅爪子、婆罗门参

药材来源

为石蒜科植物仙茅的根茎。

药材选购

仙茅以其根茎入药，根茎一般为圆柱形，略弯曲。选购时以根条粗长、质地坚脆、表面黑褐色的干品为优。

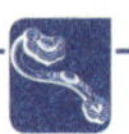

常用方

主治：背膊手足头目筋脉虚掣，一切风证，疼痛不可忍者。

用料：仙茅一两，陈皮、枳壳（麸炒）、厚朴（姜制）、官桂、秦艽各一钱，当归、白茯苓、白芍、白芷、川芎、半夏曲各一钱半，麻黄（不去节）二钱半，没药、甘草、川乌（炮）各半两，白姜、乳香、独活各二钱，全蝎七枚，麝香半钱。

用法：以上药材除桂、芷、麝、乳、没，其他并炒转色，再加入不炒的药，一起研为末，每次服三大钱，炒大黑豆同木瓜浸酒，旋温调服，不拘时候。

来源：《奇效良方》

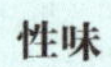

性味归经

性味	归经
味辛，性温，有毒	归肾、肺、肝经

用药禁忌

凡阴虚火旺者忌服。

复方

主治：阳痿精寒、腰膝风冷、筋骨痿痹等症。

用料：仙茅二斤，苍术二斤，枸杞子一斤，车前子十二两，白茯苓（去皮）、茴香（炒）、柏子仁（去壳）各八两，生地黄（焙）、熟地黄（焙）各四两。

用法：将仙茅放入淘糯米水中浸五天，取出刮锉，阴干；将苍术放入淘米水中浸五天，取出刮皮，焙干；取这样制过的仙茅、苍术各一斤，枸杞子、车前子、白茯苓、茴香、柏子仁、生地黄、熟地黄一起研细，加酒煮糊做成丸，如梧子大。每次饭前以温酒送服五十丸，一天服两次。

来源：《本草纲目》

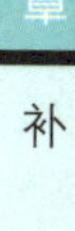

鹿茸

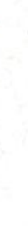

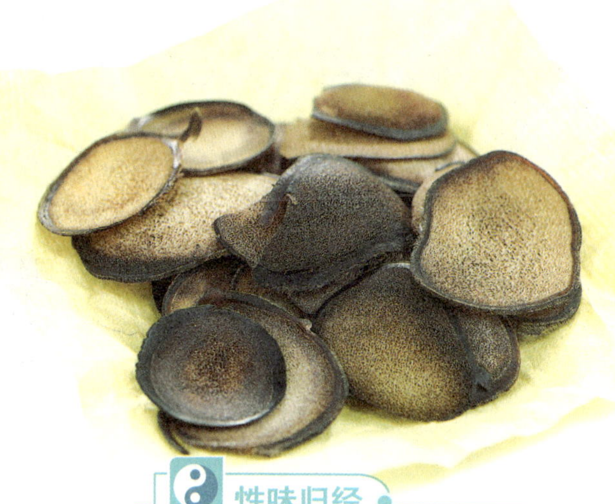

别名

花鹿茸、黄毛茸、花茸、马鹿茸、青毛茸

药材来源

为鹿科动物梅花鹿或马鹿的尚未骨化的幼角。

药材选购

鹿茸为梅花鹿或马鹿的尚未骨化的幼角。选购时可根据不同的品种进行选择。梅花鹿鹿茸一般呈圆柱状分枝，根据分枝的多少分为二杠、三岔等。二杠外皮红棕色或棕色，表面光润，锯口黄白色，有腥味。三岔外皮一般为红黄色，比较重且没腥气。

单方

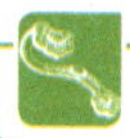

主治：腰膝疼痛。

用法：将鹿茸涂上酥油，炙至紫色，研成末，每次以酒送服一钱。

来源：《本草纲目》

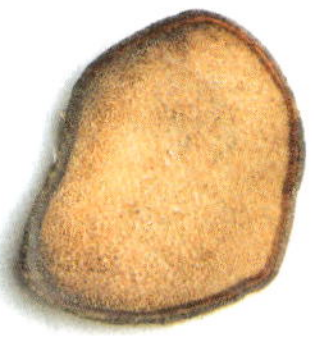

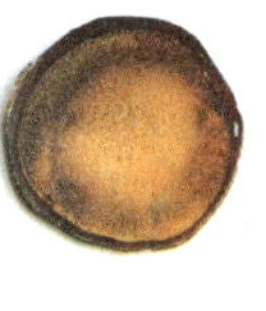

性味归经

性味	归经
味甘、咸，性温，无毒	归肝、肾、心经

用药禁忌

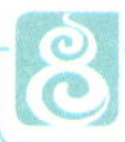

患有高血压、肾炎、肝炎的人不要服用；阴虚阳亢、肝阳上亢的人，也不宜服用。

复方

主治：治风冷，补虚弱，亦主百病。

用料：地黄、蛇床子、山药、牡蛎、天雄、远志、杜仲、鹿茸、五味子、桂心、鹿衔草、石斛、车前子、菟丝子、雄鸡肝、肉苁蓉、未连蚕蛾各等分。

用法：将以上所有药合捣为末，蜜丸如小豆大，酒服三丸。加至七丸。日三夜一。禁如常法。须令常有药气大益，人服药十日以后，少少得强。

来源：《备急千金要方》

肉苁蓉

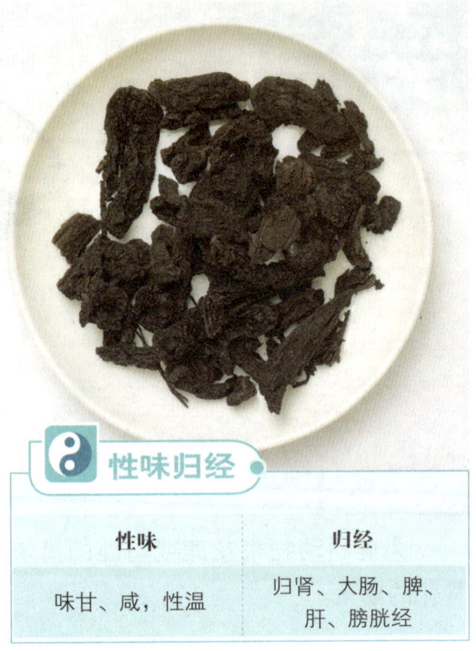

别名

肉松蓉、纵蓉、地精、金笋、大芸

药材来源

为列当科植物肉苁蓉或苁蓉、迷肉苁蓉等的肉质茎。

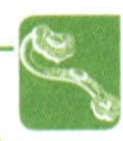

用药禁忌

脾虚便溏、实热便结、心火旺盛者忌服。

性味归经

性味	归经
味甘、咸，性温	归肾、大肠、脾、肝、膀胱经

药材选购

肉苁蓉以其肉质茎入药，肉苁蓉品种较多，如甜苁蓉、盐苁蓉等。选购苁蓉茎时以茎粗长、肉质厚、颜色棕褐色、柔嫩滋润的干品为优。

单方

主治：破伤风。

用法：将肉苁蓉切片，晒干，用一小盏，底上穿孔，烧烟于疮上熏之，连续几次即可见效。

来源：《本草纲目》

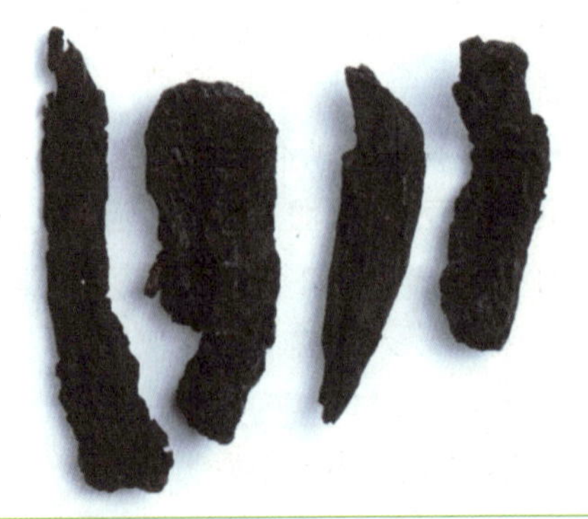

复方

主治：所食不消、胃气不平。

用料：麦冬三斤，地黄、石韦各一斤，紫菀、甘草、阿胶、杜仲、五味子、肉苁蓉、远志、茯苓、天雄各半斤。

用法：将以上所有药共研为末，蜜丸如梧子，食上饮若酒服十丸，日再，加至二十丸。

来源：《备急千金要方》

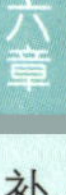

锁阳

别名

琐阳、不老药、锈铁棒、地毛球、黄骨狼、羊锁不拉

药材来源

为锁阳科植物锁阳的全草。

用药禁忌

阴虚火旺、实热便秘、脾虚泄泻者不要服用。

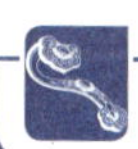

常用方

主治：肝肾阴虚，精血不足，筋骨软弱，腿足消瘦，行走无力，舌红少苔，脉细弱，现用于脊髓灰质炎后遗症，慢性关节炎，中风后遗症而属肝肾不足者。

用料：黄柏250克（酒炒），龟甲120克（酒炙），知母60克（酒炒），熟地黄、陈皮、白芍各60克，锁阳45克，虎骨（以狗骨代）30克（炙），干姜15克。

用法：所有药材共研为末，加酒调糊成丸或粥丸，每丸重9克，每次1丸，日服两次。空腹淡盐汤或温开水送下。

来源：《丹溪心法》

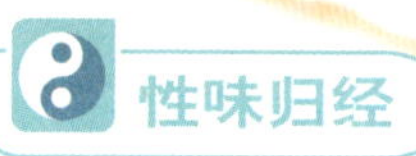

性味归经

性味	归经
味甘，性温，无毒	归肝、肾、大肠经

药材选购

锁阳以全草入药，选购时以植株肥大、质地坚实、颜色为红色、断面粉性足且不显筋脉的干品为优。

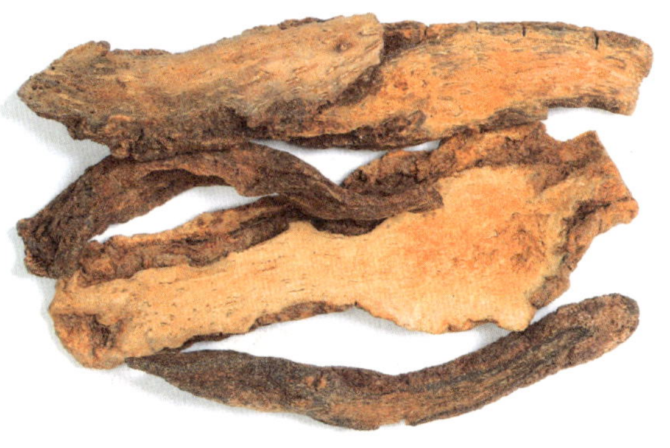

益智

别名

益智子

药材来源

为双子叶植物药姜科植物益智的果实。

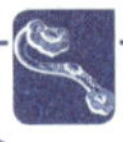

用药禁忌

阴虚阳亢或因热患上遗滑崩带的人不要服用。

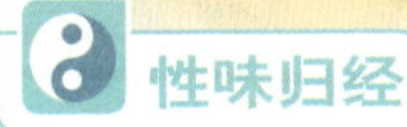

性味归经

性味	归经
味辛，性温，无毒	归脾、肾、胃、肝、肺经

药材选购

益智为益智的果实，可入药。果实一般为纺锤形或椭圆形，选购时以果实大而饱满、臭味浓烈的干品为优 。

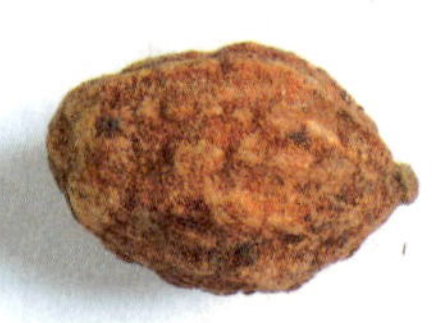

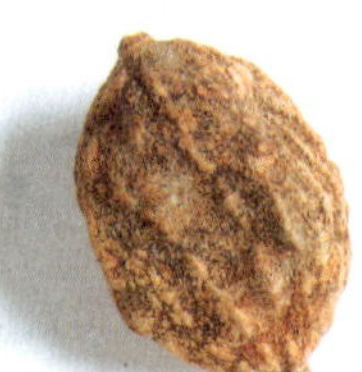

常用方

主治：脾胃虚寒，肠辟下血，或血色紫黑，腹部冷痛，得热物熨之则减轻，右关脉弦，按之无力者。

用料：肉桂0.3克，桂枝1.2克，牡丹皮、柴胡、葛根、益智、半夏各1.5克，当归身、炙甘草、黄芪、升麻各3克，白芍4.5克，干姜少许。

用法：以上药材共研为粗末，加水450毫升，煎至150毫升，去渣，空腹时温服。

来源：《兰室秘藏》

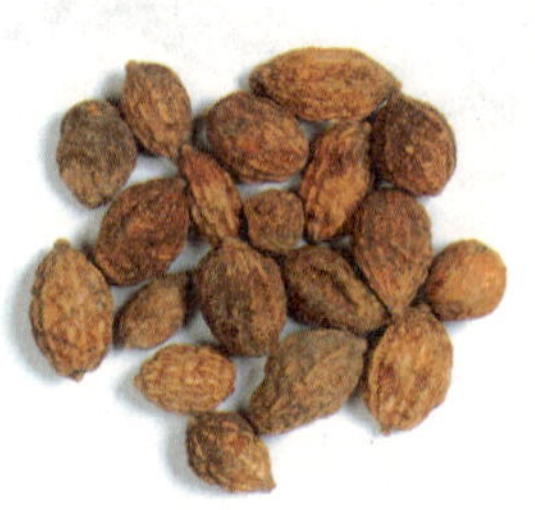

复方

主治：白浊腹满。

用料：益智（盐水浸，炒）、厚朴（姜汁炒）等份，姜三片，枣一枚，

用法：将以上所有材料用水煎服。

来源：《本草纲目》

三七

别名

山漆、金不换、血参、人参三七

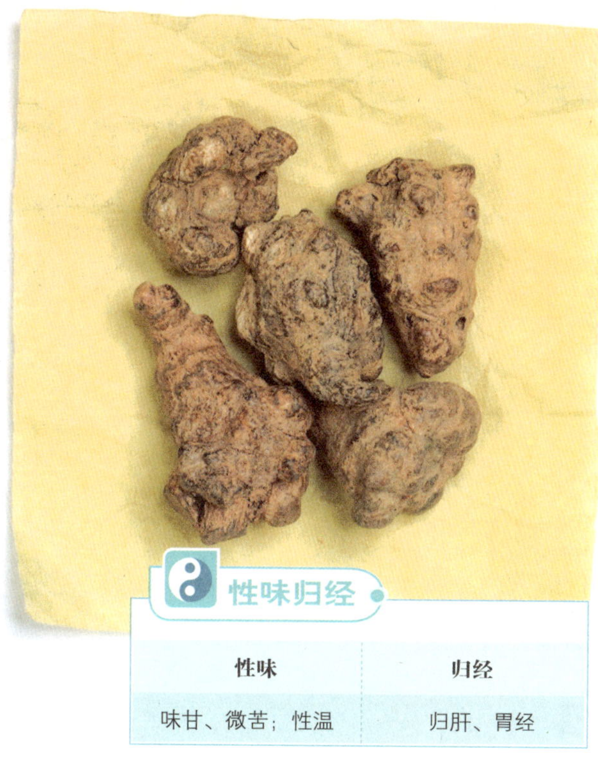

药材来源

为五加科植物三七的根。

用药禁忌

孕妇忌服。

性味归经

性味	归经
味甘、微苦；性温	归肝、胃经

单方

主治：吐血、咯血不止。

用法：将一钱三七切细捣烂，以米汤送服。

来源：《本草纲目》

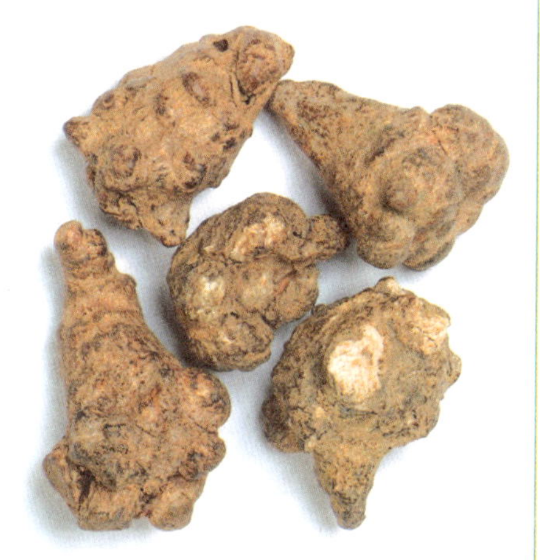

药材选购

三七以其根茎入药，其根一般为类圆锥形或纺锤形，选购时以根体重、质地坚、表面光滑、断面灰绿色或绿色的干品为优。

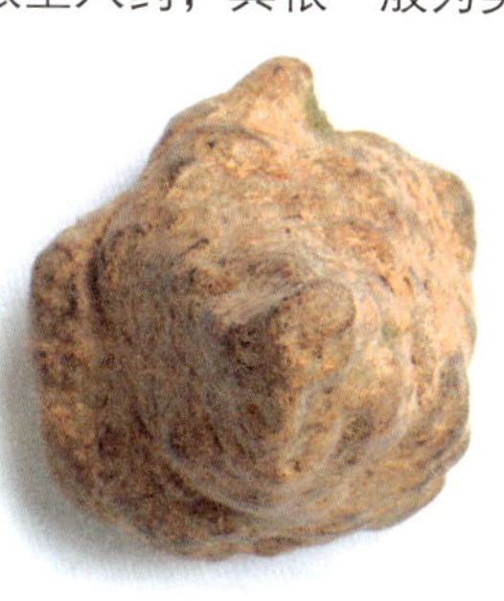

常用方

主治：虎咬虫伤。

用法：将三七研细，每次以米汤送服三钱，另外取三七嚼烂后涂伤处。

来源：《本草纲目》

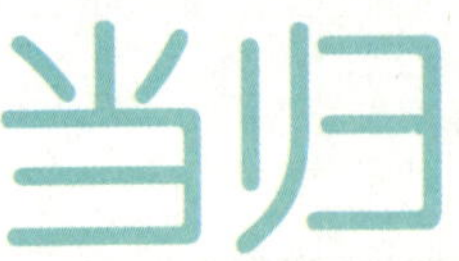

当归

别名

干归、秦归、云归

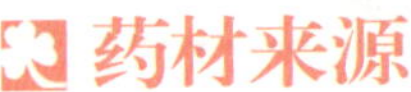

药材来源

为双子叶植物药伞形科植物当归的根。

用药禁忌

不宜用量过大，服用后，可能有疲倦、瞌睡等反应；有些患者在用当归注射液穴位注射后可能引起过敏性休克，要特别注意；不可服用当归的精华油，因为其有少量的致癌物质；儿童、孕妇不宜服用当归；慢性腹泻或腹部发胀的人不宜服用当归；热盛出血的人不宜服用当归。

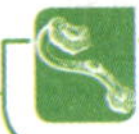

单方

主治：鼻血不止。

用法：将当归焙干，研细，每次以米汤送服一钱。

来源：《本草纲目》

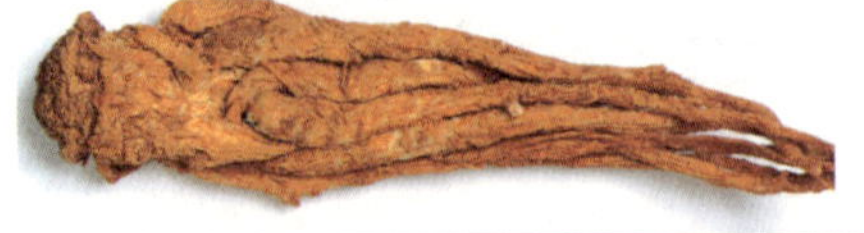

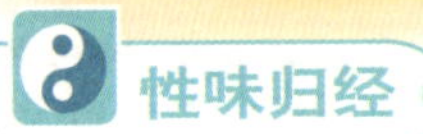

性味归经

性味	归经
味甘、辛，性温，无毒	归心、肝、脾经

药材选购

当归以其根部入药，选购时以主根粗大、身长、枝根少、断面黄白色、气味浓烈的干品为优。主根短而小、枝根多、断面为红棕色的干品为次等品。

复方

主治：妇人寒疝、虚劳不足、产后腹中绞痛。

用料：当归二两，生姜五两，芍药二两（《子母秘录》作甘草），羊肉一斤。

用法：将以上中药捣碎，以水八升煮羊肉，熟取汁煎药，得三升，适寒温服七合，日三。

来源：《备急千金要方》

阿胶

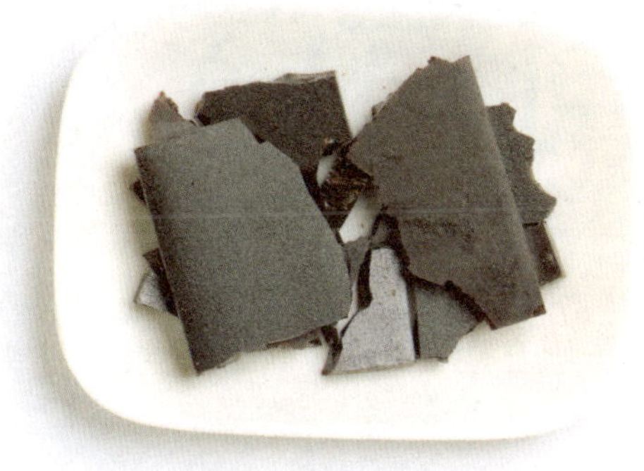

别名

傅致胶、盆覆胶、驴皮胶、阿胶珠、胶珠

性味归经

性味	归经
味甘，性平	归肺、肝、肾经

药材来源

为马科动物驴的皮去毛后熬制而成的胶块。

药材选购

阿胶为驴皮去毛后熬成的胶块，一般为长方形的块状。选购时以 颜色乌黑光亮、透明而没有腥臭气、不易变软的干品为优。

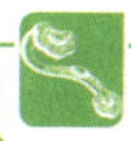

用药禁忌

脾胃虚弱者，呕吐泄泻者禁服。

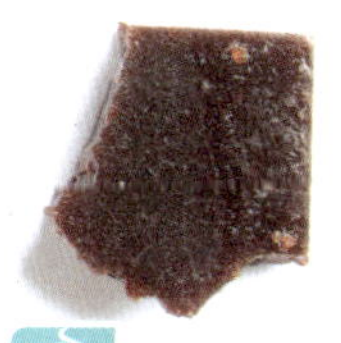

单方

主治：月经不断。

用法：将阿胶炒焦研为粉末，以酒送服 2 钱。

来源：《本草纲目》

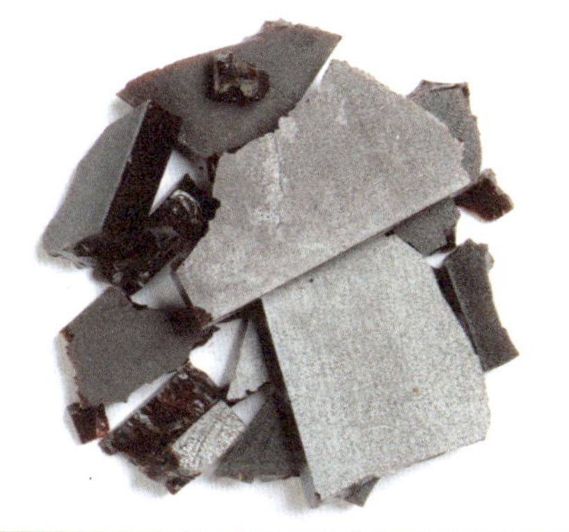

复方

主治：吐血内崩上气面色如土。

用料：干姜、阿胶、侧柏叶各二两，艾叶一把。

用法：将以上中药捣碎，以水五升煮取一升，纳马通汁一升，煮取一升，顿服。仲景名柏叶汤，不用阿胶；《肘后备急方》不用侧柏叶。

来源：《备急千金要方》

何首乌

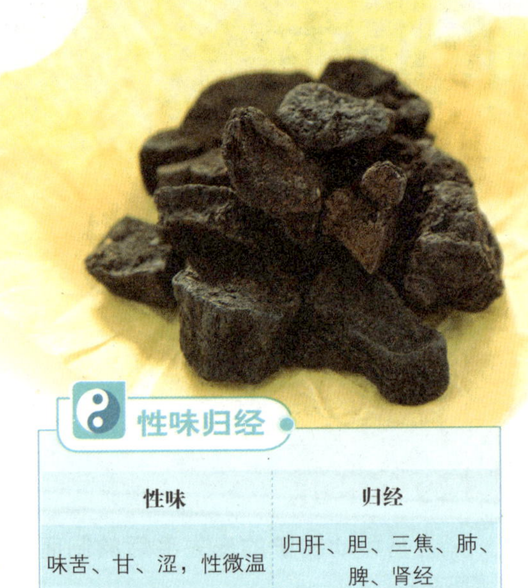

别名

首乌、陈知白、红内消、黄花乌根、夜合、蛇草、伸头草、紫乌藤

性味归经

性味	归经
味苦、甘、涩，性微温	归肝、胆、三焦、肺、脾、肾经

药材来源

为双子叶植物药蓼科植物何首乌的块根。

用药禁忌

大便清泄以及有湿痰的人不宜服用。

药材选购

何首乌以其块根入药，选购时以块根质重、坚实、红褐色、粉性足的干品为优。

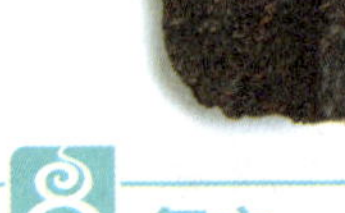

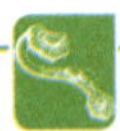

单方

主治：破伤血出。

用法：将何首乌研末敷到患处。

来源：《本草纲目》

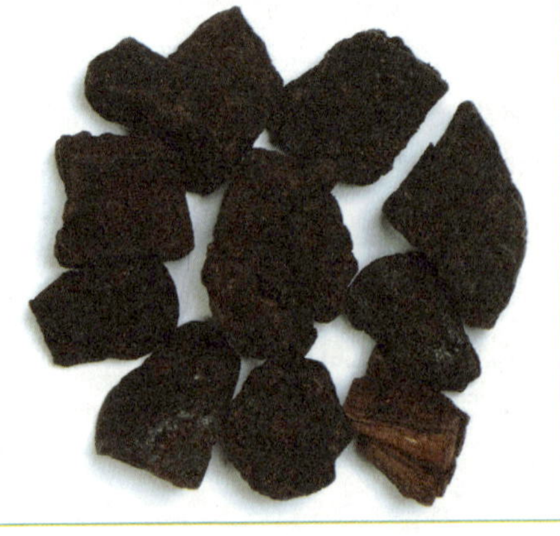

复方

主治：细癣。

用料：蛇床子、白盐（一作白垩）、羊蹄根各一升，赤葛根、苦参、石菖蒲各半斤，黄连、莽草各三两。

用法：将以上八味中药捣碎，以水七升，煮取三升，适寒温以洗身，如炊一石米顷为佳，澄清后，当微温用之，满三日止。

来源：《备急千金要方》

龙眼肉

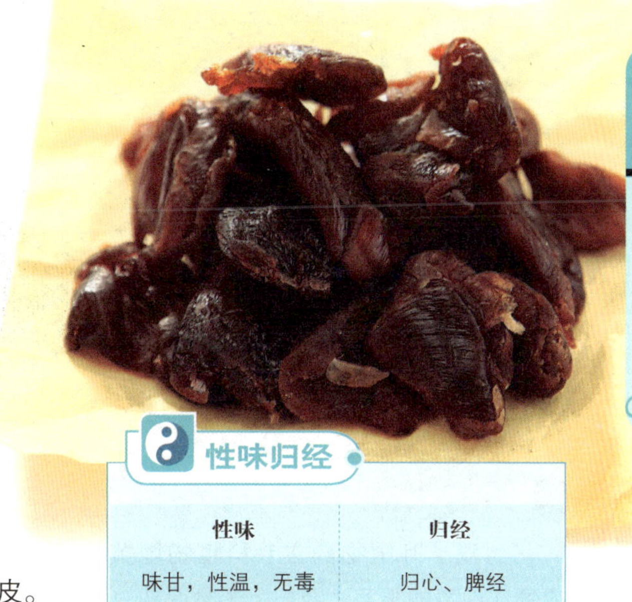

别名

蜜脾、龙眼干、桂圆肉、元肉、龙目、比目、圆眼、桂圆

性味归经

性味	归经
味甘，性温，无毒	归心、脾经

药材来源

为无患子科植物龙眼的假种皮。

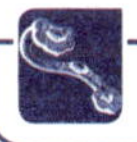

用药禁忌

胃热有痰、有火者不宜服用；肺部受寒咳痰带血者不宜服用。

药材选购

龙眼肉可入药，一般为不规则块、片。选购时以肉厚且片大、肉质细软、颜色棕黄、甜味浓的半透明干品为优。

常用方

主治：心中气血虚损，兼心下停有痰饮，致惊悸不眠。

用料：龙眼肉18克，酸枣仁（炒，捣）12克，生龙骨（捣末）15克，生牡蛎（捣末）15克，清半夏9克，茯苓片9克，生赭石（轧细）12克。

用法：水煎服。

来源：《医学衷中参西录》

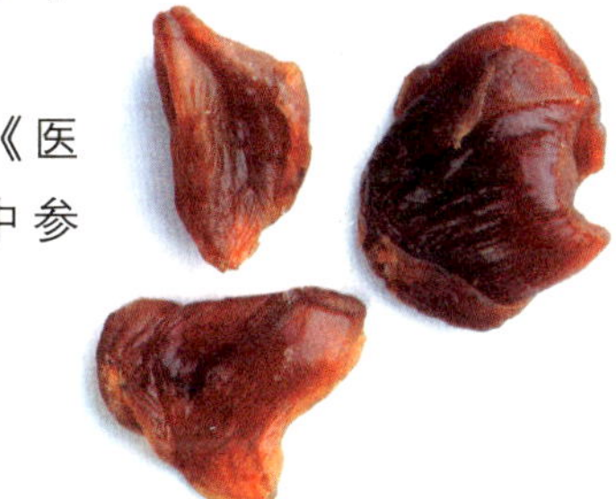

复方

主治：思虑过度，劳伤心脾，健忘怔忡，虚烦不眠，自汗惊悸。

用料：龙眼肉、酸枣仁（炒）、黄芪（炙）、白术（焙）、茯神各一两，木香半两，炙甘草二钱半，姜三片，枣一枚，水二盅。

用法：将龙眼肉、酸枣仁（炒）、黄芪（炙）、白术（焙）、茯神、木香、炙甘草切细。各药配齐后，每服五钱，加姜三片、枣一枚、水二盅，煎成一盅，温服。此方名“归脾汤”。

来源：《本草纲目》

熟地黄

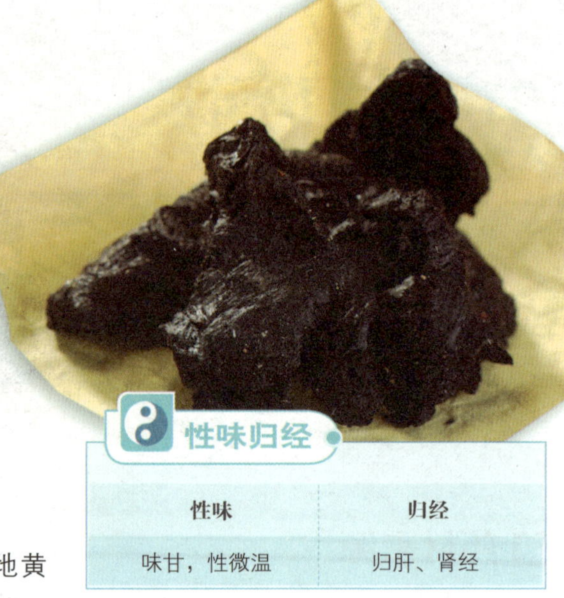

别名

熟地、大熟地黄、熟地炭

性味归经

性味	归经
味甘，性微温	归肝、肾经

药材来源

为双子叶植物药玄参科植物地黄或怀庆地黄的根茎，经加工蒸晒而成。

药材选购

熟地黄为地黄的根茎加工后蒸晒而成，可入药，一般为不规则的块状。选购时以质地柔软、内外为黑色、黏性较大的干品为优。

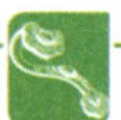

用药禁忌

脾胃虚弱者不宜服用；腹泻或腹胀者不宜服用；气滞痰多者不宜服用。

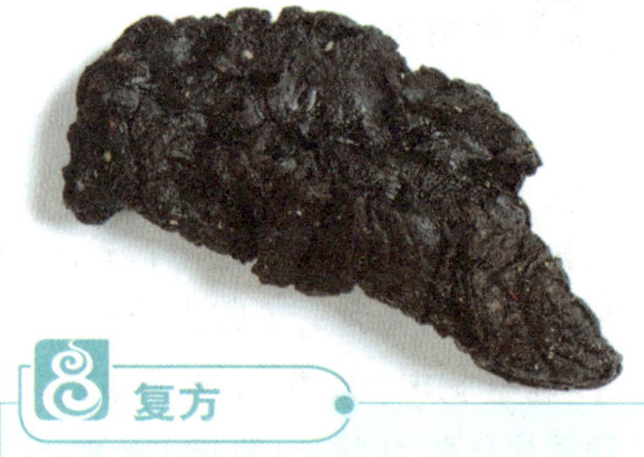

单方

主治：病后虚汗。

用法：将五两熟地黄加三碗水煎成一碗，分三次服，一天内服完。

来源：《本草纲目》

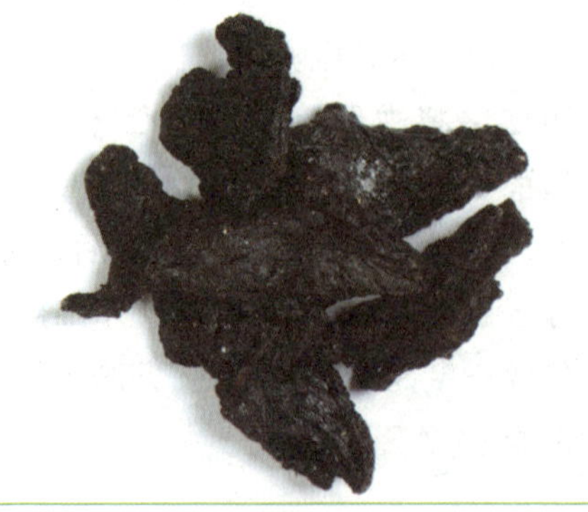

复方

主治：明目补肾。

用料：生地黄、熟地黄各二两，川椒红一两。

用法：将以上所有材料共研为末，加蜜和成丸，如梧子大。每服三十丸，空心服，盐汤送下。

来源：《本草纲目》

百合

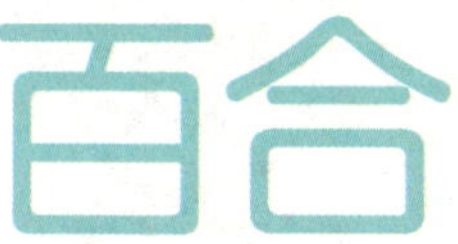

别名

白百合、夜合花、白花百合、线叶百合、卷莲花、灯伞花、散莲花、红岩百合

药材来源

为双子叶植物药百合科植物百合、细叶百合、麝香百合及其同属多种植物鳞茎的鳞叶。

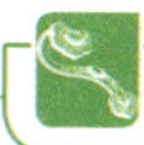

用药禁忌

风寒咳嗽的人不宜服用；中寒腹泻的人不宜服用。

单方

主治：肺病吐血。

用法：将百合捣成汁，以水送服，或者煮百合吃也可以。

来源：《本草纲目》

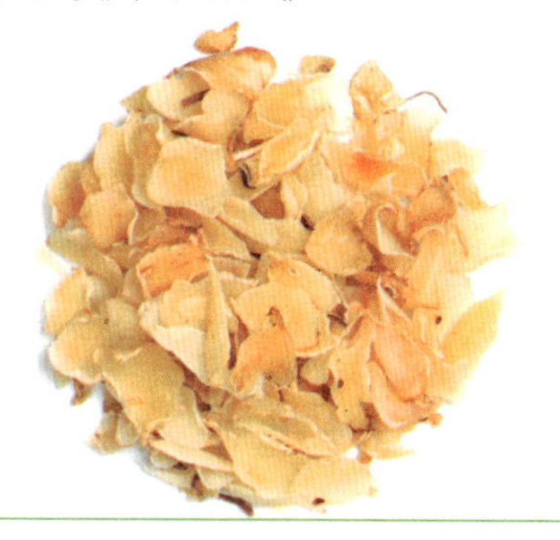

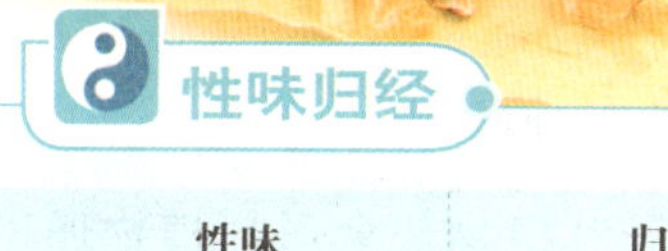

性味归经

性味	归经
味甘、微苦，性平，无毒	归心、肺经

药材选购

百合以其鳞叶入药，鳞叶叶片厚而均匀、质地坚实、筋脉少、颜色黄白的干品为优。

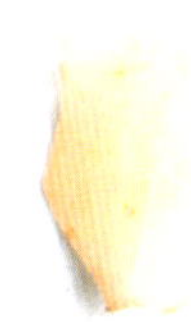

复方

主治：百合病发热。

用料：百合一两，滑石三两。

用法：将以上两味药下筛，饮服方寸匕，日三次，当微利，利止勿复服，热即除，一本云治百合病小便赤涩、脐下坚急。

来源：《备急千金要方》

北沙参

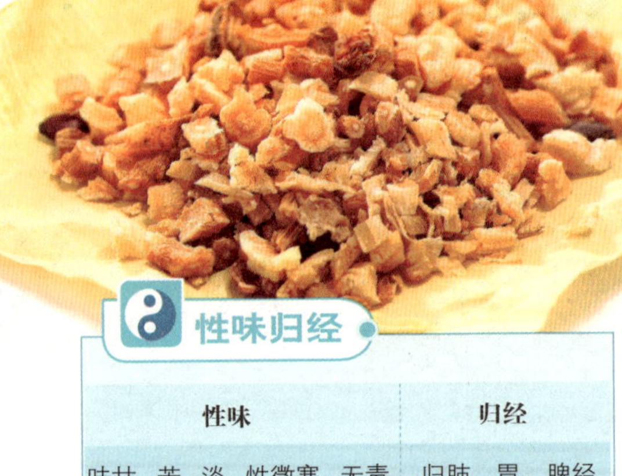

别名

海沙参、银条参、辽沙参、野香菜根、真北沙参、珊瑚菜、沙参、解沙参

药材来源

为双子叶植物药伞形科植物珊瑚菜的根。

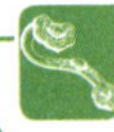

用药禁忌

肺胃虚弱者，风寒咳嗽者不宜服用。

单方

主治：肺热咳嗽。
用法：将半两沙参水煎服用。
来源：《本草纲目》

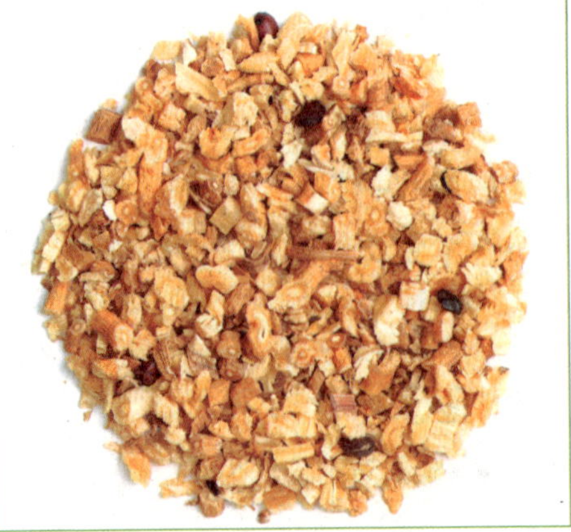

性味归经

性味	归经
味甘、苦、淡，性微寒，无毒	归肺、胃、脾经

药材选购

北沙参以其根部入药，根呈圆柱形或条直状，选购时以根条均匀细长、质地坚实、根皮白色的干品为优。

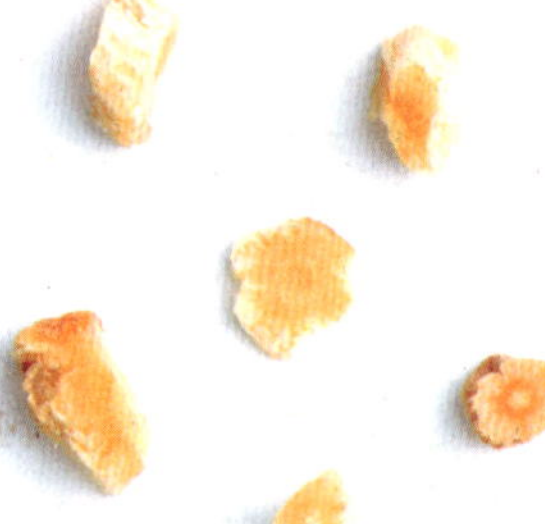

复方

主治：伤寒头痛项强、身热、腰脊痛，往来有时。
用料：干姜、防风、沙参、细辛、白术、人参、蜀椒、茯苓、麻黄、黄芩、赭石、桔梗、吴茱萸各一两、附子二两。
用法：将以上十四味下筛，先食酒服一钱匕，日三。
来源：《备急千金要方》

鳖甲

别名

上甲、鳖壳、团鱼甲、鳖盖子

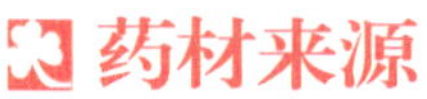

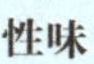

性味归经

性味	归经
味咸，性寒，无毒	归肝、脾、肾经

药材来源

为鳖科动物中华鳖的背甲。

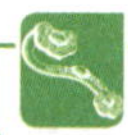

用药禁忌

孕妇禁用；凡是阴虚胃弱的人，阴虚泄泻的人，产后泄泻的人，产后饮食不消化的人，厌食呕恶的人不宜服用。

药材选购

鳖甲为鳖的背甲，可入药。选购时以背甲大而厚、洁净没有残肉、没有臭味的干品为优。

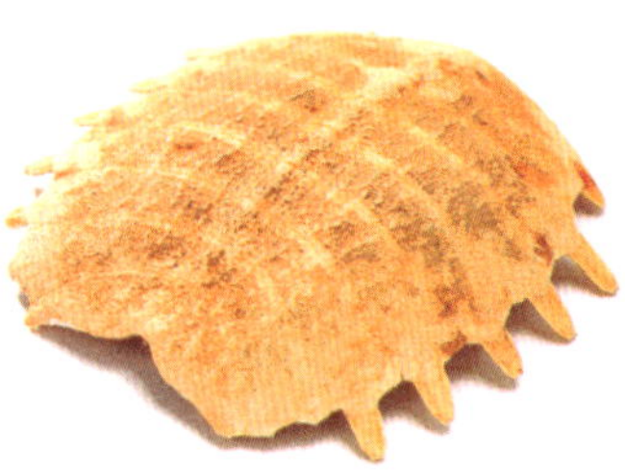

单方

主治：突然腰痛，不可俯仰。

用法：将鳖甲烧过，研为末，每次以酒送服一匙。

来源：《本草纲目》

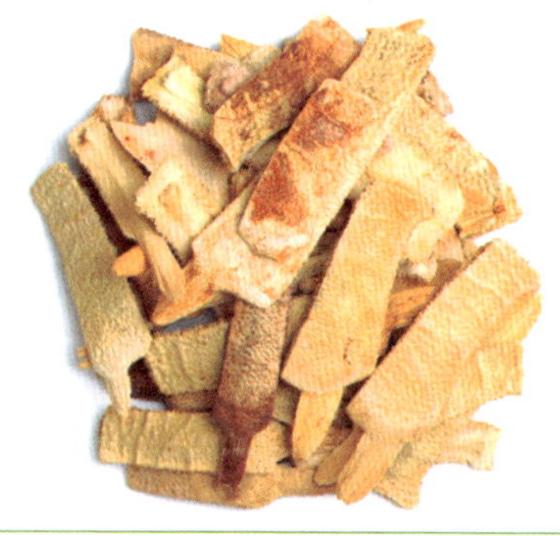

复方

主治：身体虚胀如微肿，胸心痞满，有气壮热，小腹厚重，两脚弱。

用料：鳖甲、黄芩、升麻、麻黄、羚羊角、桂心、杏仁各三两，前胡四两，乌梅二十枚，薤白三十枚。

用法：将以上十味药捣碎，煮取二升七合，分三服，若体强壮欲须利者，加大黄二两。

来源：《备急千金要方》

枳椇子

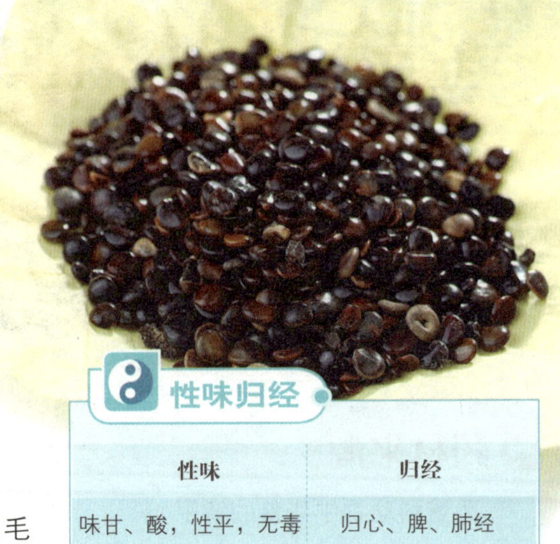

别名

木蜜、树蜜、木饧、白石木子、蜜屈律、鸡距子

性味归经

性味	归经
味甘、酸，性平，无毒	归心、脾、肺经

药材来源

为鼠李科植物北枳椇、枳椇和毛枳椇的带有肉质果柄的果实或种子。

药材选购

枳椇子以其果实或种子入药，一般分为北枳子和毛果枳子。选购时皆以种子饱满、表皮有光泽者为优。

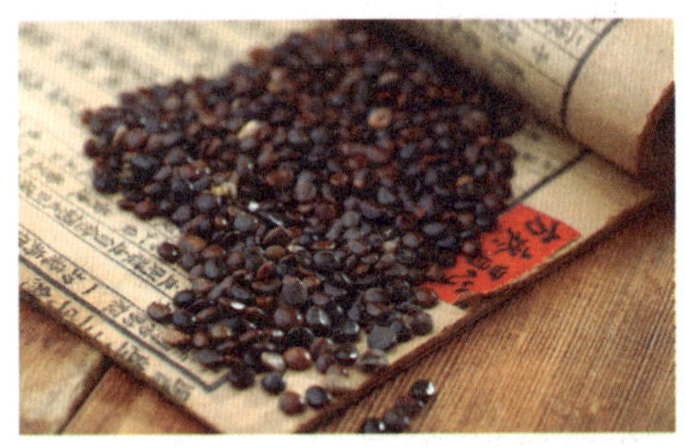

用药禁忌

脾胃虚寒者禁用。

单方

主治：小儿惊风。
用法：枳椇子一两，水煎服。
来源：《湖南药物志》

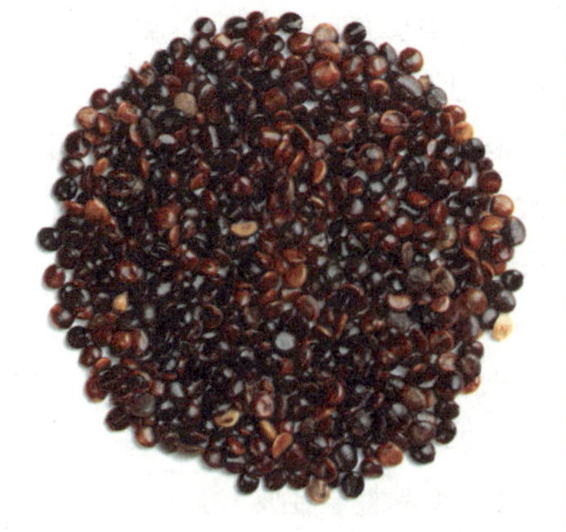

复方

主治：手足抽搐。
用料：枳椇子五钱，四匹瓦五钱，蛇莓五钱。
用法：将以上药材水煎服。
来源：《湖南药物志》

黑芝麻

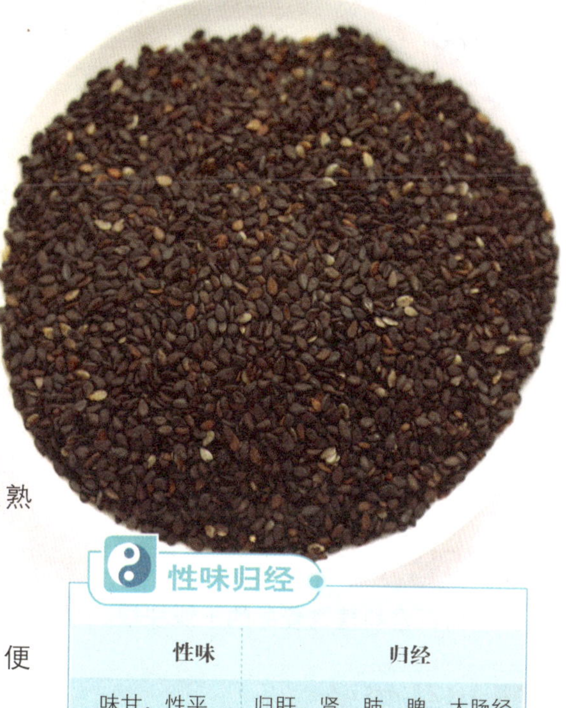

别名

巨胜、脂麻

药材来源

为胡麻科植物脂麻的干燥成熟种子。

用药禁忌

患有慢性肠炎的人不宜服用，便溏腹泻的人不宜服用。

性味归经

性味	归经
味甘，性平	归肝、肾、肺、脾、大肠经

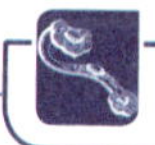

常用方

主治：肌表不固，太阳受风，巅顶作痛，鼻窍微塞，时流清涕。

用料：香附 6 克，白芷 1.8 克，当归 4.5 克，川芎 2.4 克，防风 3 克，桑叶 3 克，菊花 6 克，蝉蜕 3 克，蔓荆子 4.5 克，桔梗 3 克，黑芝麻 9 克。

用法：水煎服。

来源：《医醇賸义》

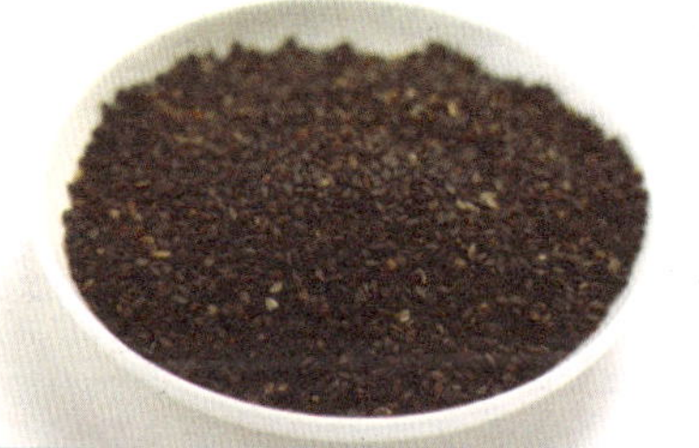

药材选购

黑芝麻以其黑色种子入药。种子一般为扁卵圆形。选购时以种粒大而饱满、颜色黑、颗粒均匀、味浓而没有杂质的干品为优。

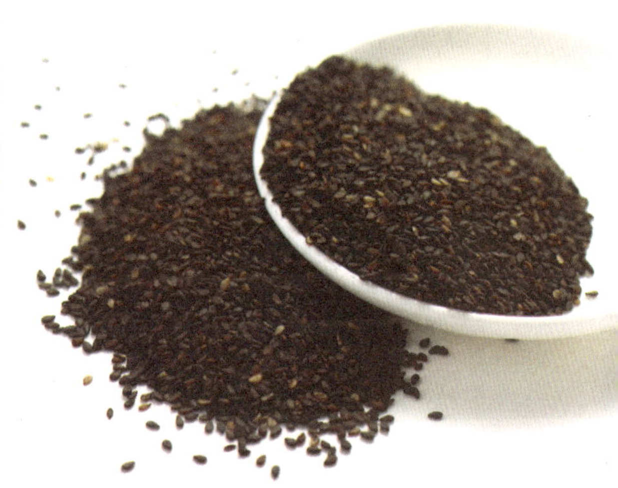

麦冬

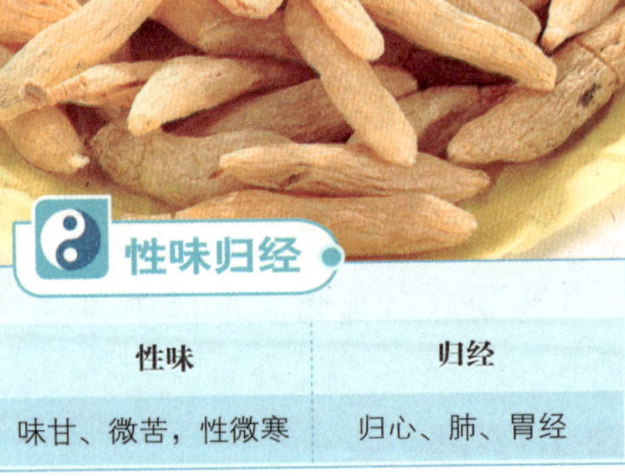

别名

麦门冬、川麦冬、忍冬草根、不死药、不死草、阶前草、书带草、秀墩草、马粪草、家边草

性味归经

性味	归经
味甘、微苦，性微寒	归心、肺、胃经

药材来源

为百合科植物麦冬的干燥块根。

用药禁忌

脾胃虚寒泄泻者，风寒咳嗽者，湿浊中阻者不宜服用。

药材选购

麦冬以块根入药，选购时以块根大而肥壮、质地柔嫩、色白而有香气、半透明且干燥无须根的干品为优。

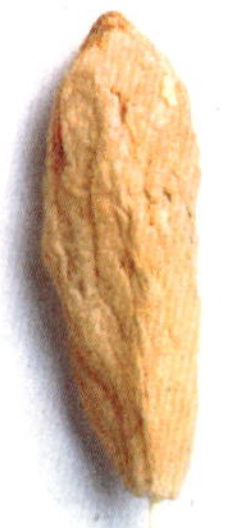

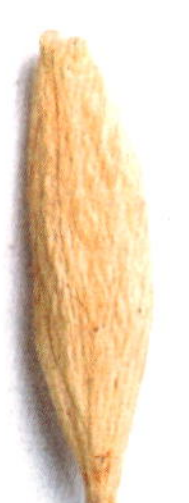

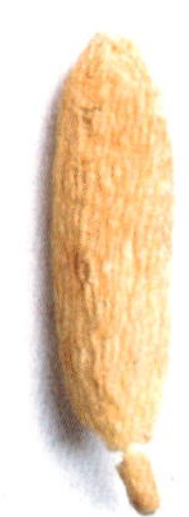

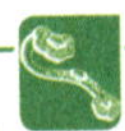

单方

主治：齿缝出血。

用法：将麦冬煎汤漱口。

来源：《本草纲目》

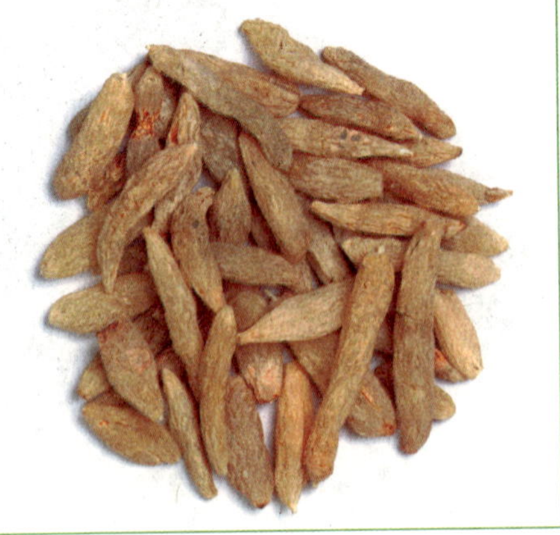

复方

主治：膈上热。

用料：苦参十两，玄参五两，麦冬三两，车前子二两。

用法：将以上四味药共研为末，做蜜丸如梧子，一服十五丸，日二服。

来源：《备急千金要方》

女贞子

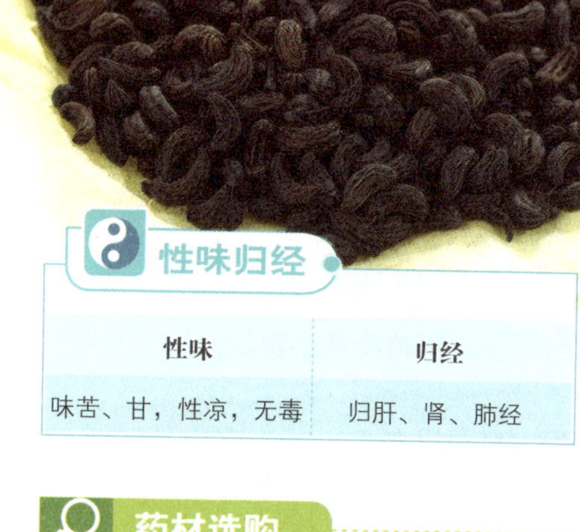

别名

女贞、桢木、女贞木、冬青、蜡树、将军树、水蜡树、白蜡树

药材来源

为双子叶植物药木犀科植物女贞的果实。

性味归经

性味	归经
味苦、甘，性凉，无毒	归肝、肾、肺经

用药禁忌

脾胃虚弱的人，阳虚泄泻的人不宜服用。

药材选购

女贞子为果实入药，果实一般为卵形或椭圆形，选购时以颗粒大而饱满、颜色黑紫的干品为优。

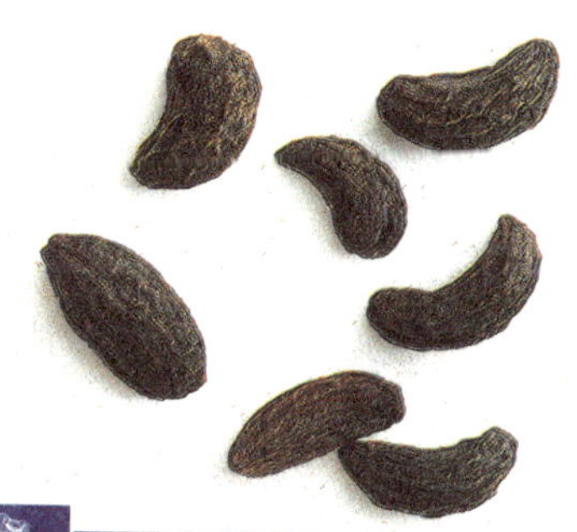

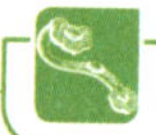

单方

主治：虚病百损、久服发白变黑，返老还童。

用料：女贞实（十月上巳日收，阴干，用时以酒浸一日，蒸透晒干）一斤四两，墨旱莲（五月收，阴干）十两（为末），桑椹（三月收，阴干）十两。

用法：上药共研为末，炼蜜丸如梧桐子大。每服七八十丸，淡盐汤下。若四月莲捣汁和药，即不用蜜矣。

来源：《本草纲目》

常用方

主治：神经衰弱。

用料：女贞子、鳢肠、桑椹各五钱至一两。

用法：水煎服。

来源：《浙江民间常用草药》

桑椹

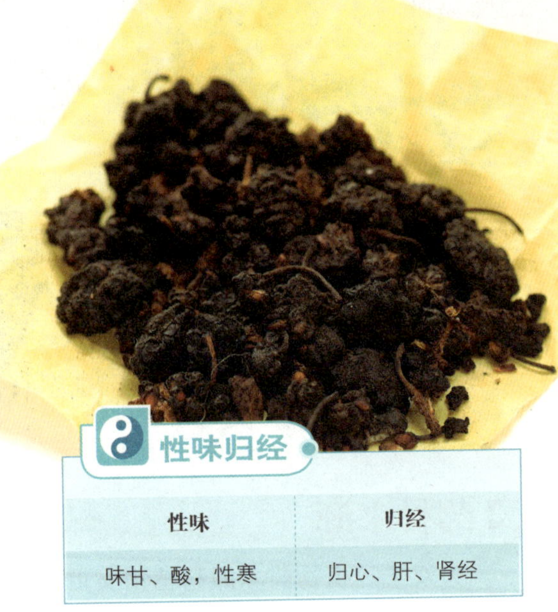

别名

葚桑实、乌椹、黑椹、桑枣、桑葚子、桑果、桑粒

药材来源

为桑科植物桑的果穗。

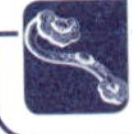

性味归经

性味	归经
味甘、酸，性寒	归心、肝、肾经

用药禁忌

桑椹不成熟的时候不能吃，熬的时候忌用铁器。过食容易患上溶血性肠炎，青少年儿童不宜多吃桑椹。糖尿病患者不宜吃，脾胃虚弱便溏者也不宜吃。

药材选购

桑椹为桑的果穗，可入药。选购时以个大而饱满、果肉厚、颜色紫红、糖性大的干品为优。

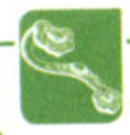

单方

主治：赤秃。

用法：将黑椹捣烂成汁，每次服用三升，每天服用3次。

来源：《备急千金要方》

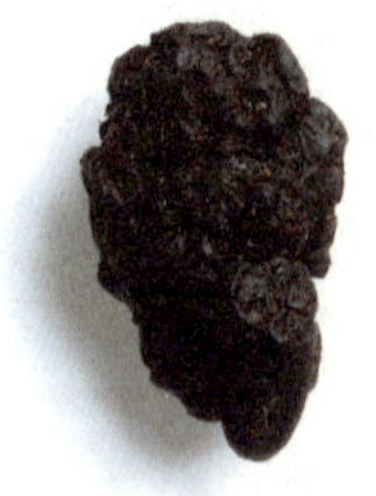

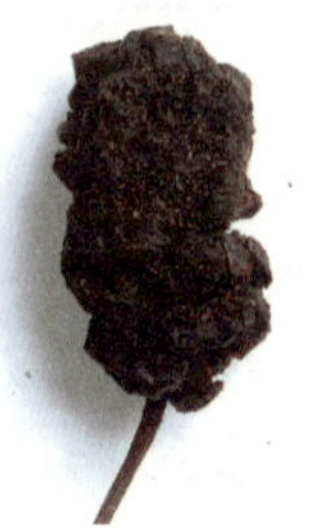

常用方

主治：年老体弱，诸般不足。

用料：蝙蝠10个（捣烂，晒干），紫黑桑椹2.4升（取汁，渣晒干），杜仲、童子发各180克，天冬90克，黄精（蜜蒸，晒九次）、何首乌、熟地黄、川椒各120克，枸杞子、当归各60克（为末），墨旱莲、秋石丹、延胡索各120克（为末，用桑椹汁拌三味，晒蒸三次，酒煮）。

用法：以上药材研为末，打糊为梧桐子大的丸，每次服用不拘多少，随便饮下。

来源：《医学入门》

石斛

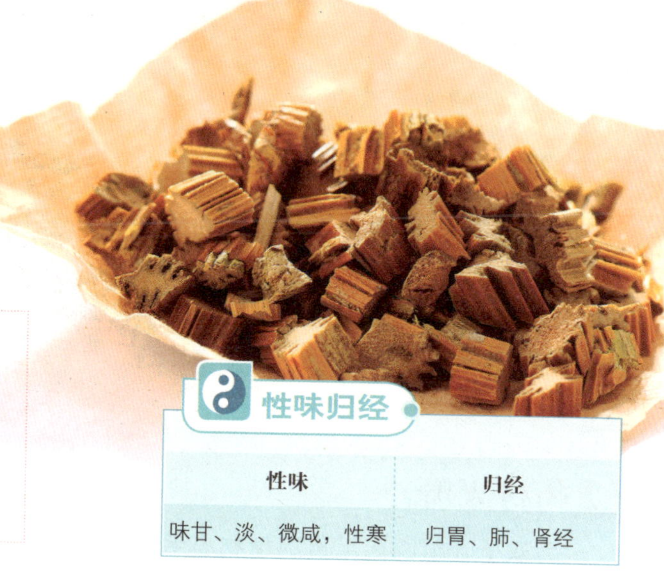

别名

林兰、金钗花、千年润、黄草、吊兰花、小黄草、美花石斛、小美石斛、矮石斛、黑节草

性味归经

性味	归经
味甘、淡、微咸，性寒	归胃、肺、肾经

药材来源

为双子叶植物药兰科植物金钗石斛或其多种同属植物的茎。

用药禁忌

脾胃虚弱的人不宜服用石斛；湿温病未化燥的人不宜服用；热病早期阴未伤的人不宜服用。

药材选购

石斛以其根茎入药，药用石斛根茎根据品种及加工方法的不同可分为金钗石斛、黄草石斛、小黄草石斛、耳环石斛等。选购时根据不同品种进行选购。如金钗石斛，选购时以根茎长、质地致密、颜色金黄、有光泽的干品为优。

常用方

主治：麻疹后期，胃热津伤，脾气虚弱，呕吐，不欲饮食，口干作渴，舌质红，苔薄腻，脉虚数。

用料：石斛、茯苓、橘皮、枳壳、扁豆、藿香、牡丹皮、赤芍各等份，甘草减半。

用法：以上药材捣散，每次 9~12 克，加生姜 1 片，水煎服。

来源：《张氏医通》

复方

主治：腹中雷鸣，时时泻痢，或闭或痢，面目肿，心下愦愦，不欲语，憎闻声。

用料：干地黄五分，巴戟天半两，甘草、麦冬、人参、肉苁蓉、石斛、五味子、桂心、茯苓、附子各一两半，菟丝子、山茱萸各五分，远志半两，地麦五分。

用法：将以上所有药下筛，酒服方寸匕，日三。无所禁，石斛散。

来源：《备急千金要方》

猫爪草

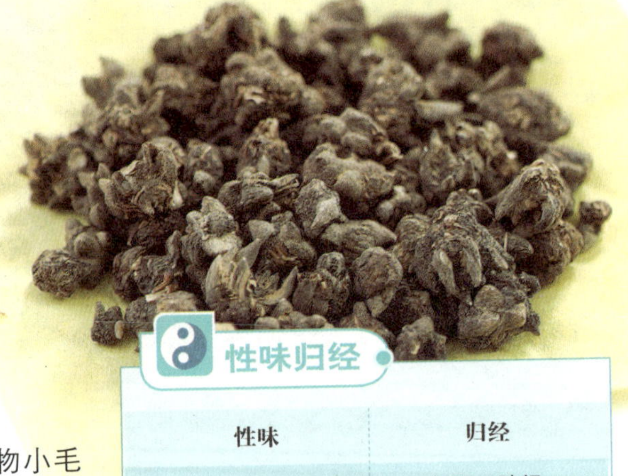

别名

猫爪儿草、三散草

药材来源

为双子叶植物药毛茛科植物小毛茛的块根。

性味归经

性味	归经
味甘、辛，性温，无毒	归肝、肺经

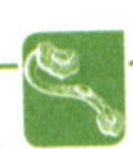

用药禁忌

孕妇及哺乳期妇女忌服。

药材选购

猫爪草以其块根入药，干燥的块根为纺锤形，选购时以质地坚实饱满、颜色为黄褐色的干品为优。

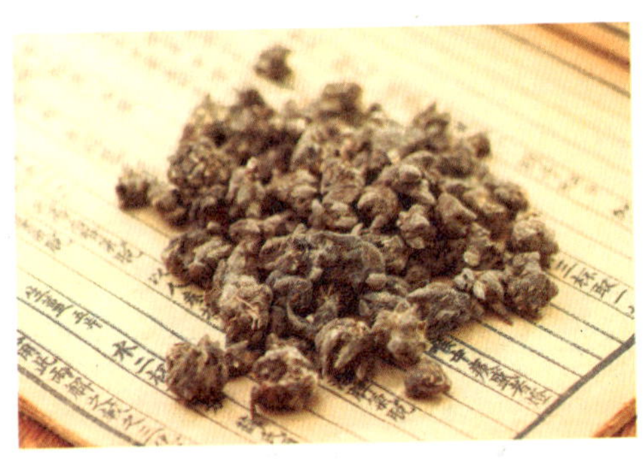

单方

主治：肺结核。

用法：将二两猫爪草水煎，分两次服用。

来源：《河南中草药手册》

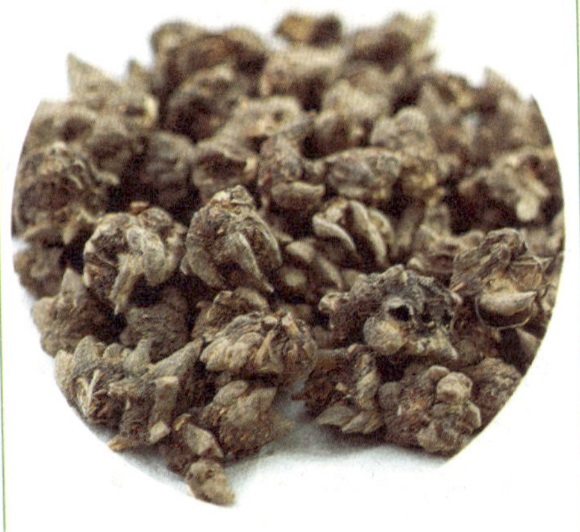

复方

主治：瘰疬。

用料：猫爪草、夏枯草各适量。

用法：将以上药材水煮，过滤取汁，再熬成膏，贴患处。

来源：《河南中草药手册》

玉竹

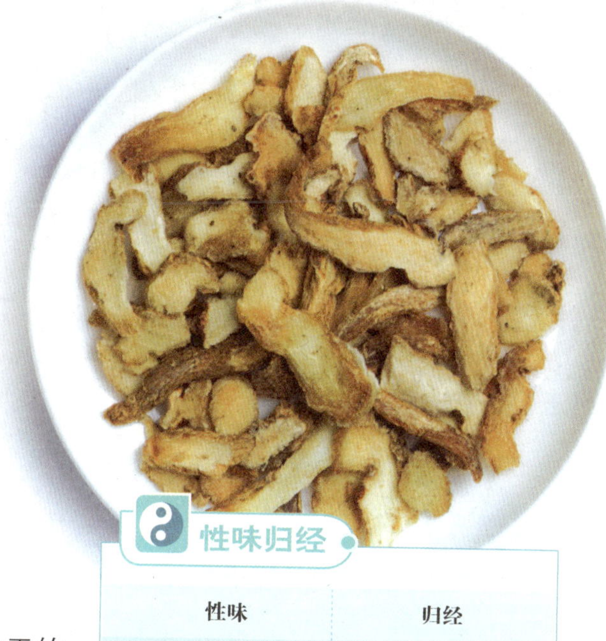

别名

葳蕤、马熏、女草、娃草、丽草、玉术、萎香、小笔管菜、山玉竹、十样错、炙玉竹、肥玉竹

性味归经

性味	归经
味甘，性平	归肺、胃、肾经

药材来源

为双子叶植物药百合科植物玉竹的根茎。

药材选购

玉竹以其根茎入药，一般为细长圆柱形，选购时以根条长、根肉肥、颜色黄白且表皮柔润有光泽的干品为优。

用药禁忌

痰湿气滞者忌服，脾虚便溏者慎服。

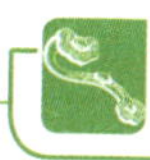

单方

主治：小便涩，发热口干。

用法：将五两玉竹煎水服用。

来源：《本草纲目》

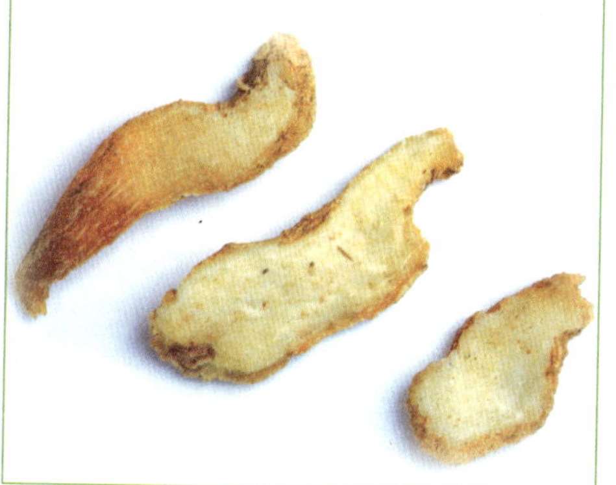

复方

主治：伤寒三四日不瘥，身体烦毒而热。

用料：葛根八两，龙胆、大青叶各半两，升麻、石膏、玉竹各一两，甘草、桂心、芍药、黄芩、麻黄各二两，生姜二两。

用法：将以上所有材料捣碎，以水一斗煮葛根取八升，纳余药煮取三升，分四服，日三夜一。

来源：《备急千金要方》

第十七章 收涩药

收涩药是指以收敛固涩为主要功用的药物。收涩药多有酸涩之味，分别具有敛汗、止泻、固精、缩尿、止咳等作用，主要用于治疗久病体虚、元气不固所致的自汗、盗汗、泻痢、脱肛等各种滑脱不禁的证候。

分心木

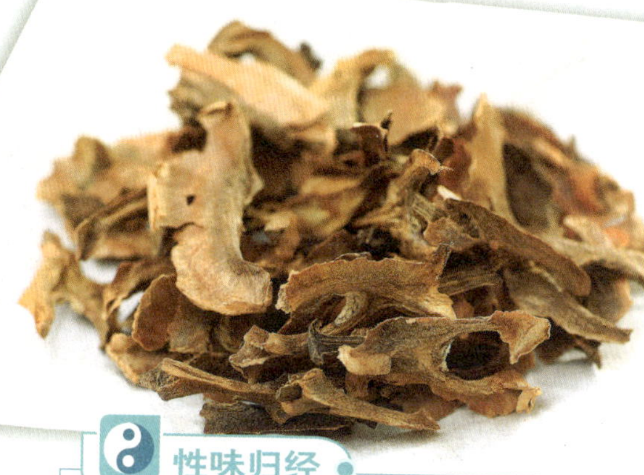

别名

胡桃衣、胡桃夹、胡桃隔、核桃隔

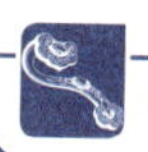

药材来源

为胡桃科植物胡桃果核内的木质隔膜。

性味归经

性味	归经
味苦、涩；性平	归脾、肾经

常用方

主治：肾虚遗精。

用料：分心木二钱，芡实四钱，枸杞子四钱，补骨脂三钱，牡蛎八钱。

用法：水煎服。

来源：《山东中草药手册》

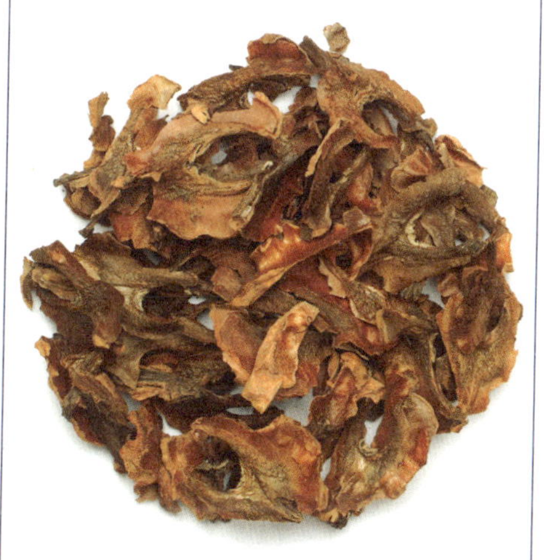

药材选购

分心木为胡桃果核内的木质隔膜，一般呈薄片状，可入药。选购时以片大、质地较薄、颜色为黄色的干品为优。

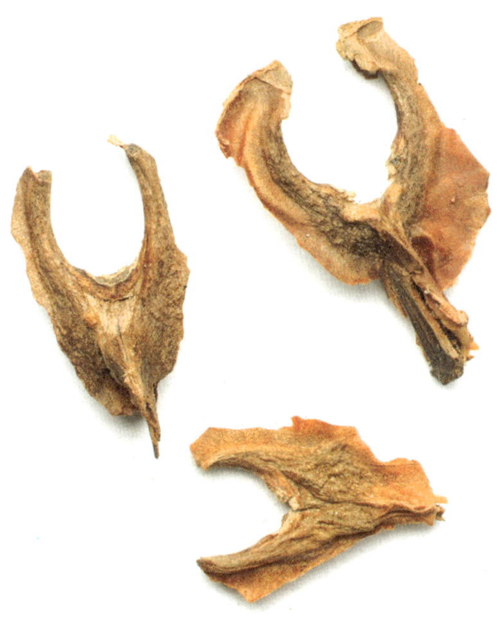

浮小麦

别名

浮水麦，浮麦

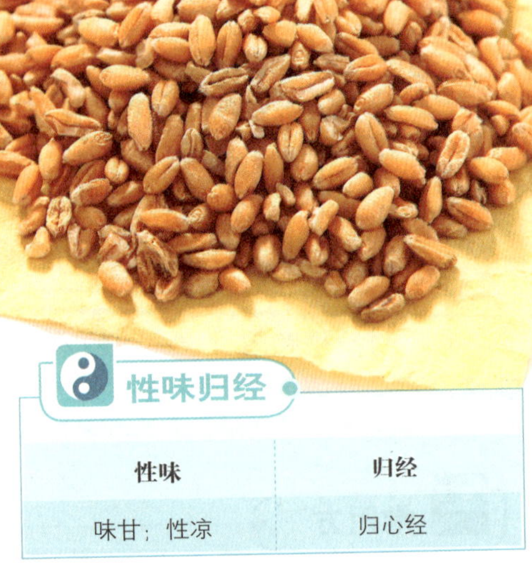

药材来源

禾本科小麦属植物小麦的干燥轻浮瘪瘦的果实。

用药禁忌

无汗烦躁者或虚脱汗出者忌服。

性味归经

性味	归经
味甘；性凉	归心经

药材选购

浮小麦为小麦的轻浮瘪瘦的果实，经过处理晒干后用以入药。选购时以颗粒均匀、瘪瘦轻浮、表面有光泽的干品为优。

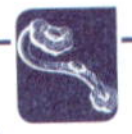

常用方

主治：内热而表不和所致之自汗盗汗。

用料：生石膏 30 克，地骨皮 12 克，浮小麦 30 克，糯稻根 30 克，知母 1.0 克。

用法：水煎服。

来源：《温病刍言》

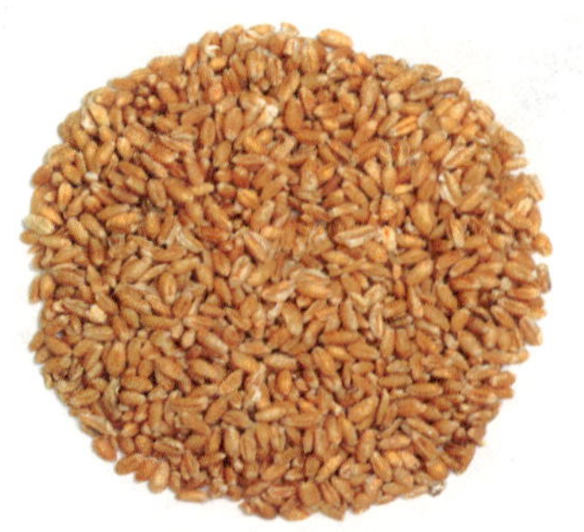

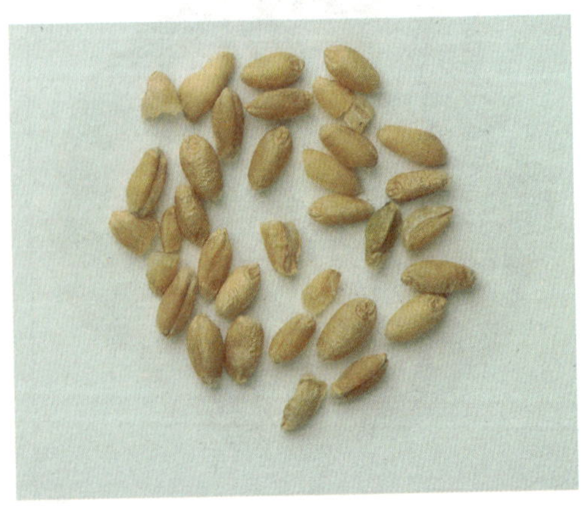

覆盆子

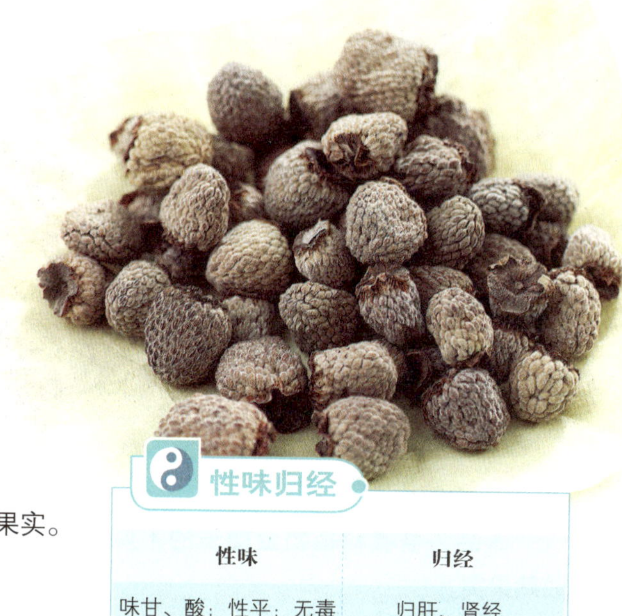

别名

覆盆、乌子、小托盘、山泡

药材来源

为蔷薇科植物掌叶覆盆子的果实。

用药禁忌

肾虚有火、小便短涩者忌服。

性味归经

性味	归经
味甘、酸；性平；无毒	归肝、肾经

药材选购

覆盆子以其果实入药，一般呈圆锥形或类球形。选购时以颗粒完整而饱满、颜色黄绿色、并且含有酸味的干品为优。

常用方

主治：口干燥内消。

用料：酸枣仁一升五合，酸安石榴子五合，覆盆子、葛根各三两，瓜蒌根、茯苓各三两半，桂心一两六铢，乌梅五十枚。

用法：以上各味为末，蜜丸，口含化，不限昼夜，以口中有津液为度，服尽复取含，无忌。

来源：《圣济总录》

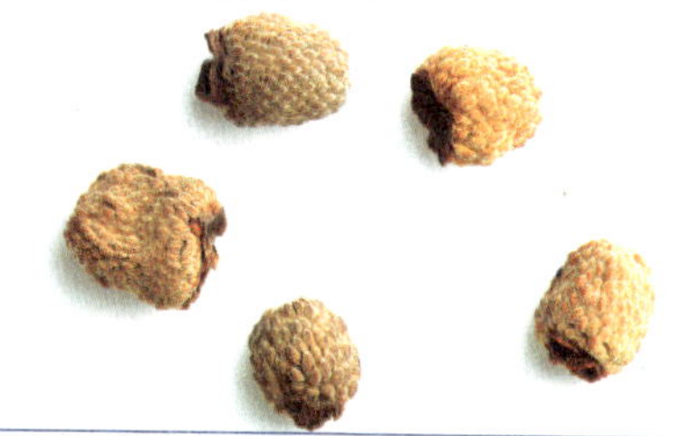

复方

主治：五劳七伤羸瘦。

用料：覆盆子十一分，肉苁蓉、巴戟天、白龙骨、五味子、鹿茸、茯苓、天雄、续断、山药、白石英各十分，干地黄八分，菟丝子十一分，蛇床子五分，远志、干姜各六分。

用法：将以上十六味药共研为末，蜜丸如梧子，酒服十五丸，日再，细细加至三十丸。慎生冷陈臭。

来源：《备急千金要方》

金樱子

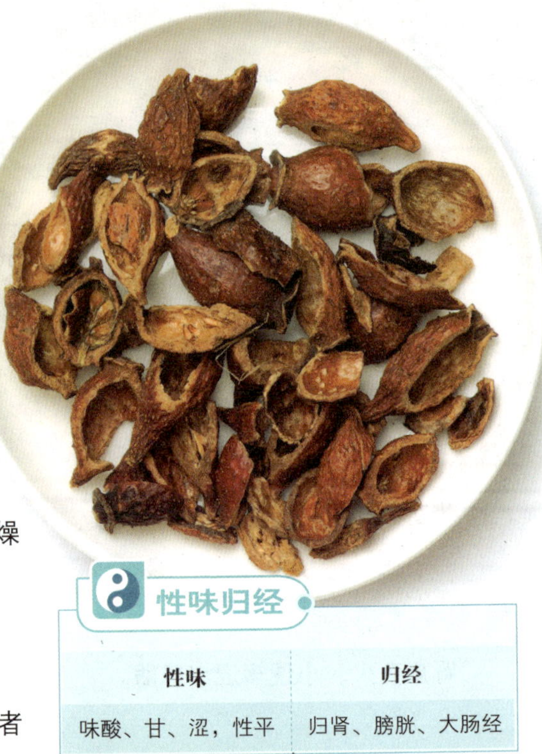

别名

糖罐子、刺头、倒挂金钩、黄茶瓶

药材来源

本品为蔷薇科植物金樱子的干燥成熟果实。

用药禁忌

发热患者或者在感冒期间的患者不宜吃。

性味归经

性味	归经
味酸、甘、涩，性平	归肾、膀胱、大肠经

药材选购

金樱子以其成熟果实入药，选购时以果大而饱满、颜色红黄、没有毛刺的干品为优。

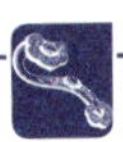

常用方

主治：活血强身。

用料：金樱子。

用法：霜后摘取金樱子果实，入木臼中杵去刺，劈去核，以水淘洗后，再捣烂，放入大锅水中熬煎。不得绝火。煎至水减半时，滤过，继续熬煎成膏。每服一匙，用暖酒一碗调下。

来源：《本草纲目》

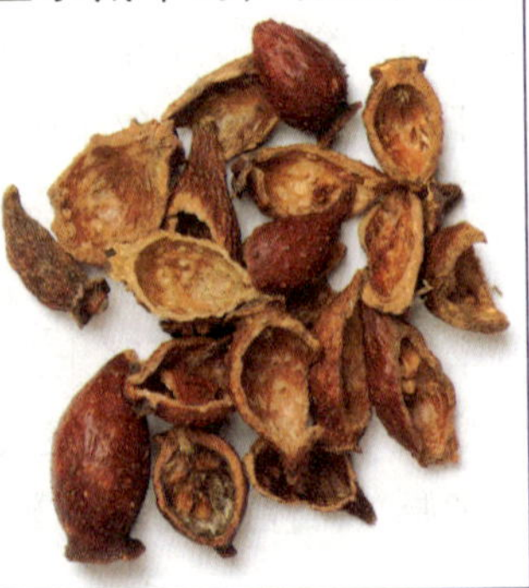

复方

主治：肾气亏虚，精神衰弱，小便不禁，梦遗滑精，脾泄下痢。

用料：鲜金樱子 5 千克（干者 2.5 千克）。

用法：共煎两次，蒸透去渣滤清，炼透滤过收膏，约成膏 620 克。每用 9 克，开水冲服。

来源：《中药成方配本》

莲子

别名

藕实、水芝丹、莲实、泽芝、莲蓬子、莲肉

药材来源

为睡莲科植物莲的成熟种子。

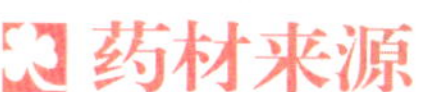

用药禁忌

大便燥的人不要服用，中满痞胀的人也不要服用。

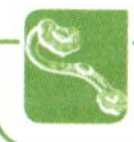

单方

主治：干呕不止。

用法：将6枚莲子炒成赤黄色，研成末，以半碗开水送服。

来源：《本草纲目》

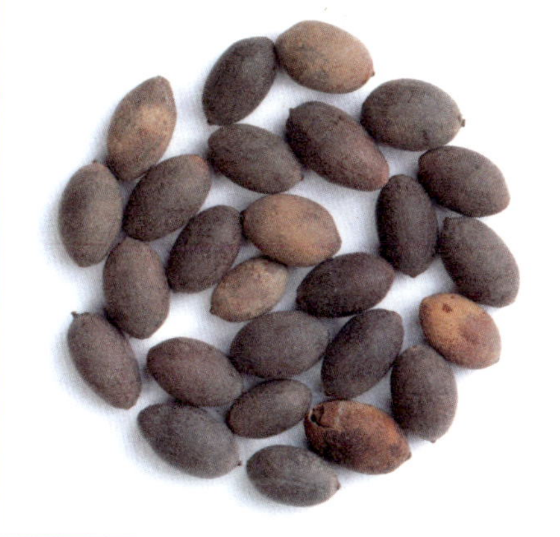

性味归经

性味	归经
味甘、涩；性平	归心、脾、肾经

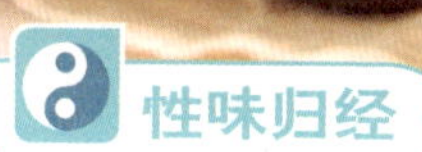

药材选购

莲子为莲的成熟种子，可入药。选购时以大而饱满、表面浅黄棕色、质地较硬的干品为优。

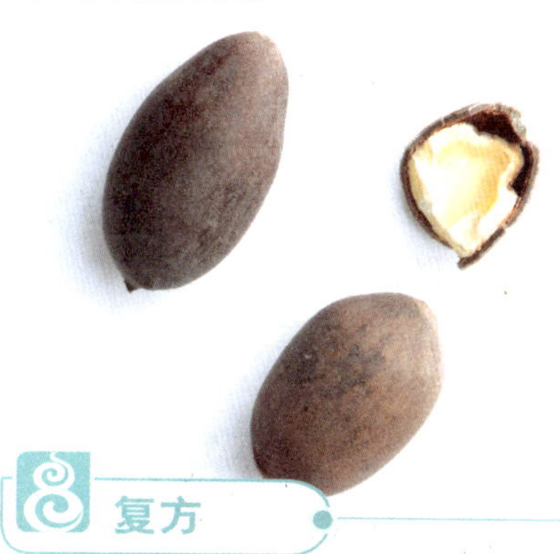

复方

主治：心虚赤浊。

用料：莲子六两，炙甘草一两。

用法：上药共为末，每服一钱，灯心汤下。

来源：《本草纲目》

莲子心

别名

莲心

药材来源

为睡莲科植物莲的成熟种子中间的绿色胚根（莲心）。

用药禁忌

平时大便就干结的人，或者腹部胀满的人不宜服用。

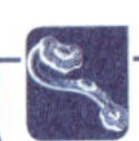

常用方

主治：劳心吐血。

用料：糯米 15 克，莲子心 7 枚。

用法：以上药材研为末，以酒送服，或以墨汁做丸服。

来源：《杂病源流犀烛》

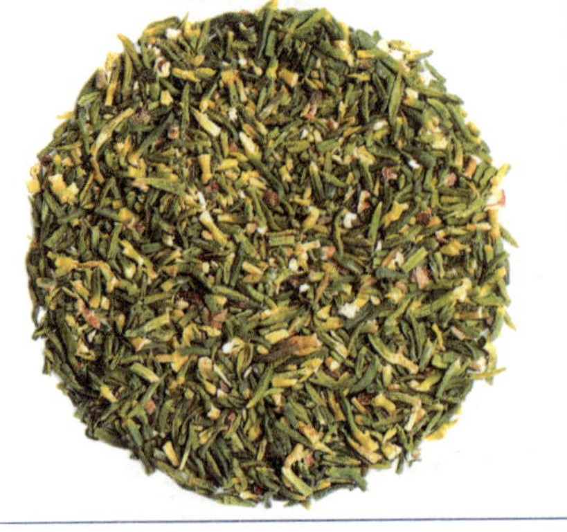

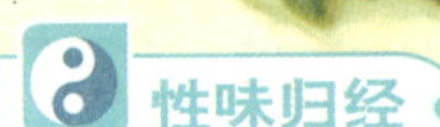

性味归经

性味	归经
味苦，性寒	归心、肺、肾经

药材选购

莲子心即为莲子中间的绿色胚根，晒干后可入药。选购时个大、颜色青绿、未经煮制的干品为优。

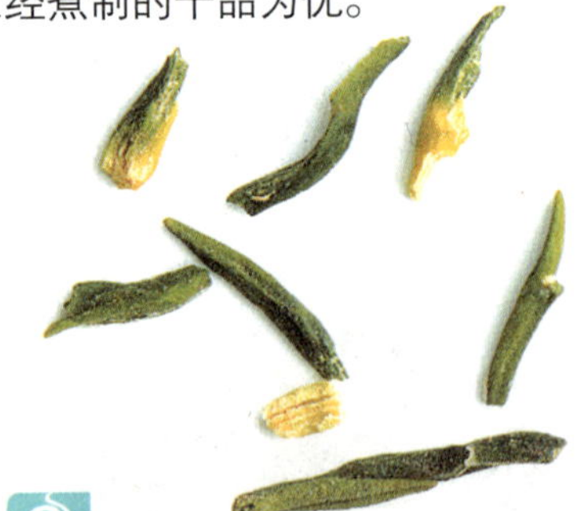

复方

主治：劳心吐血。

用料：莲子心 7 个，糯米 21 粒。

用法：上味共为末，用酒送服。

来源：《本草纲目》

芡实

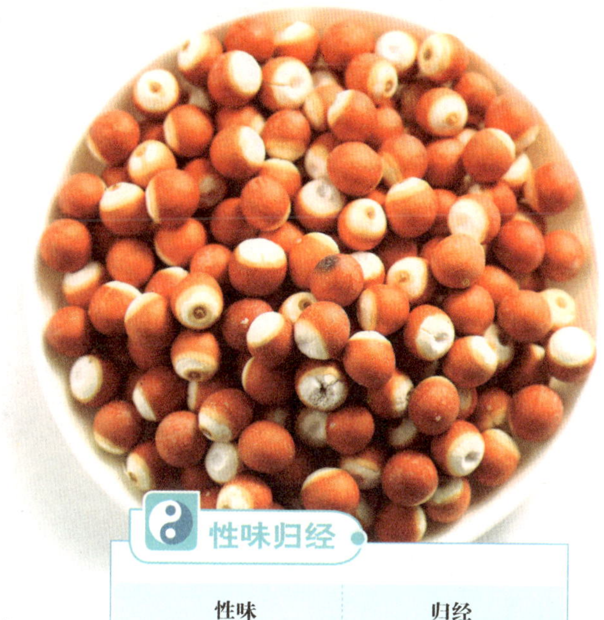

别名

卵菱、鸡头实、雁喙实、鸡头、雁头、乌头、刺莲藕、鸡头果、鸡嘴莲、鸡头苞

药材来源

为睡莲科植物芡的成熟种仁。

性味归经

性味	归经
味甘、涩，性平，无毒	归脾、肾经

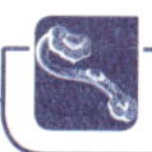

用药禁忌

食滞不化者慎服，大小便不利者忌服。

药材选购

芡实为芡的成熟种仁，可入药。选购时以颗粒饱满而均匀、断面洁白、粉性较足、没有碎末、没有皮壳的干品为优。

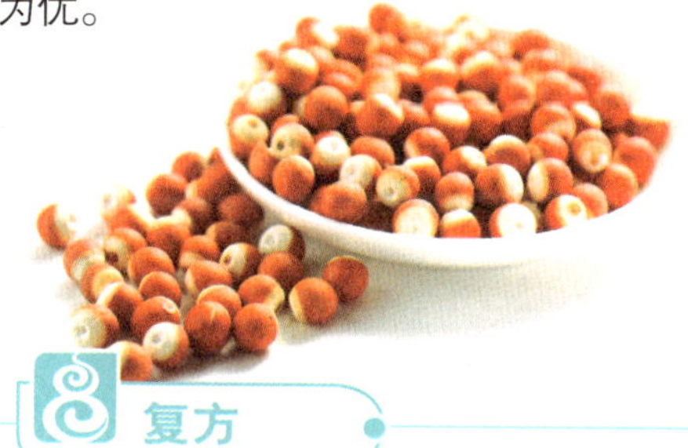

常用方

主治：慢性肾炎，脾肾俱虚型蛋白尿。

用料：芡实30克，白术12克，伏苓12克，淮山药15克，菟丝子24克，金樱子24克，黄精24克，百合18克，枇杷叶9克，党参9克。

用法：以上药材加水900毫升，煎成300毫升，分两次服，每日一剂。

来源：《岳美中医案集》

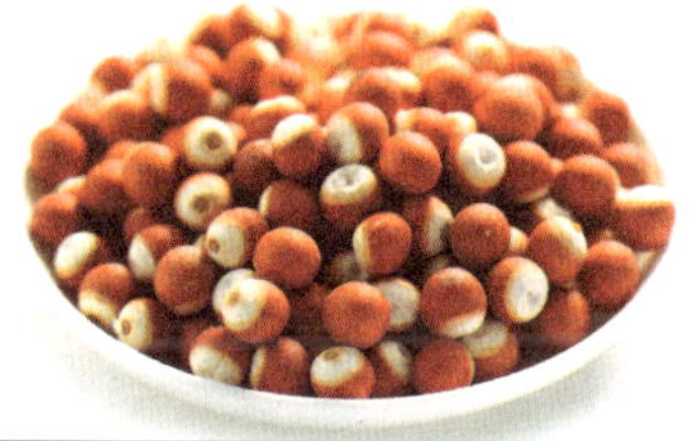

复方

主治：白浊。

用料：芡实粉、白茯苓粉。

用法：取芡实粉、白茯苓粉，化黄蜡和蜜做丸。如梧子大。每服百丸，盐汤送下。此方为“分清丸”。

来源：《本草纲目》

肉豆蔻

别名

迦拘勒、豆蔻、肉果

药材来源

为肉豆蔻科植物肉豆蔻的种子。

药材选购

肉豆蔻以其种仁入药，种仁一般为卵圆形或椭圆形，选购时以种仁大而重、质地坚实、破裂后油性足的干品为优。

性味归经

性味	归经
味涩、辛，性温，无毒	归脾、大肠、肺、胃经

用药禁忌

若是熬制，忌用铜器。湿热泻痢者忌服。

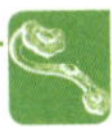

单方

主治：脾痛胀满。

用法：将2个肉豆蔻以酒煎服。

来源：《本草纲目》

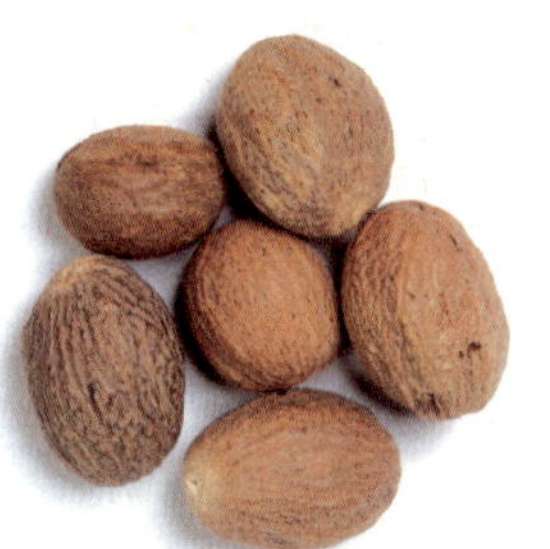

复方

主治：口及身臭，令香，止烦散气。

用料：肉豆蔻、丁香、藿香、零陵香、青木香、白芷、桂心各一两，香附子二两，甘松香、当归各半两，槟榔二枚。

用法：将以上十一味共研为末，蜜和丸，常含一丸（如大豆大），咽汁，日三夜一，亦可常含，咽汁，五日口香，十日体香，二七日衣香，三七日下风人闻香，四七日洗手水落地香，五七把他手亦香，慎五辛，下气去臭。

来源：《备急千金要方》

山茱萸

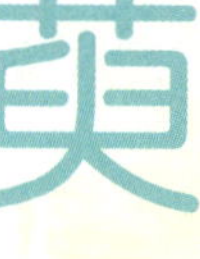

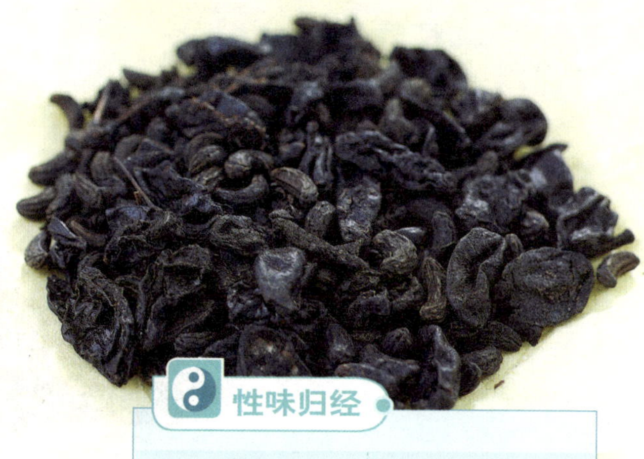

别名

蜀枣、鸡足、山萸肉、实枣儿，肉枣、枣皮、萸肉、药枣

药材来源

为双子叶植物药山茱萸科植物山茱萸的果肉。

用药禁忌

阳气过盛者，小便淋涩者忌服。

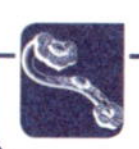

常用方

主治：头眩眼花。

用料：明天麻、青皮、薄荷、柴胡、半夏各6克，山茱萸、龙胆、枳壳、黄连各3克。

用法：水煎温服。

来源：《丹台玉案》

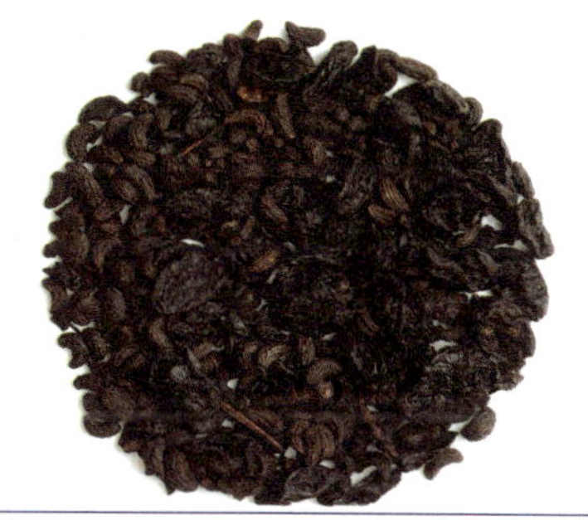

性味归经

性味	归经
味酸，性微温，无毒	归肝、肾经

药材选购

山茱萸以其果肉入药，选购时以皮肉肥厚、无核、颜色红、果肉油润的干品为优。

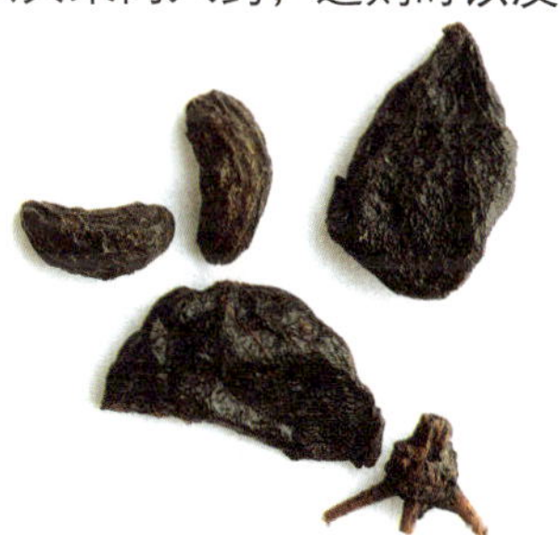

复方

主治：虚劳不足，大渴欲饮水，腰痛小腹拘急，小便不利。

用料：干地黄八两，山茱萸、山药各四两，泽泻、牡丹皮、茯苓各三两，桂心、附子各三两。

用法：将以上八味共研为末，做蜜丸，如梧子大，酒下十五丸，日三，加至二十五丸。

来源：《备急千金要方》

石榴皮

别名

石榴壳、酸石榴皮、酸榴皮、西榴皮、安石榴

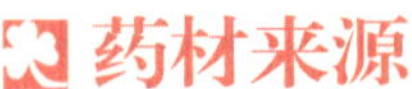

药材来源

为石榴科植物石榴的果皮。

用药禁忌

熬制忌用铁器。痢疾未愈者忌服。

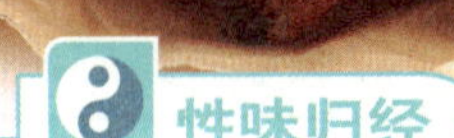

性味归经

性味	归经
味酸、涩，性温，有毒	归大肠、肺、肾经

药材选购

石榴以其果皮入药，选购时以皮大而厚、颜色红褐色、干净整洁无杂质的干品为优。

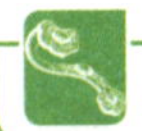

单方

主治：久痢久泻。

用法：将老石榴皮焙干，研成末，每次以米汤送服2钱。

来源：《本草纲目》

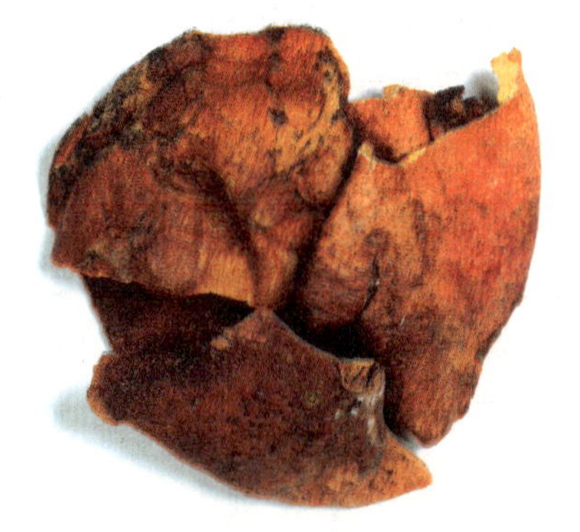

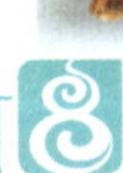

复方

主治：妊娠下痢。

用料：酸石榴皮、黄芩、人参各三两，榉皮四两，粳米三合。

用法：以上药材碎为小块，用水七升，煮取二升半，分三次服用。

来源：《备急千金要方》

乌梅

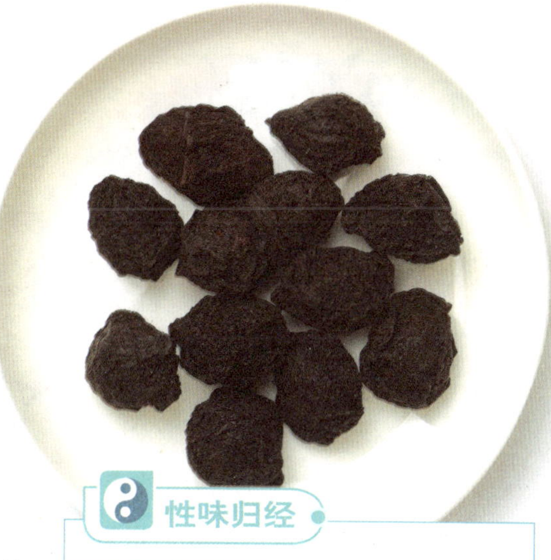

别名

梅实、熏梅、桔梅肉

药材来源

为双子叶植物药蔷薇科植物梅的干燥近成熟果实。

性味归经

性味	归经
味酸、涩，性平，无毒	归肝、脾、肺、大肠经

用药禁忌

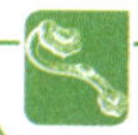

月经期的妇女以及产前产后者忌食；感冒发热，咳嗽痰多，胸膈痞闷者忌食；菌痢、肠炎初期的病人者忌食。

药材选购

乌梅以其干燥近成熟的果实入药。选购时以果实大而饱满、果肉厚而核小、果皮乌黑色、柔润、味酸的干品为优。

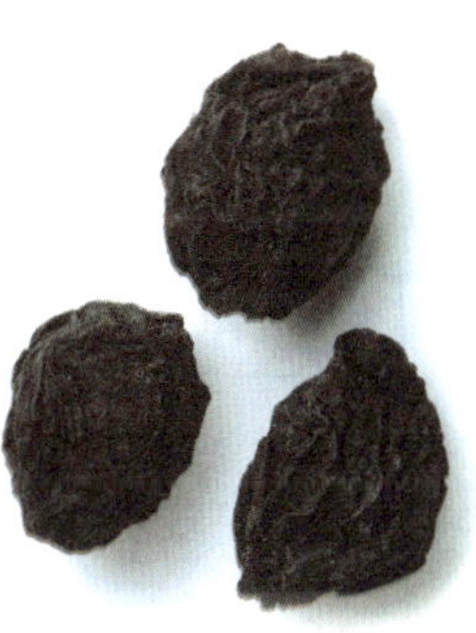

单方

主治：泻痢口渴。

用法：将乌梅煎汤代茶饮用。

来源：《本草纲目》

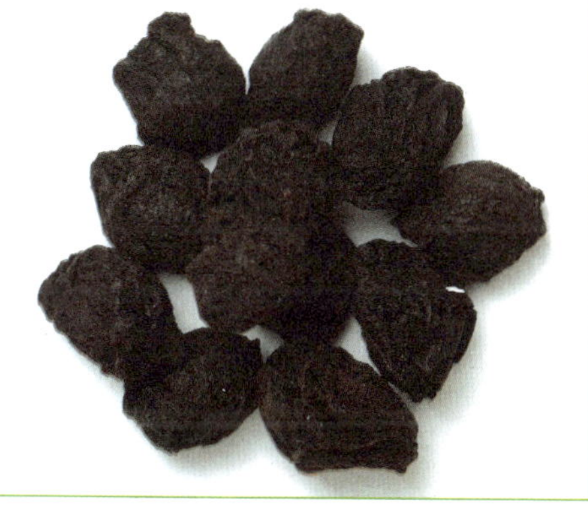

复方

主治：目赤痛。

用料：甘竹叶二七枚，乌梅三枚，古钱三枚。

用法：将以上三味以水二升渍药半日，煮二沸，三上三下，得二合，临欲眠，注目眦。

来源：《备急千金要方》

五倍子

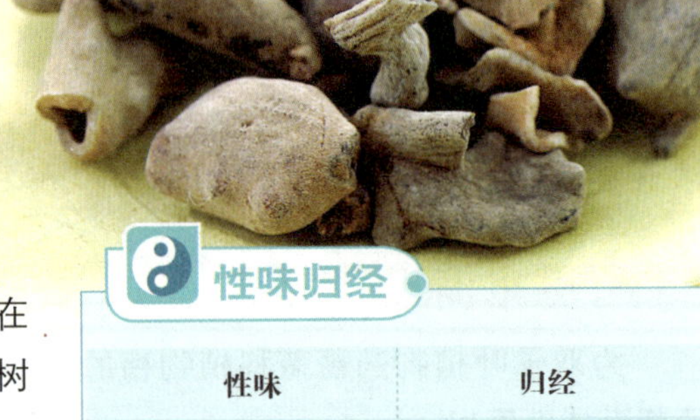

别名

文蛤、百虫仓、木附子

药材来源

为倍蚜科昆虫角倍蚜或倍蛋蚜在其寄主盐肤木、青麸杨或红麸杨等树上形成的虫瘿。

性味归经

性味	归经
味酸、涩，性寒，无毒	归肺、大肠、肾经

用药禁忌

外感风寒、肺热咳嗽以及积滞未清痢疾的病人不要服用。

药材选购

五倍子是一种虫瘿，可入药。又分为角倍和肚倍，肚倍的质量比角倍好，选购肚倍时以个大而完整、皮厚、颜色灰棕色的干品为优。

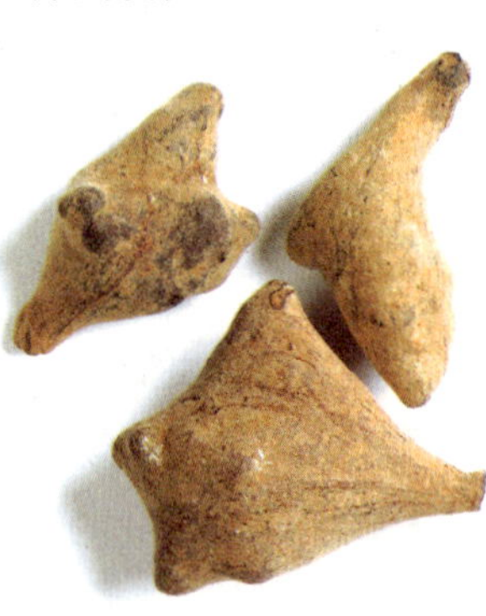

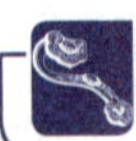

常用方

主治：痔疮脱肛。

用料：五倍子、朴硝、桑寄生、莲房、荆芥各30克。

用法：煎汤熏洗患处。

来源：《疡科选粹》

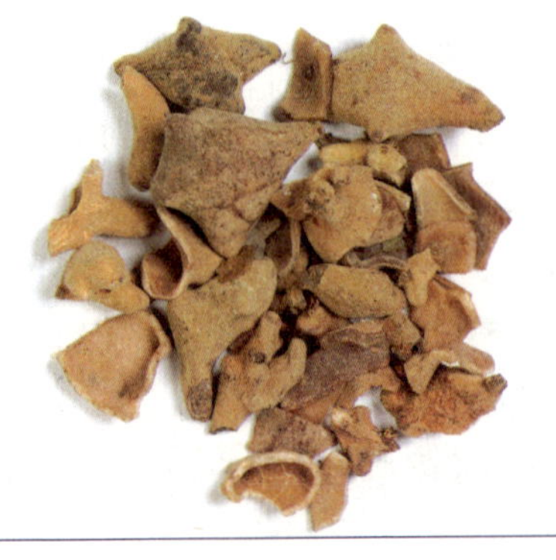

复方

主治：刀伤出血。

用料：降真香、五倍子、铜花等份。

用法：将以上三味共研为末，敷伤处。

来源：《本草纲目》

五味子

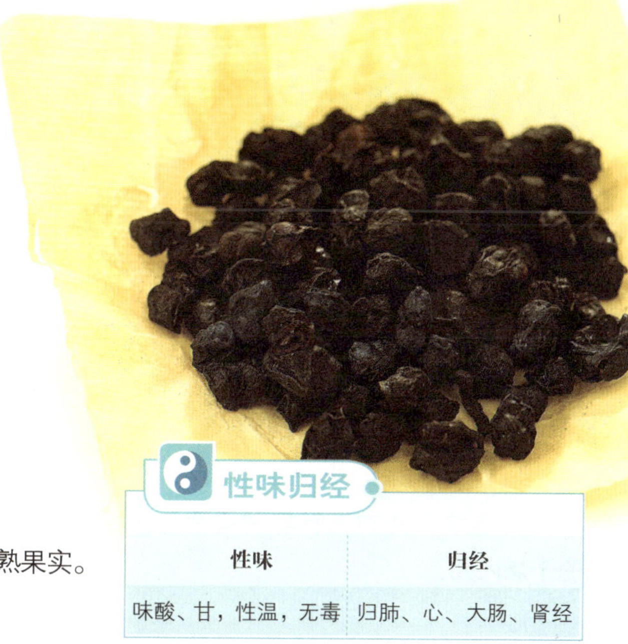

别名

玄及、会及、五梅子、面藤子、山花椒

药材来源

木兰科植物五味子的干燥成熟果实。

用药禁忌

咳嗽初起、表邪未解、内有实热的患者及痧疹初发的患者不要服用。

常用方

主治：久嗽脾虚，中气怯弱，面白唇白者。

用料：人参3克，漂白术4.5克，白云苓3克，北五味子1.5克，杭麦冬3克，炙甘草2.4克。

用法：以上药材加生姜3片，大枣3枚，水煎，温服。

来源：《幼幼集成》

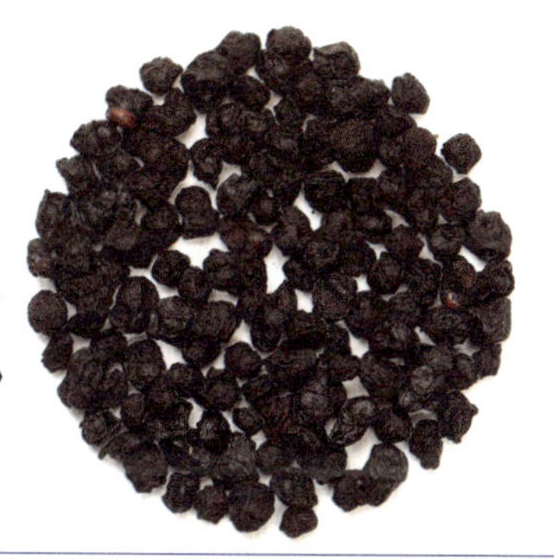

性味归经

性味	归经
味酸、甘，性温，无毒	归肺、心、大肠、肾经

药材选购

五味子以其果实入药，果实一般为球形或扁球形。选购时以粒大、肉厚、果皮为紫红色、有油性、有光泽的干品为优。

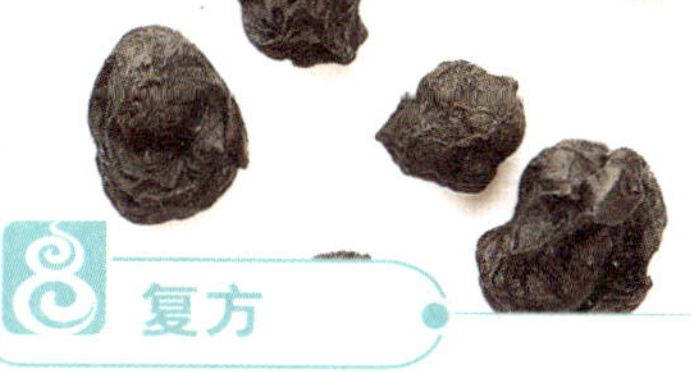

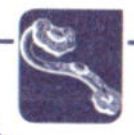

复方

主治：面色白。

用料：款冬花、桂心各二两，桑白皮一斤，生姜、五味子、钟乳石各三两，麦冬四两，粳米五合，大枣十枚。

用法：将以上九味捣碎，以水一斗二升，先煮粳米、大枣令熟，去之，纳药煎取二升。分三服，温服之。

来源：《备急千金要方》

海螵蛸

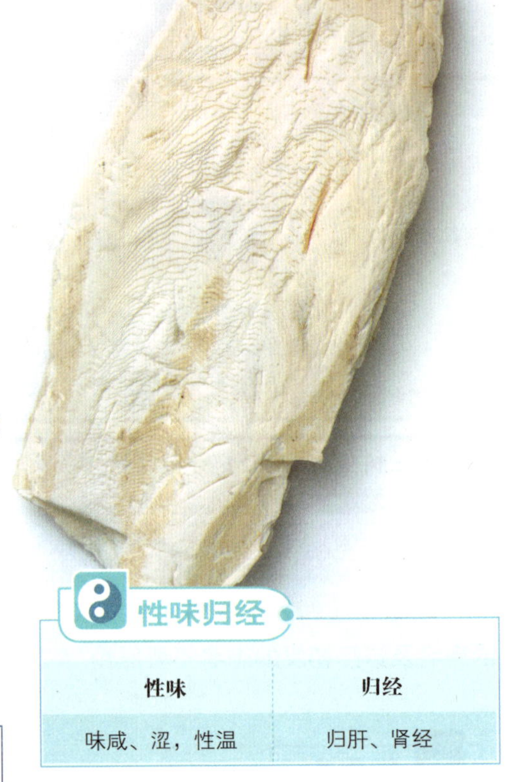

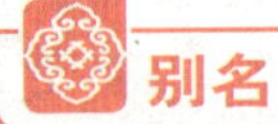

别名

乌贼骨、墨鱼骨

药材来源

为乌贼科动物无针乌贼或金乌贼的干燥内壳。

用药禁忌

血病多热者勿用。

性味归经

性味	归经
味咸、涩，性温	归肝、肾经

常用方

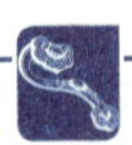

主治：胃病、吐酸。

用料：海螵蛸五钱，贝母、甘草各二钱，瓦楞子三钱。

用法：将以上药材一同研为细末，每次服用二钱。

来源：《山东中草药手册》

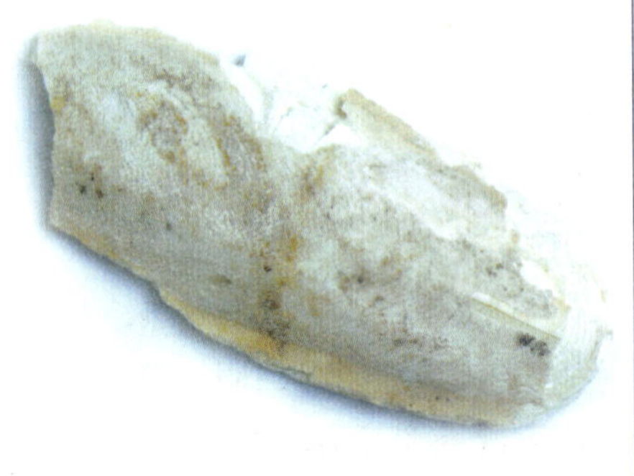

药材选购

海螵蛸为无针乌贼或金乌贼的干燥内壳，可入药。两者皆为长椭圆形且扁平，选购时皆以体大而完整、颜色为白色、身干者为优。

复方

主治：咽喉疼痛。

用料：银朱、海螵蛸各等份。

用法：以上药材研为末，吹入喉中，涎流即痛止。

来源：《本草纲目》

禹余粮

别名

石脑、禹哀、太一禹余粮、白余粮、禹粮石

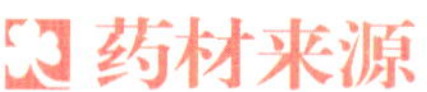

药材来源

为氧化物类矿物褐铁矿的一种矿石。

用药禁忌

孕妇慎用，有实证者忌服。实证就是说人体受外邪侵袭，或因痰火等阻滞而引起的证候，如面红、气粗等。

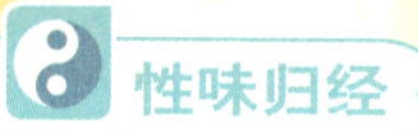

性味归经

性味	归经
味甘、涩，性平	归脾、胃、大肠经

药材选购

禹余粮是一种矿石，可入药。一般为不规则的斜方块状。选购时以块完整不碎、表面赭褐色、断层有纹理且没有杂质的干品为优。

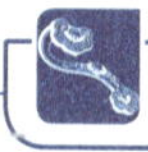

常用方

主治：久泻、久痢，肠滑不能收摄者。

用料：赤石脂 30 克（碎），禹余粮 30 克（碎）。

用法：以上药材加水 1.2 升，煮取 400 毫升，去渣，分三次温服。

来源：《伤寒论》

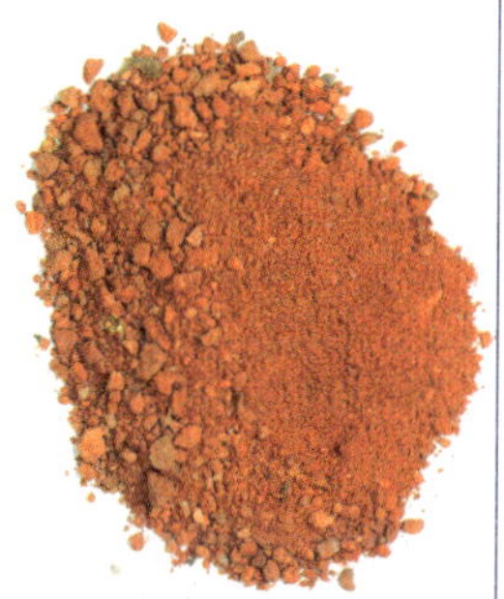

复方

主治：食则欲呕，泄溏下，口干，四肢重，好怒，不欲闻人声，忘误喉痹。

用料：黄连一两，禹余粮二两，白术三两，大麻子五两，干姜三两，桑白皮八两，大枣二十枚。

用法：将以上七味捣碎，以水一斗二升煮取二升，分四服。

来源：《备急千金要方》

莲房

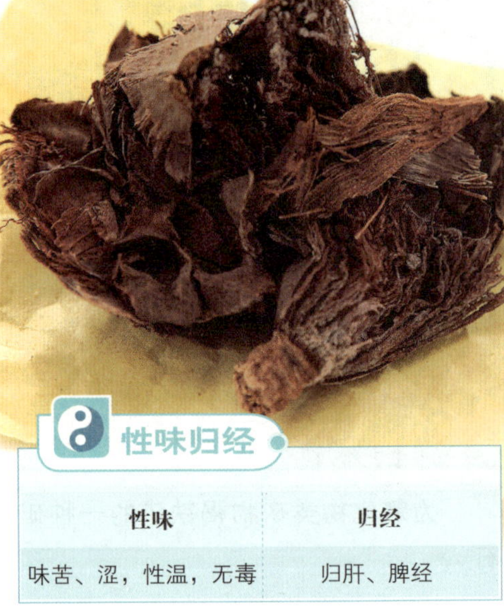

别名

莲蓬壳、莲壳

药材来源

为睡莲科植物莲的成熟花托。

用药禁忌

本品容易上瘾，不要常服。儿童忌用；初起痢疾或咳嗽的人不要用。

性味归经

性味	归经
味苦、涩，性温，无毒	归肝、脾经

常用方

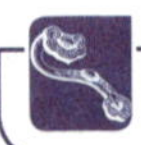

主治：消渴。
用料：莲房、干葛根、枇杷叶、甘草、瓜蒌根、黄芪等份。
用法：以上药材碎为小块。每次12克，用水300毫升，水煎，空腹时服。
来源：《永类钤方》

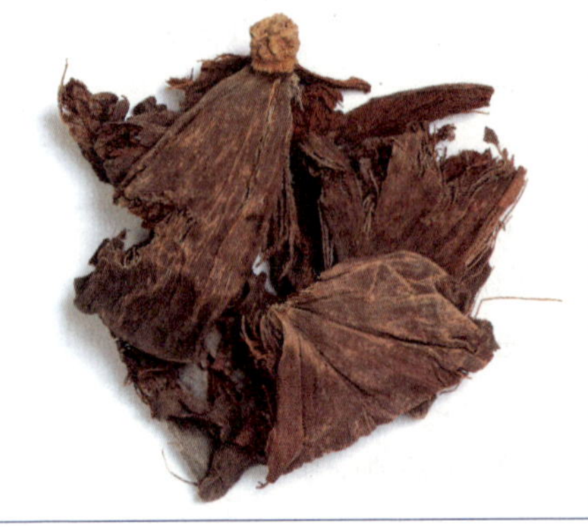

药材选购

莲房即为莲的成熟花托，一般呈倒圆锥形。选购时以个大、表面为紫红色、质地较软的干品为优。

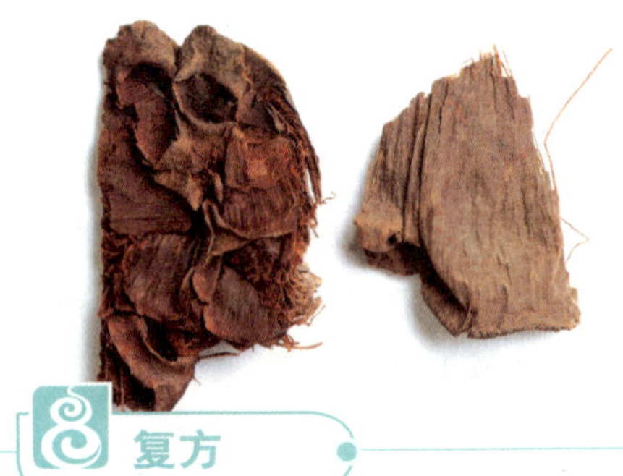

复方

主治：小便血淋。
用料：莲房、麝香。
用法：将莲房烧存性，研为末，加入麝香调匀。每次二钱半，以米汤调下，一天服两次。
来源：《本草纲目》

第十八章 涌吐药

涌吐药是指以促使呕吐为主要作用的药物。

涌吐药多酸、苦，可促使体内所停留的毒物、痰涎、宿食等通过呕吐的方法予以排除。

这类药物作用强烈，大都具有毒性，用时慎用。涌吐药只可暂投，中病则止，不可连服、久服。

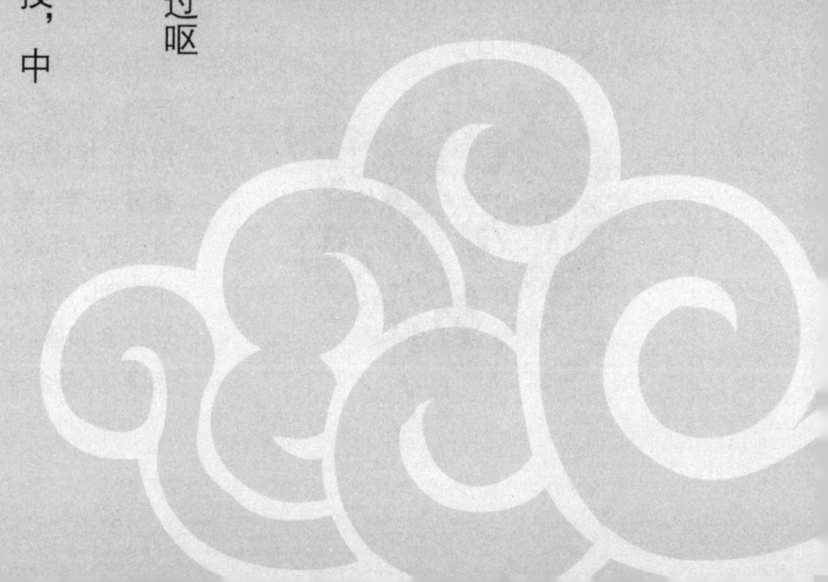

瓜蒂

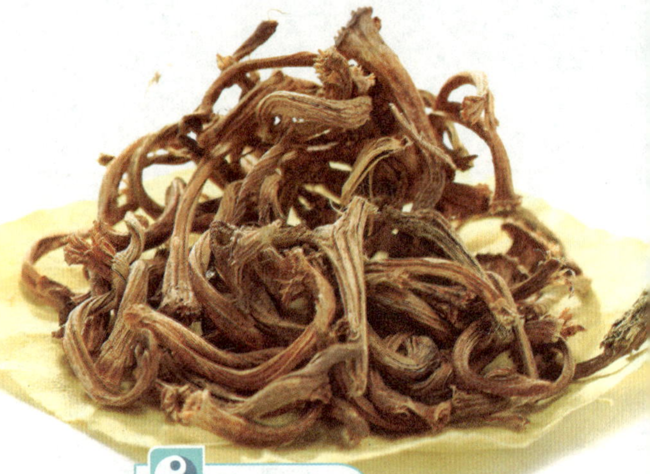

别名

甜瓜蒂、瓜丁、苦丁香、甜瓜把

性味归经

性味	归经
味苦，性寒，有毒	归脾、心、胃经

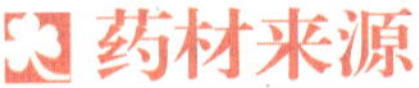

药材来源

为双子叶植物药葫芦科植物甜瓜的果蒂。

用药禁忌

上部无实邪的人，体虚的人，失血的人不要服用。

药材选购

瓜蒂为甜瓜的果蒂，可入药，选购时颜色黄、稍带果柄、比较干燥的干品为优。

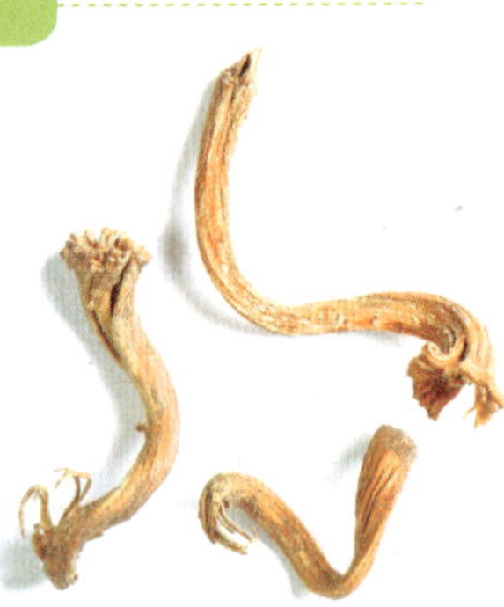

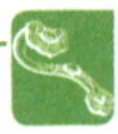

单方

主治：太阳中暍证见身热、头痛而脉微弱。

用法：将十四个瓜蒂，加一升水，煮成五合，一次服下，吐后即病除。

来源：《本草纲目》

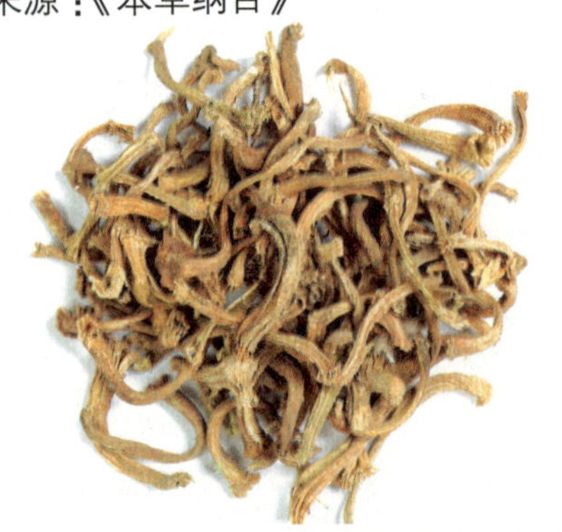

复方

主治：有寒，宜吐之。

用料：瓜蒂、赤小豆各一两。

用法：将以上两味下筛，取一钱匕，香豉一合，熟汤七合煮作稀粥，去渣，取汁和散，温顿服之。不吐者少少加，得快吐乃止，张文仲以白汤三合和服。

来源：《备急千金要方》

胆矾

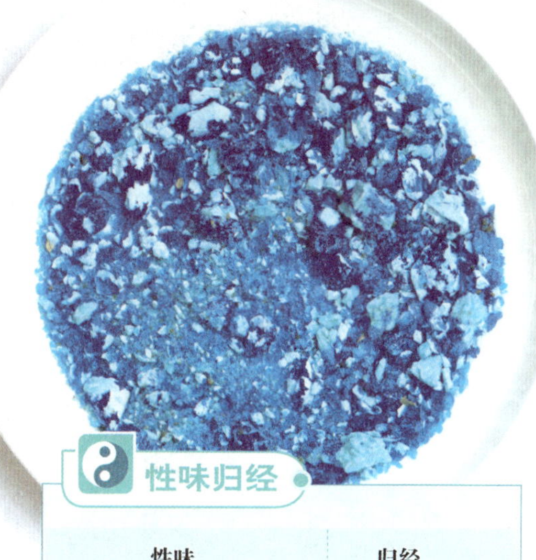

别名

石胆、毕石、君石、石液、制石液、鸭嘴胆矾、翠胆矾、蓝矾

药材来源

为硫酸盐类矿物胆矾的晶体，或为人工制成的含水硫酸铜。

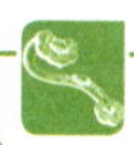

用药禁忌

体虚者忌服。

单方

主治：口舌生疮。

用法：将半两胆矾放到锅中煅红，放置一夜，研成细末。每次取适量涂在疮处，吐出酸咸水，重复涂几次即可病愈。

来源：《本草纲目》

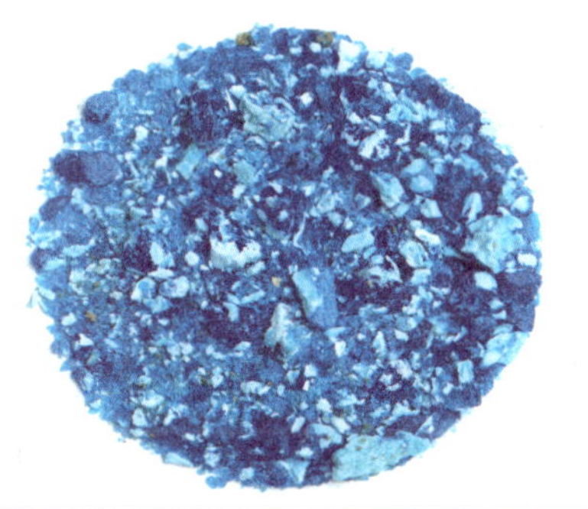

性味归经

性味	归经
味酸、辛、涩，性寒，有毒	归肝、胆经

药材选购

胆矾一般为不规则的斜方扁块状，可入药。选购时以块大而透明、质地脆、颜色深蓝、没有杂质的干品为优。

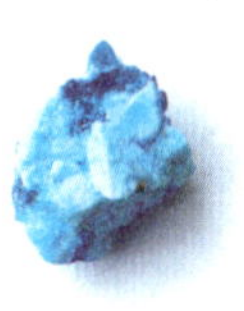

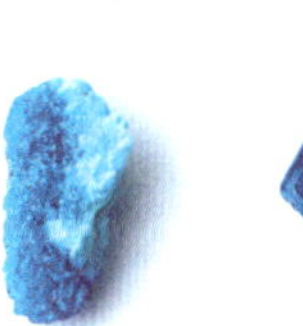

复方

主治：喉痹喉风。

用料：胆矾二钱半，僵蚕（炒过）五钱。

用法：将以上两味共研为末，每次取少许吹喉，痰涎吐尽，风痹自愈。此方名“二圣散”。

来源：《本草纲目》

第十九章 攻毒杀虫止痒药

攻毒杀虫止痒药是指以攻毒疗疮，杀虫止痒为主要作用的药物，分别标之为攻毒药或杀虫止痒药。此类药物大都具有杀菌消炎作用，可杀灭细菌，真菌、疥虫、螨虫、滴虫等。无论外用或者内服均应严格控制剂量和用法，不宜过量或持续使用，以防发生毒 副反应。

硼砂

别名

大朋砂、蓬砂、鹏砂、月石、盆砂

药材来源

为天然矿物硼砂的矿石，经提炼精制而成的结晶体。

用药禁忌

内服宜慎。阴虚津燥，髓竭营枯，而成肺痿热胀，痹闷不通者禁用。

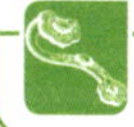

单方

主治：鼻血不止。
用法：将一钱硼砂用水冲服即可止血。
来源：《本草纲目》

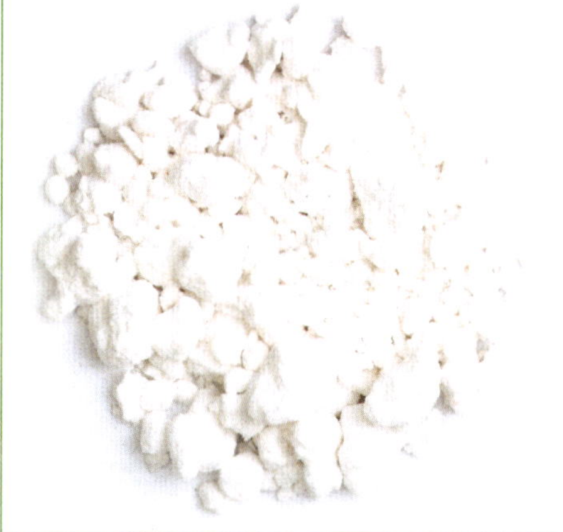

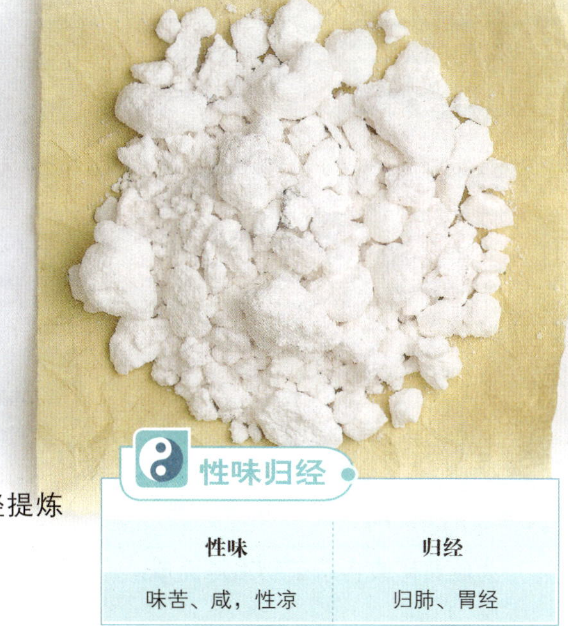

性味归经

性味	归经
味苦、咸，性凉	归肺、胃经

药材选购

硼砂是一种矿物，可入药，药品因加工不同呈不同的形状，如坠形或盆形。选购时以体轻质脆、无色透明而纯净的干品为优。

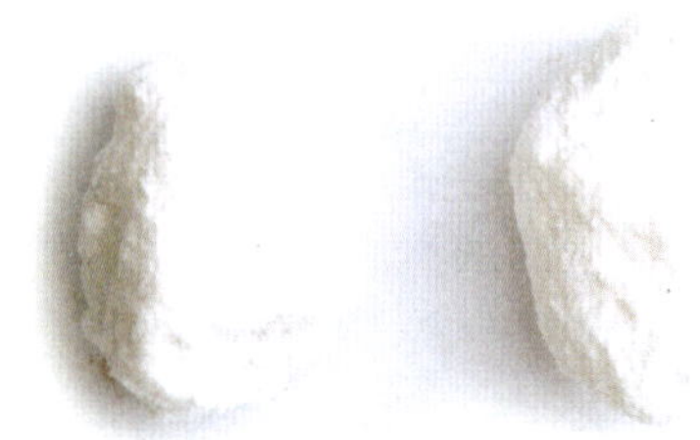

复方

主治：折打接骨。
用料：官粉、硼砂等份。
用法：以上药材研细，每次以苏木汤送服一钱，服用时可多喝苏木汤。
来源：《本草纲目》

硫黄

别名

石流黄、硫黄、黄牙、黄硇砂、天生黄、舶硫、白硫黄

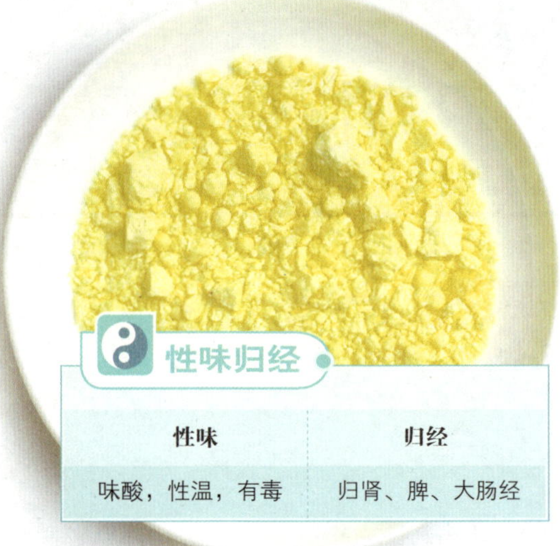

性味归经

性味	归经
味酸，性温，有毒	归肾、脾、大肠经

用药禁忌

硫黄有毒，内服宜用制品，不宜多服、久服。阴虚火旺者以及孕妇禁用。此药不能与朴硝同用。

药材来源

为硫黄矿或含硫矿物冶炼而成。

药材选购

硫黄也就是石硫黄，由含硫矿物冶炼而成。一般为不规则的块状，可入药。选购时以质地松脆、颜色黄而光亮、没有杂质的干品为优。

复方

主治：气虚暴泄，日夜二三十次，腹痛不止。

用料：硫黄二两，枯矾半两，朱砂适量。

用法：将硫黄、枯矾共研为末，加蒸饼糊成丸，朱砂为衣，如梧子大。每服十五至二十丸，温水或盐汤送下。此方名“朝真丹”，暑天旅行宜备。

来源：《本草纲目》

常用方

主治：老人一切泻痢，经服诸药不效。以及宿食不消或沉寒宿冷所致气滞腹痛。

用料：附子(炮)、当归、陈皮、干姜各30克，吴茱萸、厚朴(姜汁炙)、南椒各15克，硫黄30克。

用法：将以上药材细锉，以慢火焙，捣罗为末，与硫黄末拌匀，煎米醋和为两剂，再以白面250克，和令得宜，亦分作两剂。用面裹药，如烧饼法，再用文武火煨至面熟为度。去面捣细，丸如梧桐子大。治诸般泻痢，每服20丸，空腹日午以米汤送下；如治气痛及宿食不消，以姜、盐汤送下20丸。

来源：《寿亲养老新书》

蛇床子

别名

蛇米、蛇珠、蛇粟、蛇床仁、蛇床实、气果、双肾子、野茴香。

药材来源

为双子叶植物药伞形科植物蛇床的果实。

用药禁忌

肾火易动的人，阳强精不固的人不宜服用。阴虚火旺或下焦有湿热者不宜内服。

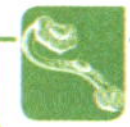

单方

主治：牙痛。

用法：将蛇床子煎汤，趁热用以漱口。

来源：《本草纲目》

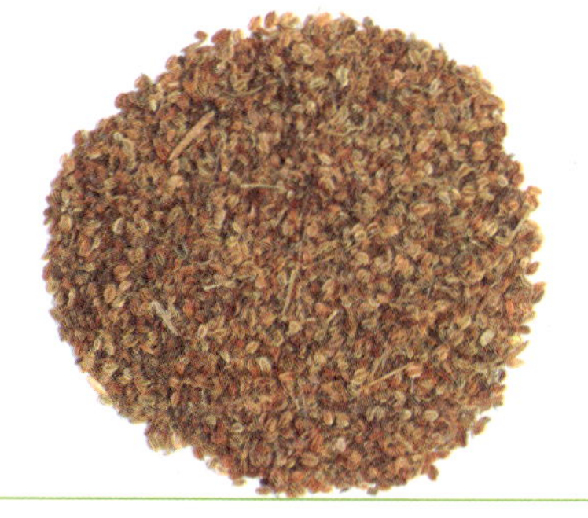

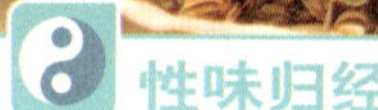

性味归经

性味	归经
味辛、苦，性温	归肾经

药材选购

蛇床子为蛇床的果实，一般为椭圆形，可入药。选购时以个大而饱满、颜色灰黄、香气浓郁的干品为优。

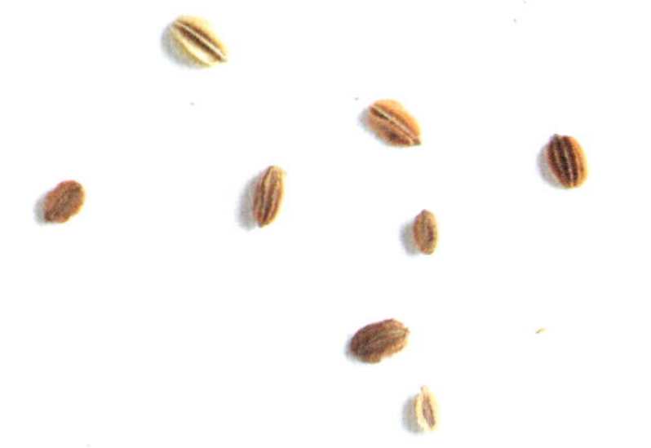

复方

主治：治五劳七伤，虚羸无气力伤极方。

用料：菟丝子、五味子各二两，蛇床子壹两。

用法：将以上三味末之，蜜丸如梧子，每服十丸，日三，禁如常法。

来源：《备急千金要方》

大风子

别名

大枫子

药材来源

为大风子科植物大风子的成熟种子。

用药禁忌

阴虚血热者忌服，内服的时候要谨慎。

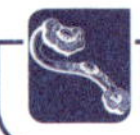

常用方

主治：风瘫困顿者。

用料：苦参、独活、荆芥、紫萍、苍术、风藤各180克，木通90克，草乌10克，大风子500克，巨胜子360克，淫羊藿（仙灵脾）120克（俱不见火）。

用法：上为末，水滴丸。每服50丸，以茶送服

来源：《解围元薮》

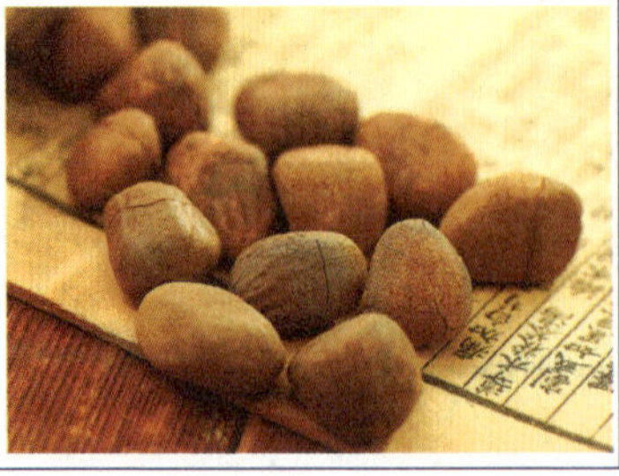

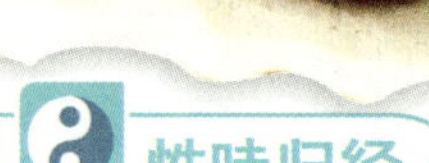

性味归经

性味	归经
味辛，性热，有毒	归肝、脾、肾经

药材选购

大风子为大风子的成熟种子，可入药。选购时以个大而饱满、颜色白、油性足的干品为优。

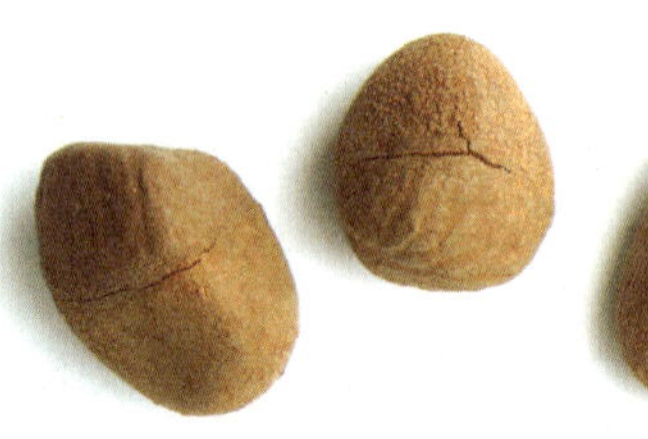

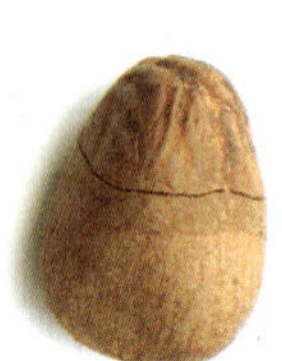

复方

主治：大风疮裂。

用料：大风子、麻油、轻粉。

用法：大风子烧存性，和麻油、轻粉研匀涂疮。另外还用大风子壳煎汤洗浴。此方亦治杨梅恶疮。

来源：《本草纲目》

白矾

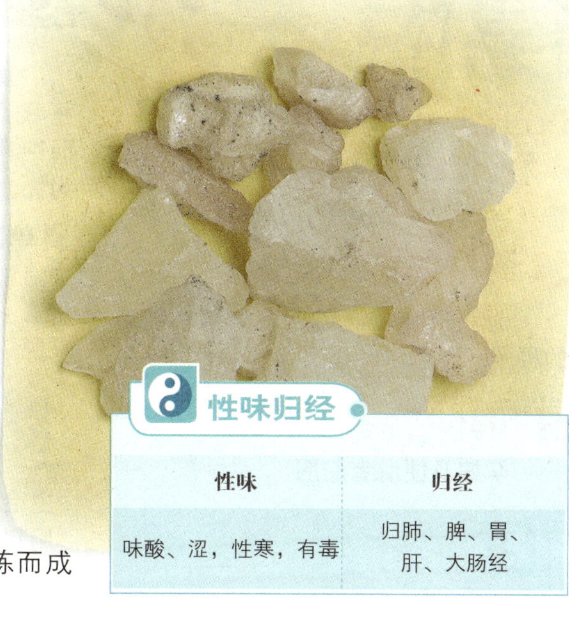

别名

石涅、矾石、羽涅、矾石、理石、白君、明矾、雪矾、云母矾、生矾

性味归经

性味	归经
味酸、涩，性寒，有毒	归肺、脾、胃、肝、大肠经

药材来源

为矿物明矾石，经加工提炼而成的结晶。

药材选购

白矾为明矾加工提炼而成的结晶体，可入药。选购时以色白而透明、质地硬且脆、没有杂质的干品为优。

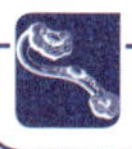

用药禁忌

不宜久服多服；阴虚胃弱者、无湿热者忌服。营血不足而致寒热者忌服。

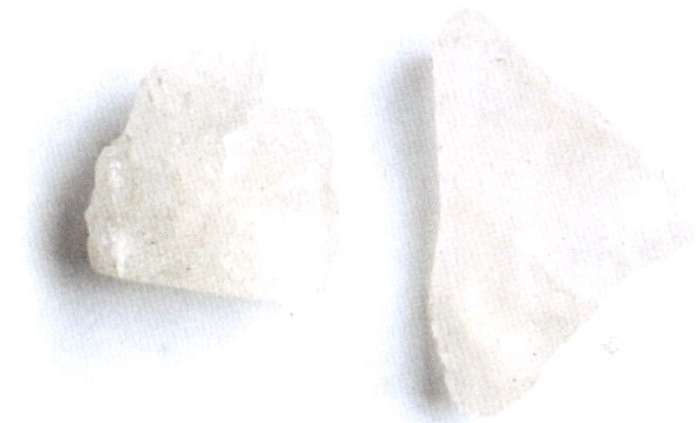

常用方

主治：喉痹。

用料：白矾（明净）21 克，巴豆 1 粒（去壳，研）。

用法：白矾研为末，瓦上熔化，入巴豆在内，以矾干为度，细研。每用 0.3 克，以竹管吹入咽喉中，涎出为效。

来源：《秘传证治要诀及类方》

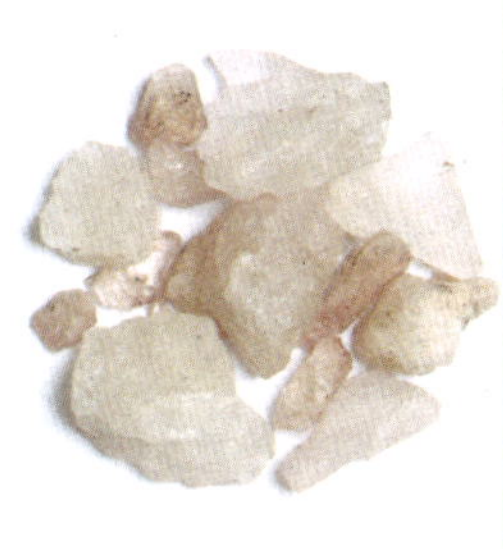

复方

主治：突发咳嗽。

用料：白垩、白矾各一两。

用法：将以上两种原料共研为末，加姜汁，做成丸，如梧子大。临卧时，服二十丸，姜汤送下。

来源：《本草纲目》

蓖麻子

别名

萆麻子、蓖麻仁、大麻子、红大麻子、红蓖麻

药材来源

为双子叶植物药大戟科植物蓖麻的种子。

用药禁忌

孕妇及便滑者忌服。

性味归经

性味	归经
味甘、辛，性平，有小毒	归大肠、肺、脾、肝经

药材选购

蓖麻子为蓖麻的种子，可入药。蓖麻子呈略扁的广卵形，选购时以粒大而饱满、颜色为紫褐色、有光泽的干品为优。

单方

主治：毒肿。
用法：将蓖麻子捣烂，敷于患处。
来源：《本草纲目》

复方

主治：鼻塞不通。
用料：蓖麻子二十粒，枣（去皮）一枚。
用法：以上药材捣烂调匀，以棉花裹住塞于鼻中，一天换一次药，一个月后即好。
来源：《本草纲目》

大蒜

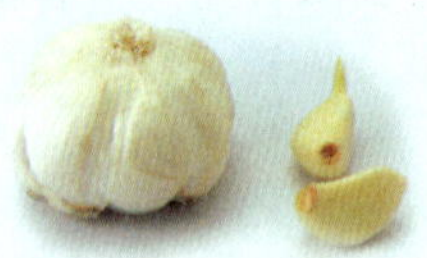

别名

胡蒜、葫、独蒜、独头蒜

药材来源

为双子叶植物药百合科植物大蒜的鳞茎。

用药禁忌

阴虚火旺者、有目疾、口齿、喉、舌诸患和时行病后均不要服用。

性味归经

性味	归经
味辛，性温	归脾、胃、肺经

药材选购

大蒜以其鳞茎入药，一般为扁球形或断圆锥形，选购时以块大、外皮灰白色、肥厚多汁的干品为优。

复方

主治：水气浮肿。
用料：大田螺、大蒜、车前子等份。
用法：将大田螺、大蒜、车前子捣膏，摊贴脐上，水从便旋而下，肿即消。
来源：《本草纲目》